在宅医マニュアル

●編集代表
中村 琢弥

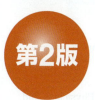

第2版

HV

Home Visit

JN209126

This book is originally published in Japanese
under the title of :

ZAITAKUI MANYUARU

(Manual for Home Care Physicians 2nd
 Edition)

Editors :

NAKAMURA, Takuya et al.

NAKAMURA, Takuya
  Yuge Medical Clinic/Shiga Center for Family
  Medicine

© 2013 1st ed., © 2019 2nd ed.

ISHIYAKU PUBLISHERS, INC.
  7-10, Honkomagome 1 chome, Bunkyo-ku,
  Tokyo 113-8612, Japan

[推薦のことば]

本書の初版（2013年）が訪問診療の実践書として発刊された頃，在宅医療は「地域包括ケア時代の在宅医療」という新しいステージに突入した．それからたった数年で在宅医療をとりまく状況は大きく変化した．

日本は本格的な超高齢社会に突入し，死亡のピークは男性87歳，女性92歳となった．国民にとって障害と病をもちながら人生の長いセカンドステージを生きることがもはやリスクではなく，必然であることは誰の目にも明らかになった．

地域包括ケア時代においては，単に在宅医療のニーズが急増加する（在宅医療の量的変化）だけでなく，小児在宅や精神科在宅，非がん疾患の緩和ケアなど在宅医療の新たなニーズの拡大（在宅対象者の多様化）が起こっている．加えて，わずかな安定期さえ作り出すことが困難な不安定な超高齢者の増加（在宅医療の対象の不安定化）は，「ときどき入院，なるべく在宅」で示されるように，入院-外来-在宅の切れ目ない一体的な医療の供給体制の構築を求めている．さらに，医療にアクセスできない住民に対するアウトリーチのように，「現代的在宅医療」のもつ計画的な訪問という特性とは異なる新しい在宅医療も生まれている（在宅医療の質的変化）．これからの在宅医療は，これらの新しいニーズに応えられるものでなければならない．

また，「社会的格差」の拡大などの社会情勢の変化や家族機能の脆弱化は，在宅療養者の暮らしにも大きな影響を与えている．在宅医は「健康の社会的決定要因（SDH）」や「社会的処方」の視点をもち，健康問題が暮らしを破壊し，さらにそれが健康問題を悪化させるという社会的

悪循環を断ち切る役割も担っている．暮らしを守る在宅医療の位置づけはますます大きくなり，これからの在宅医には，Bio-Psyco-Social に絡みついた複雑な問題を，解（ほぐ）し，和らげる力が今まで以上に求められよう．

さらに，近年「人生の最終段階における医療・ケアの決定プロセスに関するガイドライン」などの動きにあるように，その人らしい生き方を支援する方法として ACP（Advance Care Planning）が注目されている．在宅医自身が倫理的葛藤に遭遇する場面が増え，意思表明と選択の支援に深く，継続的に関わることが求められるようになった．在宅医療を提供する医療機関には患者と家族のためのメディカルホームとしての役割が期待されている．

『在宅医マニュアル第2版』は，広範な在宅医療の課題について，実践者の視点から簡潔にまとめられているという初版のよさを踏襲しつつ，非がん患者の緩和ケアや小児在宅医療など多様化する在宅医療の場面，さらには社会的課題や ACP など新たな課題についても強化された内容になっており，地域包括ケア時代のチャレンジングな在宅医療を学ぶガイドとしてよくまとめられている．多くの人に，進化する学問としての「在宅医学」の楽しさ，奥深さを味わってほしいと願っている．

2019 年 4 月

東京ふれあい医療生活協同組合　梶原診療所所長
日本在宅医療連合学会　理事
平原佐斗司

［第2版の序］

本書は「在宅医療」領域の問題について，現場で即応できることを目指した実践書です.

　昨今，超高齢社会に突入したわが国では「在宅医療」への需要が著しく高くなっています．従来の在宅医療についての書籍では，総論的な理論説明や対象者・介護者とのナラティブな関わりなどに重点が置かれたものが多い傾向にありました．そうした背景をうけて，現場での迅速な対応法や役立つ現場ノウハウにより特化した「マニュアル的な書籍」の存在が必要と考えました．

　そこで初版では，臨床現場の問題に即応するため，在宅医療の心理・社会的背景の重要性を認識しつつも，あえて知識・技術的な側面に焦点を当てた内容にて作成し，発刊後一定の評価を得ることができました．しかし，初版発行から数年が経過し，さらに在宅医療の現場は多様化し，そのニーズも多彩なものへと発展しました．

　第2版では当初のコンセプトを踏襲することに加えて，初版からうけたフィードバックを反映し，在宅医療に従事する医療者が現場で実際に遭遇しうる様々なシチュエーションを想定して，その場で活用できる具体的対応法や考え方を中心にまとめた実践書として，さらなる発展形を目指しました．

本書を手にとっていただきたい方

　本書は在宅医療に携わる多くの医療スタッフ，その中でもとくに「在宅医（医師）」をメインの読者対象として，以下の方々に向けての記載を心がけています．
❶在宅医療をはじめたばかり，これから学ぶ初学の医師
❷在宅医療現場での即時の対応に困った経験のある医師
❸白衣やスクラブのポケットや往診バッグに携行するコンパクトな書籍を探す医師
❹日本在宅医療連合学会が認定する専門医資格を目指す

v

医師
（本書内容は同資格修得に必要となる領域を意識した構成
をとっています）

本書における在宅医療の「対象者」

本書ではわが国の在宅医療の中心となっている「高齢者」への診療を主に取り扱っており，とくに注釈がない限り，高齢者を想定して記載しています．

しかし，今版では，初版では十分に記載できなかった小児やその他の特殊状況での訪問診療など特別な項目を多数新設し，現場でそれらの問題に即応し成書との連携ができるよう，マニュアル書籍としての役割を果たせるよう配慮して構成しています．

本書の内容および記載上の特徴

❶ 本書で扱う内容は，現場で遭遇頻度の高いものとしました．

❷ 現場での視認性を考慮し，記載は箇条書きを基本としました．

❸ 記載は簡潔かつ具体的対応方法・行動に言及したものを心がけました．

❹ 現場での視認性を妨げないかぎり，掲載される情報の出典や検査の感度・特異度，陽性尤度比：LR（＋），陰性尤度比：LR（－）に言及した記載を心がけました．
尤度比とは，ある所見があること（がないこと）がその患者の可能性をどれほど増加（減少）させるかという見積もりを指します．

❺ 表やフローチャートを用い，知識を視覚的に整理しました．

❻ 多くの現場では利用可能な検査が限られる状況を想定して，可能なかぎり問診や身体診察，最低限の検査により診療方針が決定できるような記載を心がけました．

❼（臨時）往診時に遭遇しうる，「準救急的対応」はとくに重点的に記載しました．

❽とくに迷いやすい「病院紹介のタイミング」については見出しを設け重点的に記載しました．なお，病院紹介においては，患者・家族が病院での診療を希望していることを前提としています．よって患者・家族が病院受診を希望しない場合は記載の限りではありません．

❾記載に際して，わが国の在宅医の実地経験に由来する「現場のコツ」を多く盛り込むよう意識しました．

❿病態ごとの詳細（病院や診療所に戻ってから調べるような内容）は本書では極力省略し，記載内容を厳選しました．

⓫本書は「総論編」「症候編」「疾患編」「在宅イベント編」「緩和ケア編」「資料編」から構成され，参照ページを併記するなどして，使用に不都合が生じない範囲で重複記載を避けるよう編集しました．
とくに「在宅イベント編」は今版から新設された章であり，わが国の在宅医療現場の多様化から浮き彫りとなった社会的課題を扱っています．

⓬執筆時点のわが国において，在宅医療は保険点数の変動の大きな分野のため，本書ではあえて詳細には言及していません．点数の詳細は厚生労働省webページなどを閲覧していただければ幸いです．
(https://www.mhlw.go.jp/stf/seisakunitsuite/bunya/kenkou_iryou/iryouhoken/index.html)

2019年4月

編集代表　**中村琢弥**
（医療法人社団　弓削メディカルクリニック/滋賀家庭医療学センター）

編集・執筆・執筆協力者一覧 (五十音順)

編集・執筆

井上賀元 (京都民医連中央病院)
奥永　綾 (いしいケア・クリニック)
加藤なつ江 (太田協立診療所)
髙木　暢 (多摩ファミリークリニック)
玉木千里 (京都保健会京都協立病院)
中村琢弥 (弓削メディカルクリニック)

編集協力・執筆

河原林正敏 (耳原総合病院)
小畑達郎 (京都医療センター)
四方典裕 (京都民医連中央病院)
竹ండ隆之 (京都第二赤十字病院)
乗井達守 (ニューメキシコ大学附属病院)

執　筆

足立了平 (ときわ病院)
雨森千恵美 (弓削メディカルクリニック)
一岡慶紀 (彦根市立病院)
井手山晋 (大正病院)
大竹要生 (弓削メディカルクリニック)
大野直子 (弓削メディカルクリニック)
蒲池正顕 (弓削メディカルクリニック)
川口真弓 (耳原総合病院)
川島市郎 (京都民医連中央病院)
喜多理香 (弓削メディカルクリニック)
木田直也 (大津赤十字志賀病院)
北川貢嗣 (甲賀市立信楽中央病院)
兒玉征也 (甲賀市立信楽中央病院)
小林　充 (京都民医連あすかい病院)
清水真由 (弓削メディカルクリニック)
田丸　大 (東近江総合医療センター)
辻岡洋人 (弓削メディカルクリニック)
堤美紗子 (彦根市立病院)
寺田好孝 (甲賀立信楽中央病院)
永嶋有希子 (弓削メディカルクリニック)
中務博信 (なかつか内科・在宅クリニック)
西川剛史 (弓削メディカルクリニック)
西田早矢 (滋賀医科大学付属病院)
陌間大輔 (公立甲賀病院)
長谷川功 (済生会滋賀県病院)
八田重雄 (多摩ファミリークリニック)
林　一誠 (京都民医連中央病院)
三砂雅裕 (市立池田病院)
八坂亜季 (長浜市立湖北病院)
山田　豊 (京都民医連中央病院)
横田　望 (東近江総合医療センター)

執筆協力

あおば薬局太田店 (群馬県)

[本マニュアル使用の前に]

使用上の注意

　本書は携帯性を重視したことによる頁数の限界のため，ポイントを重視した記述である．実臨床の場では，例外的状況や別の治療法がありうる．

ポイントについて

　各項目の冒頭に，①その項目で特に強調したいこと，②忘れてはいけないこと，③Clinical pearls や Pitfall などに該当するような「これはぜひ知っておいてほしい」という事項を，数点に絞り記載している．

参照ページ等の表記について

　本書中の記載で関連する箇所については，下記例のとおり，参照ページと項目名を付した．または，姉妹書である「当直医マニュアル」および「臨床医マニュアル」（いずれも最新版）の該当箇所を参照いただければ幸いである．

　　例：☞ p. 42 在宅ヘルスプロモーション
　　　　☞『当直医マニュアル』or『臨床医マニュアル』

　本マニュアルの記載内容については，在宅医療現場での即時の対応に有用な最新情報を優先しました．
　また改訂にあたり，出版時における正確かつコンセンサスが得られる記載内容となるよう，最善の努力をいたしました．実際の医療行為にあたっては，常に最新の知見や添付文書などを併せて確認されることを要望いたします．

　　　　　　　　　　　　　医歯薬出版株式会社

薬剤の表記について

❶ 薬剤は，頻用されていると思われる市販名を記載した．また，昨今一般名での処方箋発行も増えていることからそれについても併せて記載した．

❷ 処方例には各薬剤の薬効分類名を入れているが，薬効または使用目的による薬の分類を表示したもので，添付文書に記載されている薬効分類名と同一とは限らない．

❸ 投与法は下記の略号を用いた．

㊓ 静注　㊨ 筋注　皮下 皮下注　㊙ 点滴静注

骨髄内 骨髄内投与　持続静 精密持続注

内 内服　吸入 吸入　舌下 舌下　点眼 点眼

塗 塗布　貼布 貼布　坐 坐薬　　　腟 腟剤

注腸 注腸　浣腸 浣腸

Ａ：アンプル，Ｖ：バイアル　　　㊔ 頓用

細：細粒，顆：顆粒

❹ 用量は，特にことわりがなければ腎機能，肝機能などに特に問題のない成人量である．

❺ 禁忌・副作用・相互作用については，重要と思われるものは処方例に極力記載したが，さらに他書の参照や薬剤師への相談等で，十分な薬剤情報の入手に努めて欲しい．

感度・特異度・尤度比の記載について

本書では極力エビデンスに基づいた記載をこころがけるため，身体所見や検査などで以下の用語を使用している．詳細は成書を参照のこと．

❶ 感度（Sensitivity）（図1）
疾患のあるうちで陽性を示す比率

❷ 特異度（Specificity）（図1）
疾患のない患者のうちで陰性となる比率

❸ 尤度比（Likelihood Ratio：LR）（図2）
感度や特異度同様に身体所見や検査の識別力を示す指標で，以下の式から導かれる．

LR＝有病患者群に所見が存在する確率/無病患者群に同様の所見が存在する確率

①陽性 LR［Positive LR, LR(＋)］
所見「あり」の場合に疾患確率をどれだけ変化させるか．

陽性 LR＝感度/(1－特異度)

②陰性 LR［Negative LR, LR(－)］
所見「なし」の場合に疾患確率をどれだけ変化させるか．

陰性 LR＝(1－感度)/特異度

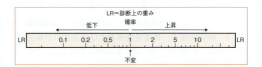

		疾患	
		あり	なし
検査	陽性	a	b
	陰性	c	d

感度：a/(a+c)　特異度：d/(b+d)

図1　感度および特異度の2×2表

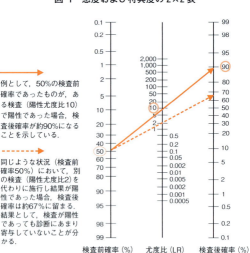

例として，50%の検査前確率であったものが，ある検査（陽性尤度比10）で陽性であった場合，検査後確率が約90%になることを示している．

同じような状況（検査前確率50%）において，別の検査（陽性尤度比2）を代わりに施行し結果が陽性であった場合，検査後確率は約67%に留まる．結果として，検査が陽性であっても診断にあまり寄与していないことが分かる．

図2　検査前確率，検査後確率および尤度比の計算図表

(Nomogram for Bayes's theorem. *N Engl J Med* 1975；**293**(5)：257. より一部改訂)

> **カラーアトラス**

在宅で遭遇しやすい皮膚疾患

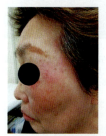
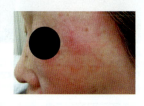

帯状疱疹（普通の湿疹のみ） ☞p. 537
軽症の場合，湿疹やかぶれと間違えられることがある．この症例は三叉神経第2枝領域に生じたもの．

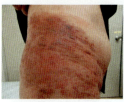

帯状疱疹（ひどい） ☞p. 537
個々の水疱が融合している．まわりの紅斑もひどく，局面を形成している．

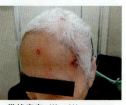

帯状疱疹（第1枝） ☞p. 537
三叉神経第1枝領域の帯状疱疹は眼病変を合併しやすい．このような軽症例でも注意が必要．

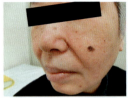

脂漏性湿疹 ☞p. 533
小鼻の周りなどの脂漏部位に生じる湿疹様病変．常在真菌の関与が示唆されている．

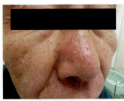

丹毒
本質的には蜂窩織炎と同じ．連鎖球菌に因ることが多く，顔面に好発する．

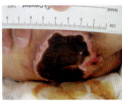

褥瘡（黒色期） ☞p. 546
表面が痂皮で覆われている状態．治癒機転になく，文字通り黒く見える．

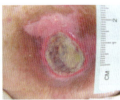

褥瘡（黄色期） ☞p. 546
黒色の痂皮は取れているが，壊死組織が残っているため黄色く見える．

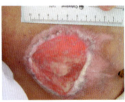

褥瘡（赤色期） ☞p. 546
壊死組織がなくなり，肉芽組織におきかわるため赤く見える．

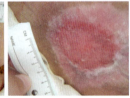

褥瘡（白色期） ☞p. 546
上皮化が進行するため白く見えるようになる．

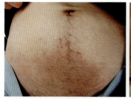

接触性皮膚炎
原因となる物質が接触することで生じる．この症例はベルトのバックル(ニッケル)によるもの．

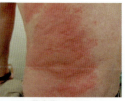

蕁麻疹 ☞p.534
皮膚表面から盛り上がった紅斑局面(膨疹)を形成する．通常，個々の膨疹は24時間以内に消退．

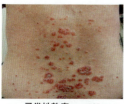

尋常性乾癬 ☞p.535
均一な紅斑性局面を形成する．表面には粗い鱗屑を伴い，触るとごわごわしている．

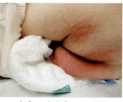

おむつかぶれ ☞p.529
おむつ部に一致して発赤，びらんを認める．カンジダの二次感染を伴いやすい．

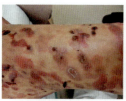

水疱性類天疱瘡 ☞p.535
紅斑，水疱，びらん，痂皮が混在した外観を呈する．水疱は緊満性．

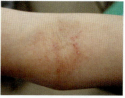

汗疹（あせも）
汗をかく部位（この症例は肘）に生じる小水疱，小丘疹．汗による皮膚バリア機能障害が原因．

XV

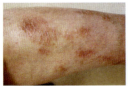

老人性乾皮症 ☞p. 531
下肢,腰まわりが好発部位.細かい鱗屑を伴う.入浴時や就寝時に痒みが増強する.

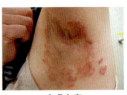

皮膚白癬
体部の白癬では輪状の分布を取ることが特徴.この症例は腋窩に病変を認める.

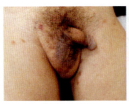

疥癬 ☞p. 540
陰部の痒みの強い丘疹は疥癬の特徴的な皮疹のひとつ.通常痒みは激烈.

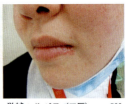

単純ヘルペス(口唇) ☞p. 539
小水疱が限局して出現し病変を形成する.この症例は口角部に病変を認める.

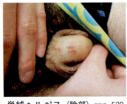

単純ヘルペス(陰部) ☞p. 539
陰茎背面に水疱,びらんを認める.

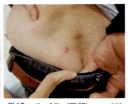

単純ヘルペス(殿部) ☞p. 539
左殿部に小膿疱を認める.

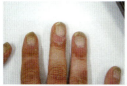

爪乾癬
全ての爪が侵されることが多い．爪表面は凹凸を呈する．

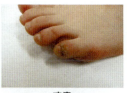

凍瘡
局所の循環不全による病変．この症例は足趾と足縁にかけて発赤と腫脹を認める．

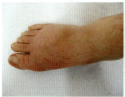

蜂窩織炎
皮膚軟部組織の細菌感染症．腫脹，発赤を伴う．この症例は足先からの感染

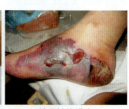

壊死性筋膜炎
数時間単位で拡大する．腫脹，紫斑，水疱性の病変．見るからに重篤感がある．

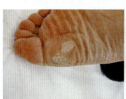

イボ（尋常性疣贅） ☞ p. 544
ウイルス感染症．表面は凹凸を形成し，多発する傾向がある．

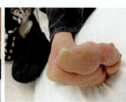

タコ（胼胝） ☞ p. 545
荷重部にできる硬い角化性局面．外に向かって増殖する．表面は比較的平坦．

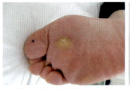

うおのめ（鶏眼） ☞p. 545
本質的にはタコと同じ．内に向かって増殖したもの．表面は比較的平坦．

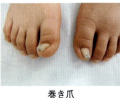

巻き爪
母趾爪に好発する．この症例は形状記憶ワイヤーを用いて治療中．

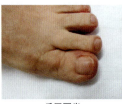

爪周囲炎
爪周囲組織の感染症．この症例は第1趾外側が腫脹している．

爪白癬 ☞p. 527
爪が白く白濁する．爪表面には変化がない．好発部位は第1趾．

（井手山　晋）

在宅で遭遇しやすい口腔病変

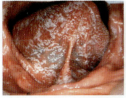
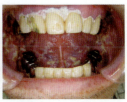

口腔真菌症（カンジダ）
病原性の弱い真菌によって引き起こされる口腔領域の感染症．何らかの原因による抵抗性の減弱による場合が多い．

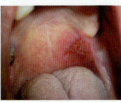
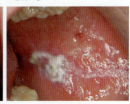

ヘルペス性（疱疹性）口内炎
口腔粘膜に水疱性の口内炎が神経の走行に沿ってみられる．口唇周囲に小水疱を伴う場合もある．

頬粘膜白板症
白斑様の，異角化症を示す前癌病変．頬部，舌，口唇，口腔底などの粘膜に生じる．紅板症はより悪化しやすい．

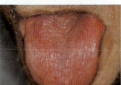

口腔乾燥症
唾液分泌量の減少によって口腔が極度に乾燥する状態．

（足立了平）

CONTENTS

目　次

推薦のことば……………………………平原佐斗司　iii
第2版の序………………………………中村琢弥　v
編集・執筆・執筆協力者一覧………………………viii
本マニュアル使用の前に……………………………ix
感度・特異度・尤度比の記載について………………xi

【カラーアトラス】
在宅で遭遇しやすい皮膚疾患…………………………xiii
在宅で遭遇しやすい口腔病変…………………………xix

第1章　総論 編

- 在宅医療とは…………………………………………… 2
- 在宅医療導入準備……………………………………… 6
- ACP（Advance Care Planning）…………………… 12
- 在宅訪問時マナー……………………………………… 17
- 往診バックの中身……………………………………… 19
- 在宅における身体診察法……………………………… 22
- 介護保険制度と主治医意見書の書き方……………… 26
- 在宅領域における検査………………………………… 33
- 高齢者総合機能評価と診察法………………………… 37
- 在宅ヘルスプロモーション…………………………… 42
- 在宅栄養管理…………………………………………… 51
- 在宅服薬管理（ポリファーマシー含む）…………… 60
- 在宅リハビリテーション……………………………… 69

xxi

- 家族・医療・多職種との連携
  （サービス担当者会議／退院前カンファレンス含む）‥‥‥ 75
- 紹介時の病診連携‥‥‥‥‥‥‥‥‥‥‥‥ 85
- 成年後見制度‥‥‥‥‥‥‥‥‥‥‥‥‥‥ 87
- 小児在宅‥‥‥‥‥‥‥‥‥‥‥‥‥‥‥‥ 91
- 障がい者への在宅医療‥‥‥‥‥‥‥‥‥‥ 94
- Breaking bad news‥‥‥‥‥‥‥‥‥‥‥ 97

第2章　症候 編

- "何となく元気がない"‥‥‥‥‥‥‥‥‥‥ 101
- 発　熱‥‥‥‥‥‥‥‥‥‥‥‥‥‥‥‥‥ 103
- 呼吸困難‥‥‥‥‥‥‥‥‥‥‥‥‥‥‥‥ 107
- 咳嗽・喀痰‥‥‥‥‥‥‥‥‥‥‥‥‥‥‥ 114
- 浮　腫‥‥‥‥‥‥‥‥‥‥‥‥‥‥‥‥‥ 121
- 脱水・体液量減少‥‥‥‥‥‥‥‥‥‥‥‥ 123
- 悪心・嘔吐‥‥‥‥‥‥‥‥‥‥‥‥‥‥‥ 126
- 下　痢‥‥‥‥‥‥‥‥‥‥‥‥‥‥‥‥‥ 130
- 便　秘‥‥‥‥‥‥‥‥‥‥‥‥‥‥‥‥‥ 133
- 吐血・下血‥‥‥‥‥‥‥‥‥‥‥‥‥‥‥ 137
- 黄　疸‥‥‥‥‥‥‥‥‥‥‥‥‥‥‥‥‥ 139
- 頭　痛‥‥‥‥‥‥‥‥‥‥‥‥‥‥‥‥‥ 142
- 胸　痛‥‥‥‥‥‥‥‥‥‥‥‥‥‥‥‥‥ 149
- 腹　痛‥‥‥‥‥‥‥‥‥‥‥‥‥‥‥‥‥ 153
- 腰　痛‥‥‥‥‥‥‥‥‥‥‥‥‥‥‥‥‥ 158
- 歩行障害‥‥‥‥‥‥‥‥‥‥‥‥‥‥‥‥ 163
- 転　倒‥‥‥‥‥‥‥‥‥‥‥‥‥‥‥‥‥ 167
- フレイル・サルコペニア‥‥‥‥‥‥‥‥‥ 175
- 拘縮・強直，痙縮・固縮‥‥‥‥‥‥‥‥‥ 187
- もの忘れ‥‥‥‥‥‥‥‥‥‥‥‥‥‥‥‥ 192

≪目次≫

- 意識障害 200
- 失　神 206
- せん妄 213
- 睡眠障害 221
- 掻痒感 231
- 難聴・耳鳴 234
- めまい 240
- 頻　尿 249
- 尿失禁 251
- 不正性器出血・帯下異常 256
- 摂食・嚥下障害（スクリーニングと予防） 261

第3章　疾患 編

- 肺　炎 280
- COPD（慢性閉塞性肺疾患） 293
- 結核・非結核性抗酸菌症 309
- 気管支喘息 321
- 高血圧症 331
- 不整脈 338
- 虚血性心疾患 343
- 心不全 347
- GERD（逆流性食道炎を含む） 351
- 消化性潰瘍 354
- 肝硬変 358
- 胆石症（胆管炎・胆嚢炎含む） 365
- 急性出血性直腸潰瘍・宿便性潰瘍 369
- 大腸憩室疾患 371
- 痔 374
- 尿路感染症 380

xxiii

- 神経因性膀胱（過活動膀胱含む）……………384
- 前立腺肥大症……………389
- AKI（Acute Kidney Injury）……………394
- CKD（Chronic Kidney Disease）……………397
- 貧血……………405
- 甲状腺機能異常……………409
- 骨粗鬆症……………416
- 糖尿病……………429
- 脳血管障害（急性期）……………452
- 脳血管障害（慢性期）……………459
- 認知症・認知症の行動心理症状……………465
- パーキンソン病・レビー小体病・
  パーキンソン症候群……………473
- その他の神経変性疾患
  （進行性核上性麻痺・多系統萎縮症・脊髄小脳変性症等）……480
- 筋萎縮性脊髄側索硬化症（ALS）……………486
- 筋ジストロフィー……………490
- うつ病・うつ状態……………495
- 小外傷……………507
- 骨折……………512
- 関節疾患……………516
- 関節リウマチ……………521
- 皮膚トラブル総論……………527

　　爪トラブル／527　　　　　　皮膚・爪白癬／527
　　陰部トラブル／529　　　　　老人性乾皮症／531
　　脂漏性湿疹／533　　　　　　蕁麻疹／534
　　尋常性乾癬／535　　　　　　水疱性類天疱瘡／535
　　軟部組織感染／536　　　　　帯状疱疹／537
　　単純ヘルペス／539　　　　　疥癬／540
　　イボ（尋常性疣贅）／544　　タコ（胼胝）／545
　　うおのめ（鶏眼）／545

≪目次≫

● 褥瘡‥‥‥‥‥‥‥‥‥‥‥‥‥‥‥‥‥‥‥‥‥‥‥‥‥‥ 546
● 在宅における眼疾患‥‥‥‥‥‥‥‥‥‥‥‥‥‥‥‥‥ 554

第4章　在宅イベント 編

● 老老介護‥‥‥‥‥‥‥‥‥‥‥‥‥‥‥‥‥‥‥‥‥‥ 560
● 認認介護‥‥‥‥‥‥‥‥‥‥‥‥‥‥‥‥‥‥‥‥‥‥ 564
● 高齢者虐待‥‥‥‥‥‥‥‥‥‥‥‥‥‥‥‥‥‥‥‥‥ 567
● ひきこもり対応‥‥‥‥‥‥‥‥‥‥‥‥‥‥‥‥‥‥‥ 571
● ゴミ屋敷（Hoarding disorder 含む）‥‥‥‥‥‥‥‥‥ 577
● 検案・異状死対応‥‥‥‥‥‥‥‥‥‥‥‥‥‥‥‥‥‥ 581

第5章　緩和ケア 編

● 在宅におけるオンコロジー‥‥‥‥‥‥‥‥‥‥‥‥‥‥ 586
● 在宅緩和ケア（疼痛コントロール）‥‥‥‥‥‥‥‥‥‥ 606
● 在宅緩和ケア（鎮痛のための薬剤使用）‥‥‥‥‥‥‥‥ 610
● 緩和ケア（周辺症状）‥‥‥‥‥‥‥‥‥‥‥‥‥‥‥‥ 618
　　せん妄／618
　　悪性腹水／620
　　悪性胸水／622
　　全身倦怠感／623
　　食思不振／624
　　呼吸困難／625
● ターミナルセデーション‥‥‥‥‥‥‥‥‥‥‥‥‥‥‥ 627
● 非がん患者への緩和ケア‥‥‥‥‥‥‥‥‥‥‥‥‥‥‥ 630
● スピリチュアルケア‥‥‥‥‥‥‥‥‥‥‥‥‥‥‥‥‥ 634

xxv

第6章　看取り 編

- 在宅看取り······················638
- 小児在宅看取り··················644
- エンゼルケア····················647
- 死亡診断書／死体検案書··········651
- グリーフケア····················655

第7章　処置・器具 編

- 口腔ケア（医科歯科連携−多職種連携）···659
- 胃瘻・腸瘻管理··················665
- 腎瘻・膀胱瘻管理················675
- ストーマ管理····················677
- 在宅酸素療法（HOT）の管理······683
- 在宅人工呼吸器管理··············688
- 気管カニューレ管理··············694
- 吸痰管理························700
- 尿道カテーテル管理（頻回閉塞対応）···702
- 在宅における輸血（赤血球輸血）····707
- 在宅での補液（CVポート管理含む）···710
- 皮下輸液························713
- PCAポンプ······················716
- 筋膜性疼痛症候群（MPS）と
  筋膜リリース注射術··············718
- 在宅におけるフットケア··········722
- 在宅意思伝達装置················726
- その他の医療デバイス············728
- 医療廃棄物の処理················732
- 針刺し事故・血液曝露事故対応······736

≪目次≫

第8章　資料 編

資料1　日常生活自立度／741
資料2　機能的自立度評価法（FIM）／744
資料3　Barthel index／745
資料4　長谷川式簡易知能評価スケール改訂版（HDS-R）／746
資料5　ミニメンタルステート検査（MMSE）／747
資料6　皮膚外用薬のまとめ／748
資料7　在宅で使えるドレッシング材／752
資料8　代表的な輸液・経腸栄養剤／756
資料9　腎不全，透析患者に対する薬物投与／762
資料10　介護関連施設一覧／764

コラム一覧

口腔機能低下症とオーラルフレイル／183
社会的処方——健康格差への処方箋／184
ボツリヌス療法について／190
在宅透析管理（在宅血液透析，在宅自己腹膜灌流）／403
セロトニン症候群について／505
そのほか高齢者虐待に準じた対応が必要なもの／570
誤嚥性肺炎の予防戦略——歯科的アプローチ／661
経皮経食道胃管挿入術（PTEG）について／673
CVポートについて／711

事項索引／769　薬剤索引／779

xxvii

在宅医マニュアル

第2版

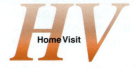

Home Visit

第1章	総論 編	2
第2章	症候 編	101
第3章	疾患 編	280
第4章	在宅イベント 編	560
第5章	緩和ケア 編	586
第6章	看取り 編	638
第7章	処置・器具 編	659
第8章	資料 編	741

在宅医療とは (1)

総論

ポイント

❶ 患者の住居空間である「在宅」という「場に規定される医療」であり，そのことに起因する様々な利点や制約が存在.

❷ 現代における在宅医療では「チームアプローチ」と「社会資源活用」が成功の鍵.

❸ 他の医療者の目が入りづらいという「密室性」に対して注意を払わねばならない.

わが国の在宅医療

❶ 在宅医療とは入院，外来とともに古来より存在する古典的医療形態.

❷ 現代の在宅医療では「定期的な医師の訪問（＝訪問診療）」と「24 時間対応」を基本骨格とし，そこに「臨時での呼び出し（＝臨時往診）」が加わり構成.

❸ 在宅医は患者に在宅医療を行う適応があるのかを常に意識して診療する必要あり.

在宅医療の適応

❶ 少なくとも以下の条件を満たすことが必要である.

  ①本人（家人）が在宅医療を望む.

  ②様々な理由で外来通院が困難である.

  （※保険請求上，「独歩かつ介助なしで通院可能な者」は必要算定不可と通知あり実施困難）

❷ 加えて，以下の内容を同時に検討.

  ①医療機関から在宅までの距離

  ・直線距離で 16 km 以内でなければ原則診療報酬を請求不可（ただし離島などいくらか例外あり）

  ②施設訪問など算定可否の判断（表 1）

  ・医師の配置が義務づけられている施設は基本対象外（老健など）

  ③費用負担への配慮

  ・訪問診療移行時に新たなに加わる医療算定にて患者

第1章

表1 在宅医療を受ける場所と算定可能な診療報酬項目（2018年度時点）

	訪問診療	訪問看護 （介護保険）	訪問看護 （医療保険）	医療機関の 訪問リハビリ （介護保険）	医療機関の 訪問リハビリ （医療保険）
自宅、サービス付き高齢者向け住宅	○	・要支援者 ・要介護者	・要介護認定を受けていない ・厚生労働大臣が定める疾病等 ・急性増悪など	・要支援者 ・要介護者	・要介護認定を受けていない ・急性増悪など
認知症高齢者グループホーム、特定施設	○（※1）	×	・厚生労働大臣が定める疾病等 ・急性増悪など	×	・急性増悪など
小規模多機能型居宅介護、看護小規模多機能型居宅介護（宿泊時）	○（※1）	×	・厚生労働大臣が定める疾病等（※2） ・急性増悪など（※2）	×	・急性増悪など
特別養護老人ホーム	・末期の悪性腫瘍 ・死亡日から遡って30日以内	×	・末期の悪性腫瘍	×	×
短期入所生活介護	○（※1）	×	・末期の悪性腫瘍（※3）	×	×

※1 サービス利用前30日以内に在宅患者訪問診療料、在宅時医学総合管理料、施設入居時等医学総合管理料、在宅がん医療総合診療料を算定している場合に限り、サービス利用開始後30日まで（末期の悪性腫瘍患者を除く）可能
※2 サービス利用前30日以内に在宅患者訪問看護・指導料を算定した訪問看護事業所等の看護師等に限り、サービス利用開始後30日まで（末期の悪性腫瘍患者を除く）可能
※3 サービス利用前30日以内に在宅患者訪問看護・指導料または訪問看護療養費を算定した訪問看護事業所等の看護師または医療機関等の看護師に限り可能

在宅医療とは ②

総論

　　負担は基本増大.
・よって何らかの医療助成を受けているか，新たに受けられるかの検討配慮が必須.
④求められている医療内容への検討
・在宅医療下で実施不能な事象も存在. どんな医療が展開されうるかの事前検討は必要.
⑤家族/介護者の負担への考慮
・家族や介護者への負担が許容を超える場合は実質導入は困難.

在宅医療の利点と限界

　　患者家族側に事前に利点や限界について話し合い，確認していることが大切.

❶利点
　①住み慣れた空間の恩恵（ADL向上，信頼関係の熟成，精神的安楽など）
　②終末期を過ごす居場所として自宅のニーズは大きい.
　③相手の生活の直接観察による背景情報増加
　④通院負担軽減（医療へのアクセス向上）

❷欠点（限界）
　①医療機関内に比べての数々の医療制限
　・実施可能な検査/治療項目への制限
　・入院に比べての緊急時対応の即応性/確実性低下
　②移動による時間ロス
　③地域により在宅医療資源にばらつきあり
　・自地域資源有無の事前把握重要
　④外来に比べて患者側医療費負担増大（負担軽減の制度利用検討は大切）
　⑤相手の文化圏に踏み入ることへの配慮（家には家のルールがあり，医療者といえども無視できない）

在宅医の心構え

❶居宅空間での言動は患者本人や家人から医療行為以外

4

第1章　　　　　　　　　　　　　　　《総論》

も含めて注目されていることを自覚.

❷単に「在宅で過ごす医療」ではなく，医療を通じての社会生活向上を目的としたチーム医療と考える.

❸一般的な医療整備（検査や治療など）と同時に，長期的な療養方針，環境整備，患者本人や家人のセルフケア能力の向上，および他の医療介護福祉スタッフも含めたチームケア能力の向上を引き出す努力とセンスが必要.

❹現在の日本の在宅医療領域は制度や保険点数の変動も激しいため，関連部署への書類の提出や取得すべき保険点数を適切に取得するなど，社会保険制度を正しく理解・履行するように努力する.

(中村琢弥)

文　献
1) 渡辺　武・他：はじめよう在宅医療21. 医学書院，2001.
2) 和田忠志：在宅医療　臨床入門. 南山堂，2009.
3) 日本在宅医学会編：在宅医学. メディカルレビュー社，2008.

✏ **memo**

在宅医療導入準備 (1)

総論

ポイント

❶ 事前面接などにより患者との「治療契約関係」を明確にすることが大切.

❷ 入院医療機関や前医からの事前情報は円滑な在宅診療を行うに当たって欠かせない.

❸ 退院前カンファレンスに参加し,患者や家人,入院主治医,訪問スタッフ,ケアマネジャーと顔を合わせることで,より円滑な訪問診療導入が可能.

スタッフ内での導入準備

❶ 依頼があった際に導入の是非を検討する機会を自スタッフ内でもつことが必要.

❷ 在宅医療の「5つの呪文」[4] にて整理.

①年齢:介護保険の対象者か

②主病名

・「厚生労働省が定める疾病」（**表1**）

・「特定疾病」（**表2**）

・「指定難病」→該当ならば公費助成対象にて申請確認

③ADL

・通院困難状態にて適応か ☞p. 2 在宅医療とは

・身体障害者手帳申請適応か（医療費助成の対象検討）☞p. 94

・重度心身障害者医療の対象者か ☞p. 94

④医療処置

・在宅医療で可能な内容の処置か/連携体制の確認

・医療費自己負担割合の確認.

・「特掲診療料の施設基準等別表第8に揚げる状態など」か（**表3, 4**）

⑤居住場所

・自宅か施設かで可否が異なる ☞p. 764 介護関連施設一覧

・患者家族へのコスト面の説明は大切.医療費助成の有無やその後の取得の計画の相談.

第 1 章 《総論》

表 1　厚生労働大臣が定める疾病等

特掲診療料の施設基準等別表第 7 に掲げる疾病等

①末期の悪性腫瘍	⑩多系統萎縮症
②多発性硬化症	（a）線条体黒質変性症
③重症筋無力症	（b）オリーブ橋小脳萎縮症
④スモン	（c）シャイ・ドレーガー症候群
⑤筋萎縮性側索硬化症	⑪プリオン病
⑥脊髄小脳変性症	⑫亜急性硬化性全脳炎
⑦ハンチントン病	⑬ライソゾーム病
⑧進行性筋ジストロフィー症	⑭副腎白質ジストロフィー
⑨パーキンソン病関連疾患	⑮脊髄性筋萎縮症
（a）進行性核上性麻痺	⑯球脊髄性筋萎縮症
（b）大脳皮質基底核変性症	⑰慢性炎症性脱髄性多発神経炎
（c）パーキンソン病	⑱後天性免疫不全症候群
（ホーエン・ヤールの重症度分類Ⅲ	⑲頸髄損傷
度以上かつ生活機能障害度がⅡ度	⑳人工呼吸器を使用している状態
またはⅢ度）	（ASV は含まれない）

・状況毎に大きく異なるため事前に事務と月あたりの見積もりを出しておくとよい.

在宅医療導入面接

❶在宅医療導入面接を設定することで，在宅医療に至るまでの経過，現在の状況，本人や家人のニーズをまとまった時間をもって聴取できる.

❷24 時間対応体制や料金体系などの訪問診療のシステム面も説明後の混乱の予防へ.

　①患者家族へのコスト面の説明は大切. 医療費助成の有無やその後の取得の計画の相談.

　②状況毎に大きく異なるため事前に事務と月あたりの見積もりを出しておくとよい.

❸特に以下の点は面接時に確認しておくことが望ましい.

　□ 本人・家人が希望する在宅医療のイメージ

　□ ACP（Advance Care Planning）☞p. 12

在宅医療導入準備 (2)

総論

表 2　介護保険における特定疾病（16疾病ないし疾病群）

① がん末期（医師が一般に認められている医学的知見に基づき回復の見込みがない状態に至ったと判断したものに限る）

② 関節リウマチ

③ 筋萎縮性側索硬化症

④ 後縦靭帯骨化症

⑤ 骨折を伴う骨粗鬆症

⑥ 初老期における認知症（アルツハイマー病，脳血管性認知症等）

⑦ 進行性核上性麻痺，大脳皮質基底核変性症，パーキンソン病

⑧ 脊髄小脳変性症

⑨ 脊柱管狭窄症

⑩ 早老症（ウェルナー症候群等）

⑪ 多系統萎縮症（線条体黒質変性症，シャイ・ドレーガー症候群，オリーブ橋小脳萎縮症）

⑫ 糖尿病性神経障害，糖尿病性腎症，糖尿病性網膜症

⑬ 脳血管疾患（脳出血，脳梗塞等）

⑭ 閉塞性動脈硬化症

⑮ 慢性閉塞性肺疾患（肺気腫，慢性気管支炎，気管支喘息，びまん性汎細気管支炎を含む）

⑯ 両側の膝関節または股関節に著しい変形を伴う変形性関節症

　□ 悪性疾患の告知の有無

　□ 疾患に対しての本人・家人の理解

　□ 現在の ADL・IADL

　□ 主介護者，家人，周辺関係者の状況

　□ 社会的資源活用状況（特にケアマネジャーの有無，その連携）

第 1 章　　　　　　　　　　　　　　　≪総論≫

表 3　厚生労働大臣が定める状態等

特掲診療料の施設基準等別表第 8 に掲げる状態等

1. ・在宅悪性腫瘍等患者指導管理，在宅気管切開患者指導
   管理を受けている状態にある者
   ・気管カニューレ，留置カテーテル（※1）を使用して
   いる状態にある者

2. 以下の指導管理を受けている状態にある者
   ・在宅自己腹膜灌流指導管理
   ・在宅血液透析指導管理
   ・在宅酸素療法指導管理
   ・在宅中心静脈栄養法指導管理
   ・在宅成分栄養経管栄養法指導管理
   ・在宅自己導尿指導管理
   ・在宅人工呼吸指導管理
   ・在宅持続陽圧呼吸療法指導管理
   ・在宅自己疼痛管理指導管理
   ・在宅肺高血圧症患者指導管理

3. 人工肛門または人工膀胱を設置している状態にある者

4. 真皮を越える褥瘡の状態にある者

5. 在宅患者訪問点滴注射管理指導料を算定している者

介護保険の場合，長時間訪問看護加算などの要件となる「厚生労働大臣が定める状態等」では，2 のうち「在宅人工呼吸指導管理」は対象外となる．5 については「点滴注射を週 3 日以上行う必要があると認められる状態」と読み替える

※1　別表第 8 においては胃瘻も含まれる

入院医療機関からの事前情報収集

　以下の情報は入院していた医療機関から事前に詳細に収集することが望ましい．
□ 入院時病歴，既往歴，治療歴，評価と予後
□ 検査データ（在宅で施行困難なものは特に収集）

在宅医療導入準備 (3)

総論

表 4 「厚生労働大臣が定める状態等」であれば算定・実施が可能な主な報酬項目 (2018 年度時点)

診療報酬

- 退院時共同指導料 1 の特別管理指導加算
- 週 3 日の訪問制限を受けない (訪問看護のみ)
- 難病等複数回訪問加算
- 長時間訪問看護・指導加算
- 複数名訪問看護・指導加算
- 在宅移行管理加算

介護報酬

- 長時間訪問看護加算
- 特別管理加算
- 退院時共同指導加算を 2 回算定(訪問看護ステーションのみ)
- 介護老人保健施設などの退所・退院日に訪問看護費を算定可能

訪問看護療養費

- 訪問看護基本療養費 (Ⅲ) を入院中 2 回算定
- 難病等複数回訪問加算
- 長時間訪問看護加算
- 複数名訪問看護加算
- 特別管理加算
- 退院時共同指導加算を 2 回算定
- 退院時共同指導加算の特別管理指導加算
- 退院支援指導加算

- ☐ リハビリや嚥下評価状況
- ☐ 水分・栄養管理方法 (胃瘻, CV ポートなど)
- ☐ 各種デバイスの種類, 交換サイクル, 方法.
- ☐ 定期処方を在宅医がいつから行うかについて.
- ☐ 退院予定 (可能ならば週前半が望ましい)
- ☐ 今後の通院の必要性の有無.
- ☐ 既に利用中の福祉介護サービスと, その連絡先.

第1章 ≪総論≫

退院前カンファレンス

❶ 可能ならば退院前に在宅医（もしくはスタッフ）が病院に足を運び，患者や家族に直接会って挨拶し，病院医師や各種訪問スタッフ，ケアマネジャーと顔を合わせる「退院前カンファレンス」への参加が望ましい．

❷「退院時共同指導料」の項に基づき，病院側も在宅医側も診療報酬をおのおの算定可能（改訂が著しい分野であり，その時点での該当診療報酬をその都度確かめること）．

❸ 患者としては，直接在宅医と在宅医療導入前に会うことで安心を得ることができ，円滑な導入につながる．

❹ 実務上，双方の時間的・地理的な条件が整っていることが大切．距離が離れている場合の直接の参加は非現実的なため，密な電話や紹介状のやりとり，丁寧な在宅医療導入面接などで代用．

❺ 実際の退院前カンファレンスでの確認事項は，上記の導入前面談や入院医療機関からの事前情報収集の項目を参考に聴取．

（中村琢弥）

文献
1) JIM Vol. 17 No. 10, 2007.10.
2) 和田忠志：在宅医療 臨床入門．南山堂，2009．
3) 日本在宅医学会編：在宅医学．メディカルレビュー社，2008．
4) 永井康徳：たんぽぽ先生の在宅報酬算定マニュアル 第5版．日経BP社，2018．

memo

ACP (Advance Care Planning) (1)

総論

ポイント

❶ACP は意思決定能力低下に備えての対応プロセス全体をさす.

❷在宅医にとって, 各患者に何をゴールとして治療をどこまで行うか行わないかを決めることを含む ACP は, 習得すべき技術である.

❸患者・家族の意思が明確でないときは, 多職種の医療・ケアチームで意思決定を支える.

高齢者の事前の意志決定の大切さ

特に在宅医療の現場では医療的な制約は多い. 患者がどのような事前の意思決定のもとに現在の医療が行われているのかを意識する.

ACP とは

❶患者の価値観, 人生の目標, 今後の医療に関する意向を理解し共有するための「過程」. 厚労省は ACP の愛称を「人生会議」とした (2018 年 11 月 30 日).

❷重篤な疾患や慢性疾患に罹患した際に, 価値観や目標, 意向に沿った医療ケアを確実に行うことが目的.

❸ACP には, 代理意思決定者の選定を含むことが多い.

❹ACP はあくまで過程であるため, 患者の価値観や人生観は傾聴したが, 文章はまだ作成していない, 心肺停止時の方針についても決まっていない, という段階もあってよい (図 2 参照). ☞p. 16

ACP の歴史

❶1990 年代の米国で意思決定支援法の必要性が議論されるなかで生まれた概念.

❷ACP が提唱される前の米国では AD (事前指示：後述) が推進されていた. しかし AD を確認しただけでは, DNAR のオーダー率や病院の利用コストに違いがないという研究結果が報告された結果, 意思決定支援のあり方のひとつとして ACP が示された歴史がある.

第1章 **≪総論≫**

ACP の効用
ACP を行うと：
①患者の自己コントロール感が高まる（Morrison：J Am Geriatr Soc 2005）
②終末期医療に関する意思決定に患者が関わる割合が改善（Detering K：BMJ 2010）
③医師が事前の意思決定について話し合うことが，その1年後の患者満足度と相関（Hanson LC：Ann Intern Med 1997）
④より患者の意向が尊重されたケアが実践され，患者が死亡した場合も遺族の不安や抑うつが減少（Detering K：BMJ 2010）
⑤患者の死亡後に，遺族や代理決定者-医師の関係が改善（Teno J：JAGS 2007）

ACP の原則
①患者中心の相談プロセス（planning ≠ plan）
②その時の診療やガイドラインに矛盾しない
③地域のリソースやサービスの面で現実的な内容
④状況や時期によって繰り返し更新されるべき
⑤医療スタッフから相談を受ける準備がある（レディネス）

ACP の対象
①50歳以上の定期診察
②慢性進行性疾患（肺気腫，心不全，がん，認知症など）の診断時
③虚弱性や医療依存度が増したとき（施設入所時など）

ACP に含まれる項目（図1）
❶本人の価値観・信念・希望
❷家族の意向
❸代理人の決定
❹具体的なケアの方針

13

ACP (Advance Care Planning) (2)

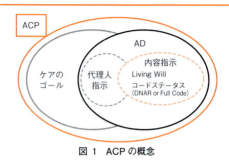

図 1 ACP の概念

①心肺停止時の方針
②搬送の有無
③人工呼吸器の使用の有無
④人工栄養法の選択
⑤輸血や透析などの処置の選択
⑥手術や化学療法の実施の有無など

❺ケアのゴール；"Hope for the best, plan for the rest"
　最善の結果となる希望は保ちながら現実的にはケアのゴールと矛盾せず，辛すぎない程度の治療計画を立て，治療が辛すぎる場合は別の治療計画とゴールを提案する．

❻Advanced Directive（AD）；生前に前もってしておく医療に関する事前指示書．
　①意思表示ができなくなった際に，その時の対応について自分の意思を予め口頭もしくは書面で示しておくこと．
　②自ら受ける医療行為について医療者側に指示
　③自分で判断できなくなった時に，代理意思決定者を決めておく

第1章

≪総論≫

④米国では50州すべてにおいてADが法制化

⑤現在の日本では法制化未（自主的なもののみ）

※ADが自分一人で書類を作成すれば成り立つのに対し，ACPは患者，家族（代理意思決定者），医療従事者が話し合って決めることを重視している点が大きく違う．

❼内容指示

①Living Will（生前意思）：終末期において，医療処置についての自らの希望を伝達できなくなるような事態に陥った時のために，前もってその個人自らが自分の意思を文章に記すこと．もしくはその文書．

②コードステータス（DNARまたはFull Code）：心肺蘇生に関する方針

※DNAR（do not attempt resuscitation）：患者本人または患者の利益にかかわる代理者の意思決定をうけて，蘇生処置を試みないこと．

❽代理人指示

個人が自分の意思を伝達することができなくなったときに，自らの信頼する人物（配偶者，両親，子どもなど）に，終末期医療に対する意志決定権を委託したことを示す文書．

✏️ **memo**

ACP (Advance Care Planning) (3)

「人生の最終段階における医療・ケアの決定プロセスに関するガイドライン」

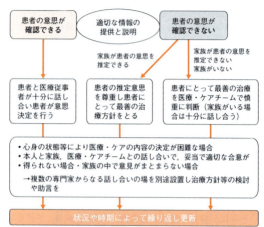

図2 方針決定の流れ（文献5より作成）

(蒲池正顕)

文献
1) 在宅医療テキスト編集委員会：在宅医療テキスト第3版. 2015.
2) 特集 緩和ケア. Hospitalist 2014年4月号.
3) 特集 老年科. Hospitalist 2017年4月号.
4) Hanson LC, et al.：Ann Intern Med 126：381-388, 1997.
5) 厚生労働省：人生の最終段階における医療・ケアの決定プロセスに関するガイドライン. 2018.

在宅訪問時マナー (1)

総論

ポイント

❶ 在宅医療ではその居宅が属する地域，文化，宗教などを基盤とした社会一般的な礼節が求められる.

❷ 訪問時 (特に初回) の医療者の言動は患者や家人に強い影響を与え，その後の信頼関係を左右.

❸ 病院では「患者は医療という異質な領域に訪れる訪問者」であるが，訪問診療では「医療者は患者の世界に訪れる訪問者」と立場が異なることを理解.

服装について

❶ 服装は文化的な「礼節の側面」と感染予防などの「医学的な側面」の両面から考慮し，比較的フォーマルな動きやすい服装を基本.

❷ 表1に示す点に留意する.

言動について

❶ 医療者が礼節を守っていないケースは意外と多い. 医療面以外で信頼を落とさぬよう注意.

❷ あいさつなどの基本的礼節を忘れない (特に医学生など慣れない同伴者がいる際には必ず事前に指導).

❸ 訪問時は必ず自ら靴をそろえて家にあがる.

❹ 部屋に入る際には基本的にノックを行う.

❺ 屋内状況の観察は普段の患者家人の生活を知ることができるため有用な情報収集源だが，同時に医療者には「見せたくない場所もある」ことにも留意 (逆に飾ってある装飾品などは話題としてあげやすく，生活背景聴取に有用).

❻ 振る舞われる茶菓子は状況次第だが気遣い無用と受け取らないのが無難 (ただし文化的背景や患者医師関係を考慮したうえで，コミュニケーションをとる1つの方法として対応を選択).

❼ 往診中の自動車運転は交通マナーを遵守し，免許証携帯やシートベルト着用，適切な駐車場所の選択などに

17

在宅訪問時マナー (2)

表 1 服装について留意点

名札	大きく名前（ふりがな含む）が印字され，患者家人に立場がわかりやすいように示されたものを使用．
白衣	賛否あり（各種処置などの際には着用が望ましい）
腕時計	感染管理の面から常時着用は推奨できない．
ネクタイ	感染管理の点で注意．ネクタイは頻回洗浄が難しく，細菌繁殖の温床になるとのデータあり．社会環境に合わせ自施設ルールをよく検討することが望ましい．
靴	多くの日本の家は土足禁のため，着脱容易なものが望ましい．感染防御・身なりの点からはサンダル履きは好ましくない．また自動車運転をする場合は，踵のある靴は必須．
靴下	破損のない，きれいなものを使用．ただし，居宅環境（床面が不潔など）に応じて許可をとり上履きなど使用．

　気を払うこと．あらかじめ家人には往診車の適切な停車場所を尋ねておく．

❽家人の不在時に黙って家にあがるという行為は原則として避けるべき．患者家族との信頼関係が構築され，合意が得られた場合は慎重に検討．

（中村琢弥）

文　献
1) 渡辺　武（監）：はじめよう在宅医療 21. 医学書院，2001.
2) 在宅医療テキスト編集委員会：在宅医療テキスト．2010.
3) JIM．2007.10. Vol. 17. No. 10
4) 和田忠志：在宅医療　臨床入門．南山堂，2009.
5) 飯島克巳：この一冊で在宅患者の主治医になれる．南山堂，2002.

往診バッグの中身 (1)

ポイント
① 問診と身体診察が大きな比重を占め，その用具は必携．
② コンパクトなものを選択・整理．
③ その場で求められる救急治療もあり，最低限の治療薬も必要．

メンテナンス
① 使用頻度が低く，大きめな物は往診車内に備蓄も手だが，保管方法（車内温度変化など）に対策必要．
② 往診バッグの中身は往診毎にメンテナンス．
③ 実際には自分の臨床現場に合わせて適宜取捨選択して更新していくことが必要（以下，一例を示す）．

基本・身体診察用
- ☐ 血圧計
- ☐ 体温計
- ☐ パルスオキシメータ
- ☐ 聴診器
- ☐ ペンライト
- ☐ 舌圧子（ディスポ可）
- ☐ 感染対策用品（マスク，ガウンなど）
- ☐ 打腱器
- ☐ 音叉
- ☐ 筆・モノフィラメント
- ☐ 耳鏡・眼底鏡
- ☐ 定規・メジャー
- ☐ デジタルカメラ（スマホ可）

処置・簡易検査用
- ☐ 駆血帯
- ☐ サージカルテープ
- ☐ 採血セット（注射器，針，スピッツ etc）
- ☐ 点滴用ライン一式
- ☐ 尿検査容器・シート
- ☐ 針・廃棄物入れゴミ袋
- ☐ 消毒液（手指消毒用）
- ☐ アルコール綿
- ☐ イソジン液（ディスポ）
- ☐ 簡易便潜血判定紙
- ☐ 蒸留水・生理食塩水（処置用）
- ☐ ディスポ手袋
- ☐ メス・クーパー・ゾンデ
- ☐ 各種ドレッシング材（穴あきポリおむつなど）
- ☐ 滅菌ガーゼ
- ☐ 培養セット（血液・喀痰・尿・皮膚）
- ☐ 簡易血糖測定計
- ☐ 交換用医療機材（胃瘻・尿道カテーテルなど）

往診バッグの中身 ②

- ☐ キシロカインゼリー
- ☐ 各種迅速検査キット
- ☐ 気管カニューレ
- ☐ プレパラート
- ☐ 肛門鏡/腟鏡

携行する治療薬

（あくまで一例　基本は必要に応じて）

- ☐ 解熱薬（内服・坐薬）
- ☐ 鎮痛薬（内服・坐薬・注射薬）
- ☐ 気管支拡張薬（特に吸入薬）
- ☐ 抗菌薬（注射用）
- ☐ アドレナリン注
- ☐ 輸液用製剤（1号液・生理食塩水など）
- ☐ 20〜50％ブドウ糖液

その他

- ☐ 携帯電話
- ☐ 印鑑
- ☐ 名刺
- ☐ 各種説明用パンフレット
- ☐ 封筒
- ☐ スリッパ（汚染家屋時）
- ☐ 診療情報提供書
- ☐ 処方箋（白紙含）
- ☐ 病状説明用紙（複写が便利）
- ☐ 死亡診断書

そのほか往診時にあると有用な器具や機器

- ☐ PCAポンプ ☞p.716
- ☐ 携帯プリンター（紹介状印刷や資料印刷が現地で可）
- ☐ ポータブル心電計
- ☐ ポータブル超音波機器
- ☐ 携帯用内視鏡
- ☐ ポータブル血液検査機器　簡易動脈血検査機器
- ☐ ポータブルX線機器（未導入・地域共有例も多い）
- ☐ バッグバルブマスクやAED（可能なら車内搭載したい）
- ☐ ポータブル吸痰器

＜往診車内候補＞

- ☐ アルコール消毒剤（車内に戻る毎に手指消毒できると便利）
- ☐ クーラーボックス（車内温度対策）
- ☐ 処置用機材予備

第1章 ≪総論≫

- [ ] 電源（車内にて各種機器を充電）
- [ ] 地域の地図
- [ ] 車関係トラブル時マニュアル（要事前整備）

（中村琢弥）

文 献
1) 渡辺　武（監）：はじめよう在宅医療21．医学書院，2001．
2) 在宅医療テキスト編集委員会：在宅医療テキスト．2010．
3) JIM Vol. 17 No. 10, 2007.10.
4) 和田忠志：在宅医療　臨床入門．南山堂，2009．

📝 **memo**

在宅医療における身体診察法 (1)

総論

ポイント

❶ 検査が簡単に行えない在宅医療ではとりわけ重要な要素を占める.

❷ 外来診察と違い,臥位であることが多く,背部診察は手間を要する.

❸ 目的をもった身体所見を取るよう意識し,普段との変化を重要視する.

背景

❶ 身体診察は在宅医療だけでなく,外来診療や入院診療でも基本となる項目.

❷ 診察時間が限られるため,初回や節目などに全体を評価,定期では基礎疾患に応じて診察内容の省略と追加を考慮.

❸ 詳細は成書に譲るが,エコーを身体所見の様に扱える訓練を積むことが今後,在宅医療現場においてもより重要となるであろう. ☞p. 33 在宅領域における検査

在宅における主な身体診察

❶ 第一印象

患者さんの部屋へ入った瞬間から評価が始まる. 普段との様子の違い,息遣いなど話し始めるまでに把握できることも多い.

❷ バイタルサイン測定

①血圧計とパルスオキシメータは簡潔かつ迅速に病状を把握できる在宅医療における便利な機器であるため,存分に活用.

②パルスオキシメータは末梢血管収縮時などは参考値にとどめる.

③意識レベルは JCS や GCS で数値化する. 「なんとなくおかしい」という家族の発言には注意して対応.

④呼吸数は診療中に数えて,性状とともに忘れず記載.

第1章 ≪総論≫

❸頭頸部

☐ 眼窩のくぼみ（脱水への特異度高い）

☐ 眼瞼結膜（貧血様） ☐ 眼球結膜（黄染・充血）

☐ 強膜（青色など） ☐ 眼脂

☐ 頭頸部リンパ節 ☐ 甲状腺触知

☐ 頸静脈（CVP推定） ☐ 頸動脈雑音

①目が訴えるものは大きい（脱水所見，貧血と黄疸の徴候に注目）.

②リンパ節は前後頸部で意味が異なる．前頸部は頸部局所疾患を，後頸部は全身疾患を視野に入れて入念に診察.

③基礎疾患に甲状腺機能異常をもつものも多い．甲状腺部の触知も心がけ，状態変化を追う.

④頸静脈は心不全評価などに有用.

⑤頸動脈雑音は動脈硬化の指標などとして評価.

❹口腔内

☐ 口腔内粘膜（乾燥の有無）

☐ 咽頭後壁発赤

☐ 扁桃腫大/白苔付着

☐ 舌の異常（萎縮，舌炎，縦皺など）

☐ 歯・歯肉環境（齲歯，歯周病，義歯の状態）

①口腔内環境評価は摂食・誤嚥対策に有用.

②口腔内の粗悪な状況が確認されれば，忘れずに歯科と連携.

③口腔内の乾燥や舌の縦皺は脱水に対する感度が高い.

❺胸部・肺音・心音

☐ 肺副雑音 ☐ 呼吸音左右差

☐ 不整脈 ☐ 過剰心音 ☐ 心雑音

☐ 心尖拍動外側偏位（心不全への特異度が高い．LR＋2.4）[1]

在宅医療における身体診察法 (2)

総論

①高齢者では異常音を聴取することも多く，普段との差異をとらえること，正常な記載を心がけることが大切.

②新たな心音の異常には対応が必要なことが多い（例：整→不整の変化やⅢ音の出現に注意）.

③高齢者では健常者でも肺底部にラ音を聴取することが多い（できるだけ座位で診察を行う）.

④深呼吸や咳をさせた後に再評価を行うことで生理的なラ音との区別を行う

⑤一呼吸で2回より多くのラ音は病的と考える[2].

❻腹部

☐ 形状（平坦/膨隆）　　　☐ 硬さ（軟/硬）
☐ 腸雑音　　　　　　　　☐ 腹部血管雑音
☐ 圧痛　　　　　　　　　☐ 手術痕の有無
☐ 肝腫大（心不全など）
☐ 臍部/鼠径部ヘルニアの有無

①食事排便状況聴取と共に，腹部聴診触診を心がけるとよい.

②腹部血管雑音を聴取することも多いため注意.

③圧痛を訴えない時は苦悶表情や逃避行動に着目.

❼四肢・皮膚

☐ 動脈触知（橈骨，鼠径，腋窩，後脛骨，足背）
☐ 浮腫（pitting/non-pitting）
☐ チアノーゼ
☐ 発疹/乾燥
☐ 褥瘡（仙骨，腸骨稜，大転子，背部，足関節など）
☐ 白癬（爪，指間，陰部）
☐ リンパ節触知（腋窩，鼠径）
☐ 胃瘻/腸瘻/気切部の肉芽・周囲炎
☐ 関節腫脹

第 1 章　　　　　　　　　　　　　　　　　　　**≪総論≫**

①動脈触知は左右差などに注意して定期評価.
②浮腫（四肢/背部）の頻度は多く，性状から鑑別診断.
③褥瘡は早期発見を心がけるために必ずチェック.
④白癬は細菌感染合併に注意し，早期治療.
⑤デバイス部周囲の炎症にも留意.
⑥腋窩の乾燥の有無は脱水評価に有用（LR＋5.6）[3].

その他の身体診察の簡単な留意点

※詳細は成書参照

❶耳診察：耳垢塞栓など耳垢除去が必要なことあり，難聴者では一度チェックを推奨.
❷鼻診察：鼻出血などよく遭遇するため評価も考慮.
❸眼底診察：出血の有無などは在宅で評価できると有用.
❹直腸診察：直腸付近の腫瘤，前立腺評価を必要に応じて.
❺整形外科診察：骨折，脱臼，関節炎などの評価の際に必要.
❻神経診察：意識障害や Focal sign 出現時は特に入念に.

（陌間大輔）

文　献

1) Oudejans I, et al.：Eur J Heart Fail 13：518-27, 2011.
2) Murphy RL：Respir Care 53：355-369, 2008.
3) Kinoshita K, et al.：Exp Gerontol 48：255-258, 2013.

✎**memo**

介護保険制度と主治医意見書の書き方（1）

総論

ポイント

① 2000年にスタートした介護保険制度であるが，要介護高齢者の増加とその疾患重度の深化および家族介護者の不足に伴い，財源の問題，24時間サービス提供者の不足，入所施設不足など様々な問題をかかえていることを理解する．

② 65歳以上の第1号被保険者と40歳以上65歳未満の第2号被保険者に分けられ，第1号被保険者は介護や支援が必要になったとき，また第2号被保険者は特定疾病（**表1**）のために介護が必要になった場合に介護保険を適用してのサービスが受けることができる．

③ より実態と乖離しない要介護度となるためには特に「介護の手間」についての言及がポイントとなる．

介護保険制度と介護保険法

① 介護保険制度は，平成12年（2000年）4月1日にスタートした「介護を必要とする高齢者とその家族をサポートするために，サービス提供するための保健システム」で，介護保険法を根拠としている．

② 前身である老人保健法のもとでは，老人医療保険の自己負担は原則無料化されていたが，その結果過剰受診や社会的入院などによる老人医療費が激増．財政が破綻したため，来たるべく少子高齢化社会に備えて新しく制定された．

③ 財源は被保険者の納付する保険料だけでなく，国・都道府県・市町村による公的負担があるという特徴をもつ．（**図1**）

④ 市町村は3年を1期とする介護保険事業計画書を策定し，3年ごとに見直しを行う．保険料は事業計画に定めるサービス費用見込額などに基づき設定される．なお，第1号被保険者の保険料は第1期（H12～14年度）で平均2,911円であったが，第7期（H30～32年度）に

第1章 ≪総論≫

表1 介護保険における特定疾病 (16疾病ないし疾病群)

①がん末期(医師が一般に認められている医学的知見に基づき回復の見込みがない状態に至ったと判断したものに限る)
②関節リウマチ
③筋萎縮性側索硬化症
④後縦靱帯骨化症
⑤骨折を伴う骨粗鬆症
⑥初老期における認知症(アルツハイマー病,脳血管性認知症等)
⑦進行性核上性麻痺,大脳皮質基底核変性症,パーキンソン病
⑧脊髄小脳変性症
⑨脊柱管狭窄症
⑩早老症(ウェルナー症候群等)
⑪多系統萎縮症(線条体黒質変性症,シャイ・ドレーガー症候群,オリーブ橋小脳萎縮症)
⑫糖尿病性神経障害,糖尿病性腎症,糖尿病性網膜症
⑬脳血管疾患(脳出血,脳梗塞等)
⑭閉塞性動脈硬化症(肺気腫,慢性気管支炎,気管支喘息,びまん性汎細管支炎を含む)
⑮慢性閉塞性肺疾患(肺気腫,慢性気管支炎等)
⑯両側の膝関節または股関節に著しい変形を伴う変形性関節症

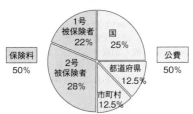

図1 介護給付費の財源構成

介護保険制度と主治医意見書の書き方 (2)

は 5,869 円とほぼ倍額となっており，被保険者への負担の重みが増している．また，H30 年の制度改定により，収入が「現役並み所得相当」である 340 万円以上の場合，介護保険サービスの利用料の自己負担額が 3 割に増加した．

❺ 認定調査の結果をもとに保険者(市町村や広域連合など)によって要介護認定が行われ，要支援 1・2，要介護 1〜5 の 7 つの段階に分けられる（法律上，要支援認定と要介護認定は区別され，要支援の場合，利用できる介護サービスが限定される）．要介護認定度に基づいて介護支援専門員（ケアマネジャー）がどのような介護サービスを組み合わせて利用するかコーディネートする．（図 2）

適切な主治医意見書の書き方 （図 3）

❶「1.（1）診断名」欄では，現在の生活機能低下に関連する疾患を挙げるだけでなく，病状の変化に影響する疾患についても記載する．

❷「1.（3）傷病または特定疾患の経過」欄では，該当する傷病・疾患による生活機能への影響について，病状・検査成績の変化や新たな要因の出現などの面から具体的に記述する．意識障害についても具体的に記述する．投薬内容については，介護上特に留意すべき薬剤，血中濃度モニターが必要な薬剤，相互作用に注意を払うべき薬剤について記入する．

❸「2. 特別な医療」は一次判定の際の樹形図への影響が大きいので漏れ無く記載する．ここに挙げられている 13 項目以外にも介護の手間が延長する要因になっていると思われるものがあれば「5. 特記すべき事項」に記述する．

❹「3. 心身の状態に関する意見」欄では，診察中に得られた情報だけてなく，家族やその他，関わっている人

第1章　　≪総論≫

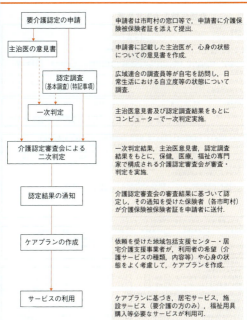

図2　介護認定からサービス利用までの流れ

※平成30年4月の要介護認定制度の見直しに伴い，更新認定期間の上限が24カ月から36カ月に変更になった．

介護保険制度と主治医意見書の書き方 (3)

図 3 主治医意見書

memo

第1章　　　　　　　　　　　　《総論》

総論

（被保険者番号：　　　　　　　　）

（5）身体の状態

利き腕（ □右 □左 ）　身長＝ _____ cm 体重＝ _____ kg （過去6ヵ月の体重の変化 □増加 □維持 □減少）

□四肢欠損　　　（部位：　　　　　　　　　　　　　　　　　　　　　　　　　　　　　　　）

□麻痺　　　□右上肢（程度： □軽 □中 □重 ）　　　□左上肢（程度： □軽 □中 □重 ）
　　　　　　□右下肢（程度： □軽 □中 □重 ）　　　□左下肢（程度： □軽 □中 □重 ）
　　　　　　□その他（部位：　　　　　　　　　　　　　　程度： □軽 □中 □重 ）

□筋力の低下　　（部位：　　　　　　　　　　　　　　　　　　　程度 □軽 □中 □重 ）

□関節の拘縮　　（部位：　　　　　　　　　　　　　　　　　　　程度 □軽 □中 □重 ）

□関節の痛み　　（部位：　　　　　　　　　　　　　　　　　　　程度 □軽 □中 □重 ）

□失調・不随意運動　　　・上肢 □右 □左　　　・下肢 □右 □左　　　・体幹 □右 □左

□褥瘡　　　　　（部位：　　　　　　　　　　　　　　　　　　　程度 □軽 □中 □重 ）

□その他の皮膚疾患　　　（部位：　　　　　　　　　　　　　　　程度 □軽 □中 □重 ）

4．生活機能とサービスに関する意見

（1）移動

屋外歩行　　　　　　　　　　□自立　　　　　□介助があればしている　　□していない
車いすの使用　　　　　　　　□用いていない　□主に自分で操作している　□主に他人が操作している
歩行補助具・装具の使用（複数選択可）□用いていない　□屋外で使用　　　　□屋内で使用

（2）栄養・食生活

食事行為　　　　　□自立ないし何とか自分で食べられる　　　□全面介助
現在の栄養状態　　□良好　　　　　　　　　　　　　　　　　□不良
→ 栄養・食生活上の留意点（　　　　　　　　　　　　　　　　　　　　　　　　　　　　　　　）

（3）現在あるかまたは今後発生の可能性の高い状態とその対処方針
□尿失禁 □転倒・骨折 □移動能力の低下 □心肺機能の低下 □閉じこもり □意欲低下 □徘徊
□低栄養 □摂食・嚥下機能低下 □脱水 □易感染性 □がん等による疼痛 □その他（　　　　　）
→ 対処方針（　　　　　　　　　　　　　　　　　　　　　　　　　　　　　　　　　　　　　　）

（4）サービス利用による生活機能の維持・改善の見通し
□期待できる　　　　□期待できない　　　　□不明

（5）医学的管理の必要性　（特に必要性の高いものには下線を引いて下さい。予防給付により提供されるサービスを含みます。）
□訪問診療　　　　　　　□訪問看護　　　　　　　　□訪問歯科診療
□訪問薬剤管理指導　　　□訪問リハビリテーション　□短期入所療養介護　　□訪問歯科衛生指導
□訪問栄養食事指導　　　□通所リハビリテーション　□その他の医療系サービス（　　　　　　）

（6）サービス提供時における医学的観点からの留意事項
・血圧 □特になし □あり （　　　　　）　　・移動 □特になし □あり （　　　　　）
・摂食 □特になし □あり （　　　　　）　　・運動 □特になし □あり （　　　　　）
・嚥下 □特になし □あり （　　　　　）　　・その他（　　　　　　　　　　　　　　　　）

（7）感染症の有無（有の場合は具体的に記入して下さい）
□無　□有（　　　　　　　　　　　　　　　　　　　　　　　　）　□不明

5．特記すべき事項

要介護認定及び介護サービス計画作成時に必要な医学的なご意見等を記載して下さい。なお、専門医等に別途意見を求めた場合は
その内容、結果も記載して下さい。（情報提供書や身体障害者申請診断書の写し等を添付して頂いても結構です。）

　

　

　

　

　

要介護認定結果の情報提供を　□希望する　□希望しない

✏ **memo**

31

介護保険制度と主治医意見書の書き方 (4)

からの情報も加味する．特に，認知症の状態については，本人と家族の話が一致しなかったり一方が否定したりすることも多いので，得られた情報から総合的に判断する．他科受診している場合は必ず記入する．

❺「4. 生活機能とサービスに関する意見」欄では，初回の意見書作成でなければ，前回の意見書を参考にしながら，最近の生活機能や病状の変化を考慮して記入する．「(5) 医学的管理の必要性」については，サービス供給が少ないと思われるものであっても，必要と判断した場合はチェックを入れ，できれば「5. 特記すべき事項」で触れる．

❻「5. 特記すべき事項」欄は，一次判定結果が不適切と判断する際の根拠となるため，特に重要．傷病・疾患による生活機能への影響に関して，申請者個々に起こっている病状や生活状況の変化について具体的に記述する．特に他の項目で記載しきれなかったことや，選択式では表現できないことを具体的かつ簡潔に記載する．行動障害を伴う知的障害についても，調査項目では把握できない症状・障害の変動性，生活上の機能障害とそれに起因する支援の必要性や程度といった判定の参考になる情報を記入する．

(玉木千里)

文 献
1) 厚生労働省：平成21年度　主治医意見書記入の手引き．
2) 日本老年医学会：健康長寿ハンドブック．メジカルビュー社，2011.
3) 日本民医連介護福祉部：要介護認定制度ハンドブック．保健医療研究所，2009.

memo

在宅領域における検査 (1)

ポイント

1. 在宅医療の基本は慢性疾患の管理だが, 対象となる病態が多様化し急性期の臨床判断が求められる場面が増加.

2. 検査機器がコンパクトになり, 臨床現場即時検査 (point of care of testing：POCT) が急速に普及. 携帯型超音波は, 多くの臓器の観察可能であるため, 汎用性は非常に高い.

3. いずれの検査を行うにしても, その限界を知り, 問診, 身体所見, 患者背景も併せて総合判断が重要. 在宅領域の検査はあくまで補助診断のためのツールと心得る.

パルスオキシメータ

1. 簡便でありながらバイタルサインの中で重要な酸素濃度と脈拍を得られる必須の検査.

2. 末梢循環不全や高度の貧血, 体動により不正確な数値となることがある.

3. 検査値が低い場合は検脈や表示脈波形を確認し, 正確に測れているか確認.

4. SpO_2 90% が PaO_2 の概ね 60 mmHg に相当.

5. 脈拍の数値の変動が大きい場合, 表示脈波形の間隔が不整で形が異なる場合は心房細動を疑う.

尿検査

1. 往診先では試験紙法による尿一般検査 (定性) として蛋白, ケトン体, 糖, 潜血などの評価可能.

2. 感染が疑われる場合には検体を採取して, 沈渣, 培養検査を追加.

血液検査

1. 血糖測定, HbA1c, PT-INR, 白血球, CRP などの項目を測定可能.

在宅領域における検査 (2)

総論

❷ 近年，NT-proBNP や D-dimer も定量可能.

❸ 慢性疾患のマネジメントでは，HbA1c や PT-INR は結果を即座に知ることで，迅速なフィードバックが可能.

❹ 急性期にも，病歴や身体所見にこれらの検査を併用することで診断の精度が向上.

❺ しかし，検査によりマネジメントが変わらない場合は無用な検査を行わない姿勢が重要.

感染症迅速検査

❶ 在宅ではインフルエンザやノロウイルス感染などの感染症迅速診断検査が可能.

❷ これらの検査は，施設入所中や通所系サービス利用している場合，感染症拡大の予防の観点からも有用.

❸ しかし，インフルエンザ迅速検査では，その感度（成人の場合，感度：53.9%特異度：98.6%）[1]はウイルス量に依存し，発症時間により変化（24〜48時間でピーク）.

❹ 検査前確率が高い人では．迅速検査を施行せず，臨床診断を優先.

心電図

❶ 心電計は小型化されて操作性も向上.

❷ 症状・リスク背景から急性冠症候群が疑われる場合には心電図の測定や判断に時間をかけず高次病院へ搬送.

超音波検査

❶ 超音波検査装置の小型化は著しく，近年では携帯に優れた高機能の機器が登場.

❷ 在宅では症状や身体所見が乏しく，発熱だけが初見の高齢患者も多い. その原因として重要な肺炎，尿路感染，胆嚢炎，胆管炎の鑑別に，携帯超音波検査は有効（図1）[2].

❸ 心不全の基礎疾患の推定，下大静脈径を用いた体液管理にも有用（図1）.

第 1 章　　　　　　　　　　　　　　　　　≪総論≫

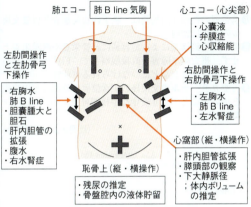

図 1　在宅での超音波評価

❹尿閉の診断，尿道カテーテル管理においてもその効力を発揮（図1）．☞p.702 尿道カテーテル管理
❺しかし，超音波検査は，それぞれの診断に精度（感度・特異度）に限界が存在．
❻また，超音波検査は検者間誤差が大きいこと，在宅では測定条件が悪いことに留意が必要．
❼よって，超音波検査の所見は参考にしながらも捉われることなく総合的判断が重要．

X線撮影
❶ポータブル X 線撮影装置を用いた X 線撮影は在宅においても法的に可能．
❷しかし，在宅で X 線撮影を行う医療機関はそれほど多くないのが現状．

35

在宅領域における検査 (3)

細径内視鏡

❶携帯型の極細径内視鏡は，嚥下内視鏡検査と胃瘻交換後の検査に使用．

❷嚥下内視鏡検査によって容易に経管栄養や静脈栄養とせず，摂食嚥下障害を直接観察して，口腔ケアやリハビリテーションなどにつなげられる可能性．

❸胃瘻カテーテルの交換後の正常位置の確認など内視鏡を用いることでより安全な手技が可能．☞p.665 胃瘻・腸瘻管理

（辻岡洋人・中村琢弥）

文献
1) Chartrand C, et al.：Ann Intern Med 156：500-511, 2012.
2) 泰川恵吾：在宅新療 3：34-35, 2018.

高齢者総合機能評価と診察法 (1)

総論

ポイント

❶高齢者の特徴として
①多様な既往や複数疾患が合併する場合が多い.
②症状の出現や訴えが非典型的なことがある.
③主疾患治療経過中に ADL 低下をきたすことが多い.
④生活背景が疾患の大きな要因になることが多い.
⑤脱水や電解質異常が生じやすい.
などが挙げられるため, 次項のような包括的評価のもと問題点を見つけていくことが重要.

❷高齢者総合機能評価 (Comprehensive Geriatric Assessment：CGA) の評価項目は以下の通り.
①身体面
・日常生活動作, 転倒歴, 尿失禁, 便秘
②認知・心理・精神面
・気分障害, 認知障害, 不眠
③社会・生活面その他
・社会的サポート, 介護, 薬剤多剤投与,
ACP (Advance Care Planning), がんスクリーニング

評価の実際

＜身体面の評価＞

❶日常生活動作 (" THEAD & SHAFT "：表 1)
①基本日常生活動作 (Basic ADL) と手段的日常生活動作 (Instrumental ADL) に大別. IADL 低下は背後に認知症, うつ病の存在に注意.
②Advanced ADL：ADL や IADL と区別して「普段楽しんでいる趣味や活動」を称する. これが日常生活自立の高齢者で障害されている場合, 機能障害 (認知症, 尿失禁症, 難聴など) の初期徴候のことあり.

❷転倒歴　☞p. 167 転倒, p. 512 骨折
①在宅高齢者の場合 1 年間に転倒する人は 10〜20％.
②転倒の 10％前後には骨折を伴う.

高齢者総合機能評価と診察法 ⑵

総論

表1　日常生活動作 "THEAD & SHAFT"

ADL（日常生活動作）			IADL（手段的日常生活動作）		
T	Toileting	排泄	S	Shopping	買い物
H	Hygiene	衛生	H	Housework	家事
E	Eating	食事	A	Accounting	金銭管理
A	Ambulating	移動	F	Food Preparation	調理
D	Dressing	着衣	T	Transport	公共交通

*IADL には「服薬・電話」を含めることあり.
** "DEATH SHAFT" の語呂も頻用.

　③日中，屋外での転倒，歩行中が多い.
　④バリアフリーなどの環境是正を考慮
　⑤転倒関連要因：筋力低下，ADL 障害，転倒既往，視力障害.

❸栄養状態 ☞ p.51 在宅栄養管理，p.567 高齢者虐待
　①加齢と共に体重は減少傾向.
　②悪性疾患など器質的疾患を見落とさないように注意.
　③体重減少がうつ病や虐待のサインであることも.

❹尿失禁 ☞ p.251 尿失禁
　①羞恥心から患者が隠していたり，年齢的なものと思い込んでいる場合あり注意.
　②評価は尿回数，1 回尿量，残尿測定（エコー），などで切迫性，溢流性，腹圧性，機能性の鑑別.

❺便秘 ☞ p.133 便秘
　①便の性状や排便回数，腹痛の有無，薬剤服薬状況（抗精神病薬服用など）を確認.
　②直腸指診や便潜血検査などで器質的原因を探る.
　③糖尿病や甲状腺機能低下症，神経疾患等による二次性の便秘がないか確認することも大切.

第1章　　　　　　　　　　　　　≪総論≫

<認知・心理・精神面>

❶気分障害 ☞p. 495 うつ病・うつ状態
　①65歳以上の10%がうつ病に罹患しているとの報告.
　②自殺リスクにもつながるので早期発見が重要.
　③GDS(Geriatric Depression Scale)-15やPHQ9で評価.

❷認知機能障害
　①代表的な評価方法にHDS-RやMMSEがある.
　②"治療可能な認知症"を見逃さないことが重要. スク
　　リーニングとしてCTなどの画像診断や甲状腺機
　　能, 梅毒, ビタミンB_{12}, 葉酸等の血液検査を行う.

❸不眠 ☞p. 221 睡眠障害
　①在宅高齢者の25~40%に認められる.
　②睡眠時無呼吸や夜間頻尿の有無, 日中の過ごし方,
　　薬剤服用状況, カフェインやアルコールなどの生活
　　習慣に関しても問診が必要.
　③うつ病の存在や, 睡眠薬自体が不眠の原因になって
　　いる場合も少なくない.

<社会・生活面その他>

❶社会的サポート・介護 ☞p. 75 家族・医療・多職種との連携
　①高齢者のニーズに合わせて地域で受けられるサービ
　　スを提供していけるように配慮.
　②ケアマネジャーとの情報交換は極めて重要.

❷薬剤多剤投与 ☞p. 60 ポリファーマシー
　①高齢者の多くは複数疾患を抱えている場合があり,
　　訪問診療以外からも投与を受けていることがある.
　②各薬剤の副作用, 多剤相互作用などに注意を払う.
　③定期的に薬剤手帳も確認し, 不要な薬剤がないかな
　　ど, 調整, 整理を行う.

❸ACP (Advance Care Planning) ☞p. 12 ACP

❹癌スクリーニング
　癌スクリーニングに関しては幅が広く, また明確なエ

高齢者総合機能評価と診察法 ③

総論

表2 CGA7

	質問および観察項目	→該当時の次のステップ
1	外来または診察時・訪問時に，被験者の挨拶を待つ	→意欲 Vitality Index
2	「これから言う言葉を繰り返して下さい（桜，猫，電車）」 「後でまた聞きますから覚えておいて下さい」	→認知機能 難聴・失語評価 MMSE・HDS-R
3	外来の場合：「ここへはどうやって来ましたか？」 それ以外の場合：「普段，ひと駅離れた町にどうやって行きますか？」	→ IADL
4	「先程覚えていただいた言葉を言ってください」	→認知機能 MMSE・HDS-R
5	「お風呂に自分1人で入って，洗うのにも手助けはいりませんか？」	→ ADL
6	「トイレで失敗することはありませんか？」	→ ADL
7	「自分が無力だと感じますか？」	→情緒・気分 GDS-15・PHQ9

ビデンスも確立していないことが多い．女性の子宮癌・乳癌検診は抜けやすく，発見が遅くなる場合もあり，患者本人の状況に合わせて検査の提案も行う．

CGA7と"五快"

❶CGA は項目も多く煩雑なため，簡易に実施しやすい手法が開発されている．「CGA7」（表2）もその一つで

40

第 1 章 ≪総論≫

表 3 "五快"

快眠（睡眠状況）	「よく眠れますか？」
快食（食事状況）	「食事はおいしく摂れますか？」
快便（便通状況）	「お通じは変わりないですか？」
快重（体重増減）	「体重は変わりないですか？」
快動（運動状況）	「運動できていますか？」

ある．

❷ "五快"（表 3）：CGA とは別に健康パラメータ指標として有用．

(西田早矢)

文 献
1) 日本老年医学会：健康長寿診療ハンドブック．2011．
2) 藤沢康樹（訳）：プライマリケア老年医学．プリメド社，2001．

memo

在宅ヘルスプロモーション (1)

総論

ポイント

1. 行動変容に於いては時期に合わせた介入内容を検討.
2. 在宅医療で重要となるワクチンについての把握.
3. 環境整備することで寝たきりやフレイルの予防に繋がる.

ヘルスプロモーションとは

1. ヘルスプロモーションとは「人々が自らの健康をコントロールし,改善することができるようにするプロセス」とされる.
2. 在宅診療においては患者および家人が共に健康的な生活に向けて進むことをサポートする試みを指す.
3. ここでは喫煙・飲酒,ワクチン,生活環境,健康診断について取り扱う.

飲酒・喫煙について

1. 現実には在宅医療が導入される過程で自然に禁煙・禁酒をしているケースも多いが喫煙・飲酒環境が続いているケースではその対応に迫られることがある.
2. 喫煙は多くの疾患のリスクとなる. ADLが低下した患者の喫煙は火事のリスクも高い.
3. アルコール依存症も含めた過度の飲酒は暴力暴言,判断力低下などによる家族・人間関係への影響などがあるため,積極的な介入が望まれる.
4. 各対応においては「行動変容ステージモデル」(**表1**)を参考にし,その時期に合わせた適切な介入を行うことが肝要である.

ワクチン接種について

※ワクチン接種は患者本人の健康増進だけでなく,家族や地域の感染症流行予防の観点からも重要.

※在宅医療で接種の検討が必要な四種のワクチンについて検討される.

第 1 章　　　　　　　　　　　　　　《総論》

表 1　行動変容ステージモデル（文献 1 より改変）

無関心期：6 カ月以内の行動変容を考えていない.

- しつこくなりすぎないようにしつつ，諦めずに以下の介入をこつこつ続けていくのが大切な時期である.
- 意識高揚…行動を変えることのメリットを話す.
- 感情的経験…デメリットなど含め話し合うなかで自発的に「このままではまずい」という感情を抱かせる.
- 環境整備…その行動をとりやすい環境を評価し改善していく（在宅医療では特に有効かつ重要な介入となる）.

関心期：6 カ月以内の行動変容を考慮している.

- 具体的な行動を提案するのに適した時期.
- 本人のニーズを聴取し，成功イメージを鮮明に描かせる.

準備期：1 カ月以内の行動変容を予定している.

- 現実に計画を練る時期.　自信を強化する.
- その人にあったテーラーメイドの計画が望ましい.
- 禁煙補助薬や抗酒薬などは基礎疾患と状況とを勘案して適切に使用すること.

実行期：行動変容開始から 6 カ月未満である.

- 不健康な行動を健康な行動に置き換えているか評価.
- 健康な行動を続けるよう周囲のサポートが入っているか.
- 健康な行動が続いていることを承認する言葉がけを続ける.

維持期：行動変容開始から 6 カ月以上経過している.

- 整えてきた環境が機能しているかを訪問ごとに確認する.

再発期：再び変容すべき行動が行われてしまった.

- 状況を確認し，環境を再整備しなおす.
- 本人と再度話合い，関心期に至るのを見守る.
- 本人にとってその行動がもつ意味を確認していく.

在宅ヘルスプロモーション ⑵

総論

❶インフルエンザワクチン
①毎年1回の接種が必要．ワクチン株は毎年異なる．
②インフルエンザ感染を契機に重症化しやすい在宅患者では，定期の接種を行う（小児・高齢者・妊婦，重篤な心・腎・肺疾患がある，もしくは免疫不全がある）．
③家人などの同居者全員のワクチン接種状況を把握することも重要．

❷肺炎球菌ワクチン（表2，3）
①肺炎球菌感染を防ぐワクチン（≠肺炎を防ぐワクチン）
②2014年10月より23価肺炎球菌多糖体ワクチン（ニューモバックスNP®：PPSV23）の65歳以上を対象とした定期接種が開始された．
※血清型特異抗体が上昇し，5年ほど持続する．
③一方，2014年6月には13価肺炎球菌結合型ワクチン（プレベナー13®：PCV13）が65歳以上の成人にも適応拡大され，PCV13を任意接種ワクチンとして接種することが可能となった．
④65歳の成人に対する肺炎球菌ワクチン接種については，フローチャート参照（図1）．なお，過去5年以内予防接種歴がある場合，副反応が強く出るとの報告があり，接種に関しては十分な検討が必要．
⑤PPSV23とPCV13併用接種時の接種間隔に関する考え方としては以下のとおり．
・PCV13接種後1年以上間隔をおいてPPSV23接種可能．
・PPSV23接種後1年以上間隔をおいてPCV13接種可能．
・PPSV23の再接種は，PPSV23接種後5年以上間隔をおいて接種可能．

❸帯状疱疹ワクチン
①著しいQOLの低下を招くことから，帯状疱疹や帯状疱疹後神経痛の予防は，在宅医療を行う上で重要．

第1章 ≪総論≫

表2 肺炎球菌ワクチンの概要

	ニューモバックスNP	プレベナー13
効果のある菌の血清型	23種類	13種類
対象年齢	2歳以上	2カ月齢以上6歳未満 65歳以上
ワクチンの種類	莢膜ポリサッカライドワクチン	蛋白結合ワクチン

※助成額は自治体毎に異なる.

表3 肺炎球菌ワクチンと有効な血清型

肺炎球菌の血清型	ニューモバックスNP	プレベナー13
1, 3, 4, 5, 6B, 7F, 9V, 14, 18C, 19A, 19F, 23F	○	○
2, 8, 9N, 10A, 11A, 12F, 15B, 17F, 20, 22F, 33F	○	
6A		○

②まずは水痘罹患予防することが,帯状疱疹予防の根本である(1次予防).
※本邦では2014年10月より小児に対する定期接種が提供されている.
※2014年以前に出生して罹患歴も接種歴もない者に対しては,接種禁忌に該当しない限り2回接種が望ましい.
※妊娠中もしくは免疫不全者は接種禁忌となる.

memo

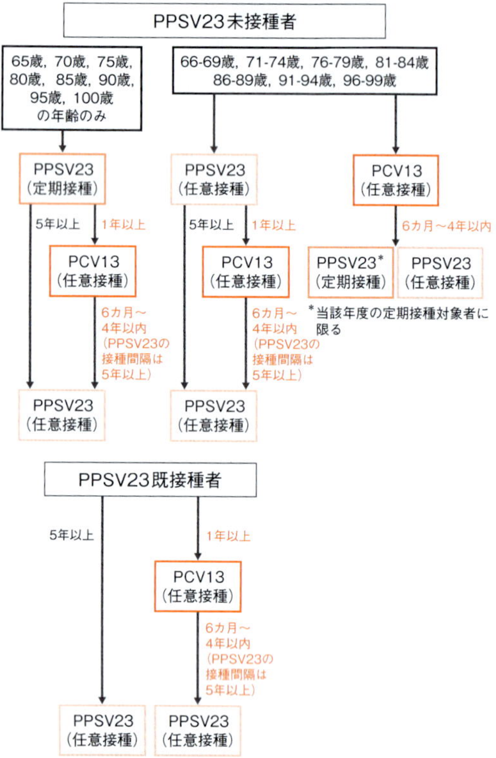

在宅ヘルスプロモーション (3)

総論

図1 65歳以上の成人に対する肺炎球菌ワクチン接種の考え方[2]
(日本呼吸器学会/日本感染症学会合同委員会；平成27～30年度の接種)

第1章 ≪総論≫

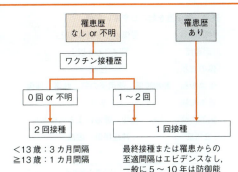

図2 水痘罹患歴とワクチンによる二次予防

③すでに水痘の罹患歴があるか不明な場合は二次予防の対応となる．ただし予防策の原則としては一次予防と変わらない（図2）．

❹破傷風トキソイドワクチン
①破傷風は感染すれば致死率30％と高い一方，予防接種によりほぼ100％予防できる．
②破傷風感染を起こしやすい創部であれば破傷風のリスクを考慮する（表4）．
③昭和46年3月以前に生まれた人は基礎免疫がある人（トキソイド接種が3回以上）が少なく破傷風を発症しやすいため，破傷風トキソイドワクチンに加え，免疫グロブリンの投与も検討する（図3）．

memo

在宅ヘルスプロモーション (4)

表 4 破傷風を起こしやすい創傷

時間経過	受傷から 6 時間以上
深達度	深さ 1 cm 以上
傷の性状	挫滅
受傷機転	動物咬傷，使用済の釘，熱傷，凍傷
感染徴候	あり
創部汚染	土砂，糞便，唾液による汚染あり
合併症	神経損傷，虚血

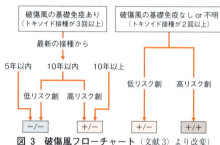

図 3 破傷風フローチャート（文献 3）より改変）
※最下部□内の（＋，－）は破傷風トキソイド/免疫グロブリンの有無を示す．

健診・検診の啓発

❶適切な時期に適切な対象に対して，がん検診の啓発を行う（表5）．
❷自営業や主婦など，検診機会の乏しい患者に対しては特に注意が必要．
❸普段から喫煙歴や生活歴，家族歴の把握に努める．

第 1 章　　　　　　　　　　　　　　　　　　　　《総論》

表 5　指針で定めるがん検診の内容[4)]

種類	検査項目	対象者	受診間隔
胃がん検診	問診に加え，胃部エックス線検査又は胃内視鏡検査のいずれか	50 歳以上	2 年に 1 回
子宮頸がん検診	問診，視診，子宮頸部の細胞診及び内診	20 歳以上	2 年に 1 回
肺がん検診	質問（問診），胸部エックス線検査及び喀痰細胞診	40 歳以上	年 1 回
乳がん検診	問診及び乳房エックス線検査（マンモグラフィ）※視診，触診は推奨しない	40 歳以上	2 年に 1 回
大腸がん検診	問診及び便潜血検査	40 歳以上	年 1 回

※詳細は自治体に確認.

環境整備

❶直接患者の生活空間を目にできる在宅医療のメリットを活かして，環境面のアプローチは積極的に行う.

❷特に以下の点への注意を払うと有用と考える（図 4）.
　①転倒リスク評価（段差，滑りやすいマットの有無など）
　　☞p. 167
　②手すりの設置
　③照明の明るさと位置
　④玄関，居室，トイレ，風呂場など生活動線のチェック（現在の ADL に適したものか）
　⑤ベッドの使用の有無（立ち上がりの負担軽減）

49

在宅ヘルスプロモーション (5)

総論

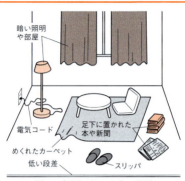

図4 転倒リスクの高い部屋

⑥褥瘡既往者では高機能エアマットの使用の有無
⑦適切な温度湿度環境(例:夏場の熱中症リスク評価,冬の暖房使用状況)
⑧整理された清潔な空間かどうか
⑨服薬管理状況(多量に余っていないか) ☞p.60

(堤 美紗子)

文 献
1) 日本在宅医学会テキスト編集委員会編:在宅医学. メディカルレビュー社, 2008.
2) 日本感染症学会:65歳以上の成人に対する肺炎球菌ワクチン接種に関する考え方(アップデート版 2015-9-5)
www.kansensho.or.jp/guidelines/pdf/o65haienV_policy27-30.pdf
3) 岡田唯男:予防医療のすべて. 中山書店, 2018.
4) 厚生労働省:がん検診 Web ページ
www.mhlw.go.jp/stf/seisakunitsuite/bunya/0000059490.html

在宅栄養管理 (1)

ポイント
1. 在宅医療対象者は,介護度が低くても低栄養の高リスク群と認識する(在宅高齢者の7割は低栄養傾向).
2. 栄養状態は,定量的な測定と早期介入/定期的な再評価が必要な"バイタル・サイン"と認識する.
3. 各種栄養素の必要量を見積もる事を意識する.
4. 栄養管理においては,多職種による多面的・包括的評価を元に行うことが重要である.

背景
1. 高齢者が要介護状態となる主原因はフレイルである.
2. 低栄養と食事摂取低下がフレイル・サイクル(図1)の始まりで主病態の一つ. ☞p.175 フレイル・サルコペニア
3. 低栄養リスクの状態で早期に介入するほど,栄養療法開始による予後改善効果は高い.

栄養状態の評価(主に高齢者について)
1. 初期評価,定期的な栄養評価がいずれも重要.複数の

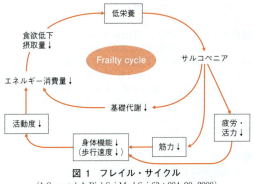

図1 フレイル・サイクル
(J Gerontol A Biol Sci Med Sci 63:984-90, 2008)

在宅栄養管理 (2)

指標で評価すべき. 体重のみの評価は注意が必要.

❷代表的な栄養評価スクリーニングの手法として MNA（Mini Nutritional Assessment®：**表 1**）は, 採血を必要としない簡易栄養評価. ADL, 認知症, うつも評価軸に含み, 短時間でスクリーニング可能.

❸身体所見

①体重・（身長）：毎月確認（**表 2, 図 2**）.

※体重 1 kg の増減＝7,000 kcal の過剰/不足と認識. デイ・ショートステイ利用者は, 施設での測定を依頼. 計測者 2 人で, 体重計を 2 台使用して計測する方法もある[1].

②ふくらはぎ周囲長（CC）

最も太い部位を測定. 筋肉量の指標. BMI と相関あり.

❹血液検査（項目, 間隔）

①血算, アルブミン, 脂質, 肝腎機能, 電解質：3 カ月

②ビタミン・微量元素：1 年

※上記の間隔は比較的安定している場合で, 栄養療法を開始したばかりの時期においては, 理学所見と共に, 週単位のフォローが勧められる.

各種栄養必要量の算定

❶必要カロリーの算定：Harris-Benedict の式（**表 3**）（日本人, 特に高齢女性では高めに出やすい）

❷必要蛋白量（**表 4**）：高齢者では窒素平衡を保つために若年者よりも多くの蛋白質が必要. 特に低栄養治療時, 創傷治癒時や蛋白が喪失しやすい病態でより多くの量が必要. 難しい場合, アミノ酸（特にロイシン）製剤を活用することを検討.

❸必要水分量：30〜40 mL/kg/日を目安に, 周囲環境や病態に応じて調整.

❹その他（ビタミン, 微量元素など）

①食思不振下では, 特に亜鉛欠乏に注意.

(54 頁につづく)

第1章　　　　　　　　　　　　　《総論》

表 1　簡易栄養状態評価表（MNA®）

	スクリーニング
A	過去 3 カ月間で食欲不振，消化器系の問題，そしゃく・嚥下困難などで食事量が減少しましたか？ 0＝著しい食事量の減少 1＝中程度の食事量の減少 2＝食事量の減少なし
B	過去 3 カ月間で体重の減少がありましたか？ 0＝3 kg 以上の減少 1＝わからない 2＝1〜3 kg の減少 3＝体重減少なし
C	自力で歩けますか？ 0＝寝たきりまたは車椅子を常時使用 1＝ベッドや車椅子を離れられるが，歩いて外出はできない 2＝自由に歩いて外出できる
D	過去 3 カ月間で精神的ストレスや急性疾患を経験しましたか？ 0＝はい 2＝いいえ
E	神経・精神的問題の有無 0＝強度認知症またはうつ状態 1＝中程度の認知症 2＝精神的問題なし
F1	BMI （kg/m²）：体重（kg）÷｛身長（m）｝² 0＝BMI が 19 未満 1＝BMI が 19 以上，21 未満 2＝BMI が 21 以上，23 未満 3＝BMI が 23 以上

BMI が測定できない方は，F1 の代わりに F2 に回答してください．
BMI が測定できる方は，F1 のみに回答し，F2 には記入しないでください．

F2	ふくらはぎの周囲長（cm）：CC 0＝31 cm 未満 3＝31 cm 以上

スクリーニング値（最大：14 ポイント）

12〜14 ポイント：栄養状態良好
8〜11 ポイント：低栄養のおそれあり（At risk）
0〜7 ポイント：低栄養

(Vellas B, et al.：J Nutr Health Aging 2006；10：456-465.)

在宅栄養管理 (3)

総論

表2 体重・身長の予測式

<体重の予測式> （※誤差±約5kg）
男 （1.01×KH）+（2.03×AC）+（0.46×TSF）+（0.01×年齢）−49.37
女 （1.24×KH）+（1.21×AC）+（0.33×TSF）+（0.07×年齢）−44.43
※KH：膝高（cm） AC：上腕周囲長（cm） TSF：上腕三頭筋皮下脂肪厚（mm）
<身長の予測式> （※誤差±約3cm）
男 64.02+（2.12×KH）−（0.07×年齢）
女 77.88+（1.77×KH）−（0.10×年齢）

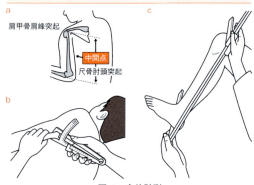

図2 身体計測

・上腕三頭筋皮下脂肪厚（TSF）：aのように上腕を肘関節で90度屈曲し，中間点から1cm離れた皮膚を，筋肉部分と脂肪層を分離するようにつまみ，アディポメーターで測定.
・腕周囲長（AC）：aの中間点をインサーテープ等で測定（b）.
・膝高（KH）：cに示すとおり.

（52頁よりつづき）
②経腸栄養剤，輸液製剤の種類によって，単独では，ビタミン，亜鉛，銅，セレン，クロムなどが摂取基準を満たさないことがあり注意. ☞p.756

第 1 章　　　　　　　　　　　《総論》

表 3　Harris-Benedict 式

BEE（basal energy expenditure）：基礎エネルギー量		
（身長＝cm，体重＝kg，年齢＝年）		
男性	66.47＋（13.75×体重）＋（5.0×身長）＋（6.75×年齢）	
	日本人向け簡易式	（14.1×体重）＋620
女性	655.1＋（9.56×体重）＋（1.85×身長）＋（4.68×年齢）	
	日本人向け簡易式	（10.8×体重）＋620

TEE（total energy expenditure）：全エネルギー量
TEE＝BEE×活動係数×傷害係数

活動係数		傷害係数	
寝たきり	1.0	感染症	1.2〜1.4
車椅子	1.1	癌	1.1〜1.3
歩行可	1.2	多臓器不全	1.2〜1.4
労働	1.4〜1.8		

※標準体重から20％以上外れている場合，標準体重で計算する.
極端な飢餓状態が続いていた場合，refeeding syndrome に留
意し，少量（10 kcal/kg/日）から，P，K，Mg，血糖などモ
ニターしながらの実施が望ましい.

表 4　必要蛋白量 （詳細は，文献 1, 2 を参照）

代謝亢進 ストレス	必要蛋白量 （g/kg 体重/日）
なし	0.8〜1.0
軽度	1.0〜1.2
中等度	1.2〜1.5
重度	1.5〜2.0

在宅栄養管理 (4)

総論

表5 ピットフォール（とくに高齢者について）

①個別性が非常に高く，計算結果はあくまで参考値．定期的に栄養状態を再評価し投与量の調整が必要．

②カロリー自体は 800〜1,000 kcal／日でも十分なことがあるが，水分・タンパク質・微量元素欠乏が生じていないか，計算して確認することが必要．

※詳細な基準値については，文献3）を参照．

低栄養の原因

❶ 心理社会的要因/疾患/薬剤/加齢などさまざまな要因が関与する．高齢者総合機能評価や国際生活機能分類などの包括的な評価手法が，原因や対策を考える際に有用である．

☞p. 37 高齢者総合機能評価，p. 69 在宅リハビリテーション

❷ 改善可能な低栄養の原因（**表6**）

多職種連携（特に管理栄養士）

❶ 介護士，看護師，デイサービスやショートステイの職員，ケアマネジャーは，栄養管理において重要な情報（生活環境/嗜好）を握っており，積極的に聞きだす．

❷ とくに訪問指導が可能な管理栄養士との連携は重要．

❸ 訪問管理栄養士を医療機関で雇用できない場合

①各地の栄養ケアステーションに依頼．管理栄養士の派遣や斡旋などの相談に応じる，栄養士会が母体の組織で，一時的に契約する場合，**図3**のような形が代表的．

②地域包括支援センターに相談する．所属している管理栄養士に相談に応じてもらえることがある．

③地域の多職種勉強会に参加する．相談しやすい関係の構築．

第1章 ≪総論≫

表6 改善可能な低栄養の原因 "MEALS ON WHEELS"

- Medication：薬剤（意識や腸管運動に作用，中毒など）
- Emotional problems：特にうつ
- Alcoholism, anorexia, abuse：飲酒，食思不振，虐待
- Late life paranoia：妄想状態
- Swallowing problem：嚥下障害
- Oral problems：口腔内の問題
- No money, nosocomial infection：貧困，院内感染
- Wandering：徘徊など認知症関連の行動障害
- Hyper/hypothyroidism, hypercalcemia, hypoadrenalism：
  甲状腺機能異常，高カルシウム血症など
- Enteric problems：吸収不良など消化管の問題
- Eating problems：自分ひとりでは食事がとれない
- Low salt, low-cholesterol Diet：カロリー不足など
- Social problems：孤食，周りの状況で食欲がなくなる

(Am Fam Physician 2002；65：640-651．文献1より一部改変)

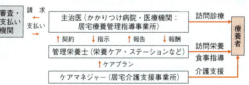

図3 訪問管理栄養士への依頼のながれ

※報酬の額は，各栄養ケアステーションで異なる．
（参考）某S県の場合，4,000円/60分，交通費別．
※医療機関が保険請求できるのは次の2つで，イが優先．
　ア）在宅患者訪問栄養食事指導料（医療保険）530点
　イ）居宅療養管理指導料（介護保険）※ 533単位
　　　　　　　　　　　　（診療報酬より2018年10月時点）
　※要支援も点数同じで，介護予防居宅療養管理指導料
　（日本栄養士会：地域における訪問栄養食事指導ガイドより）

在宅栄養管理 (5)

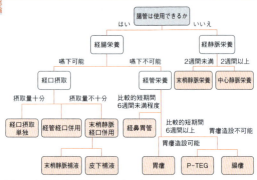

図 4　栄養療法選択のアルゴリズム（文献1より）

栄養投与経路の選択

❶ASPENガイドラインを基に作成されたアルゴリズム（図4）に従い選択する．☞p.665, ☞p.710, ☞p.713

❷現実には，このアルゴリズムを念頭に，家人介護能力，施設利用基準，本人/家人の意向，など様々な修飾因子を考慮してよく相談しながら決定するプロセスが大切．

❸食事のみで経口摂取不十分な場合，経腸栄養剤の摂取で補う方法（oral nutritional supplementation：ONS）を検討．☞p.756 代表的な輸液・経腸栄養剤

例）エンシュア・H® 23.8円/缶（1割負担）（薬価基準より2018年10月時点）

孤食・偏食

❶孤食は死亡リスクと関連し，特に男性で同居者ありの孤食が最もリスクが高い．共食機会の創出が大切．

例）家族・友人・近所を巻き込む，コミュニティ・レストランの開催，デイサービス，IoTの利用など．

第1章 ≪総論≫

❷偏食は,孤食や認知症などが関連しており,「なぜ」「何を」好むかを考えることが重要.管理栄養士と連携し,食べられるものから栄養バランスを変えていく.

栄養投与しないという選択

❶栄養投与が,様々な形で本人の苦痛となりうる場合,実臨床ではそうした栄養投与を行わないケースもある.

❷栄養投与を行わない場合,自然経過の丁寧な説明,本人・家族,ケア提供者含む関係者の合意,倫理的配慮を元に,本人の満足を物差しにして方針決定していく事が望ましい.「高齢者の終末期の医療およびケア」(日本老年医学会,2012)「人生の最終段階における医療の決定プロセスに関するガイドライン」(厚生労働省,2018)の内容にも留意したい.

(一岡慶紀)

文献
1) 小野沢滋 編:在宅栄養管理 改訂第2版.南山堂,2016.
2) 日本静脈経腸栄養学会 編:静脈経腸栄養ガイドライン第3版.照林社,2013.
3) 厚生労働省:日本人の食事摂取基準 2015.
4) Nestle Nutrition Institute http://www.mna.elderly.com/
5) A. S. P. E. N. Board of Directors and Clinical Guildlines Task force:JPEN26 (1) supplement:1SA. 138SA, 2002.
6) 日本老年医学会:「高齢者の終末期の医療およびケア」に関する日本老年医学会の「立場表明」.2012.

 memo

総論

在宅服薬管理 (ポリファーマシー含む) (1)

ポイント

❶ マルチモビディティの高齢患者のみならず, 抗がん剤治療や麻薬を用いた緩和医療, 在宅中心静脈栄養なども行われており, 患者の QOL を重視した薬物療法が重要.

❷ 生活スタイルにあわせた服薬管理.

❸ 新規症状は薬剤性を疑う (副作用の早期発見).

❹ 医療・介護職との協働 (訪問薬剤師の活用).

在宅療養患者

❶ 在宅療養者の大半は高齢者であり複数の疾病に罹患している場合が多く, 服用薬剤も増加傾向にある.

❷ 使用している服用薬剤の相互作用の確認だけでなく, 加齢に伴う薬物の代謝・排泄能低下にあわせた用量調整が必要.

❸ 処方薬剤数の増加に伴う処方の複雑化や服用管理能力の低下などに伴い服薬アドヒアランスが低下し, 効果が得られないだけでなく, 誤服用によるリスクが生じる.

ポリファーマシー

❶ マルチモビディティによる多剤処方の必然性

　1 人の患者に 2 つ以上の慢性疾患が同時に存在する状態を「マルチモビディティ (multimorbidity：多併存疾患)」という. 65 歳以上では約 65％, 85 歳以上では約 80％がマルチモビディティと報告されている.

　高齢になるほど罹患疾患数が増え, 訪問診療依頼時に複数の医療機関に受診している患者も多く, 自然と多剤を使用する患者が多くなる.

❷ ポリファーマシー

①使用薬剤数の増加に伴い薬剤有害事象も増加する.

※例) 脆弱性は 6.5 錠以上, 機能障害は 5.5 錠以上, 転倒は 4.5 錠以上においてリスクが増えるとも報告.

第1章 ≪総論≫

②ポリファーマシーとは，必要とされる量以上に多く薬剤が処方されており，使用に関連して薬物有害事象のリスク増加，服薬過誤，服薬アドヒアランス低下等の問題につながる状態．

❸ポリファーマシーへの介入に関して

高齢者に対する"潜在的な不適切処方のスクリーニングツール"（Beers クライテリア，STOPP/START クライテリア，高齢者の安全な薬物療法ガイドライン 2015）があり，これらのクライテリアによるスクリーニングは，薬剤による有害事象の回避のためである．

在宅での服薬管理・服薬支援

❶服薬アドヒアランスが低下する要因を理解し，患者の服用管理能力を把握し，服薬支援する必要がある．

服薬アドヒアランス低下の要因

❶服用管理能力低下
　①認知機能の低下　②難聴　③視力低下
　④手指の機能障害　⑤日常生活動作（ADL）の低下
❷多剤服用，処方の複雑さ
❸嚥下機能障害
❹うつ状態
❺主観的健康感が悪いこと（効果を自覚できないなど）
❻医療リテラシーが低いこと
❼自己判断による服薬の中止（服薬後の体調の変化，有害事象の発現など）
❽独居
❾生活環境の悪化

服薬支援

❶認知機能の低下（患者の認知機能と支援）

家族，ヘルパーなどの介護職員，看護師，薬剤師などから生活状況や残薬，服薬状況を確認．認知機能の低下による飲み忘れの場合，家族や看護師，介護職員

61

在宅服薬管理 (ポリファーマシー含む) (2)

総論

などによる服薬確認・介助.

❷ 多剤服用，処方の複雑さ

①力価の弱い薬剤を複数使用している場合は，力価の強い薬剤にまとめる.

②配合剤を使用する.

③対症療法的に使用する薬剤は極力頓用で使用する.

④継続必要性を再検討（「特に慎重な投与を要する薬物のリスト」などの活用）.

⑤作用時間の短い薬剤よりも長時間作用型の薬剤で服用回数を減らす.

⑥不均等投与を極力避ける.

⑦食前・食後・食間等の服用方法をできるだけまとめる.

❸ 手指の機能障害・嚥下機能障害

①患者の ADL の低下に適した剤形を選択.

②患者によって飲みやすい，使用しやすい剤形が異なるため，患者が正しく使用できる剤形かを確認.

③嚥下障害患者に対する剤形変更（錠剤から粉・液・ゼリー・テープ・軟膏などへの変更）や服用方法（簡易懸濁法など）の提案.

④嚥下補助ゼリーの使用.

❹ 患者の思い

治療への"理解"だけでなく"納得"できているか確認. 副作用発現への不安軽減，副作用への対応.

❺ 生活環境（独居，日中介護者不在，認知症など）による影響

①生活環境・行動に合わせたお薬の管理場所（洗面台，食卓など）

②ピルケースや服薬カレンダーなどの使用.

③剤形・服薬方法（家族などの管理しやすい時間など）の変更.

第1章　　　　　　　　　　　　　　　　《総論》

④服薬介助のために介護サービスなどを増やす.

⑤訪問介護やデイサービス利用時に服薬.

⑥医療・介護職などの他職種との情報交換と連携.

❻調剤の工夫（薬剤師への依頼）

①一包化依頼（一包化を行うことが必ずしも服薬アドヒアランスを向上させる方法ではないことにも注意）

②剤形選択提案の活用（貼付剤など）

③患者に適した調剤方法（分包紙にマークをつける, 日付をつけるなど）

④服薬指導・確認, 簡易懸濁法などの指導

在宅服薬管理：その第一歩としての初回訪問

❶訪問診療開始時（療養環境移行の機会）は, 処方見直しの好機. 医師や看護師, ケアマネジャーとともに病状や治療方針, 服薬管理を多職種間で共有でき, 訪問診療介入時の薬や治療に対する患者や家族の不安, 考え・想いを聞くことができる点において重要.

❷残薬確認することにより現在のアドヒアランスを評価し, 治療薬の整理・変更を行う.

❸複数の医療機関から多くの薬が処方されているケースもあり, 処方理由が不明な薬などもあり, 治療薬の整理を通してポリファーマシーの改善にも寄与.

❹服用状況・生活環境を把握して服薬アドヒアランス低下の要因となりうる環境などを事前に確認し改善策を検討.

❺初回訪問の際には退院時カンファレンス後から退院までの間の患者状況の変化や問題点, 居住環境などを把握し, 今後の在宅医療での目標などを情報共有する. 退院時の薬などを整理・確認し, 処方内容を評価・検討することが継続的在宅服薬管理介入のはじまりとなる.

63

在宅服薬管理 （ポリファーマシー含む） （3）

総論

内服薬の定期的な見直し

❶長期的な安全性と服薬アドヒアランスの維持，服薬過誤の防止，患者や家族などの QOL 維持・向上という観点から，より簡便な処方を心がけ，漫然と処方を継続しないよう，定期的な見直しを行う．

❷定期的な見直しではじめに考えることは，薬物治療の継続の必要性である．薬には効果はあるが副作用もあることから，薬物治療より非薬物治療の方が適しているか，あるいは薬物治療せずとも今の症状は自然に治るかを検討する（**図1**）．

　①患者にとっての薬物療法の目標やエンドポイントを確認．

　②服用数を最小限，服用方法を簡便．

　③加齢に伴う生理機能の変化に留意して用量を調節．

副作用の評価・検討

❶在宅医療の主な対象は高齢者であり，課題になるのが薬剤使用に伴う副作用への対応である．

❷高齢者では，薬物有害事象が医療や介護・看護を要する高齢者に頻度の高い色々な症候（薬剤起因性老年症候群：**表1**）として表れることも多く，見過ごされがちであり注意が必要である．老年症候群を含めて薬剤との関係が疑わしい症状・所見があれば，処方をチェックし，中止・減量をまず考慮する．それが困難な場合，より安全な薬剤への切換えを検討．

❸日頃の生活のなかで，食事・排泄・移動・睡眠への影響を及ぼすいくつかの薬剤がある（**表1**）．

❹特に気をつけなくてはならないのは，新たな症状が副作用とも気づかず，患者や医療者が薬による副作用も疑わず新たに薬を処方する行為．これを「処方のカスケード（prescribing cascade）」という．たとえば，高血圧治療として「カルシウム拮抗薬」を服用していた患

第1章　　　　　　　　　　　　　　　　≪総論≫

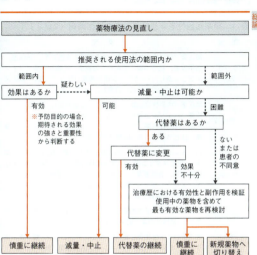

図1　薬物療法の適正化のためのフローチャート（文献3より）

者に浮腫（薬剤性）が起きたので「利尿薬」が処方され，利尿薬による高尿酸血症に対して「尿酸降下薬アロプリノール」が処方されてしまうことなど．

訪問薬剤師の活用

❶在宅では抗がん剤治療や麻薬を用いた緩和医療，在宅中心静脈栄養なども行われており，使用医薬品数も多くなる．アドヒアランスの確認，加齢に伴う薬物の代謝・排泄能低下にあわせた用量調整，相互作用の確認，副作用評価などを医師のみにて把握・評価するのは難しい．このような時に薬の専門家である薬剤師が患者

65

在宅服薬管理 （ポリファーマシー含む） （4）

総論

表 1　薬剤起因性老年症候群と主な原因薬剤 （文献 3 より）

症 候	薬 剤
ふらつき・転倒	降圧薬（特に中枢性降圧薬，α遮断薬，β遮断薬），睡眠薬，抗不安薬，抗うつ薬，てんかん治療薬，抗精神病薬（フェノチアジン系），パーキンソン病治療薬（抗コリン薬），抗ヒスタミン薬（H$_2$受容体拮抗薬含む），メマンチン
記憶障害	降圧薬（中枢性降圧薬，α遮断薬，β遮断薬），睡眠薬・抗不安薬（ベンゾジアゼピン），抗うつ薬（三環系），てんかん治療薬，抗精神病薬（フェノチアジン系），パーキンソン病治療薬，抗ヒスタミン薬（H$_2$受容体拮抗薬含む）
せん妄	パーキンソン病治療薬，睡眠薬，抗不安薬，抗うつ薬（三環系），抗ヒスタミン薬（H$_2$受容体拮抗薬含む），降圧薬（中枢性降圧薬，β遮断薬），ジギタリス，抗不整脈薬（リドカイン，メキシレチン），気管支拡張薬（テオフィリン，アミノフィリン），副腎皮質ステロイド
抑うつ	中枢性降圧薬，β遮断薬，抗ヒスタミン薬（H$_2$受容体拮抗薬含む），抗精神病薬，抗甲状腺薬，副腎皮質ステロイド
食欲低下	非ステロイド性抗炎症薬（NSAID），アスピリン，緩下剤，抗不安薬，抗精神病薬，パーキンソン病治療薬（抗コリン薬），選択的セロトニン再取り込み阻害薬（SSRI），コリンエステラーゼ阻害薬，ビスホスホネート，ビグアナイド
便秘	睡眠薬・抗不安薬（ベンゾジアゼピン），抗うつ薬（三環系），過活動膀胱治療薬（ムスカリン受容体拮抗薬），腸管鎮痙薬（アトロピン，ブチルスコポラミン），抗ヒスタミン薬（H$_2$受容体拮抗薬含む），αグルコシダーゼ阻害薬，抗精神病薬（フェノチアジン系），パーキンソン病治療薬（抗コリン薬）
排尿障害・尿失禁	抗うつ薬（三環系），過活動膀胱治療薬（ムスカリン受容体拮抗薬），腸管鎮痙薬（アトロピン，ブチルスコポラミン），抗ヒスタミン薬（H$_2$受容体拮抗薬含む），睡眠薬・抗不安薬（ベンゾジアゼピン），抗精神病薬（フェノチアジン系），トリヘキシフェニジル，α遮断薬，利尿薬

✎ memo

第1章　　　　　　　　　　　　　　　　《総論》

の自宅に訪問する在宅患者訪問薬剤管理指導（以下，
訪問薬剤管理指導）を活用する.

❷訪問薬剤管理指導・居宅療養管理指導（前者は医療保険
に基づくもの．後者は介護保険に基づくもの）の依頼に関
しては，医師の指示型，薬局提案型，介護支援専門員
提案型，多職種提案型の4パターンがある．医師・歯
科医師が薬剤師に訪問の指示を行い薬剤師が患者また
は介護にあたる家族の同意を得て訪問薬剤管理指導・
居宅療養管理指導を開始する.

❸かかりつけ薬局をもつ患者も多く，訪問薬剤を依頼す
る薬局は，患者が選択することが大前提．地域の薬剤
師会，ケアマネジャーや訪問看護師が訪問薬剤管理指
導可能薬局を把握していることも多く依頼先を検討す
る際には相談するとよい.

❹訪問薬剤師の役割：調剤と薬の配達，残薬確認や服薬
指導だけでなく，治療薬の効果および副作用の評価・
検討，患者の状態に合わせた処方提案．また，内服薬
管理だけでなく，在宅中心静脈栄養（医薬品だけでなく
点滴ルートなど医療材料），褥瘡治療（創傷被覆材など取
り扱い），医療用麻薬と多岐にわたる

❺訪問薬剤師より訪問時の服用状況（アドヒアランスの確
認と指導・改善），生活状況，モニタリング評価・提案
などが記載された訪問薬剤管理指導報告書が医師に提
出され今後の治療の参考となる.

医療・介護職との協働

❶要介護度が上がってもアドヒアランスを維持し治療を
継続していくためには，介護者（家族）の負担が過大
にならないようにする．その為には，訪問看護師，薬
剤師，訪問ヘルパー，デイサービスなどの施設職員，
ケアマネジャーなど，医療と介護の様々な職種の連携
が重要.

在宅服薬管理 (ポリファーマシー含む) (5)

❷ **看護師**：服用管理能力の把握，服薬状況の確認，服薬支援，ADLの変化の確認，薬物療法の効果や薬物有害事象の確認，多職種へ薬物療法の効果や薬物有害事象に関する情報提供とケアの調整．

❸ **理学療法士・作業療法士・言語聴覚士**：薬物有害事象，服薬に関わる身体機能，ADLの変化の確認，嚥下機能の評価．

❹ **介護福祉士・ヘルパー**：服薬状況や生活状況の変化の確認．

❺ **ケアマネジャー**：各職種からの服薬状況や生活状況の情報集約と各医療・介護職への伝達．

❻ 今後も在宅医療の現場は高齢化かつ多様化していき，服薬管理に関しては様々な要因が絡み合うケースが多く存在していることから，患者の希望にそった在宅薬物治療を継続するには，一人の医療人だけでは難しく医療・介護職多職種間の協働が重要．

(八田重雄)

文献/web

1) 日本老年医学会：高齢者の安全な薬物療法ガイドライン 2015. メジカルレビュー社，2015.
2) 秋下雅弘・他編：高齢者の服薬支援―総合力を活かす新知識と実践．講談社，2017.
3) 厚生労働省：高齢者の医薬品適正使用の指針（総論編）：2018年5月
   https://www.mhlw.go.jp/content/11121000/kourei-tekisei_web.pdf

memo

在宅リハビリテーション (1)

総論

ポイント

❶ 在宅リハビリテーションでは障害の評価を行い，家庭でも可能なリハビリを毎日促し続けることが肝要.

❷ 拘縮予防や嚥下訓練は時期を逃さず施行.

❸ 通所・訪問リハビリなども積極的に連携する.

リハビリテーション評価（主な項目）（表1，2）☞ p. 744

❶ 機能障害：関節可動域評価，徒手筋力評価，中枢麻痺評価

❷ 能力障害：ADL 評価，歩行評価，車椅子・装具評価，心機能評価，呼吸機能評価

❸ 精神機能：知能検査，高次脳機能検査，うつ評価

❹ 言語機能：標準失語症検査

❺ 上記も含めて CGA に基づいた包括的評価を行う.

☞ p. 37 高齢者総合機能評価

＜環境面への介入＞

❶ 在宅医である立場を利用して患者の生活動線を確認，問題点抽出.

- □ 玄関アプローチの段差は
- □ 自宅トイレへのアクセス可能か
- □ 風呂の深さや段差は
- □ 室内の利用の様子は？
- □ 廊下の幅は（車椅子は 105 mm 程度のものが多い）

❷ 問題点を抽出し，ケアマネとも連携して在宅改修や工夫の検討実施.

寝たきり解消・予防

❶ 寝たきりには「疾病や障害による真の寝たきり」と「本来は離床可能だが結果としての寝たきり」がある.

❷ 前者には介護負担軽減と褥瘡をはじめとした合併症予防が，後者には状況に合わせた離床プログラムが必要.

❸ 拘縮を起こしやすい部位

・頸部（屈曲），肩関節（内転外旋），肘関節（屈曲），股

69

在宅リハビリテーション ⑵

総論

表 1 FIM（Functional Independence Measure）が
評価している項目（文献 4 より一部改変）

Motor（運動）	Cognition（認知）
セルフケア	コミュニケーション
①食事	①理解
②整容	②表出
③清拭	社会的認知
④更衣（上半身）	③社会的交流
⑤更衣（下半身）	④問題解決
⑥トイレ動作	⑤記憶
排泄コントロール	
⑦排尿コントロール	
⑧排便コントロール	自　立
移乗	完全自立　　7 点
⑨ベッド・椅子・車椅子	修正自立　　6 点
⑩トイレ	部分介助
⑪浴槽・シャワー	監視・準備　5 点
移動	最小介助　　4 点
⑫歩行・車椅子	中等度介助　3 点
⑬階段	完全介助
	最大介助　　2 点
	全介助　　　1 点

運動：13 項目，認知：5 項目，合計 126 点

関節（屈曲外旋），膝関節（屈曲），尖足．
❹拘縮予防のためには他動的関節可動域訓練が有効．
<上肢>
・肩関節（屈曲・外転・内外旋）
・前腕回内回外
・手指 MP 関節屈曲伸展，など．

第 1 章　　　　　　　　　　　　　　　　　《総論》

表 2　FIM の 7 段階評価（文献 4 より一部改変）

	点数	見守り	介助	特徴
自立	7 完全自立	不要	不要	安全に通常の時間内で遂行
	6 修正自立	不要	不要	補助具使用，通常以上の時間，安全への配慮が必要
部分介助	5 監視・準備	必要	不要	身体に触れない監視，準備，指示
	4 最小介助	必要	必要	自分で 75％以上行う
	3 中等度介助	必要	必要	自分で 50％以上，75％未満行う
全介助	2 最大介助	必要	必要	自分で 25％以上，50％未満行う
	1 全介助	必要	必要	自分で 25％未満しか行わない，未評価項目

<下肢>
- 股関節伸展外転
- ハムストリング伸長
- 足指屈伸
- 足関節背屈，など.

❺骨萎縮により起こりやすい骨折（特に以下には注意）
- 大腿骨頸部骨折
- 上腕骨外科頸骨折
- 脊椎圧迫骨折
- 前腕骨遠位骨折

在宅リハビリテーション (3)

移乗動作

1. 起き上がり，座位保持，立ち上がり，立位保持，つかまり立ちなどの上肢機能強化が必要．
2. 移乗の阻害因子除去（減量，除痛，過度の痙性軽減）が重要．
3. 環境調整としてベッドにすることは大切．
4. 移乗補助器具（スライディングボードなど）導入検討．

歩行

1. 残存する筋力強化がポイント．
2. 日常に取り入れられる訓練プログラムを策定．
   例）手すりにつかまっての反復起立訓練，大腿四頭筋訓練
   （腰かけて膝伸展位維持）（図1）

食事摂取

1. 姿勢障害，上肢機能障害，咀嚼嚥下障害，認知障害の単独および複合した状態へのアプローチが必要．
2. 嚥下試練には間接的嚥下訓練と直接的嚥下訓練がある．
   ① 間接的嚥下訓練
   ・口腔期障害：顔面筋，咀嚼筋，舌筋の可動域訓練，筋力増強訓練，神経筋再教育，言語訓練，など
   ・咽頭期障害：アイスマッサージ（嚥下反射強化），声帯内転筋降下，随意咳嗽訓練，など

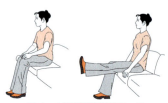

図1 大腿四頭筋訓練の一例

第1章 　　　　　　　　　　　　　　　　**≪総論≫**

②直接的嚥下訓練
　・実際に食べて食行動や形態改善を図る.

❸嚥下機能については ☞p.261 摂食・嚥下障害

❹半側空間失認などへは麻痺側への注意を促したり, 使用食器を減らすなどの工夫が有用.

❺上肢機能障害には利き手交換, 装具, 食器工夫を行う.

排泄動作障害

❶評価項目は排泄コントロール, 起居移動, 更衣, 認知能力, 泌尿器消化器疾患の管理となる.

❷トイレまでの移動の障害を順次取り除く.

❸起居～移動～更衣のどのステップでつまずくかを観察し, そのなかで訓練プログラムを策定.

❹自宅トイレ以外の排泄：ポータブルトイレ, 尿器, 自己導尿など. 状態に合わせ適宜利用を検討.

言語障害

❶発声障害, 構音障害, 失語症を背景として出現.

❷スクリーニングとして言語理解（身体の部位や品物の呼称確認など）, 口頭表出（呼称や文章の復唱の可否など）, 読み書き能力を確認する.

❸失語症では受容的姿勢で短くゆっくりと興味のある具体的事項について話しかける. 一つの言葉が理解できてから次の話題に進む(唐突に話題を変えたりしない).

入浴動作

　必要なのは移乗, 更衣に加え, 認知能力と身体的持久力となる（不可能な部分は介助の必要性を検討）.

在宅リハ成功のための連携

❶在宅リハの連携となりうる多職種は様々（以下は一例）
　□ 自主訓練（家族や介護者と協働）
　□ 訪問リハビリテーション（以下, 訪問リハビリ）
　□ デイサービス
　□ 通所リハビリテーション（以下, 通所リハビリ）

在宅リハビリテーション (4)

- [ ] 入所施設内メニュー（体操など）
- [ ] 訪問鍼灸/マッサージ
- [ ] その他スポーツジムや健康教室，など

❷その人に合った地域資源を同定し，適切に連携を目指す．

（中村琢弥）

文 献

1) 日本在宅医学会テキスト編集委員会編：在宅医学．メディカルレビュー社，2008．
2) 石田暉他編：ホームケア・リハビリテーション基本技能．医学書院，2000．
3) 佐藤健一：どうする？ 家庭医のための"在宅リハ"．医学書院，2012．
4) 千野直一（編著）：脳卒中患者の機能評価：SIAS と FIM の実際．シュプリンガー・フェアラーク東京，1997．

memo

家族・医療・多職種との連携
(サービス担当者会議/退院前カンファレンス含む) **(1)**

総論

ポイント

❶「連携」なしに「よい医療，よいケア」は成り立たない．

❷ 連携する相手をよく知り，連携をうまく進める工夫を．

❸ 地域のリソースを有機的に結びつけ「地域のチーム」としてケアの継続性を担保する．

家族との連携

❶ 患者にとって一番身近な存在である家族は，情報提供者として貴重な存在．病態の変化のみならず，ADL，IADL，5快（①快眠：睡眠，②快食：食事，③快便：排泄，④快重：体重，⑤快動：運動）など日常生活に関わる内容を聞くよう心掛ける．☞p. 37 高齢者総合機能評価

❷ 家庭に存在する様々な関係性にも注目．

❸ 家族に介護負担が過度に生じていないか目を配る．

医療との連携

❶ 病診連携；緊急入院や精査を要する際に連携できる病院との地域ネットワークを形成．

❷ 診診連携；専門性を補完する形で皮膚科，眼科などの他科開業医との連携．

歯科との連携

❶ 訪問歯科診療

一般歯科，口腔外科，矯正歯科，小児歯科，摂食支援（嚥下機能検査・リハビリ），オーラルマネジメント（口腔ケア）など（☞p. 659 口腔ケア）．歯科医による薬剤処方も可能．

❷ 薬剤関連性顎骨壊死（MRONJ；Medication Related OsteoNecrosis of the Jaw）

骨粗鬆症等でのビスホスホネート製剤服用によるとされる顎骨炎；抜歯の際の服薬状況の確認や相談などが必要．☞p. 425

❸ 歯科訪問診療に関する報酬

家族・医療・多職種との連携

（サービス担当者会議/退院前カンファレンス含む）（2）

総論

①往診と訪問診療の区別はなくすべて訪問診療扱い.
②診療情報連携共有料；2018年度改定で新設. 医科歯科間での情報共有を評価（医科・歯科ともに算定可）.

薬剤師との連携

❶薬剤師による在宅患者訪問薬剤管理指導 ☞p.60 在宅服薬管理
薬の配達, 服薬指導, アドヒアランスと残薬の確認, 治療薬の効果確認, 副作用の評価・検討, 患者の状態に合わせた処方提案など処方医へフィードバック.

❷薬剤師への訪問依頼の仕方
①医師の指示型がほとんど.
②薬局やケアマネジャー, 多職種から医師（歯科医師）へ薬剤師の訪問指示を提案・依頼することもある.
③医師は, 処方箋の処方欄または備考欄に「訪問指示」,「薬剤師居宅療養管理指導指示」といった指示を記載し, 訪問薬剤管理指導指示書・情報提供書を薬局へ提出.
④訪問薬剤師は, 薬学的管理指導計画書や訪問薬剤管理指導報告書を医師へ提出.

❸医師・歯科医師の指示の下, 訪問薬剤管理指導を行った際に薬局薬剤師（病院・診療所薬剤師）が算定可能な報酬
①介護報酬（介護保険）；居宅療養管理指導費
②診療報酬・調剤報酬（医療保険）；在宅患者訪問薬剤管理指導料

管理栄養士との連携

❶管理栄養士による在宅訪問栄養食事指導 ☞p.51
食事摂取量と栄養状態のチェック, 食事内容・形態などの指導, 調理指導・買い物指導, ヘルパーへの指導, 栄養補助食品・介護用食品・介護食器等の紹介, 食生活プランの作成, その他療養生活に関わる相談など.

第1章　　　　　　　　　　　　　　≪総論≫

❷管理栄養士への訪問依頼の仕方（主治医の指示が必要）
　①医療保険；熱量・熱量構成，たんぱく質量，脂質量・脂質構成などを指示
　②介護保険；栄養ケア計画に基づいた指示（特に指定項目はない）
❸管理栄養士による訪問指導に対する報酬
　①介護報酬（介護保険）；居宅療養管理指導費
　②診療報酬・調剤報酬（医療保険）；在宅患者訪問栄養食事指導料

介護・福祉サービスとの連携

ケアマネジャー（介護支援専門員）との連携

❶ケアマネジャーの業務
　ケアプラン（居宅サービス計画）の作成，医療・介護の各機関との連絡調整，給付管理業務（サービスの提供状況の確認），ケアプラン評価のためのモニタリング訪問（月1回以上の利用者宅への訪問），生活全般にわたる相談業務など．
❷ケアプラン
　①利用者・家族のニーズを解決し，利用者・家族の望む暮らしを実現するために作成されるもの．
　②通所サービス（デイサービス・デイケア），短期入所，ヘルパー，福祉用具貸与などを利用者（患者）および介護者の状況に合わせて手配．
　③病状やADL，生活環境などが変化した場合などには，適宜サービス内容を変更．
　④サービス担当者会議などで情報共有の資料として利用．
❸報酬体系
　①居宅介護支援費：居宅介護支援（ケアマネジメント）

家族・医療・多職種との連携

(サービス担当者会議/退院前カンファレンス含む) **(3)**

総論

の報酬

　要介護度や取り扱い件数に応じて3段階で基本報酬を算定（居宅介護支援費（Ⅰ）～（Ⅲ））．利用者の状態の重さや事業所の人員体制，緊急時の対応などを評価した各種の加算のほか，減算項目もある．

　②介護予防支援費：要支援者向けの報酬

地域包括支援センターとの連携

❶地域包括支援センターの目的

高齢者が住み慣れた地域で安心して過ごすことができるように，包括的かつ継続的な支援を行う地域包括ケアを推進すること．

❷地域包括支援センターの業務

①指定介護予防支援事業

　　要支援の利用者が介護予防サービス等の適切な利用ができるよう介護予防サービス・支援計画表の作成（ケアマネジャーが担当することもあり）．

②包括的支援事業；地域のよろず相談．

　　・介護予防ケアマネジメント

　　・総合相談支援

　　・権利擁護（虐待支援など）

　　・包括的・継続的なケアマネジメント支援

　　・在宅医療・介護連携推進

　　・生活支援体整備

　　・認知症総合支援

　　・地域ケア会議推進

③多職種協働による地域包括支援ネットワークの構築

　地域ケア会議の開催など．

❸関わる報酬体系

　介護予防支援費：要支援者向けの報酬．

　地域包括支援センターの保健師などが介護予防プランを担当．居宅介護支援事業者が，同センターから業務

第 1 章　　　　　　　　　　　　　　　　　《総論》

表 1　各種指示書と算定する診療報酬

訪問看護指示の種類 （算定する診療報酬）	指示書作成日	有効期間
訪問看護指示書 （訪問看護指示料）	診療日でなく てもよい	6 ヶ月以内
特別訪問看護指示書 （特別訪問看護指示加算）	診療日	14 日以内
在宅患者訪問点滴注射指示書 （在宅患者訪問点滴注射管理指導 料）	診療日でなく てもよい	7 日間
他医療機関に訪問看護を依頼 する場合の診療情報提供書 （診療情報提供料（Ⅰ））	診療日から 2 週間以内	1 ヶ月以内 （医療・介護 保険）
自院の職員に対する訪問看護 の指示	診療日にカル テ記載	1 ヶ月以内 （医療・介護 保険）

を受託した場合，受託料を受領して介護予防ケアプランを作成．

訪問看護ステーションとの連携

※訪問看護は生活の場で看護を提供し，個別性が高く，また慢性疾患の急性増悪の第一発見者である可能性も高い．
　一部家族支援も含み，最も密接で重要な連携といえる．

❶**訪問看護のサービス内容**

　病状の観察，療養上の介助・指導，医師の指示による処置，医療機器の管理，在宅リハビリ，認知症ケア，家族や介護者への支援・相談，ケアマネジャーや施設職員との連携や交渉，サービス事業所への助言，医療機関との調整，介護予防，ターミナルケア，エンゼルケアなど．

家族・医療・多職種との連携

（サービス担当者会議/退院前カンファレンス含む）**(4)**

総論

表 2　訪問看護の提供主体と報酬体系

	提供主体	保健制度	基本報酬の名称
訪問看護	医療機関	医療保険	在宅患者（同一建物居住者）訪問看護・指導料
		介護保険	訪問看護費
	訪問看護ステーション	医療保険	訪問看護療養費
		介護保険	訪問看護費

❷各種指示書と算定する診療報酬（**表1**）
❸訪問看護の提供主体と報酬体系（**表2**）

リハビリとの連携

❶訪問リハビリの目的☞p. 69 在宅リハビリテーション
・身体能力の低下を遅らせ生活能力を維持させていく
・患者本人や家族の負担を減らすような介助方法の指導
・福祉用具の選定や住宅改修の提案
・生活環境に支障が生じていないかの評価など
❷訪問リハビリの提供主体
・医療機関（病院・診療所）
・訪問看護ステーション
・介護医療院
・介護老人保健施設
❸訪問リハビリに必要な医師の指示と算定する報酬（**表3**）
❹訪問リハビリの提供主体と報酬体系（**表4**）

ヘルパー（訪問介護員）との連携

❶ヘルパーの業務
　①身体介護
　　食事・排泄介助，清拭・入浴，体位変換，移動・移乗・外出介助，服薬介助，見守り的援助など

第 1 章　　　　　　　　　　　　　　　　　　**≪総論≫**

表 3　訪問リハビリに必要な医師の指示と算定する報酬

訪問リハビリ指示の種類 （算定する診療報酬）	指示書作成日	有効期限
訪問看護指示書（訪看ステーションに訪問リハビリ依頼） （訪問看護指示料）	診療日でなくてもよい	6ヶ月以内
他医療機関に訪問リハビリを依頼する場合の診療情報提供書 （診療情報提供料（Ⅰ））	診療日から2週間以内	1ヶ月以内 （医療保険） 3ヶ月以内 （介護保険）
自院の職員に対する訪問リハビリの指示	診療日にカルテ記載	1ヶ月以内 （医療保険） 3ヶ月以内 （介護保険）

表 4　訪問リハビリの提供主体と報酬体系

	提供主体	保健制度	基本報酬の名称
訪問リハビリテーション	医療機関	医療保険	在宅患者訪問リハビリテーション指導管理料
		介護保険	訪問リハビリテーション費
	訪問看護ステーション	医療保険	訪問看護療養費
		介護保険	訪問看護費

②生活援助
　掃除，洗濯，ベッドメイク，衣類の整理，調理・配下膳，買い物など

家族・医療・多職種との連携

（サービス担当者会議/退院前カンファレンス含む）（5）

総論

表5　ヘルパーによる行為

ヘルパーによる行為	具体的内容
可能な医行為 （2012年4月から） （一部条件あり）	・痰の吸引（口腔内，鼻腔内，気管カニューレ内部） ・経管栄養（胃瘻，腸瘻，経鼻経管栄養）
他の可能な行為 （医行為でないとされるもの）	①体温測定，②自動血圧測定器での血圧測定，③動脈血酸素飽和度測定（新生児以外），④軽微な切り傷・擦り傷・やけど等の処置（専門的でないもの），⑤軟膏塗布・湿布貼付・点眼薬の点眼・一包化された内服薬の内服，座薬挿入・鼻腔への薬剤噴霧，⑥異常のない爪の爪切りとやすりがけ，⑦口腔内の消拭，⑧耳垢除去（耳垢塞栓以外），⑨ストマのパウチ内の排泄物捨て，⑩自己導尿を補助するためのカテーテルの準備・体位保持，⑪市販のディスポーザブルグリセリン浣腸器を用いての浣腸

表6　医師の指示と算定する報酬

指示の種類 （算定する診療報酬）	指示書作成日	有効期間
居宅サービス事業所や特別支援学校への喀痰吸引や経管栄養（胃瘻や腸瘻）などの指示 （介護職員等喀痰吸引等指示料）	診療日でなくてもよい	6ヶ月以内

❷ヘルパーによる行為（**表5**）
❸医師の指示と算定する報酬（**表6**）

第1章　　　　　　　　　　　　　　　　　≪総論≫

多職種協働のための情報提供・指示

※地域包括ケアシステムの中で，医師が記載する指示書類には，介護保険認定審査に関わる主治医意見書（☞p.26主治医意見書の書き方），訪問看護指示書，ケアマネジャーからの照会への回答，デイサービスやショートステイ等への情報提供書・指示書など，さまざまある．

※書類に限らず，ケア会議・退院前カンファレンス・サービス担当者会議のような会議形式の機会もある．

※電話・メール・面会など，制度上の形式によらないものも少なくない．

❶退院前カンファレンス ☞p.6 在宅医療導入準備
・病院から在宅療養に戻る際に関係者が集まり，以下のような現状と今後の方針を確認・調節する．
　①現在の病状
　②病棟での生活ぶり，ADL
　③退院後の医療体制
　④退院後の介護サービス
　⑤患者・家族の思いや理解
　⑥まとめ・退院日の決定など
・算定可能な報酬
　①退院時共同指導料1（在宅療養を担う医療機関側が算定）
　②退院時共同指導料2（入院医療機関側が算定）
　③退院時共同指導加算（訪問看護ステーションが算定）
❷サービス担当者会議
・利用者に関する以下のようなアセスメントを共有し，今後の計画を立て協働していくための会議．
・一方的に立てた支援計画に協力を要請する場ではなく，チームの各構成委員が，意見や発想を述べて計画策定に関与，介入することが狙い．
　①現在の病状と治療・ケアの方針

83

家族・医療・多職種との連携
(サービス担当者会議/退院前カンファレンス含む) (6)

総論

　②今後の見込み
　③ケアを行う上での注意点・具体的方法
　④状態悪化があった時の対応方法
・特に介護の現場では，ケアの際に身体の変化が起きやすい入浴・リハビリ・食事に関する情報・指示を求めていることが多い．
・治療薬に関する情報や提案を伝えることも重要．糖尿病治療薬による低血糖や睡眠薬によるふらつきなど，薬による有害事象の可能性が想定されるケースでは必須．

〔蒲池正顕〕

文　献
1) 在宅医療テキスト編集委員会：在宅医療テキスト第3版．2015．
2) 日本在宅医学会テキスト編集委員会：在宅医学．メディカルレビュー社，2008．
3) 太田秀樹 編：地域包括ケアシステム．中山書店，2016．
4) 大橋博樹 編：医師のための介護・福祉のイロハ．羊土社，2016．
5) 永井康徳：たんぽぽ先生の在宅報酬算定マニュアル第5版．日経BP社，2018．

memo

紹介時の病診連携 (1)

総論

ポイント

❶ 短く簡潔な紹介連絡と，詳細情報を後ほど送付するメリハリを．

❷ 在宅診療では急変時や夜間も情報共有のための一報は必要．

❸ 日本の救急搬送件数は増加しており，その中で在宅医の手腕が問われている．

知っておきたい現状

❶ 在宅，診療所環境では医療資源の都合上，オーバートリアージとなる場合がある．

❷ 救急現場において，終末期患者の診療は難しい．

❸ 患者の人生観や価値観を共有しているのは主に在宅医であり，その責務を果たすことが肝要．

紹介タイミング

❶ 自施設で行うことができない検査・治療が必要な時

❷ 専門性の高い診療が必要な時

❸ 入院加療が必要な時

紹介する上で必要な内容

❶ まずは短く簡潔に以下を記載・連絡．
　①一般的な内容（氏名，性別，年齢）
　②診断名，主訴
　③既往歴，アレルギー歴
　④必要な家族歴，社会歴，生活歴
　⑤現病歴，内服薬
　⑥身体所見，検査結果
　⑦患者・家族の希望や文脈
　⑧（高齢者や患者とコミュニケーションが取れない場合）
　　「何がいつもと違うのか」

❷ さらに，帰院後など落ち着いたところで，即時の紹介状に記載できなかった詳細を届け出るとよりよい．
　①患者の普段のバイタルサイン，認知機能，コミュニ

85

紹介時の病診連携 (2)

　ケーション能力・手段
②施設入所の有無，食事形態，ムセの有無
③過去の検査結果，過去の培養結果
④すでに介入された治療の有無・内容
⑤方針決定できる key person
⑥患者や家族がどこまでの検査や治療を望むか.
⑦どのような状態となったら，在宅復帰できるか.
❸普段からのコミュニケーションが連携に必要.

紹介前に評価すること

❶生理学的異常
❷普段の患者状態と比べ，有意に悪いと判断した所見.
❸本人や家族の搬送先における希望.

円滑な病診連携のために普段からできること

❶普段からサマリーにまとめておく.
❷各患者で後方支援病院を決めることも望ましい.
❸他院受診の際に，疾患リスト，お薬手帳，介護サービ
　ス連携ノートなどの持参を患者家族に指導.
❹患者の医学的問題と，心理社会面に同時に関わる.
❺ACP（advanced care planning）を含めた終末期や救急
　医療についての患者教育. ☞p. 12 ACP
❻家族やサービス担当者を視野に入れて関わる.
❼在宅看取りを見据えた介護福祉サービスを整える.
❽以上を含めた広い意味でのヘルスプロモーションやヘ
　ルスリテラシー向上に取り組む.

(喜多理香)

文　献
1) 東京消防庁：救急活動の現状. 平成 27 (2015) 年，2016.
2) Grudzen CR, et al：J Pain Symptom Manage 43：1-9 2012.
3) 加藤博之：日本老年医学会雑誌 48：312-316，2011.
4) 特集 救急×家庭医療. 治療 2017 年 10 月号

成年後見制度 (1)

ポイント

❶ 判断能力が十分でなくなった場合の「法定後見制度」と，判断能力が十分でも今後のために後見人を決めておく「任意後見制度」の2つがある．

❷ 具体的には，身寄りのない高齢者の認知症患者，保護者が不在となった知的障害者や精神障害者などが，金銭管理・財産管理，法的手続きなどで困らないようにするための制度．

❸ 後見人は医療方針の決定者にはなり得ない．

背景

❶ 民法に基づき認知症，知的障害，精神障害などにより判断能力が十分でない方の財産管理や身上監護を本人に代わって家庭裁判所から法的に権限（同意権・取消権，代理権）を与えられた援助者が行う制度（戸籍には明記されない）．

❷ 明治時代からの禁治産制度，準禁治産制度（戸籍にも明記される）に代わる制度として，2000年4月1日から介護保険制度と同時に開始された．

法定後見制度

❶ 特定の申立権者から家庭裁判所へ申立て，審判を経て，本人の判断能力に応じて，支援内容（後見，保佐，補助の3種類）が決まり，援助開始となる（**表1**）．なお，身寄りがない場合は，市区町村長が申立てを行う．

❷ 制度の利用により，医師や税理士などの資格や選挙権などを失うこともある．

❸ 医師の鑑定が必要な場合が多く，原則として，かかりつけ医が鑑定を行う．

❹ 鑑定料は相場が5～15万円前後，他にも申立てに際して諸経費がかかる．

❺ 民法第13条1項には，借金，訴訟行為，相続の承認・放棄，新築・改築・増築などの行為が挙げられている．

成年後見制度 ⑵

総論

表 1　法定後見制度の支援内容

		補助	保佐	後見
要件	対象者	精神上の障害（認知症・知的障害・精神障害など）のために，判断能力が不十分な方	精神上の障害のために，判断能力が著しく不十分な方	精神上の障害のために，判断能力を欠く常況にある方
	医師の鑑定	原則として不要	原則として必要	
開始手続	申立て権者	本人，配偶者，四親等内の親族，成年後見人等，成年後見監督人等，検察官，任意後見受任者，任意後見人，任意後見監督人，市区町村長		
	本人の同意	必要	不要	不要
同意権・取消権	付与の対象	申立ての範囲内で家庭裁判所が定める特定の法律行為（民法第13条1項所定の行為の一部）	民法第13条1項所定の行為，及び申立ての範囲内で家庭裁判所が定める特定の法律行為	日常生活に関する行為以外の行為
	付与の審判	必要	不要	
	本人の同意	必要	不要	
代理権	付与の対象	申立ての範囲内で家庭裁判所が定める特定の法律行為		財産に関する全ての法律行為
	付与の審判	必要		不要
	本人の同意	必要		不要

✏ **memo**

第 1 章   ≪総論≫

❻後見人には特別な資格は必要ないが，民法第847条に欠格事由が記載されている．後見人の約80％は親族が選任されているが，法律・福祉の専門家や法人が選任されることもあり，場合によっては，複数の後見人が選任されることもある．

❼認知症高齢者や一人暮らし高齢者の増加に伴い，今後の成年後見制度の必要性や需要の拡大が見込まれるため，老人福祉法第32条の2（後見等に係る体制の整備等，平成24年4月1日施行）により，専門職後見人以外の市民後見人を育成・活用する市民後見推進事業が始まっている．

任意後見制度

　自分の判断能力が不十分になった場合に備えて，後見内容と任意後見人を決めておき，判断能力が不十分になった場合，家庭裁判所からの任意後見監督人の選任を受けて，任意後見契約の効力が発生し，後見が開始される制度．

成年後見制度と医療

❶法的解釈に様々な議論があるが，一般的に成年後見人は遺言や婚姻などの身分行為や治療に関する同意など，一身に専属する行為を代理して行う権限はないと考えられている[6]．この点に関しては，法務省や裁判所のWebページには明確な文章は記載されていない．

❷実際に，財産権の行使である医療契約（受診，入院など）の締結・解除とその費用の支払いに関しては成年後見人の包括的代理権に含まれるが，検査，予防接種，投薬，手術，人工呼吸器装着など身体に侵襲を伴う医療行為に関して本人に代わって同意する権限は認められていない．☞p. 12 ACP

❸そのため，医療の現場におけるさまざまな意思決定について，親族がいないため仮に成年後見人から同意を

89

成年後見制度 (3)

得られたとしても法的には全く根拠がないことになる[7].

(髙木　暢)

文献/web
1) 法務省
   http://www.moj.go.jp/MINJI/minji17.
2) 東京家庭裁判所
   http://www.courts.go.jp/tokyo-f/saiban/koken/index.html
3) 東京法務局
   http://houmukyoku.moj.go.jp/tokyo/static/i_no6.html#1
4) 法テラス
   http://www.houterasu.or.jp/service/hoken_nenkin_shakaihoshou/seinenkouken/
5) 公益社団法人成年後見センター・リーガルサポート
   http://www.legal-support.or.jp/
6) 日経メディカルオンライン
   http://medical.nikkeibp.co.jp/leaf/mem/pub/blog/takenaka/200812/508898.html
7) 後見実務相談室
   http://kouken.ne.jp/index.php

小児在宅 ⑴

総論

ポイント

❶ 従来のイメージにある小児がん末期看取りだけでなく、昨今の高齢者在宅医療推進の流れからの担い手側の変化、および周産期医療/小児医療の発展からの超重症児の地域移行などの患者側の変化などあり.

❷ 制度面の未整備さもあり、ケアチームの構築と強固な連携が成功の鍵.

在宅医療が必要な子どもの特徴

※高齢者の在宅医療との違いも大きいため注意.

❶ 医療依存度が高い
　①医療デバイスの使用度が高い.
　②特に呼吸管理対応は多い

❷ コミュニケーション困難なことが多い
　①異常の判断が難しい（普段の様子の把握など大切）

❸ 24時間介助者が必要
　①数分も目を離せない患児も珍しくない
　②介護者支援/家族ケアが重要

❹ 成長に従っての病態変化

❺ 成長のための様々な支援が必要

急増する小児在宅医療

※同領域の患者は以下の3つの要因により急増中.

❶ NICUからの移行

❷ 小児科病棟からの長期入院状態からの移行

❸ 元々の重症児の加齢から在宅医療へ移行

小児の地域連携の特徴（困難さ）

❶ 複数主治医制
　①関わる医師が複数となりやすい（在宅医、入院先の主治医、療育機関など）
　②より意識的に顔の見える関係性を構築

❷ 医療と介護をつなぐ仕組みの不在
　①成人におけるケアマネジャーにあたる機能が制度上

小児在宅 (2)

総論

表 1　小児在宅医療にかかわる職種

	地域	病院	療育施設 通所・短入所
医師 歯科医師 薬剤師	往診医・近隣開業医 訪問歯科医師 地域薬剤師	外来医師・病棟医師 病院歯科医師 病院薬剤師	担当医師
看護師	訪問看護師　複数の 事業所から訪問	病棟・外来看護師	看護師
リハビリセラピスト	訪問リハ	通院リハ	施設セラピスト 通所リハ
ヘルパー (福祉職)	訪問ヘルパー		介護職
ケースワーカー 相談支援専門員	診療所ケースワーカー 相談支援専門員	病院ケースワーカー	施設ケースワーカー 相談支援専門員
教育者	特別支援学校の教員		
行政	障害福祉課, 保健師		

■ ケアコーディネーターに適切，■ ケアコーディネーターが可能

　　　未整備.
　　②訪問看護も医療保険での実施（福祉との連携が困難）
❸福祉制度の未整備
　　①ヘルパー使用不能/訪問看護を取り巻く制度の地域
　　　差等.
　　②デイケアや短期入所が未整備/通所困難な地域が多
　　　い.

おさえておきたい医療制度

※最低でも以下を念頭に患児への状況を確認.
❶乳幼児医療制度
❷小児慢性特定疾患治療研究事業
　・「疾患」へ医療費の自己負担を補助できる重要制度

第 1 章 ≪総論≫

❸ 重度心身障害者医療費助成制度
・患児の「状態」への医療費助成の重要制度

❹ 身体障害者手帳/療育手帳
・医療費助成だけでなく社会の様々なサポートやサービスを享受するためのパスポート

❺ 自治体毎の手当
・様々なものがあるため必ず自地域の状況を確認.

❶ 成人におけるケアマネ機能の設定
・小児在宅医療に関わる職種例は**表1**を参照

❷ 連携会議などにてチーム内のコーディネータを設定
(特に,相談支援専門員や保健師などは有力候補だが,チーム毎に柔軟に設定)

(中村琢弥)

文 献
1) 前田浩利・他:小児の訪問診療も始めるための29のポイント. 南山堂, 2016.
2) 南條浩輝・他:小児在宅医療実践の手引き. 日総研出版, 2015.

memo

障がい者への在宅医療 (1)

総論

ポイント

❶ 在宅医療に限らず，患者の機能低下が障害によるものかを常に念頭において診療を行う．

❷ 障害者は身体障害者，知的障害者，精神障害者，難病患者と大きく分けることができる．

❸ 自治体によって障害者の医療費助成制度が異なるため，診療する自治体の制度を確認する（居住する自治体以外の医療機関への受診について制限がある場合もある）．

❹ 制度の変更，法律の改正に柔軟に対応していく．

社会的背景

❶ 2012年に「障害者自立支援法」が改正され，障害者・児の生活を総合的に支援することを目的に「障害者の日常生活及び社会生活を総合的に支援するための法律」（障害者総合支援法）が2013年4月に施行．

❷ 重症心身障害児者が成長し，就学，就労，行政や福祉と通院先の医療機関との連携（通院する科の関わり方など），介護者の負担軽減など，在宅支援を支える仕組みが求められている．

❸ 病院以外の場所で喀痰吸引，経管栄養などの医療処置が必要とされる「医療的ケア児」が増えており，生活全体をどう支えるか課題が多い．

❹ 年齢が65歳を超えると障害福祉サービスから介護保険サービスへ移行する．

❺ 障害者総合支援法における「障害支援区分」の認定手続きは介護保険の介護認定と似ており，主治医としての医師意見書の作成が求められる．

身体障害者（身体障害者福祉法）

❶ 18歳以上で表1に示す身体上の障害がある方．

❷ 身体障害者手帳は一定以上で障害が永続することが要件．

❸ 障害の種類別に重度の側から1級から6級の等級があ

第1章　　　　　　　　　　　　　　　　　　　　　　　　《総論》

る（7級の障害は単独では交付対象外）.

❹身体障害者福祉法第15条の指定医が診断書を作成.

知的障害者（知的障害者福祉法）

❶知的機能の障害が発達期（概ね18歳まで）にあらわれ, 日常生活に支障が生じているため, 何らかの特別な援助を必要とする状態にある方.

❷事故の後遺症や認知機能低下による知能低下とは異なる.

❸福祉制度を利用するために療育手帳がある.

精神障害者（精神保健および精神障害者福祉に関する法律）

❶精神障害のため長期にわたり日常生活, 社会生活に障害がある方.

❷社会復帰や自立, 社会参加の推進を図ることを目的に精神障害者保健福祉手帳がある.

難病患者（障害者総合支援法）

❶治療方法が確立していない疾病その他の特殊の疾病であって, 政令で定めるものによる障害の程度が厚生労働大臣が定める程度である方.

❷「難病の患者に対する医療等に関する法律」（難病法）で指定される「指定難病」だけではなく, 対象疾患は

表 1　身体障害者福祉法別表に掲げられている身体上の障害

・視覚障害
・聴覚又は平衡機能の障害
・音声機能, 言語機能又はそしゃく機能の障害
・肢体不自由
・心臓, じん臓又は呼吸器の機能の障害
・ぼうこう又は直腸の機能の障害
・小腸の機能の障害
・ヒト免疫不全ウイルスによる免疫の機能の障害
・肝臓の機能の障害

障がい者への在宅医療 (2)

2018年4月現在で359疾患.

❸身体障害者手帳の所持の有無に関わらず必要と認められた障害福祉サービスなどの受給が可能となった.

（高木　暢）

文献/web
1) 厚生労働省 web ページ
   https://www.mhlw.go.jp/stf/seisakunitsuite/bunya/hukushi_kaigo/shougaishahukushi/index.html

Breaking bad news (1)

総論

ポイント

❶ 在宅医は終末期をはじめ重要な決断を要するシーンに立ち会いやすく,患者に bad news（悪い知らせ）を伝えるスキルを有することは重要.

❷ breaking bad news では基本的なコミュニケーションスキルに加えて "SPIKES" や "SHARE" などを活用.

Bad news

❶「患者の将来への見通しを根底から否定的に変えてしまう知らせ」と定義.

❷ bad news を伝える際のコミュニケーションは通常の診療におけるコミュニケーションよりも困難であるため,まずは基本的なコミュニケーションスキル（**表 1**）の習得が重要. ☞p. 17 在宅訪問時マナー

❸「共感」が重要であるが,その際に共感と同情の違いを理解していることが大切.

表 1　基本的なコミュニケーションスキル

コミュニケーションの準備	身だしなみ,静かで快適な部屋の選定,挨拶,面談開始時間を守る.
話を聞くスキル	目や顔を見る,相槌をうつ,患者の発言を繰り返す.
質問するスキル	開かれた質問（open-ended question)を用いる. 患者の背景情報を聴取する.
応答するスキル	説明的な応答をする. 患者の発言を自分の言葉で言いかえるなどして正しく理解できているか確認する.
共感するスキル	患者の気持ちを探索し理解する,沈黙を積極的に使用する.

97

Breaking bad news ⑵

総論

表 2 "SPIKES" で提唱される 6 段階のコミュニケーションスキル

Setting （場の設定）	環境を整える，タイミングを図る．「部屋を移りますか？」などの配慮の言葉がけ，メンバーの選定（患者本人 or 家人同伴 or 家族のみ etc.）
Perception （病状認識）	患者の認識を確認する．在宅医療では患者自身が十分な認識や意思表明が病状的に出来ないケースも多いため注意．
Invitation （患者からの招待）	患者がどの程度知りたいか，患者に知る準備が出来ているか確認する．
Knowledge （情報の共有）	Perception, Invitation で得た情報を基に，現段階で患者に必要な情報を共有する．情報の選定において医師の技量が試される．
Emotion （感情への対応）	bad news を受けて患者がどのような感情を抱いているか確認する．本邦の患者は感情を表に出すことが比較的少ないと言われており，意識的に聴取する必要がある．
Strategy/Summary （戦略/要約）	今後の計画と面談のまとめを伝える．この時に患者に質問を求めるなどして理解を確認することが重要である．

共感と同情の違い

❶共感（empathy）：相手の感情を理解すること．正しく理解するためにはコミュニケーションスキルが必要．

❷同情（sympathy）：相手と同じ気持ちになること．同情することは治療者の心的ストレスとなり得るため，意

第1章　　　　　　　　　　　　　《総論》

表3　Breaking bad news における患者の意向 "SHARE"

Supportive environment（支持的な場の設定）	・プライバシーの保たれた静かで落ち着いた場所を設定する ・患者が都合のよい時間を設定する ・遮られることのない十分な時間を設ける ・患者の目や顔をみて話す
How to deliver the bad news（悪い知らせの伝え方）	・患者の認識を知る ・患者のペースにあわせる ・わかりやすく明確に伝える ・理解度を確認しながら話す
Additional information（付加的情報）	・今後の治療方針についても話し合う ・病気の日常生活への影響について話し合う ・利用できるサポート，代替療法，セカンドオピニオンなどについて希望があれば話し合う
Reassurance and Emotional support（安心感と情緒的サポート）	・感情表出を促し，受け止める ・悪い知らせであることをあらかじめ示唆する ・気持ちに配慮する ・家族に対しても患者同様配慮する

識的にコントロールする.

"SPIKES"

❶breaking bad news のために提唱されたコミュニケーションモデルで世界的に使用（**表2**）.

"SHARE"

❶患者が望むコミュニケーションの手法には文化的な差があることを踏まえて，日本人向けに本邦で開発.

❷breaking bad news の際のコミュニケーションのあり

Breaking bad news (3)

方について日本人患者の意向を5つの要素でまとめ，それぞれ頭文字をとったもの（**表3**）．

（横田　望）

文　献
1) 藤森麻衣子，内富庸介：緩和医療学 9：54-58, 2007.
2) Seifart C, et al.：Ann Oncol 25：707-711, 2014.

memo

"何となく元気がない" (1)

ポイント

❶ 高齢者の "何となくいつもと違う. 元気がない" の背後には重症疾患の存在もありうることを念頭におく.

❷ バイタルサインの評価とともに ADL, 特に手段的 ADL（IADL）に関してもいつから, どのように変化しているのか評価する.

❸ 最初から "高齢者だから" とか "認知症なのではないか" などと決めつけないようにする.

問診・診察

❶ まず血圧, 脈拍, 呼吸数, 体温などのバイタルサイン, 意識レベルや体重の評価を行う. 日常との変化がないか確認する.

❷ ADL（食事摂取, 歩行・移動, 排泄, 入浴, 着替えなど）, IADL（買い物, 家事, 食事の準備, 金銭管理など）のそれぞれに関して評価する. ☞p. 37

❸ 上記2項に変化があった場合はその変化内容と時期に関して確認する.

❹ 漠然とした訴えをシステムレビューおよび上記視点の問診で具体化していく.

❺ 在宅医以外からの処方の有無も確認し, 相互作用や重複がないか, また服薬アドヒアランスも確認する.

検査・診断

❶ 心筋梗塞（☞p. 343）, 心不全（☞p. 347）, 肺結核を含む呼吸器および尿路の感染症, 慢性硬膜下血腫, 貧血, 脱水症, 甲状腺機能低下, 薬剤副作用などが原因でないかを評価する. 続いてこれらが否定的な場合はうつ, 認知症, パーキンソン病なども考える.（関連項目参照のこと）

❷ 血液検査では血算, 生化学（肝機能, 腎機能, アルブミン, 脂質, 血糖値, Na, K など電解質, 薬物血中濃度）, CRP, TSH, FT_4 の計測を行う. 心不全が疑われる場

101

"何となく元気がない" (2)

合は BNP を追加．その他，検尿，心電図が施行可能であれば行う．

❶傾眠が続く，など意識レベルの変化が遷延するとき．
❷心電図で以前と変化がみられるとき．
❸ADL が少しずつ低下しているときも，一度は頭部 CT や頭頸部 MRI などで，頭部や頸部の器質的疾患がないかを確認．

(四方典裕)

/ memo

発　熱 (1)

ポイント

❶ 発熱の原因は多岐にわたるので，平素との違いに注目して情報収集・診察する．

❷ 急を要する事態以外でも，在宅医療で対応するのか病院紹介するのかを目標・目的を明確に検討する．

在宅患者の発熱

❶ 発熱は往診依頼理由として多い．原因は多岐にわたる（表1）が，在宅高齢者では肺炎・気管支炎，皮膚軟部組織などの感染症が多い[1]．

※高齢者や免疫抑制状態の患者では，肺炎や腎盂腎炎など発熱が典型的な疾患で発熱をみないことがあることにも留意．

❷ 原因検索とともに重症度評価を行う．平素との違いに注目する．感染症では褥瘡や子宮留膿症など，見逃されやすい疾患にも注意する（表2）．

発熱への在宅での対応

❶ 抗菌薬投与：在宅で抗菌薬投与を開始する場合も喀痰，尿，血液などの培養検体採取後が原則．6時間後ごとなど1日に複数回の抗菌薬の静脈投与は在宅医療では現実的ではない．

※抗菌薬投与でワルファリンの作用が増強することに注意．

❷ 再診や在宅での対応の確認：「熱がある」ことは，患者・家族や介護者の大きな不安である．継続的な診療体制の確保（再診依頼の目安），解熱薬の服用のタイミング，常用薬の変更の有無，食事内容や水分摂取の促し，室温や衣類の管理，入浴の可否などへのアドバイスを行う．

❸ 在宅での対応を開始した後に，以下のような状態では病院紹介を検討する．

①感染症として抗菌薬投与を開始しても改善がない場合．

103

発　熱 (2)

表 1　発熱・高体温のおもな原因と在宅医療での検査の例

	代表的な原因疾患	在宅医療での検査の例
感染症	インフルエンザなどウイルス感染症, 尿路感染症, 肺炎, 胆道系感染症, 皮膚軟部組織感染症 (褥瘡に関連するもの, 蜂窩織炎など) など	血液検査 (血算, 生化学 (腎機能, 肝機能, CRP), 血沈, 尿検査 (一般・沈渣), 喀痰培養, 尿培養, 血液培養, インフルエンザ迅速キット, エコー, グラム染色など
膠原病とその類縁疾患	関節リウマチ, リウマチ性多発筋痛症, 成人スティル病など	血液検査 (血算, 生化学 (CRP, CPK, 抗核抗体, RF, 抗 CCP 抗体など), 血沈など
悪性腫瘍	腎細胞癌, 肝癌, 肺小細胞癌, リンパ腫を含む血液悪性疾患など	血液検査 (血算 (視算, スメアも望ましい), 生化学 (腎機能, 肝機能, LDH, CRP, HBs 抗原, HCV 抗体, 腫瘍マーカーなど), 尿細胞診, 喀痰細胞診, エコーなど
代謝・内分泌疾患	偽痛風, 痛風, 甲状腺クリーゼなど	血液検査 (血算, 生化学 (CRP, TSH, FT4 など), 血沈, 関節穿刺検査など
高体温	熱中症, 薬剤熱 (抗コリン薬, 交感神経刺激薬, 抗精神病薬など), セロトニン症候群 (SSRI など) ☞p. 505, 悪性高熱症など	血液検査 (血算, 生化学 (腎機能, 肝機能, CK, LDH など) など
その他	外傷, 詐熱など	

第2章　　　　　　　　　　　　　≪症候≫

表2　在宅患者の発熱・高体温でのチェック項目

☐ 熱型
・平熱との違い，日内変動，解熱薬の服用状況など

☐ 測定の正確性
・暖房器具（電気毛布，カイロなど），クーリング，発汗の影響，強いるい痩などで腋窩温が測定困難など

☐ 随伴症状
・疼痛，気道症状，消化器症状，皮膚，関節，排尿状況など
・見逃し注意：褥瘡，陰部（高齢女性では子宮留膿症），口腔内（歯根部膿瘍）

☐ 既往歴，受診歴，入院歴
・歯科も含む，最近の抗菌薬使用歴，結核の可能性の検討など

☐ sick contact
・家庭，通所施設での流行など

☐ 薬剤投与状況，ワクチン接種
・市販薬も含む

☐ 室内状況
・室温，湿度，外気温，着衣・寝具，ペットの有無など

☐ 医療デバイスの関与
・カテーテル関連（中心静脈ルート，CVポート，尿道カテーテル，腹膜透析カテーテルなど）
・造設孔周囲の膿瘍など（胃瘻，ストマ，気管切開孔など）

☐ 医療行為の関与
・関節注射での化膿性関節炎，中心静脈ルート，中心静脈輸液の薬液混合（無菌室以外での混合の有無，家族が行う過程はあるかなど），最近の末梢輸液での静脈炎など

☐ 高体温の鑑別
・薬剤性高体温，悪性症候群，熱中症など

☐ 平素との違い
・原因検索以外に，重症度の評価の指標としても確認する．活気がない，失禁するようになった，食事を摂らない，ムセが多くなったなど

105

発 熱 (3)

②厳密な水分・電解質管理などが必要になった場合.
③悪性疾患などを考え病院での検査や加療を希望するとき(いわゆる標準的治療が困難と思われる患者でも,今後の在宅医療の方針決定に役立つと考えられれば,診断のみや緩和的加療の導入のみでも**目的を明確にして**病院紹介を検討するとよい).

❶ショックバイタル,中等度以上の熱中症,悪性症候群などの緊急対応を要するとき.
❷ドレナージ術など外科的処置を要するとき.
❸画像検査などによる原因検索や診断が必要なとき.
❹在宅で対応を開始したが病院紹介の必要が生じたとき(上記).病院紹介時に目的を明確にし,侵襲的な検査や人工呼吸器などを含めた治療についての希望,どのような状況なら在宅医療に戻れそうかなどを患者・家族と話し合っておくのが望ましい.

(奥永 綾)

文 献
1) Yokobayashi K, et al.:BMJ Open 2014, e004998.

memo

呼吸困難 (1)

ポイント

❶ 呼吸困難とは，「呼吸時の不快な感覚」という，主観的な症状で，呼吸不全と区別する必要がある．

❷ 呼吸不全の併発を SpO_2，動脈血液ガス分析で把握すると共に，発症状況（超急性，急性，亜急性，慢性）の問診，全身状態の評価を行う．

❸ 在宅医療の対象となる患者に起こる呼吸困難は，不安に伴うもの，がんなどによるものなど，呼吸不全を合併しないものが多く，患者の訴えに理解・共感を示すことが重要である．

問診・診察・検査（チェックリスト）

＜病歴＞

❶ 既往歴：呼吸器疾患，心疾患，冠危険因子，長期臥床・肥満の有無（肺血栓塞栓症）

喫煙歴：X 本/日×Y 年間（α 歳〜β 歳）

職業歴：粉じん曝露歴，鳥飼病，キノコ栽培（過敏性肺炎）など

❷ 発症様式

　①超急性〜急性：気胸，肺血栓塞栓症，急性心筋梗塞，気道異物（誤嚥），胸部大動脈瘤破裂

　②急性〜亜急性：うっ血性心不全，肺炎（誤嚥性肺炎・肺結核を含む），気管支喘息，COPD 急性増悪，特発性肺線維症（および非特異性間質性肺炎）急性増悪，過換気症候群，ARDS，急性喉頭蓋炎

　③慢性：がんなどによる呼吸困難（進行がん患者の 7 割が最期の 6 週間で呼吸困難を経験），肺結核，過敏性肺炎（夏型：羽毛布団，鳥飼病）

＜呼吸困難の評価＞

❶ 呼吸不全の有無と程度，意識レベル（興奮・傾眠の有無），バイタルサイン．なお末梢循環不全等で SpO_2 が測定できないときは，可能なら動脈血液ガス分析で，

症候

107

呼吸困難 (2)

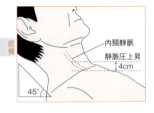

図1　内頸静脈視診による中心静脈圧の推定

困難な場合は呼吸数や呼吸様式（呼吸補助筋の使用）などで総合的に評価する．

❷呼吸困難の評価：患者自身の主観的評価を行う
　①Open-ended question を用いた質問：「息が苦しくて日常でどのようなことにお困りですか？」
　②NRS (Numerical Rating Scale) による半定量的評価：症状がないときを0，これ以上ひどい症状が考えられないときを10とした11段階での評価（記載例：NRS 3/10）．☞p.608 在宅緩和ケア（疼痛コントロール）
　③呼吸困難以外の症状（咳，喀痰，食思不振など）の有無を確認
　④不安の要素の有無を確認

＜身体所見＞
❶視診，触診：頸静脈怒張（基本は内頸静脈で行い，仰臥位45°で胸骨角から内頸静脈拍動の最高点までの高さが4cm以上で圧上昇）．見えにくい場合は外頸静脈で行い，座位または立位で拍動もなく怒張した状態：JVP 20cmH$_2$O 以上で．ともに，血管内うっ血所見（図1），下腿浮腫（血管外うっ血所見），起座呼吸，呼吸補助筋の使用．

❷聴診
　呼吸音：Wheeze（気管支喘息，心臓喘息），Stridor（上気道狭窄），Squawk（喀痰貯留），Coarse Crackles（肺炎・

第2章　　　　　　　　　　　　　　　　　**≪症候≫**

気管支炎），Fine Crackles（間質性肺炎），左右差，呼吸音減弱に注意．

　心音：収縮期雑音，拡張期雑音，To and fro murmur，Pericardial friction rub（心膜炎），Ⅲ/Ⅳ音

＜検査＞

❶血液検査：動脈血液ガス分析（在宅ではSpO_2での代用可能），血算，生化学，CRP，D-ダイマー（肺血栓塞栓症），BNP，β-D-グルカン（ニューモシスチス肺炎），KL-6（間質性肺炎）

❷生理検査：心電図，心エコー（心囊水，胸水もチェック）

＜鑑別診断＞

　図2のフローチャートに従う．

治療

※診断に応じて対応が変わるが，共通している項目を示す．疾患別の対応は各対応ページを参照．

❶気道確保：異物・分泌物の除去・吸引（ポータブル式の吸引器）．

❷酸素療法：CO_2貯留がなければSpO_2，PaO_2値にかかわらず投与を試みる（自覚症状の改善を最優先する）（**表1〜3**）．

❸気管支拡張薬の吸入（ベネトリン0.5 mg＋生食5 mL）

❹体液過剰症候群があれば，輸液の減量（予後が数週間以内と考えられる患者では500〜1,000 mL/日以下）．

❺療養環境の整備

　①環境調節：高温を避ける，換気．

　②におい等の不快感に対処．

　③姿勢：起座位，患者の楽な姿勢．

　④不安への対応（家人にそばにいてもらう，十分な病状説明）．

❻がん患者における呼吸困難における留意点

　①上記の❶〜❹を行ったうえで，まずモルヒネまたは

呼吸困難 (3)

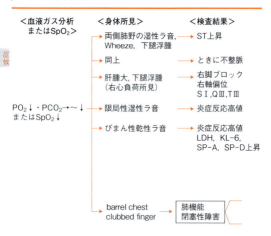

図 2　呼吸困難の鑑別 (文献1より)

抗不安薬の頓用

モルフィナン系オピオイド：モルヒネ塩酸塩
モルヒネ塩酸塩錠（10 mg）1回 0.5～1錠　内 頓
モルヒネ塩酸塩注1％（10 mg/mL）1回 0.2 A
　　　　　　　　　　　　　　　　　皮下注 頓

ベンゾジアゼピン系抗不安薬：アルプラゾラム
ソラナックス錠（0.4 mg）1回 0.5錠　内 頓

ベンゾジアゼピン系抗不安薬：ロラゼパム
ワイパックス錠（0.5 mg）1回1錠　内 頓

第２章 《症候》

<診断>	<病歴・随伴所見>
──→ 急性心筋梗塞	胸痛，心筋酵素逸脱
──→ うっ血性心不全	浮腫，喘鳴，起座呼吸，乏尿
──→ 肺血栓塞栓症	下肢静脈瘤，長期臥床，エコノミークラス症候群
──→ 肺炎	発熱，咳，痰，coarse crackles
──→ ・ARDS ・間質性肺炎 　・特発性間質性肺炎 　・急性間質性肺炎 　・過敏性肺炎 　・薬剤性肺障害など 　・ニューモシスチス肺炎	急速進行性の重症呼吸不全，fine crackles β-D-グルカン高値

β₂刺激薬に可逆性あり

──→ 気管支喘息 （軽〜中等症）	喀痰好酸球，非特異的IgE高値，特異的IgE陽性
──→ COPD	喫煙歴，CTで低吸収領域，口すぼめ呼吸，呼気延長

可逆性なし

② ステロイド（ベタメタゾン）

副腎皮質ホルモン：ベタメタゾン

リンデロン錠（0.5 mg）0.5 mg〜8 mg/日で開始　内

※効果を認める場合は漸減し，0.5〜4 mg/日で継続．効果がない場合は中止する．

③ モルヒネの定期投与（エビデンスがあるのはモルヒネ製剤のみ）

モルフィナン系オピオイド：モルヒネ硫酸塩水和物徐放剤

MS コンチン錠（10 mg）1回1錠　1日2回　内
　　　　　　　　　　　　　　　　　　12時間ごと

呼吸困難 ④

表 1　在宅酸素療法の保険適用基準

1. 高度慢性呼吸不全例
   ① PaO_2 が 55 Torr 以下の者
   ② PaO_2 が 60 Torr 以下で睡眠時または運動負荷時に著しい低酸素血症をきたす者であって，医師が在宅酸素療法を要すると認めた者（SpO_2 から PaO_2 を推測することは差し支えない）
2. 肺高血圧症
3. 慢性心不全で，NYHAⅢ度以上と認められ，睡眠時の Cheyne-Stokes 呼吸がみられ，無呼吸低呼吸指数（AHI：Apnea-Hypopnea Index）が 20 以上であることが PSG で確認されている症例
4. チアノーゼ型先天性心疾患

表 2　在宅酸素療法導入の仕方（酸素処方）

（安静時）	酸素投与による PaO_2 は 60 Torr（SpO_2 90%）以上を目標とする
（運動時）	医師または看護師が付き添い SpO_2 監視下に歩行訓練を行い，SpO_2 が 90% 以上を目標とする
（睡眠時）	パルスオキシメーターで SpO_2 を測定し，90% 以下への Desaturation が 5 分以下となるよう設定

モルフィナン系オピオイド：モルヒネ塩酸塩

モルヒネ塩酸塩注 1%（10 mg/mL）　5～10 mg/日
　　　　　　　　　　　　　　　　持続静 または 皮下注

※すでにモルヒネが投与されている場合は 20～30% 増量．
※必ず呼吸困難時のレスキューを設定すること．
　内服・坐剤は 1 日量の 10～20% の速放性製剤を使用，1 時間あけて反復投与可能．注射剤は 1 時間分を早送り，15～30 分あけて反復投与可能．

第 2 章　　　　　　　　　　　　　　　　**≪症候≫**

表 3　在宅での NPPV 導入基準

1〜2 の自他覚症状があり，3 のいずれかを満たす場合
1．呼吸困難感，起床時の頭痛・頭重感，過度の眠気など
2．体重増加，頸静脈怒張，下肢の浮腫など肺性心の兆候
3．動脈血炭酸ガス分圧（$PaCO_2$）
　①$PaCO_2 \geqq 55$ Torr の症例．
　②$PaCO_2 < 55$ Torr だが，夜間低換気により低酸素症を
　　認める症例（夜間酸素療法下での終夜睡眠ポリグラフあ
　　るいは SpO_2 モニターを実施し，$SpO_2 < 90\%$ が 5 分以上
　　継続するか，全体の 10% 以上を占める症例．
　③安定期 $PaCO_2 < 55$ Torr であるが，Ⅱ型呼吸不全による
　　急性増悪入院を繰り返す症例．

　④抗不安薬の定期投与を追加

ベンゾジアゼピン系抗不安薬：アルプラゾラム
　ソラナックス錠（0.4 mg）1 回 1 錠　1 日 1〜3 回　内

ベンゾジアゼピン系抗不安薬：ロラゼパム
　ワイパックス錠（0.5 mg）1 回 1 錠　1 日 1〜3 回　内

病院紹介のタイミング

　原疾患，発症様式，理学所見，採血結果などにより下
した診断のもと，適切な治療を行っても改善が認められ
ないときは，レントゲン，CT 等の精査目的で紹介する．

（竹田隆之）

文　献
1）加藤なつ江・他編：外来医マニュアル第 4 版．医歯薬出版，2018.
2）日本医師会監修：新版がん緩和ケアガイドブック．青梅社，2017.
3）日本呼吸器学会・他編：酸素療法ガイドライン．メディカル
　　ビュー社，2017.

咳嗽・喀痰 (1)

ポイント

❶ 咳嗽はその期間で急性（3週間未満），遷延性（3〜8週間），慢性咳嗽（8週間以上）に分類する．

❷ 在宅患者の場合，急性咳でなければ副鼻腔気管支症候群や胃食道逆流，誤嚥，薬剤性（ACE阻害薬），喘息などが原因になっている可能性が高い．

❸ 各治療にもかかわらず咳が3週間以上続く場合は癌や結核除外のため，できれば胸部X線撮影が望ましい．

問診・診察

❶ 湿性か乾性か，痰の絡む場合は，その色や性状，血痰の有無，異物誤嚥（飲）の可能性がないか．

❷ 喫煙歴，職業歴，アレルギー歴，アスベスト・粉塵曝露歴，家族の結核歴，内服歴（特にACE阻害薬）

❸ 住環境（転居，新築で悪化→気管支喘息，木造建築→夏型過敏性肺炎，エアコン→空調病，羽毛布団→慢性過敏性肺炎（鳥飼病）），温泉旅行や海外渡航歴，ペット飼育の有無

❹ 基礎疾患（脳梗塞，COPD，心不全）の把握

❺ 胸部聴診によるwheezes，crackles，呼吸音減弱の有無

❻ vocal flemitus（声音振盪），濁音界の有無，egophony

❼ バチ状指，気道の偏位，短縮，胸鎖乳突筋や中斜角筋肥大，吸気時鎖骨上窩の陥凹，頸静脈怒張の有無など

急性・遷延性・慢性咳嗽の診断 （図1, 2）

❶ 咳嗽初期診療のポイント

①急性咳の場合，バイタルサイン，身体所見，喀痰の有無などから肺炎，COPDの増悪，肺塞栓，心不全を鑑別することが大切．☞p. 280 肺炎，p. 293 COPD，p. 321 気管支喘息

②遷延性・慢性咳嗽の中で，乾性咳嗽の場合
本邦で最も多いのは咳喘息である[4]．気管支拡張薬は咳喘息と気管支喘息のみに有効であり，治療効果の判定も1ないし2週間で可能なため，現実的には気管支拡張

第 2 章 ≪症候≫

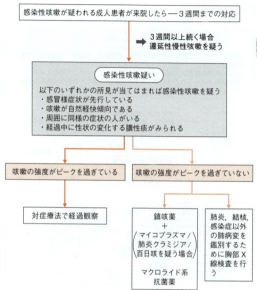

図 1 成人の感染性咳嗽の診断 (文献 3 より)

薬による治療的診断もありうる．(ただし，アトピー咳嗽には無効)
❷在宅で可能な検査：SpO_2，血液検査，喀痰グラム染色，喀痰培養，喀痰細胞診など．最近，ポータブル呼気 NO 濃度測定器が販売され，これにより喘息などの好酸球性炎症のモニタリングが在宅でも可能になった (呼気ガス分析 100 点)．

咳嗽・喀痰 (2)

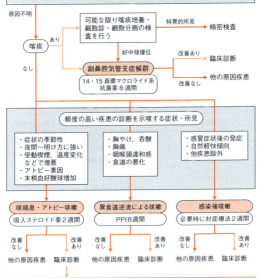

図 2 成人の遷延性慢性咳嗽の診断 (文献3より)

第2章　　　　　　　　　　　　　　　　　　　　《症候》

治療 （表1）

❶**中枢性鎮咳薬**：中枢性鎮咳薬は麻薬性と非麻薬性に分類される．特に高齢者に使用する場合，麻薬性鎮咳薬は便秘，眠気，排尿障害をきたす恐れがあるため，その処方は咳がQOL低下を招く場合のみに留めるべき．

＜麻薬性鎮咳薬＞

麻薬性鎮咳薬：コデインリン酸塩
コデインリン酸塩散1%　1回2g　1日3回　⊕

＜非麻薬性鎮咳薬＞

中枢性鎮咳薬：チペピジンヒベンズ酸塩
アスベリン錠（20mg）　1回1～2錠　1日3回　⊕

中枢性鎮咳薬：デキストロメトリファン臭化水素酸塩
メジコン錠（15mg）　1回1～2錠　1日1～4回　⊕

中枢・末梢性鎮咳薬：ペントキシベリンクエン酸塩
トクレススパンスールカプセル（30mg） 　1回1Cap　1日2～3回　⊕

❷去痰薬

❸**気管支拡張薬**：定量噴霧式吸入器（MDI）であれば，吸入が困難な患者にも吸入補助器具（スペーサー，リザーバー）を使うことで，一定の効果が期待できる．

❹その他，病態に応じて吸入ステロイド（フルタイド®），マクロライド系抗菌薬（エリスロマイシン®），漢方薬（半夏厚朴湯，麦門冬湯など）を適宜用いる場合もある．

予防・指導

❶当然だが喫煙者には禁煙

❷**吸入療法**：超音波式，ジェット式，メッシュ式の3種類がある．それぞれ一長一短あるため用途や患者の状

咳嗽・喀痰 (3)

表 1　成人の咳嗽治療薬（ジェネリック医薬品は含まず）[*1]
（文献3より）

分類		代表的な薬剤	特異的に使用される疾患
中枢性鎮咳薬	麻薬性	コデインリン酸塩	非特異的
	非麻薬性	アスベリン，メジコン，トクレス	
気管支拡張薬	テオフィリン薬	テオドール，テオロング，ユニフィル，ユニコン	咳喘息
	β_2刺激薬	メプチン（経口・吸入），スピロペント（経口），サルタノール（吸入），ホクナリンテープ（貼付），セレベント（長時間作用性吸入），オンブレス（長時間作用性吸入）	
	吸入抗コリン薬	アトロベント，スピリーバ（長時間作用性）	
ステロイド薬		プレドニン（経口），リンデロン（経口），フルタイド（吸入），パルミコート（吸入），キュバール（吸入），オルベスコ（吸入），アズマネックス（吸入）	咳喘息，アトピー咳嗽
吸入用ステロイド薬・β_2刺激薬合剤		アドエア（吸入），シムビコート（吸入）	咳喘息
抗菌薬	レスピラトリーキノロン[*2]	オゼックス，クラビット，アベロックス，ジェニナック	マイコプラズマ，クラミジア感染症
	14・15員環マクロライド	エリスロシン，クラリス，クラリシッド，ルリッド，ジスロマック	副鼻腔気管支症候群
	その他の抗菌薬	—略—	各種呼吸器感染症
去痰薬		ビソルボン（粘液溶解薬），ムコダイン（粘液修復薬），ムコソルバン（粘膜潤滑薬），クリアナール，スペリア（分泌細胞正常化薬）	各種湿性咳嗽
漢方薬		麦門冬湯，小青竜湯	非特異的
抗アレルギー薬	ヒスタミンH₁受容体拮抗薬	アゼプチン，アレロック，ジルテック，オキサトミド，アレジオン，アレグラ，クラリチン，エバステル，レミカット，タリオン，ザイザル	アトピー咳嗽
	ロイコトリエン受容体拮抗薬	オノン，シングレア，キプレス	咳喘息
	トロンボキサン阻害薬	ドメナン，ベガ，ブロニカ，バイナス	
	Th₂サイトカイン阻害薬	アイピーディ	

（次頁へつづく）

memo

第 2 章　　≪症候≫

表 1　（つづき）

分類		代表的薬剤	特異的に使用される疾患
消化性潰瘍治療薬	ヒスタミンH_2受容体拮抗薬	ガスター，ザンタック，タガメット，プロテカジン，アシノン，アルタット	胃食道逆流による咳嗽
	プロトンポンプ阻害薬	タケプロン，オメプラール，オメプラゾン，パリエット，ネキシウム	

*1　小児では適用となっていないもの，適用年齢が制限されているものがあるので使用の際には注意が必要.
　　(例) ロイコトリエン受容体拮抗薬のうち，オノンドライシロップは 2 歳以上，シングレア，キプレスのチュアブル錠は 6 歳以上が適用．アコレートは小児適用がない．
*2　小児に対する使用は禁忌（レスピラトリーキノロンのうち，オゼックスは小児で使用可）．

態，価格に応じて選択する．介護ショップからレンタルできるものもある．また，呼吸器や重度の肢体不自由などの身体障害者には購入の際に補助が出る場合もあるので各自治体の福祉課に相談．
❸体位ドレナージ，スクイージング
❹排痰器具（フラッターやアカペラなど）（図 3）
❺65 歳以上の場合，成人用肺炎球菌ワクチン接種も考慮

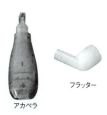

図 3　排痰器具

※詳細は国立病院機構 福岡病院の web ページなどを参照のこと．
https://fukuoka.hosp.go.jp/medical/respir-reha/

咳嗽・喀痰 (4)

症候

病院紹介のタイミング

❶ 各治療にもかかわらず3週間以上続く場合には癌や結核の除外の為病院紹介が望ましい．

❷ 血圧低下や呼吸状態の悪化を伴うケースでは入院加療が望ましい．

❸ ACCP（米国胸部疾患学会）によれば推奨度Bとして，以下の所見があれば肺炎除外のために胸部X線が必要としている．
　①脈拍＞100回/分
　②呼吸回数＞24回
　③体温＞38℃
　④胸部身体所見で局所の浸潤を示すegophonyまたはflemitusの所見がある．

〔玉木千里〕

文　献
1) JIM vol. 19 No1, January 2009
2) ACCP evidence based clinical practice guidelines. Chest 129(1) (suppl)：1S-292S, 2006.
3) 日本呼吸器学会：咳嗽に関するガイドライン第2版．2012.
4) Fujimura M, et al.：Respirology 10：201-7, 2005.（エビデンスレベルⅣa）

浮　腫 (1)

ポイント

❶ 下肢浮腫では圧痕浮腫 pitting edema（押すと境界明瞭な圧痕ができる）なのか，肥厚性浮腫なのかを確認する.

❷ 両側性か片側性なのか，また頸静脈怒張を伴うかどうかなど併せて評価を行い，鑑別診断を進める（図1）.

❸ 寝たきり患者では背部浮腫の有無も観察する.

問診・診察

❶ Pitting edema は親指で脛骨を1～2秒圧迫すると容易に窪みが生じ，離すと2～3秒で元に戻る浮腫で，静脈性，低蛋白性がそれに該当する. 頸静脈怒張を合併していれば，心疾患や肺高血圧が浮腫の原因として考えられる. 頸静脈の怒張の合併がなければ肝硬変，ネフローゼなどの低蛋白性もしくは薬剤性を含む末梢静脈不全性などが原因として考えられる.

❷ 初期には圧痕が容易にできるが，その後できにくくなり，炎症性・線維化により硬くなるものにリンパ性浮腫，炎症性浮腫（蜂窩織炎など）が考えられる. リンパ性は日中の変動がなく，潰瘍化はまれである.

❸ 上記以外に脂肪性浮腫があり，圧痕は生じず，肥満性に多い. 足先には出現しないのが特徴である.

❹ 片側性浮腫の鑑別としては深部静脈血栓症以外に蜂窩織炎，静脈不全が挙げられる.

検　査

❶ エコーが使用できれば下大静脈を観察し，拡大の有無および呼吸性変動の有無を評価.

❷ 血液検査では血算，生化学（肝機能，腎機能，アルブミン，脂質），CRP，D-ダイマー，BNP，TSH，FT$_4$の計測. 検尿検査で尿蛋白を評価.

❸ そのほか可能ならばエコー検査，ECG で心臓の評価.

診断・治療

❶ BNP 上昇，頸静脈の怒張，低酸素血症などの所見から

症候

121

浮　腫 (2)

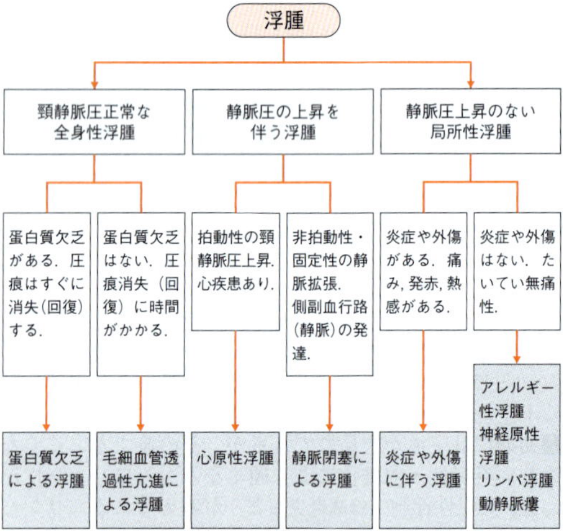

症候

図 1　浮腫診療の鑑別と検査の進め方（文献1より）

　心不全が原因でないか確認する．☞p. 347
❷続いて片側性か否か，D-ダイマー，CRP，視診などから蜂窩織炎，深部静脈血栓症を否定する．
❸長期間座位に伴う両下肢浮腫に対して安易に利尿薬の投与は行わない．

病院紹介のタイミング

❶新規発症の心不全もしくは心不全増悪が疑われる場合．
❷下肢の発赤や左右差を伴うような浮腫で静脈血栓症や蜂窩織炎などが疑われる場合．　　　（四方典裕）

文　献
1）松村理司（監訳）：Dr. ウィリス　ベッドサイド診断．医学書院，2008.

122

脱水・体液量減少 (1)

ポイント

❶ 体液量減少には容量減少と狭義の脱水症がある．ただし日本では両者を広義の脱水症としていることが多い．

❷ 容量減少は腎臓や消化管からの喪失による細胞外液の塩分低下で，狭義の脱水症は細胞内液の水の喪失．

❸ 加齢，中枢神経疾患などにより，口渇中枢の反応性が低下し，脱水時の口渇感が減弱することが多い．また腎臓の Na 保持能が低下していることも多い．

問診・診察

❶ 背景疾患として感染症 (27%)，脳血管疾患 (15%)，悪性腫瘍 (10%) が挙げられ，成因として経口摂取不良 (70%)，下痢・嘔吐・利尿剤投与 (10%ずつ)．

❷ 高齢者では患者の訴えだけでは脱水を疑うことが難しいこともあり，舌や腋窩の乾燥，縦走する舌の溝，皮膚ツルゴール低下の有無を確認する．腋窩乾燥所見なし (LR(-)0.6)[2]，舌乾燥なし (LR(-)0.6)[3]，口腔粘膜乾燥なし (LR(-)0.3)[3]．

❸ 舌乾燥，皮膚乾燥，意識障害がそろった場合 3000 mL 以上の水分欠乏が考えられる．

❹ 服薬内容を確認して，利尿薬投与がされている場合は必要性を再確認する．

検査

❶ 血液検査では血算，生化学 (BUN，Cre，UA，Na，K，CL)，CRP，BNP，血清浸透圧の計測を行う．

❷ 治療の際の輸液負荷において，急速な負荷が可能な心機能かどうかをエコーがあれば評価しておく．

診断・治療

❶ 血液検査では BUN/Cre＞25，UA＞7 mg/dL が有用．Na，TP，Ht も脱水発症前のデータがあれば比較して参考にする．

❷ Na の異常 (高/低) を伴っている場合があるが，いず

脱水・体液量減少 (2)

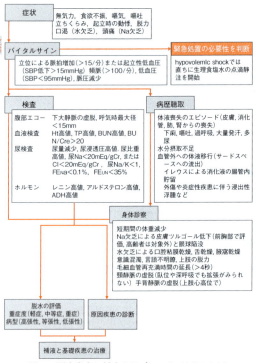

図1 脱水患者に対するアプローチ（文献1より）

れもまず生食で循環血漿量の改善を図る．以降高Naでは5%ブドウ糖液で緩徐に補正．低Naの場合は補正のスピードが速すぎると橋中央ミエリン融解が起こり

第2章　≪症候≫

うるので注意．経口摂取可能時は経口補水液（OS-1 など）を試みる．

これらの補正は Na，K を何度も確認しながらすすめていく必要があり，入院での対応が望ましい．

病院紹介のタイミング

❶食思不振が持続している場合．

❷傾眠傾向など意識レベルの低下が疑われる場合．

❸低および高 Na 血症の合併時．

（四方典裕）

文　献
1) 日本内科学会：内科救急診療指針（2016）．2016.
2) Eeaton D, et al.：Br Med J 308：1271, 1994.
3) Dorrington KL：Lancet 1：264-265, 1981.

✎ **memo**

悪心・嘔吐 (1)

ポイント

❶ 在宅患者（特に高齢者）の悪心，嘔吐の原因は非常に多彩．病歴聴取も限定されることが多く，随伴所見の有無と身体所見が重要．

❷ 原因としては消化管疾患とは限らず，悪心・嘔吐のみが目立つ症例を急性腸炎と診断する前に「致死的疾患の除外」が必要．

❸ 頻度としては腸蠕動低下を背景に起こることが多く，便秘（宿便），イレウスの存在を常に考慮し，腹部所見を確認．腹部手術例ではヘルニア嵌頓も多い．

❹ 無痛性 ACS（急性冠症候群）の 24％が嘔吐を主訴とするため，虚血性心疾患には注意[2]．

❺ 経管栄養時の嘔吐は注入剤のスピード・量の超過の有無を確認．担癌患者の悪心・嘔吐については ☞p. 610 在宅緩和ケア（鎮痛のための薬剤使用）

鑑別疾患 （表1）

在宅患者では ADL が低下しており，消化管蠕動低下だけで嘔吐を繰り返す症例があり，判断が難しい．その他鑑別疾患を**表1**に示す．

チェックリスト

❶ 病歴

・既往併存歴を確認後，まず排便状況（特に便秘の有無）を確認．

・身体所見・病歴（同居家族・施設職員からの情報も含めて）を確認しつつ，「嘔吐以外の随伴症状」から鑑別を進める．

①随伴症状

　胸痛→心筋梗塞

　発熱・下痢→腸炎含めた感染症

　腹痛→消化器疾患の鑑別 ☞p. 153 腹痛

　下痢→急性腸炎，アナフィラキシーなど

第2章 《症候》

表1 悪心・嘔吐の鑑別疾患 (Hospitalist 2014 vol.2 より改変)

頭部疾患	頭蓋内病変	**脳出血，脳腫瘍，くも膜下出血(SAH)，慢性硬膜下血腫** 髄膜炎，高血圧
	眼疾患	**緑内障**
	前庭神経障害	末梢性眩暈，小脳・脳幹部病変
胸部疾患	胸部疾患	**ACS（急性冠症候群），心不全，心筋炎，大動脈解離**
腹部疾患	消化管疾患	**腸閉塞，消化管悪性腫瘍**，胃腸炎，消化管蠕動低下（便秘）
	腹部疾患	**胆嚢炎，胆管炎，膵炎，尿路結石，虫垂炎**
その他	薬剤性	NSAIDs，利尿薬，ジギタリス，鉄剤，モルヒネ
	代謝性	**尿毒症，糖尿病性ケトアシドーシス**，甲状腺機能亢進・低下症，副腎不全
	電解質	高Ca血症，低Na血症
	感染症	敗血症

※太字は特に見逃してはいけない疾患

　頭痛・意識レベルの変化→中枢性疾患，小脳疾患
　視野異常→緑内障
　めまい→前庭神経疾患
②嘔吐と食事の間隔
　食直後→上部消化管の閉塞機転
　約1時間後→炎症性疾患
　数時間後→消化管蠕動低下
　早朝空腹時→尿毒症，低血糖

悪心・嘔吐 ⑵

③吐物の性状

コーヒー残渣様→上部消化管の出血性病変

便臭→腸閉塞など

❷理学的所見

①バイタルサイン（特に意識レベル）

②吐物に伴う気道閉塞の有無を確認.

③口腔粘膜や皮膚所見で脱水症状の有無を確認し，脱水症状があれば輸液で補正.

④腹部所見

腹痛・圧痛の位置→消化管疾患の鑑別 ☞p.153 腹痛

腸雑音消失または金属音→腸閉塞

手術痕→腹壁瘢痕ヘルニア

鼠径部→鼠径ヘルニア

⑤意識レベルの変化，神経学的異常所見→髄膜炎などの中枢神経疾患

⑥視野異常・眼球結膜の充血・瞳孔散大→緑内障

❸検査

①血液検査（血算，CRP，血沈，肝胆道系酵素，アミラーゼ，BUN，Cre，電解質，血糖，CPK，TSH）

②ポータブル心電図：主にST偏位に留意

③ポータブルエコー検査：主に以下を確認

・心室壁運動の異常，心嚢液の有無

・胆石の有無，胆嚢壁肥厚確認

・腸管拡張の有無，腹水の有無

・水腎症の有無

④便潜血，便培養検査

・便中ノロウイルス迅速検査：65歳以上で保険適用

治　療

❶脱水所見があれば，可能なら細胞外液で補正

第 2 章 　　　　　　　　　　　　　　　　　《症候》

電解質製剤：乳酸リンゲル液
　ラクテック注 500 mL　点

　　※心不全・腎不全が併存であれば慎重に．
　　※持続的に補液が必要であれば病院紹介を考慮．
❷対症療法：胃・腸管運動蠕動低下がある場合
消化管運動改善薬：ドンペリドン
　ナウゼリン錠（10 mg）　1回1錠　1日2～3回　内
　　　　　　　　　　　　　　　　　　　　　　食前
　ナウゼリン坐剤（30 mg）　1回1個　坐　1日3回まで

消化管機能異常治療薬：メトクロプラミド
　プリンペラン錠（5 mg）　1回1～2錠　1日2～3回　内
　　　　　　　　　　　　　　　　　　　　　　　　食前
　プリンペラン注（10 mg/2 mL/A）　1回1A　静
　　　　　　　　　　　　　　　　　　1日2回まで

病院紹介のタイミング
　①食事摂取が難しい場合．
　②脱水の進行が著しい場合．
　③診断確定にレントゲン，CT などの画像検査が必要な場合．
　④ACS などの致命的疾患が想起される場合．

　　　　　　　　　　　　　　　　　　　　（三砂雅裕）

文　献
1) 篠浦　丞・他：Hospitalist：615, 2014.
2) Brieger D, et al.：Chest 126：461, 2004.

memo

下　痢 (1)

症候

ポイント

❶ 在宅患者の下痢は，陰部の不潔・腸液曝露による皮膚感染症・びらんの誘発や介護負担の増大を招くため，速やかな対応が必要．

❷ 感染性下痢の除外が重要で，推定感染経路の探索や便培養・CD トキシンのチェックを積極的に行う．

❸ 在宅患者の下痢の原因は，蠕動低下による腸内細菌叢の異常増殖によるものと薬剤性が多い．

チェックリスト

❶ 問診

　①下痢の回数

　②便の性状（外観，量，におい）

　③発症形式：急性（2 週間以内），慢性（4 週間以上）

　④経過（増悪・軽快）や増悪・寛解因子（食事との関連）

　⑤随伴症状（発熱，腹痛，嘔気・嘔吐，体重減少）の有無

　⑥海外渡航歴

　⑦薬剤・嗜好品の服用歴（特に抗菌薬，市販薬やサプリメントにも注意）

　⑧周囲に同様の症状の人の有無

❷ 検査：便培養，CD トキシン，ノロウイルス抗原，便潜血，直腸診，血液検査

鑑　別 （図 1 参照）

処置・治療

❶ 水分を十分に取り，脱水・電解質異常に注意（脱水の評価と補正が重要）．

❷ 腸管感染症

　①止痢薬：整腸剤にとどめる

生菌製剤：酪酸菌製剤/乳酸菌製剤

ミヤ BM 細粒　1 回 1g　1 日 3 回　⦿

ビオフェルミン配合散　1 回 1g　1 日 3 回　⦿

第2章　≪症候≫

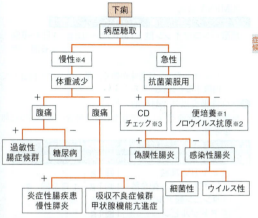

図1　下痢の鑑別

※1 便中白血球検査よりも，便培養を推奨
※2 集団感染をチェック．65歳以上は保険適応
※3 CDチェック：A-トキシンを定量できるキットが推奨
※4 慢性下痢症では便潜血のチェック．
　　陽性であれば悪性腫瘍の除外も考慮

②抗菌薬の使用：特別な理由がない限り基本不要なことが多い．
③偽膜性腸炎：CDトキシン陽性

抗原虫薬：メトロニダゾール
フラジール内服錠（250 mg）　1回2錠　1日3回
　　　　　　　　　　　　　　　　　　7日間　内

※使用中の抗菌薬があれば中止する．

131

下　痢(2)

④MRSA腸炎

グリコペプチド系抗菌薬：バンコマイシン塩酸塩

塩酸バンコマイシン散　1回0.125〜0.5g　1日4〜6回
7日間　内

※バンコマイシンは苦味が強く，単シロップと混合して
内服すると比較的飲みやすい

❸感染性腸炎以外：対症的に処置
※基本①か②を投与し，改善されない場合は③か④の追加
を考慮.

**生菌製剤：酪酸菌／乳酸菌製剤／局所収れん剤：タンニン
酸アルブミン／消化管用吸着剤：天然ケイ酸アルミニウム**

①ミヤBM細粒	1回1g	
②ビオフェルミン配合散	1回1g	1日3回　内
③タンニン酸アルブミン	1回1g	毎食間
④アドソルビン	1回1g	

❸経管栄養患者は，栄養剤の濃度，組成の見直しや注入
速度を遅くするなど検討.
❹血便を認めた場合は，下部内視鏡を検討
❺腹痛 ☞p.153，嘔気・嘔吐 ☞p.126

病院紹介のタイミング

❶経口摂取不能・困難による脱水所見がみられたとき.
❷血便がみられたとき.
❸随伴症状を伴う下痢が長期に続くとき.

(寺田好孝)

文　献
1) JAID/JSC感染症治療ガイドライン2015―腸管感染症―. 日本
化学療法学会雑誌 64：31-65, 2016.
2) 倉井華子：臨床検査 62：1204-1208, 2018.

便　秘 ⑴

ポイント

❶ 高齢化に伴い高頻度な疾患.

❷ 高齢者は併存疾患も多く，常に薬剤性便秘を考慮.

❸ 大腸癌，腸閉塞（S状結腸軸捻転や宿便イレウスなど）を
見逃さない.

概　念

❶ 便秘とは「本来体外に排出すべき糞便を十分量かつ快
適に排出できない状態」と定義.

＜RomeⅣの診断基準＞

6カ月以上前から3カ月以上にわたって

①排便回数が週3回未満

②硬便が排便時の25％以上

③用指的排便が25％以上

④努責，排便感，閉塞感がみられる頻度が25％以上

❷ 病態分類を念頭において，症状分類に従って診断，治
療（表1）.

（※在宅医療ではアクセスが難しい検査も多い）

問　診

排便回数，便の性状・色調，病悩期間，食生活，内服
薬，併存疾患，既往歴，手術歴，ストレスなど.

身体所見

❶ 腹部診察：手術痕の有無，腸音の亢進・低下，圧痛，
反跳痛，筋性防御や腫瘤触知の有無.

❷ 肛門視診，直腸診：肛門狭窄の有無，便の性状，腫瘤
など.

検　査

❶ 血液検査：血算，BUN/Crや電解質を含む生化学（特
にMg使用時はMg追加），血糖値，CRP，甲状腺機能.

❷ 便検査：便潜血反応.

❸ 腹部超音波：腸管拡張と壁肥厚の評価，リアルタイム
で蠕動観察が可能（在宅でも可能）.

便　秘 ⑵

表 1　慢性便秘の分類

原因分類		症状分類	分類・診断のための検査方法	専門的検査による病態分類	原因となる病態・疾患
器質性	狭窄性		大腸内視鏡検査 注腸X線検査など		大腸癌，クローン病，虚血性大腸炎など
	非狭窄性	排便回数減少型	腹部X線検査 注腸X線検査など		巨大結腸など
		排便困難型	排便造影検査など	器質性便排出障害	直腸瘤，直腸重積，巨大結腸，小腸瘤，S状結腸瘤など
機能性		排便回数減少型	大腸通過時間検査など	大腸通過遅延型	特発性 症候性：代謝・内分泌疾患，神経・筋疾患 膠原病，便秘型過敏性腸症候群など 薬剤性：向精神薬，抗コリン薬，オピオイド系薬など
		排便困難型	大腸通過時間検査 排便造影検査など	大腸通過正常型	経口摂取不足（食物繊維摂取不足を含む） 大腸通過時間検査での偽陰性など
					硬便による排便困難・残便感（便秘型過敏性腸症候群など）
			排便造影検査など	機能性便排出障害	骨盤底筋協調運動障害，腹圧（努責力）低下 直腸感覚低下，直腸収縮力低下

※以下は在宅では難しいが外来入院医療との連携で可能なら考慮.

❹腹部X線：腸閉塞や結腸軸捻転など器質的疾患のスクリーニング.

❺CT：器質的疾患が疑われる場合.

❻下部消化管内視鏡，注腸造影：便潜血陽性やCTで器質的疾患が疑われる場合.

第 2 章　　　　　　　　　　　　　　　　　≪症候≫

表 2　主な便秘薬

分類	薬剤名	特徴や注意点
浸透圧下剤	塩類下剤酸化マグネシウム	安価，依存性なし，腎機能障害で高マグネシウム血症
	糖類下剤ラクツロース	成人にはラグノスゼリー，小児にはモニラック　高アンモニア血症や婦人科術後にも適応あり
上皮機能変容薬	ルビプロストン	即効性あり，投与初期の嘔気，妊婦に禁忌
	リナクロチド	下痢以外の副作用が少ない
消化管機能改善薬	モサプリド	慢性胃炎に伴う消化器症状に保険適応
漢方薬	大建中湯	術後，腹部膨満に有効
	麻子仁丸	コロコロした乾燥便に有効
刺激性下剤	センノシド	有効性は高いが長期連用による耐性や腹痛を生じるため頓用で使用
	ピコスルファートナトリウム	
浣腸	重曹坐剤	直腸の便貯留に有効，直腸粘膜損傷や迷走神経反射に注意
	グリセリン浣腸	

【治　療】

❶生活習慣指導
　①規則正しい生活，食リズムの確認，適度な運動，繊維質の多い食事や水分摂取推奨．
　②海藻やきのこ類，野菜，芋・豆類，ヨーグルトなどの乳製品の摂取推奨．

便 秘 (3)

③18〜20 g/日の食物繊維摂取量が目標.
❷薬物療法（**表2**）
①浸透圧下剤で適度な軟らかさと大きさの便を目指す.
②ルビプロストン,リナクロチドも同様の効果,定期使用時は費用に注意.
③上記で効果が不十分な場合刺激性下剤を併用.
④腸管運動低下の場合はモサプリドや大建中湯が効果的.
⑤浣腸は直腸貯留便に効果的だが,硬便の場合潰瘍や穿孔のリスクあり適応を吟味.
⑥運用により耐性増大,効果減弱のため長期連用は避ける.
⑦摘便は肛門付近の嵌入便に有効.硬便のみとし無理に搔き出さない.肛門周囲病変,炎症性疾患,疼痛や出血がある場合は禁忌.

病院への紹介

以下ならば器質的疾患除外を念頭に紹介考慮.
❶明らかな腹部膨満・鼓音.
❷緩下剤＋刺激性下剤剤を使用しても排便なく腹部膨満継続.

（西川剛史）

文 献
1) 日本消化器病学会関連研究会：慢性便秘症診療ガイドライン 2017.

吐血・下血 (1)

ポイント

① 可能であれば実際の吐物，便の性状を確認．

② 下血のうちタール便（狭義の下血）は上部消化管由来の出血，血便は下部消化管由来の出血を示唆．

③ 未指摘の肝硬変（食道静脈瘤破裂）の可能性も検討．

鑑別疾患

❶ 上部消化管出血

消化性潰瘍，逆流性食道炎，急性胃炎・AGML，胃癌，Mallory-Weiss 症候群，食道静脈瘤破裂

❷ 下部消化管出血

憩室出血，虚血性大腸炎，大腸癌，痔核出血，直腸潰瘍

問診・診察

❶ バイタルサイン：頻脈，血圧低下，四肢冷感など出血性ショックの所見を認める場合は救急搬送．

❷ 既往歴：消化性潰瘍，ピロリ菌感染症，逆流性食道炎，慢性肝疾患，便秘症，痔核

❸ 内服薬：NSAIDs，PPI，抗血小板薬，抗凝固薬，ステロイド，ビスホスホネート製剤

❹ クエン酸第一鉄ナトリウムや L-ドパ製剤の内服の影響で，便が黒色を呈することがある．

❺ 随伴症状：腹痛，下痢，発熱，嘔気・嘔吐

❻ 身体所見：圧痛とその部位，腹膜刺激徴候，腫瘤の触知，黄染や腹水の有無．

❼ 直腸指診で腫瘤性病変，便の性状を確認．

❽ 下血の場合，肛門鏡で痔核などの肛門疾患を検索．

検査

❶ 血液検査：血算，生化学，凝固系．

❷ 急性の出血では，貧血の進行や BUN/Cre 比の上昇がみられないこともある．

❸ 腹部エコー：消化管の壁肥厚，消化管の腫瘤像，肝硬

吐血・下血 (2)

変の所見（左葉腫大，辺縁の鈍化，肝表面の凹凸不整，側副血行路の発達，腹水）

❹ 携帯エコーでは分解能の問題で消化管の観察は難しい場合もある．

❺ 下血で消化管出血か判断に迷う時，訪問先で使用可能なクイックチェイサー®便潜血が有用な場合がある．

処置

❶ 吐血の場合，誤嚥・窒息を防ぐために側臥位とする．

❷ 以下の場合は細胞外液補充液でルート確保し救急搬送．

　①ショック　②多量の吐血・下血（両手一杯以上）

電解質製剤：乳酸リンゲル液

ラクテック注 500 mL　1,000 mL/時程度　点

❸ 吐血のうち以下の条件を満たす場合は，プロトンポンプ阻害薬の内服で数日経過をみることも許容される．

　①バイタルサインが安定

　②吐物が黒色で少量　③嘔吐を繰り返していない

　④下血がない　　　　⑤貧血の進行がない

プロトンポンプ阻害薬：ランソプラゾール

ランソプラゾール OD 錠（30 mg）1 回 1 錠

　1 日 1 回　　　　　　　　　　　　内　朝食後

病院紹介のタイミング

以下の場合を除いては，原則的に病院紹介での精密検査と必要に応じた止血処置が必要．

❶ 消化管悪性腫瘍の終末期など，事前に吐血・下血が起こりうることが十分に説明されており，生命予後が短いことを本人・家族が受け入れられている．

❷ とくに出血イベントは在宅介護者に与えるストレスも多く，十分配慮の上その都度マネジメントを検討．

（木田直也）

文　献

1）消化器内視鏡 23 巻 11 号，2011.

黄　疸 ⑴

ポイント

❶ 高齢者では閉塞性黄疸の頻度が高い.

❷ 日本人では T-Bil≧2.5 mg/dL で眼球結膜の黄染に気づくようになるが, 黄色人種のため皮膚黄染は T-Bil≧4 mg/dL で初めて気づく. 毎日顔を見ている家族は更に気づきにくい.

❸ 黄疸と判断すればエコー検査などで肝内外胆管拡張の有無を確認する.

❹ 診断を確定するためには, 造影 CT が最も重要. 治療手段の選択にも必須. 閉塞性黄疸が疑われれば行う.

問診・身体所見

❶ 消化器症状併存の有無:悪心・嘔吐, 食思不振, 腹痛, 下痢/便秘など. これらがなければ溶血性黄疸も考慮(ただし胆道系悪性腫瘍では無症状でのことも多い).

❷ 薬物(健康食品を含む)の半年以内の変更を確認.

❸ 灰白色便:閉塞性黄疸を疑わせる.

❹ 脾腫:溶血性貧血, 慢性肝疾患を疑わせる.

検　査　(図1)

❶ 画像診断:携帯型エコーを利用できるなら, エコー検査が簡便. ただし肝外胆管, 膵頭部などの観察で腸管ガスが邪魔をすることあり.

❷ 血液生化学, 凝固系など:AST, ALT, ALP, γ-GTP, T-Bil, D-Bil, Ch-E, T-P, Alb, BUN, Cre, T-chol, CRP, 血沈, 血算, PT, PT-INR.

❸ 肝炎ウイルスマーカー, 自己免疫性肝疾患関連マーカー(抗ミトコンドリア抗体, 抗核抗体など):肝細胞性黄疸の原因診断に重要.

❹ 腫瘍マーカー:AFP, PIVKA-Ⅱ, CEA, CA19-9 など.

治　療

診断に基づいた治療を行う.

黄疸 (2)

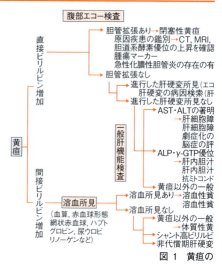

図 1 黄疸の

> **memo**

第2章　　　　　　　　　　　　　　　　≪症候≫

MRCPなどの画像診断

無（発熱, 血算, 血液像, CRPなど）

−での肝表面凹凸著明, 脾腫↑）あり
炎ウイルスマーカー, 自己抗体など）

な上昇
害性黄疸
害の原因検索（肝炎ウイルスマーカー, 薬剤服用歴, 自己抗体など）
価（プロトロンビン時間, 直接／総ビリルビン比など）
価
の上昇
うっ滞
うっ滞の原因検索（薬剤服用歴, 皮疹の有無, 好酸球,
リア抗体, 肝生検, 薬剤リンパ球刺激試験（DLST）
機能検査正常 → 体質性黄疸
血
血の原因検索（Coombsテスト, 骨髄穿刺など）

肝機能検査正常
疸
ン血症（便中ステルコビリン, 骨髄穿刺, 鉄利用率測定など）
の一部, 劇症肝炎の多数

鑑別チャート

病院紹介のタイミング

❶ALT≧300 IU/L の肝障害.

❷発熱, 食思不振時.

❸閉塞性黄疸を疑い, CT 以上の画像検査が必要と考えられる場合.
　※逆にいえば, 在宅で診てよい黄疸は以下のとおり.
　①Gilbert 症候群など, 体質性黄疸
　②ゆっくり進行する慢性肝疾患に伴う黄疸
　③在宅看取りの合意がある肝疾患, 閉塞性黄疸, 溶血性黄疸

（小畑達郎）

141

頭　痛 (1)

ポイント

❶ 高齢者では一般に痛み閾値の低下や認知機能の低下により頭痛の訴えが軽度のことが多い.

❷ 高齢で新規発症の片頭痛は極めてまれ.

❸ 高齢者でも原因として多いのは緊張型頭痛だが，若年者と比べて慢性硬膜下血腫や側頭動脈炎など二次性頭痛の頻度が増える．そのため一次性頭痛と言い切れない場合は常に二次性頭痛への精査を考慮しつつ対応する（表1）.

問診・診察

❶ 問診：発症様式，持続時間・頻度・日内変動，性状，部位，随伴症状，誘因，家族歴，既往歴，投薬内容（シロスタゾール，カルシウム拮抗薬，鎮痛薬など).

❷ 診察

①バイタルサイン（血圧，体温，脈拍，意識レベル）

※高齢者では髄膜炎など感染症でも，発熱がみられないことあり.

②一般身体所見

③神経学的所見：麻痺，感覚障害，瞳孔異常，髄膜刺

表 1　二次性頭痛を疑う徴候

1. 突然発症の頭痛
2. 今までに経験したことがない頭痛
3. 次第に増悪する頭痛
4. いつもと様子の違う頭痛
5. 50 歳以降に初発した頭痛
6. 神経局所症候を伴う頭痛
7. 精神症状を伴う頭痛
8. 発熱，項部硬直などを伴う頭痛
9. 癌や免疫不全患者に新規発症した頭痛
10. 眼底所見でうっ血乳頭を認める頭痛

第2章　≪症候≫

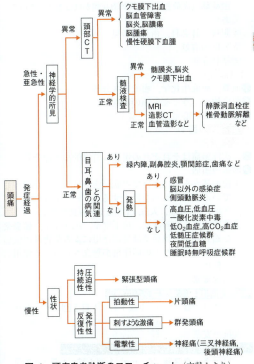

図1　頭痛患者診断のフローチャート（文献1より）

頭　痛 ⑵

激症候（高齢者では髄膜刺激症候がはっきりしないこと
あり）.

④眼科，耳鼻科，歯科的所見

⑤外傷の有無

⑥精神症状

検　査

❶血算，血液生化学，血液ガス分析

❷眼底検査：うっ血乳頭の有無

❸必要に応じ心電図

診　断 （図1）

治　療

❶二次性頭痛はそれぞれの疾患に特異的な治療を行う.

❷緊張型頭痛

①後頸部から肩にかけての筋緊張やストレスが関与して
いるのでそれらを除去するアドバイスを行う（ス
トレッチや指圧，入浴，上手な気分転換など）.

②薬物療法：筋弛緩薬，抗不安薬，抗うつ薬，鎮痛薬
を適宜使用. 鎮痛薬は長期連用による薬物乱用頭痛
や消化管出血などの副作用が懸念されるため頓用的
に使用.

ⓐ筋弛緩薬

中枢性筋弛緩薬：チザニジン塩酸塩

テルネリン錠（1 mg）1回1錠　1日3回　㊤　食後

ⓑ抗不安薬

ベンゾジアゼピン系抗不安薬：アルプラゾラム

ソラナックス錠（0.4 mg）1回1錠　1日1～3回
㊤　食後

第2章　　　　　　　　　　　　　≪症候≫

ⓒ抗うつ薬

三環系抗うつ薬：アミトリプチン塩酸塩

トリプタノール錠（10 mg）1回1錠　1日1回　内
就寝前

❸片頭痛：高齢になると軽症化することが多い．前兆の
みのこともある．
①誘因・増悪因子（ストレス，睡眠過不足，アルコール
等）を避ける．
②発作時頓用薬：軽症はNSAIDsやアセトアミノフェ
ン，中等症以上はトリプタン系薬物が基本だが高齢
者では副作用，禁忌に注意．制吐薬（プリンペラン®
等）の併用も有効．
ⓐ軽症～中等症：以下のいずれか

サリチル酸系解熱鎮痛・抗血小板薬：アスピリン

アスピリン未　1回0.5～1 g　内頓

アニリン系解熱鎮痛薬：アセトアミノフェン

カロナール細粒（20%）　1回300～1,000 mg　頓
投与間隔4～6時間以上

※原則1日2回まで．1日最大4,000 mgまで．
ⓑ中等症以上：以下のいずれか

5-HT$_{1B/1D}$受容体作動型片頭痛治療薬：スマトリプタン

イミグランキット皮下注（3 mg/0.5 mL）　1回3 mg
1日6 mgまで　皮下　頓
イミグラン点鼻液20（20 mg/0.1 mL）　1回1個
点鼻　頓

※内服が可能ならイミグラン錠（50 mg）1回1錠　頓

頭痛 (3)

5-HT₁B/₁D 受容体作動型片頭痛治療薬：リザトリプタン安息香酸塩

マクサルト RPD（10 mg）1回1錠　内頓

※血管収縮作用があるため虚血性心疾患，脳血管障害，ASO 等の患者には禁忌．効果不十分な場合注射は1時間以上おいて1A追加．内服と点鼻は2時間以上おいて1錠または1個追加可能（半減期の長いナラトリプタン（アマージ®）は4時間以上おく）．

③発作予防薬：発作の頻度が高い（月に2回以上頓用薬を使用）場合や，副作用などで頓用薬を使用できない場合，急性期治療のみでは日常生活の支障がある場合には予防療法が勧められる．

片頭痛の予防薬として保険適応があるのは塩酸ロメリジン，バルプロ酸，プロプラノロール．ベラパミルとアミノトリプチンは適応外使用が認められている．

※いずれも少量から開始し漸増．2〜3ヵ月かけて効果判定し，無効なら薬物を変更，有効なら3〜6ヵ月継続しコントロール良好なら漸減．

ピペラジン系片頭痛治療薬：ロメリジン塩酸塩

ミグシス錠（5 mg）1回1〜2錠　1日2回　内　食後

分枝脂肪酸系抗てんかん薬：バルプロ酸ナトリウム

デパケンR錠（200 mg）1〜4錠　1日1〜2回　内　食後

memo

第2章   ≪症候≫

β遮断薬：プロプラノロール塩酸塩

インデラル錠（10 mg）1回1〜2錠　1日3回　内
　　　　　　　　　　　　　　　　　　　　食後

三環系抗うつ薬：アミトリプチン塩酸塩

トリプタノール錠（10 mg）1回1錠　1日3回　内
　　　　　　　　　　　　　　　　　　　　食後

④三叉神経痛

向精神作用性てんかん・躁状態治療薬：カルバマゼピン

テグレトール（100 mg）1回1〜2錠　1日1回　内
　夕食後または就寝前〜1日3回　内　食後

予防・指導

❶一次性頭痛として治療中，いつもと違う頭痛が起こった場合は再精査が必要となることがあるため主治医に連絡するよう説明しておく．

❷薬物療法中は副作用に注意が必要（抗不安薬や抗うつ薬による抗コリン作用，抗不安薬や抗てんかん薬によるふらつき→転倒など）．

❸頭痛発作時頓用の鎮痛薬やトリプタン系薬は症状が軽症のうちに使用する方が有効であるが，発作前の予防投与はしない．長期連用による薬物乱用性頭痛の発症を避けるため頓用薬使用は月に10日以上にならないように管理することが重要．

※薬物乱用頭痛：頭痛の急性治療薬の乱用により生じた頭痛で以下の①，②，③を満たす場合に診断される．

①頭痛は1カ月に15日以上存在．

②1種類以上の急性期，対症的治療薬（トリプタン，エルゴタミン，鎮痛薬，オピオイド）を3カ月を超えて定期的に使用．

147

頭痛 (4)

症候

ⓐトリプタン，エルゴタミン，オピオイドまたは複合鎮痛薬は1カ月に10日以上使用．
ⓑ単一成分の鎮痛薬，あるいは単一では乱用に該当しないがエルゴタミン，トリプタン，オピオイドのいずれかの組み合わせで合計して1カ月に15日以上使用．
③頭痛は薬物乱用により発現したか，著明に悪化している．治療の原則はⓐ原因薬物の中止，ⓑ薬物中止後に起こる頭痛への対応，ⓒ予防薬の投与，であるが確立した治療法はない．

二次性頭痛が疑われ，頭部CTやMRI，髄液検査や眼圧測定などの検査が必要と考えられるとき．

(加藤なつ江)

文　献
1) 日本頭痛学会：慢性頭痛の診療ガイドライン．医学書院, 2013.
2) Olesen J, et al.：Cephalalgia 26：742-746. 2006.
3) 伊藤康男・他：日本臨床 75：945-949, 2017.

memo

胸　痛 (1)

ポイント

① 最も速やかに鑑別すべき胸痛は心血管疾患によるものであり，それらは嘔気，冷汗を伴うことがあり，問診，診察にて確認する．

② バイタルサインを確認しつつ，頸部，上腕，背部などへの放散痛の有無，胸痛発症時間，症状出現のきっかけ，圧痛の有無など胸痛の性状を聴取し，鑑別診断を進める（図1）．

問診・診察

① 胸痛はいつから，どのようなときにみられるのか．以前に同様の症状がなかったか，併存する症状はないか．

② 基礎疾患，既往歴の把握．喫煙歴，内服歴を確認する．

③ バイタルサイン（血圧，脈拍数，S_PO_2，呼吸回数）を評価する．少しでも不安定な指標があれば血管確保．

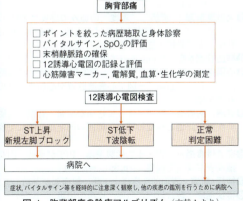

図1　胸背部痛の診療アルゴリズム（文献1より）

胸　痛 ⑵

❹胸部聴診による過剰心音や心雑音の有無，wheeze，crackles，呼吸音減弱の有無を確認する．

検査

❶往診時にも使用可能で有用な機器としては心電図，ポータブルエコーがある．

❷血行動態が不安定な場合は静脈路確保とともに血算，CPK，AST，LDH，電解質，BUN，Cre，トロポニンT，凝固系（APTT，PT，D-ダイマー），BNPの計測を行う．その他LDL-cho，中性脂肪，血糖，尿酸も評価．

診断

何よりも心血管疾患の新規発症を否定する．鑑別のポイントは以下のとおり．

❶狭心症，心筋梗塞（☞p.343）：ECGでのST変化（経時的変化の有無も重要），トロポニンTの測定．心エコー図での左室壁運動評価．放散痛のなかで両腕の疼痛（LR（＋）7.1）[2]

❷大動脈解離："突然"，"重度"の痛みの感度は80％以上．D-ダイマー上昇がなければ否定的．頸動脈，橈骨動脈，大腿動脈の脈拍の片側消失（LR（＋）5.7）[3]

❸肺血栓塞栓症：Wellsスコアシステムが有用（表1）．

❹心膜炎：疼痛の呼吸性変動．心膜摩擦音．ECGで広範囲ST上昇．心エコー図で心嚢液貯留や心筋炎合併の有無を確認．

❺気胸，胸膜炎：呼吸に伴って疼痛が増強．背景の基礎肺疾患の評価と病変の部位，範囲の同定は病院にて胸部Xp，CT．

❻逆流性食道炎，胃・十二指腸潰瘍：PPIが奏功．内視鏡検査で病変を観察．☞p.351，☞p.354

❼神経/筋痛：表面的な疼痛や圧痛．鎮痛薬が奏功．

❽帯状疱疹：数日以内に発赤，皮疹の出現．☞p.537

第 2 章 ≪症候≫

表 1 Well スコアシステム

＜Wells score for DVT＞	
・癌	+1
・麻痺あるいは最近のギプス装着	+1
・ベッド安静＞3日または手術後＜4週	+1
・深部静脈触診で疼痛	+1
・下肢全体の腫脹	+1
・下腿直径差＞3 cm	+1
・患肢の pitting edema	+1
・患肢の表面静脈拡張	+1
・診断が DVT らしくない	−2

0 点：低リスク，1～2：中等度リスク，
3 点以上：高リスク

＜Wells score for PE＞	
・以前に PE か DVT の既往	+1.5
・心拍＞100	+1.5
・最近の手術または固定	+1.5
・臨床的に DVT の症状がある	+3
・診断が PE らしい	+3
・喀血，血痰	+1
・癌	+1

0～1：低リスク，2～6：中等度リスク，
7 以上：高リスク
2 分法：4 点以上なら PE らしい

＊Wells スコア≦4 かつ D ダイマー検査陰性を判定基準とすれば，肺塞栓症の安全で効果的な除外が可能と考えられる．

memo

胸　痛 ⑶

病院紹介のタイミング

症候

❶冷汗，嘔気を伴う胸痛は速やかに紹介．
❷12誘導心電図に大きな異常所見がない場合でも，胸痛が完全に消失しないときは病院へ紹介して，経時的に検査を行う．

（四方典裕）

文　献
1) 日本内科学会：内科救急診療指針（2016）．2016．
2) Panju AA, et al.：JAMA 280：1256-63, 1998．
3) Von Kodolitsh Y, et al.：Arch Intern Med 160：2977-82, 2000．

腹　痛 (1)

ポイント

1 高齢者は自覚症状が乏しいか非典型的なことがあり，診断の参考になる随伴症状も乏しいことがある.

2 「問診の OPQRST」に沿って本人・介護者から手早く情報を集める. 既往歴の確認も必要.

3 在宅で対処可能な病態の代表が腸蠕動低下に伴う諸症状であるが，高齢者で頻度の高い急性冠症候群，悪性疾患による腸閉塞，ヘルニア嵌頓を見逃さない.

診断に際して

❶ 腹痛の性状「問診の OPQRST」

① O（Onset）：発症様式

② P（Palliative/provocative）：増悪・寛解因子

③ Q（Quality/quantity）：症状の性質・強さ

④ R（Region/radiation）：部位・放散痛の有無

⑤ S（Associated symptoms）：随伴症状

⑥ T（Time course）：時間経過

※可能な限り病歴から情報を集め，網羅的に捉える.

❷ 痛みの分類

腹痛は体性痛と内臓痛に大別される（**表 1**）

❸ 部位別に考慮すべき疾患（**図 1**）

❹ ハイリスクの腹痛患者の特徴（**表 2**）

❺ NG チューブなどのデバイスとの関連をチェック

① 尿道バルーンカテーテルの閉塞チェック.

② NG チューブや胃瘻チューブの dislocation や瘻孔周囲皮膚炎などのチェック.

❻ 排便回数減少を伴う場合

① 高齢者は腸蠕動が緩んでおり，亜イレウス状態での腹痛が少なくない.

② 鼠径・大腿ヘルニア嵌頓を見逃さないために，必ず鼠径部まで診る習慣をつける.

腹　痛 ⑵

表 1　体性痛と内臓痛の鑑別

症候

	体性痛	内臓痛
発生部位・原因	腹膜などに由来	臓器自体に由来
分布・局在	限局性で明瞭	鈍く曖昧な部位局在
痛みの性質	鋭い，刺すような痛み	鈍い，締め付けるような痛み
経過	持続傾向	間欠的に変化
増悪因子	咳，体動，急な振動	食事などの経口摂取
その他	一般に緊急性が高い	自律神経症状を伴う場合もある

検　査

❶在宅で可能な検体検査：血液検査では血算，生化学.

❷発熱・下痢を伴う場合は，各種検体の培養，便 CD トキシン.

❸腹部エコー検査：腹腔内液体の指摘，胆嚢壁肥厚・結石．水腎を伴う尿路結石などの陽性所見．腸閉塞での腸管のキーボードサインや腸重積のターゲットサイン.

処置・治療

❶デバイス関連であれば，その対処. ☞p. 665 胃瘻・腸瘻管理，p. 677 ストーマ管理，p. 702 尿道カテーテル管理

❷腸蠕動低下で宿便が原因と考えられれば，摘便やグリセリン浣腸などの処置.

浣腸剤：グリセリン

　グリセリン浣腸液　1 回 60 mL 浣腸

第2章 ≪症候≫

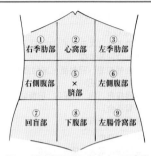

図1 腹痛部位別に考慮すべき疾患
(※以下の①〜⑨は図中の番号に対応)

①**右季肋部**:十二指腸潰瘍(穿孔),胆石・胆嚢炎(穿孔),肝膿瘍,尿路結石,腎盂腎炎,肺炎・胸膜炎,膵炎,腸重積
②**心窩部**:胃・十二指腸潰瘍(穿孔),急性胃腸炎,胆石・胆嚢炎,急性胃拡張,虫垂炎の初期,心筋梗塞,心膜炎,腹部大動脈瘤
③**左季肋部**:急性膵炎,胃穿孔,尿路結石,腎盂腎炎,心筋梗塞,肺炎・胸膜炎,脾梗塞
④**右側腹部**:尿路結石,腎盂腎炎,急性虫垂炎,大腸炎,卵巣嚢腫茎捻転
⑤**臍部**:腹部大動脈瘤,胃腸炎
⑥**左側腹部**:尿路結石,腎盂腎炎,大腸炎,虚血性腸炎
⑦**回盲部**:急性虫垂炎,鼠径・大腿ヘルニア嵌頓,急性腸炎,結腸憩室炎,尿路結石
⑧**下腹部**:卵巣嚢腫茎捻転,膀胱炎,精巣捻転
⑨**左腸骨窩部**:S状結腸軸捻転,急性腸炎,尿路結石,鼠径・大腿ヘルニア嵌頓
⑩**腹部全体**:消化管穿孔,急性腹膜炎,虫垂穿孔,胆嚢・胆道穿孔,急性膵炎,腸閉塞,上腸間膜動脈血栓症,腹部大動脈瘤破裂,急性腸炎,NOMI(非閉塞性腸管虚血)
⑪**部位不定**:腸閉塞,腹膜炎,急性腸炎,Henoch-Schönlein紫斑病

腹　痛 ⑶

表 2　ハイリスクの腹痛患者の特徴

病歴	65 歳以上 免疫不全（ステロイド内服） アルコール依存 心血管疾患（冠動脈・末梢血管疾患，心房細動，高血圧） 基礎疾患（癌，糖尿病，胆嚢結石症，憩室症，腎不全） 腹部手術の既往
痛みの特徴	突然の発症 発症時に最大の痛み（激痛） 発症 48 時間以内の体性痛
身体所見	腹部の筋強直，反跳痛（腹膜刺激徴候） ショック徴候

❸対症療法として，内臓痛が疑われる場合

鎮痙四級アンモニウム塩：ブチルスコポラミン臭化物

　ブスコパン錠（10 mg）1 回 1 錠　内 頓

　　※禁忌：消化管閉塞，緑内障，前立腺肥大症，重症筋無力症，重篤な心疾患，甲状腺機能亢進症

❹尿路結石など，体性痛が疑われる場合

アミノフェノール系解熱鎮痛薬：アセトアミノフェン

　カロナール錠（200 mg）1 回 1〜2 錠　内 頓

❺過酸症状や酸関連の痛みが疑われる場合

H₂受容体拮抗薬：ファモチジン

　ガスター錠（20 mg）　1 日 1 錠　内　夕食後or眠前

　　※高齢者では認知症増悪・せん妄のリスクあり．制酸薬

第2章　　　　　　　　　　　　　　　　≪症候≫

に効果があり，投与継続が必要な場合はPPIへの変更
も検討．

（寺田好孝）

文　献

1) 急性腹症診療ガイドライン出版委員会 編：急性腹症診療ガイドライン 2015. 医学書院，2015.
2) 篠田亮子・他：日本医事新報 No. 4795：22-29, 2016.
3) 日本老年医学会 編：高齢者の安全な薬物療法ガイドライン 2015. メジカルビュー社，2015.

memo

腰 痛 (1)

ポイント

❶ 腰痛の red flag sign を念頭において診察する. red flag sign がなければ 1 カ月間は画像診断不要.

❷ 腰仙椎およびその周囲の支持組織由来であるが, 下肢神経症状 (下肢放散痛, しびれ, 足関節底背屈筋力低下など) を伴わず, 重篤な脊椎疾患 (外傷, 感染, 腫瘍など) が除外されるものを非特異的腰痛といい, 腰痛の 80% 以上を占める.

❸ 急性の非特異的腰痛であれば, 対症療法を行いながら経過をみる. 90% の例が 1 カ月以内に軽快する.

❹ 慢性腰痛には必ずといってよいほど心理・社会的な要因が関与していることを念頭におく.

問診・診察

❶ 腰痛の red flag sign (表 1)

❷ 診察所見：バイタルサイン, 殿筋・下肢筋の萎縮, 脊柱の疼痛性側弯や前後屈制限, 腰背部の圧痛・叩打痛,

表 1　腰痛の red flags

- ・1 カ月以上続く腰痛
- ・夜間の安静時痛
- ・バイタルサインの異常
- ・馬尾神経圧迫症状 (排尿・排便の障害, 著しい下肢神経症状)
- ・癌の既往
- ・年齢 (50 歳は癌, 70 歳は圧迫骨折の頻度↑)
- ・原因不明の体重減少, 貧血, 栄養不良
- ・脊椎の叩打痛
- ・発熱
- ・細菌感染の既往
- ・外傷の既往
- ・ステロイド治療歴

第 2 章 ≪症候≫

褥瘡, 皮膚感染, 足背動脈拍動の触知, 深部腱反射, 徒手筋力テスト, SLR (straight leg raising) テスト, 知覚検査, 直腸診 (肛門括約筋の弛緩) など.

❸ **検査**：採血検査 (貧血, 炎症反応), 検尿 (潜血), 超音波検査 (腹部大動脈瘤の除外).

鑑 別 (図 1)

＜緊急性の高い腰痛＞

❶ 胸腰椎圧迫骨折 ☞ p.512 骨折

❷ 腰部脊柱管狭窄症：間欠性跛行などの馬尾症状が典型的. 下肢閉塞性動脈硬化症 (ASO) との鑑別を要する.

❸ 感染性脊椎炎：発熱を伴う著しい腰背部痛. 起炎菌は黄色ブドウ球菌が最多.

❹ 脊椎腫瘍：転移性脊椎腫瘍 (男性では肺癌, 前立腺癌, 腎癌, 女性では乳癌, 肺癌, 子宮癌に多い), 多発性骨髄腫など.

❺ 下肢神経症状をともなう脊椎疾患：腰椎椎間板ヘルニア (椎間板髄核の脱出により神経根が圧迫され, 坐骨神経痛を生じる. SLR テストで下肢放散痛が誘発される), 腰部脊柱管狭窄症 (間欠性跛行, 下肢痛, 排尿障害などの馬尾症状) など.

❻ 非脊椎疾患：循環器系疾患 (腹部大動脈瘤), 消化器系疾患 (消化管穿孔, 急性膵炎, 胆嚢炎, 胆管炎, 腸閉塞), 泌尿器科疾患, 婦人科疾患.

＜非特異的腰痛＞

❶ 急性腰痛症 (いわゆるぎっくり腰)：椎間板や椎間関節由来の疼痛と考えられている.

❷ 筋・筋膜性腰痛：慢性疲労性の腰痛. 傍脊柱筋に圧痛.

❸ 腰部変形性脊椎症：腰椎の退行性変化によるもの. 腰部の運動時痛. 腰痛のみで下肢症状を伴わなければ, 非特異的な腰痛に準じて経過をみる. 下肢神経症状があれば腰部脊柱管狭窄症を疑う.

腰　痛 (2)

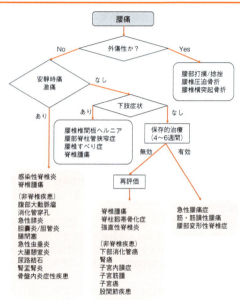

図 1　腰痛の鑑別

治療

❶外用薬：インドメタシン，ケトプロフェン，フェルビナクなど．
❷鎮痛薬：アセトアミノフェン（カロナール®），セレコキシブ（セレコックス®），ロキソプロフェン（ロキソニン®），ジクロフェナク（ボルタレン®）など．
※やむを得ず長期間使用する際には消化管潰瘍等の副作用

第2章　　　　　　　　　　　　　　　**≪症候≫**

に対する注意が必要.

❸**筋緊張・循環改善薬**：筋緊張が強い場合. 塩酸エペリゾン（ミオナール®）, アフロクアロン（アロフト®）など.

❹**漢方薬**：八味地黄丸, 牛車腎気丸, 当帰四逆加呉茱萸生姜湯など.

❺**腰椎コルセット**：腹腔内圧上昇による除痛効果を期待して軟性コルセットを処方する. ただし, 長期間使用による除痛効果の持続や, 腰痛再発予防の効果はあきらかではない.

❻**腰部トリガーポイントブロック**：傍脊柱筋部圧痛点に注射.

神経痛治療薬：サリチル酸ナトリウム・ジブカイン塩酸塩配合剤

ネオビタカイン注シリンジ（2 mL）1回1～2 A

（局注）

予防・指導

❶**安静**：急性期で痛みが激しい時期のみに限定するのが望ましい. 過度の安静は回復の妨げとなる. ADL維持のためにも, できるだけ通常どおりの生活を送るよう指導.

❷腰椎前彎を減らすような姿勢をとらせる.

❸体重のコントロール. 減量の指導.

❹重量物の運搬を避ける. どうしても持ち上げる必要があるときには, 上体を起こし, しゃがんで物を体軸に近づけて, 脚力で立つようにする.

❺軟らかいマットレスは腰が沈み, 腰椎前彎が強くなる. 普通の硬さのマットレスがよい.

❻体動時の軟性コルセット着用.

❼運動療法. 急性腰痛（4週未満）には効果がなく, 慢性腰痛（3カ月以上）に有効. 脊柱起立筋群や腹筋の筋力

腰　痛 ⑶

強化を目的に腰痛体操を指導（ただし運動の種類による効果の差はない）．

❽慢性腰痛の治療では，活動や運動を勧める認知行動療法が最も有効．

❾慢性腰痛の治療には，医療スタッフの積極的な対応（指導，共感，励まし）と信頼関係が重要．プラセボが有効な場合もある．

病院紹介のタイミング

❶red flag sign や下肢神経症状を伴う腰痛．

❷急性非特異的腰痛で，4〜6週間の保存的治療で改善しない場合．

❸慢性腰痛の背景に精神医学的問題（うつ病，不安障害，人格障害，認知症など）の存在が疑われれば専門医に相談．

（河原林正敏）

文　献

1) 菊地臣一：腰痛．医学書院，2003
2) Royal College of General Practitioners：Clinical Guidelines for the management of Acute Low Back Pain（2001）
3) COST B13 Working Group on Guidelines for Chronic Low Back Pain：European Guidelines for the management of chronic non-specific low back pain. Eur Spine J 15（Suppl2）：S192-S300, 2006.
4) 日本整形外科学会：腰痛診療ガイドライン2012．南江堂，2012．

歩行障害 ⑴

ポイント

❶ 歩行障害は転倒や外傷の主要な危険因子であるためその早期診断と対策は重要. 毎年76歳以上の8%が転倒に関連した重大な外傷を経験する.

❷ 在宅診療の場合, すでに何らかの歩行障害を生じている可能性が高いが, それでも新規に出現した機能低下などから新たな疾患の発見につながることもある.

❸ 介入可能な歩行障害 (薬剤性, 代謝性障害, 水頭症など) を見逃さない.

❹ 回復困難な歩行障害や立位保持障害と判断した場合はADLや本人・家族のQOLを考慮して長期的な視野にたった環境調整や利用可能資源にアプローチすることが重要. 訪問リハビリのオーダー, 介護保険の主治医意見書の記載および区分変更, 身体障害者申請書類作成も大切な在宅医の役目. ☞p.167 転倒, ☞p.512 骨折

問診・診察

❶ 障害の発症時期と進行様式 (例:段階的な進展や突然の進行→脳血管性疾患を示唆)

❷ 随伴症状 (例:尿意切迫や尿失禁→水頭症を示唆)

❸ 服薬歴, 飲酒歴, 梅毒の既往

❹ 詳細な身体的および神経学的診察による局在の同定. 疼痛が歩行障害の原因になっている場合は筋骨格系の診察を忘れない.

在宅で可能な検査

❶ 血算, 一般生化, 血糖, アンモニアなど

❷ 甲状腺機能やビタミン B_1, B_{12} などの代謝性因子

歩行障害の原因, 評価, 対応

❶ 高齢者の歩行障害の原因は多様で, 複数の要因を同時にもつ場合がある. 見極めのキーポイントは, 意識障害の有無, 全身性の病態の有無, 発症が急性であるか, 痛みの有無という点である.

歩行障害 (2)

❷病態の評価を行ううえで重要な症候と検査については図1を参照.

高齢者の歩行障害において頻度の高い疾患とその特徴

❶**脳血管障害後遺症**：脳血管障害に伴う片麻痺により，典型的には上肢屈曲回内位，下肢伸展位をとり，歩行パターンは「コンパス歩行」となることが多い．☞p. 459 脳血管障害（慢性期）

❷**腰部脊柱管狭窄症**：慢性の腰痛や間欠性跛行（数分の歩行で下肢のしびれや痛みが生じ，短い休息で軽快する）が特徴的（☞p. 158 腰痛）．同じく間欠性跛行をきたす下肢閉塞性動脈硬化症（ASO）との鑑別を忘れないこと．

❸**変形性関節症**：膝関節症，次いで股関節症が原因のなかで最多．痛みは安静時に少なく，加重時，運動時に強い．☞p. 516 関節疾患

❹**関節リウマチ**：上下肢の大・小関節が複数侵され，寛解増悪を繰り返し進行する．足指・足・膝関節の痛みや腫れが歩行障害の原因となる場合がある．☞p. 521 関節リウマチ

❺**パーキンソン病/症候群**：小刻み歩行，すくみ足，突進様歩行などが特徴的．固縮や振戦の存在などから総合的に判断する．疑ったらまずは薬剤性パーキンソニズムの除外を行う．☞p. 473 パーキンソン病

❻**サルコペニア**：加齢に伴う筋力低下および筋肉量の減少した状態を指す．サルコペニアによって転倒や虚弱などを呈し，機能障害と移動障害を起こす基盤となる．予防と改善には身体活動，特に抵抗運動の習慣化ならびに適切な栄養管理が重要である．☞p. 175

❼**運動器不安定症**（ロコモティブシンドローム）：「高齢化によりバランス能力および移動歩行能力の低下が生じ，閉じこもり，転倒リスクが高まった状態」と定義される．その機能評価基準は，運動機能低下をきたす

第2章 ≪症候≫

意識障害	意識障害度(JCS)とその経過、検体、一般生化学、アンモニア、血液ガス分析、脳MRI/CT、脳波、髄液検査など	服用薬物による可能性、既知のてんかん、起立性低血圧を除外	全身管理可能な施設に救急搬送
全身性の病態	呼吸状態、血圧、脈拍、口腔湿潤度、浮腫、検血、一般生化学、心電図、胸部X線像/CT、呼吸機能、血液ガス分析など		対症療法、高度の全身管理の必要があれば施設に送る
痛み	痛みの分布、関節の腫脹や可動域、運動による痛みの有無、検血、一般生化学、炎症反応、リウマチ関連因子、骨・軟骨・関節・脊椎のX線像・MRIなど	急性	整形外科施設に急送
		慢性	原則的に担当医が痛みをコントロール、必要に応じ整形外科、神経内科の意見を求める
急性運動麻痺	意識の障害度、膀胱直腸障害・感覚障害の有無、徒手筋力テスト、深部腱反射、検血、一般生化学、脳・脊髄背髄のMRI、髄液検査など		脳・脊髄血管障害、脊髄炎、筋炎、脊椎間板ヘルニアが疑われるときは脳外科・神経内科・整形外科施設に急送
慢性的筋力低下	長期の安静・下肢の固定の既往の有無、膀胱直腸障害・感覚障害の有無、筋萎縮の有無、深部腱反射、検血、一般生化学、脊椎の単純X線像・MRI、脳MRI、髄液検査、徒手筋力テスト、針筋電図、末梢神経伝導検査など	脳血管障害・脊髄脊椎疾患・骨折・筋疾患等の後遺症、軽抵性末梢神経障害、廃用症候群など	担当医、訪問看護・リハビリ・補助具により保存的に対応
		進行性の神経障害や運動ニューロン病の疑い	神経内科へ紹介
パーキンソン症候	服薬歴の確認、筋強剛(固縮)・振戦・巧緻運動障害・前傾姿勢・姿勢維持障害の有無、起立性低血圧の有無、徒手筋力テスト、深部腱反射、脳MRI、MIBG心筋シンチなど	パーキンソン病	ドーパ合剤を中心に治療
		薬剤性の可能性、それ以外のパーキンソン症候群(脳血管性、進行性核上性麻痺など)	神経内科の意見を求め、鑑別後、担当医、訪問看護・リハビリ・補助具により保存的に対応
平衡障害	聴力低下・耳鳴り・眼球運動異常・眼振の有無、四肢協調運動、脳MRI、耳鼻科的検査など	激しい急性の浮動感・回転性めまい、慢性硬膜下血腫	脳外科・神経内科・耳鼻科の施設に急いで紹介
		既診断のめまい、起立性低血圧、服用薬物によるもの	担当医が対症的に対応
		小脳失調	神経内科に紹介
その他	視聴覚障害による歩行恐怖、認知症によるとまどい、うつによる自発性の低下、意欲の低下、歩行安全が確保されない生活環境などの確認		視聴覚・精神症状・生活環境の確認、改善。必要に応じ眼科・耳鼻科・精神科の意見を求める

図1 歩行障害や動作緩慢の原因・評価・対応 (文献1より)

165

歩行障害 (3)

疾患をもち，(a) 日常生活自立度のランク J または A（要支援＋要介護 1, 2）であること，または (b) 運動機能で（①開眼片脚起立時間 15 秒未満，または② Timed up and go test で 11 秒以上）とされる．

治療

❶ 疾患特異的．薬剤性や代謝性障害，水頭症などの治療可能な病態を常に考慮して必要なら病院紹介をする．

❷ 歩行障害に伴う介護福祉サービスの追加変更を念頭におく．

❸ リハビリテーションの視点を忘れない．訪問リハビリなどの資源を活用する．

病院紹介のタイミング

基本的に「新規発症の歩行障害」または「もともとある歩行障害が急に増悪」した場合で原因が特定できない場合，また特定できても在宅治療が困難な場合は病院紹介のうえ精査加療の適応．

〈玉木千里〉

文献

1) 日本老年医学会：健康長寿診療ハンドブック．メジカルビュー社，2011．
2) UpToDate "Neurologic gait disorders of elderly people"

memo

転　倒 (1)

ポイント

❶ 転倒の疫学：65歳以上の市中に住む高齢者は毎年1/3以上，80歳以上なら半数に転倒経験がある[1]．転倒患者の20〜30%は重大な外傷（股関節骨折や頭部外傷など）を起こす[3,5]．☞p.512 骨折

❷ 転倒の最大のリスク因子は次の5つ．
①転倒の既往，②歩行・平衡障害，③筋力低下，④視力障害，⑤内服薬

❸ 転倒予防効果があるのは運動療法，白内障手術，内服薬を減らすこと，ビタミンDの投与（800 IU以上）．

❹ そのリスク因子は広範に及ぶため，転倒の既往のある患者に対し丁寧にリスク評価を行うことで，在宅医療でも十分介入可能な要因を見いだすことができるはず．

問診・診察

❶ 転倒のリスクファクターは**表1**のとおり．

❷ 包括的な転倒リスク評価は以下に基づく
　①転倒歴　　　　　　　②内服薬の確認
　③歩行，平衡，運動能力の評価　　④視力の評価
　⑤認知テストを含む神経学的検査　　⑥筋力
　⑦心血管系状態（心拍数，リズム，姿勢時低血圧）
　⑧足と履物の評価　　⑨環境評価　☞p.49

❸ 完全な神経学的診察にどれだけ意味があるかは不明だが，特に次の評価は有用．
　①起立性低血圧のチェック（5分以上の臥床後に起立させ1分後，3分後で血圧と心拍数を測定．20 mmHg以上の低下で陽性）
　②視力検査（転倒時に眼鏡をかけていたかも聞く）
　③聴力評価（第8脳神経障害は前庭神経障害と関連している可能性あり）
　④末梢神経障害の有無

転　倒 (2)

表 1　高齢者の転倒の原因

原因	平均（%）	幅
偶然，環境に関連した原因	31	1〜53
歩行および平衡障害と筋力低下	17	4〜39
浮遊性めまいと回転性めまい	13	0〜30
倒れ発作（数秒から数分で回復する立位や歩行時の突然の転倒）	9	0〜52
混乱	5	0〜14
姿勢性低血圧	3	0〜24
視力障害	2	0〜5
失神	0.3	0〜3
他の特定の原因	15	2〜39
不明	5	0〜21

※平均（%）は 3628 人の転倒例から計算，パーセントの幅は 12 の研究の報告．このカテゴリーは関節炎，急性疾患，薬剤，アルコール，疼痛，てんかん，ベッドからの転落を含む．
（Clin Geriatr Med 2002：18：146 より改変）

検　査

❶血算，血糖，BUN，Cre，ビタミン D
❷必要に応じてホルター心電図，心エコー図，レントゲン検査，頸動脈洞刺激試験（頸動脈マッサージして 3 秒以上の洞停止がないか確認する．ただし，事前に頸動脈血管雑音がないことを確認すること）

リスク評価ツール

　複数あるが，そのうちのいくつかを紹介する．セッティングに応じて使用されたい．

第2章　　　　　　　　　　　　　　≪症候≫

❶POMA（Performance Oriented Mobility Assessment）が国際的によく使われる．バランス（9質問），歩行（7質問）の評価で構成される．所要時間10〜15分．Perellらはカットオフ値10点で感度84%，特異度74%と報告している（**表2**）．

❷日本版なら簡易「転倒チェックシート」（鳥羽研二らによって開発）も使いやすい（**表3**）．7点以上ならば感度68%，特異度71%で将来の転倒を予測できる．

❸ "Timed Up and Go" テスト

肘掛椅子にゆったりと腰かけた状態から立ち上がり，3mの距離を歩き，折り返してから再び深く着座するまでの様子を観察し，その所要時間で評価する．Cut off 値の定説はないが，介護予防の観点からは11秒．

❹Functional reach test（**図1**）

予防治療

<転倒予防>

❶転倒予防のアルゴリズム（**図2**）

❷運動療法：運動療法には以下の6カテゴリーがあり，どれも転倒予防に貢献するが，特に平衡訓練を含んでいることが重要．太極拳は筋力および平衡訓練を含んでおり，AGSの転倒予防ガイドラインに加えられた．
①歩行，平衡訓練　②筋力訓練
③柔軟性訓練　　　④体操（太極拳やダンス）
⑤身体活動の推奨　⑥耐久性訓練

❸転倒リスクとなる薬剤の見直し（特に降圧薬，α遮断薬，抗うつ薬，硝酸薬，麻薬，抗ヒスタミン薬，抗けいれん薬，メトクロプラミド，抗パーキンソン病薬，ジギタリス製剤）．リスク薬剤の有無にかかわらず4剤以上の服用は転倒と相関．

❹ビタミンD_3の摂取：男女に関わらず血清25-ヒドロキシビタミンD<10 ng/mLは転倒のリスク因子．AGS

転　倒 ⑶

表 2　POMA（Performance Oriented Mobility Assessment）

〈バランススコア〉

最初に：被験者には適当な硬さで肘かけのない椅子で座ってもらう．その後テストを始める．

1. 座位バランス
   0点＝傾く，椅子から滑りそうになる
   1点＝安定，安全

2. 起立
   0点＝介助なしでは不可能
   1点＝腕を使って可能
   2点＝腕を使わず起立できる

3. 起立の試行
   0点＝介助なしでは不可能
   1点＝安定しているが，2回以上の試行で起立可能
   2点＝1回の試行で起立可能

4. 起立直後のバランス（起立後5秒間）
   0点＝不安定（反り返り，ステップ反応が起る，体幹の揺れ）
   1点＝安定するが，支持物が必要
   2点＝支持物と介助が不要で動作可能

5. 起立バランス
   0点＝不安定
   1点＝安定するが，内果間が10センチより広い足幅で支持物が必要となる
   2点＝狭い足幅で，支持なしでバランス保持できる

6. 姿勢反射
   （両足を最大限閉じた姿勢で，被験者は軽く検査者の胸骨を押す．）
   0点＝倒れかける
   1点＝反る，つかまる
   2点＝安定

7. 閉眼でのバランス（気を付けの姿勢で）
   0点＝不安定
   1点＝安定

〈歩行スコア〉

最初に：検査者は被験者と立ち，屋内の廊下などを使う
1回目はいつものペースで，2回目は危険のない範囲で早いペースで試験を行う（いつもの歩行補助具を使っても可）

10. 歩行開始
    （"スタート"から直後の歩行の様子）
    0点＝すくみ足，何度かスタートしようと試みる
    1点＝すくみ足はなし

11. 歩幅と足の高さ
    〈右足〉
    0点＝前に出した左足を越えない
    1点＝前に出した左足を越える
    ・・
    0点＝床から完全に上がらない
    1点＝床から完全に足が上がる

    〈左足〉
    0点＝前に出した右足を越えない
    1点＝前に出した右足を越える
    ・・
    0点＝床から完全に上がらない
    1点＝床から完全に足が上がる

12. 歩行の対象性
    0点＝左右の歩幅に差がみられる（概算）
    1点＝左右の歩幅が等しい

13. 歩行の連続性
    0点＝ステップ間に停止や不連続がある
    1点＝連続的なステップ

14. 歩行経路
    幅30cmの経路を3m以上歩いてもらい，1歩，経路から外れないか観察する．
    0点＝顕著な偏移
    1点＝軽度ないし中等度の偏移，または歩行補助具が必要
    2点＝歩行補助具なしで直線的な歩行ができる

（次頁につづく）

170

第 2 章 ≪症候≫

8. 360度方向転換
0点=不連続なステップ
1点=連続的
....
0点=不安定（つかまる，反る）
1点=安定

9. 着座動作
0点=危険（椅子との距離感の誤り，ドスンと落ちるように座る）
1点=腕を使う，動作にスムーズさを欠く
2点=安全でスムーズな着座動作

バランススコア　16点中○○点

15. 体幹
0点=顕著な動揺，または歩行補助具の使用
1点=動揺なし，しかし歩行中に膝折れ，背部痛，腕広げあり
2点=動揺なし，膝折れ，腕によるバランスの補助，歩行補助具の使用なし

16. 歩行時の歩幅
0点=かかとを広く離す
1点=歩行中かかとがほとんど接する

歩行スコア　12点中○○点

総合スコア　28点中○○点

（筆者訳）

表 3　簡易式の「転倒チェック」シート

☐	過去1年に転んだことがある	5点
☐	背中が丸くなってきた	2点
☐	歩く速度が遅くなってきたと思う	2点
☐	杖を使っている	2点
☐	毎日5種類以上の薬を飲んでいる	2点
	合計	点

※7点以上は「要注意」（日老医誌 2005：42：346-352 より）

やUSPSTF, AHRQのガイドラインでもリスク患者に対するビタミンDの補充は推奨されている.

※介入による相対リスク減少効果は0.1～0.2で，1日必要量は800 IU（20 µg）以上. ただし1日2000 IUを超えると有害.

※ビタミンDは魚類や卵黄，きのこ類に多く含まれ，これらを食す日本人は欧米人と比べてビタミンD不足になりにくかった. しかし近年の食品の欧米化に伴い，意識して摂らなければ不足する可能性がある. また，紫外線に

転　倒 ⑷

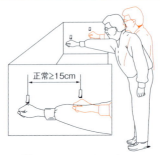

図 1　Functional reach test

肩峰の高さに合わせた yardstick（物差し）を床から水平に壁に固定する．楽な姿勢で靴や靴下をはかずに立ち，手はにぎり拳にして，一歩踏み出したりバランスを崩したりすることなく yardstick に沿って腕をできるだけ前方に伸展させる．その拳の移動距離を計測する．転倒のカットオフ値は 15 cm で感度 76％，特異度 34％．
(Fleming KC, et al：Practical Functional Assessment of Elderly Persons. Mayo Clinic Proceedings 1995)

当たらないとビタミン D の合成障害をきたすため，週に 2 回 5〜30 分程度の日照時間を確保する．
❺環境/補助具：屋内の安全対策，視力障害例には必要に応じて眼科紹介，杖などの補助具の適正使用，冬期は靴に滑り止めの着用．
❻作業療法士による 1 対 1 での転倒予防指導．
❼その他：頸動脈洞過敏にはペースメーカー，白内障手術，起立性低血圧には薬剤の調整，体液調節，弾性ストッキング，昇圧薬投与，足のケア．
❽認知症患者への転倒予防介入効果は不明．

＜転倒による合併症予防＞
❶ハイリスク患者にはヒッププロテクターの着用．

第2章 ≪症候≫

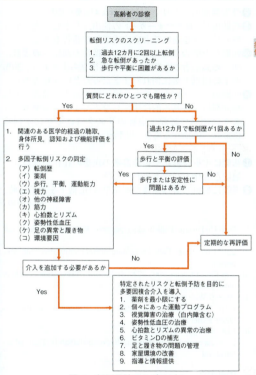

図2 転倒予防アルゴリズム

(American Geriatrics Society: The Prevention of Falls in Older Persons より改変)

転　倒 ⑤

❷骨粗鬆症のスクリーニング ☞p. 416 骨粗鬆症
❸補助用具（杖やウオーカー）の使用．しかしかえって転倒のリスクをあげるという逆説的な報告もある．
❹転倒した際のためのアラームの携帯や部屋への設置．80％の高齢者（90 歳以上）が転倒後立ち上がれず，30％が 1 時間以上床に倒れたままだったという報告あり．
❺転倒のリスクが高くても心房細動のある高齢者への抗凝固剤投与は基本的に中止しなくてよい．脳梗塞のリスクに比べて硬膜下血腫のリスクははるかに下回る（300 回/年転倒する場合と同等）[2]．

病院紹介のタイミング

❶基礎に中枢神経系や循環器系の疾患の存在が疑われ，適切な評価が必要と思われる時．
❷実際に転倒し管理困難な疼痛や ADL 低下を認める時．

（玉木千里）

文　献

1) 2018 UpToDate "Falls in older persons：Risk factors and patient evaluation"
2) 2018 UpToDate "Falls Prevention in community dwelling older persons"
3) Am Fam Phsician 2005；72：81-8, 93-4 "Prevention of falls in older patients"
4) AGS の Web ページ
　http://www.americangeriatrics.org "Prevention of Falls in Older Patients"
5) CDC の Web ページ
　http://www.cdc.gov/HomeandRecreationalSafety/Falls/adult-falls.html

✏️ **memo**

フレイル・サルコペニア (1)

ポイント

❶ フレイルの統一された評価基準は定まっていない．サルコペニアはフレイルの構成成分であり，フレイルはサルコペニアそのものより，より多面的で広い概念である（図1）．

❷ フレイルもサルコペニアも健康寿命を低下させる．

❸ 適切な運動，栄養，社会参加活動により，予防が可能であり，可逆的でもある．

フレイル・サルコペニアの疫学と診断の意義

❶ 日本人を対象としたShimadaらの研究では，地域在住高齢者におけるFriedの定義を用いたフレイルの頻度は11.3%（平均年齢71歳）（J Ame Med Dir Assoc 14：518, 2013）．

❷ 日本人を対象とした大規模調査では，サルコペニアの有病率は7.5%〜8.2%（Geriatr Gerontol Int 14：46, 2014, Osteoporos Int 28：189, 2017）．

❸ フレイルありの場合，ない場合と比べた相対危険度：3年後の転倒の発生（1.3倍），移動能力の悪化（1.5倍），初回入院（1.3倍），死亡（2.2倍）に上昇（J Gerontol A Biol Sci Med Sci 61：262, 2006）．

❹ 次の疾患を有する患者のフレイル合併の相対危険度：呼吸器疾患（1.78倍），心血管疾患（2.21倍），抑うつ症状（4.73倍），貧血（2.47倍）（J Gerontol A Biol Aci Med. Sci 65：407, 2010）．

❺ サルコペニアはQOLの低下，転倒やフレイルとなるリスクが高く，骨折のリスクが高いことが示されている（J Am Med Dir Asso 15：918, 2014 ほか複数論文あり）．

❻ 観察研究ではサルコペニアは身体機能低下，歩行速度低下，入院，死亡のリスクを高めた（J Am Med Dir Asso 16：247, 2015）．

❼ サルコペニアが嚥下関連筋群にも及ぶと摂食嚥下障害

フレイル・サルコペニア (2)

をきたす（☞p.261 摂食・嚥下障害）．サルコペニアの摂食嚥下障害の診断は後述するフローチャートが有用である．

問診・診察

❶定義（図1，表1）

①フレイル

加齢とともに心身の活力（運動機能や認知機能等）が低下し，複数の慢性疾患の併存などの影響もあり，生活機能が障害され，心身の脆弱性が出現した状態．一方で，適切な介入・支援により生活機能の維持向上が可能な状態像（厚生労働省研究班の報告書より）．

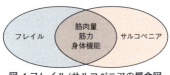

図1 フレイル/サルコペニアの概念図

表1 フレイル/サルコペニアの定義

	フレイル	サルコペニア
診断基準	フレイル CHS 基準 （フリードの基準）	AWGS*基準
要素	体重減少 主観的疲労感 筋力の低下 歩行速度の低下 日常生活活動量の減少	筋骨格量の減少 筋力の低下 歩行速度の低下

* AWGS：Asian Working Group for Sarcopenia（Chen LK, et al.：J Am Med Dir Assoc 2014）

第2章　　　　　　　　　　　　　　　　　　　≪症候≫

表2　フレイルの評価基準（国立長寿医療研究センター2016)[1]

評価項目	評価基準
1．体重減少	「6か月間で2〜3kg以上の（意図しない）体重減少がありましたか？」に「はい」と回答した場合
2．倦怠感	「(ここ2週間)わけもなく疲れたような感じがする」に「はい」と回答した場合
3．活動量	「軽い運動・体操（農作業も含む）を1週間に何日くらいしてますか？」及び「定期的な運動・スポーツ（農作業を含む）を1週間に何日くらいしてますか？」の2つの問いのいずれにも「運動・体操はしていない」と回答した場合
4．握力	利き手の測定で男性26kg未満，女性18kg未満の場合
5．通常歩行速度	（測定区間の前後に1mの助走路を設け，測定区間5mの時間を計測する）1m/秒未満の場合

上記の5つの項目のうち，3つ以上該当する場合はフレイル，1〜2つ該当する場合はプレフレイル．

②サルコペニア

　加齢や疾患により，筋肉量が減少することで，握力や下肢筋・体幹筋など全身の「筋力低下が起こること」，または「身体機能の低下が起こること」

❷診断

　①フレイルの評価基準（**表2**)[1]

　②フレイルの診断

　ポイントにも挙げたとおり，フレイルの統一された評価基準はない．フレイルは身体的，心理的，社会的側面

177

フレイル・サルコペニア ⑶

を含む概念のため，介護支援事業の生活機能評価と絡めてこれらを含む項目をチェックできる，基本チェックリストが使用されている（**表3**）[2]．

③フレイルチェック
※東京大学高齢社会総合研究機構の飯島勝矢教授によって考案された「簡易チェック」と「総合チェック」からなる PDF 資料などもあり（web よりダウンロード可）[3]．

④サルコペニアの診断（**図2**）

⑤サルコペニアの簡易診断（**図3**）
サルコペニアの診断には BIA 法や DXA 法などの機器による検査が必要だが，簡易基準では身長，体重，握力計，メジャー，ストップウォッチがあれば測定可能で，診断が比較的容易に行える．

⑥サルコペニアの摂食嚥下障害フローチャート（**図4**）

❸オーラルフレイル☞p. 183 COLUMN 口腔機能低下症とオーラルフレイル
※オーラルフレイルの概念についても近年日本歯科医師会から提唱されている[4]．ここでは割愛するが，こちらも高齢者の虚弱を防ぐ概念として重要であるので，参考にされたい．

在宅で可能な予防・治療

※具体的な指導方法については，参考 web[1,5]に図や写真つきで詳しく書かれているので，参考にされたい．

❶運動療法
運動に関しては有酸素運動もレジスタンス運動も筋肉量増加に効果があることが知られている．筋疲労を生じやすい高齢者においては，歩行などの有酸素運動に加えて，レジスタンス運動を週2〜3回組み合わせることにより栄養療法と組み合わせれば，3 カ月程度でも筋肉量の増加が期待できる．

（181 頁につづく）

第2章 ≪症候≫

表3 基本チェックリスト[2)]

No.	質問項目	
1	バスや電車で1人で外出していますか	
2	日用品の買物をしていますか	
3	預貯金の出し入れをしていますか	
4	友人の家を訪ねていますか	
5	家族や友人の相談にのっていますか	
6	階段を手すりや壁をつたわらずに昇っていますか	運動
7	椅子に座った状態から何もつかまらずに立ち上がっていますか	
8	15分位続けて歩いていますか	
9	この1年間に転んだことがありますか	
10	転倒に対する不安は大きいですか	
11	6ヵ月間で2～3kg以上の体重減少がありましたか	栄養
12	身長　　cm　　体重　　kg（BMI＝　　）（注）	
13	半年前に比べて固いものが食べにくくなりましたか	口腔
14	お茶や汁物等でむせることがありますか	
15	口の渇きが気になりますか	
16	週に1回以上は外出していますか	閉じこもり
17	昨年と比べて外出の回数が減っていますか	
18	周りの人から「いつも同じ事を聞く」などの物忘れがあると言われますか	認知症
19	自分で電話番号を調べて，電話をかけることをしていますか	
20	今日が何月何日かわからない時がありますか	
21	（ここ2週間）毎日の生活に充実感がない	うつ
22	（ここ2週間）これまで楽しんでやれていたことが楽しめなくなった	
23	（ここ2週間）以前は楽にできていたことが今ではおっくうに感じられる	
24	（ここ2週間）自分が役に立つ人間だと思えない	
25	（ここ2週間）わけもなく疲れたような感じがする	

（注）BMI（＝体重（kg）÷身長（m）÷身長（m））が18.5未満の場合に該当
　　とする．

※以下のAからDまでのいずれかに該当する場合に介護支
援事業の対象の候補となる．
　A：1から20までの項目のうち10項目以上に該当する者
　B：6から10までの5項目のうち3項目以上に該当する者
　C：11および12の2項目すべてに該当する者
　D：13から15までの3項目のうち2項目以上に該当する者

フレイル・サルコペニア (4)

症候

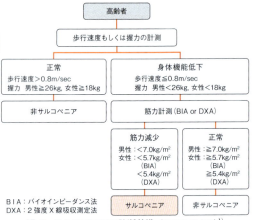

図 2 サルコペニアの診断基準（AWGSによる）[1]

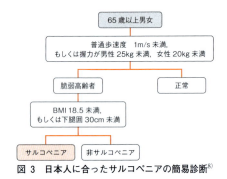

図 3 日本人に合ったサルコペニアの簡易診断[8]

第2章　　　　　　　　　　　　　　　　　　　　≪症候≫

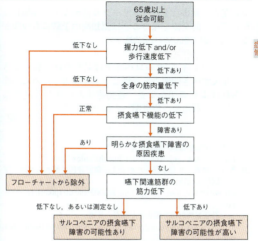

図 4　サルコペニアの摂食嚥下障害のフローチャート

❷栄養療法

ビタミンDの補充および高蛋白食が推奨される．日本人高齢者の平均蛋白質摂取量は0.8 g/kg日程度とされているが，サルコペニアがある場合には1.5 g/kg日程度の蛋白摂取が必要とされる．歯科的な問題や味覚の問題により通常の食事のみでは高蛋白の摂取が困難なケースでは，栄養補助食品の使用を検討する．☞p. 760

❸社会参加活動

高齢者は孤立のリスクが高く，うつなどの精神疾患の発症リスクが高い．就労や余暇活動，ボランティア活動などは，これらの精神疾患の予防線となる．また，日頃

フレイル・サルコペニア (5)

から友人と食事会をしたりサークル活動などに参加したりして社会的交流を保つことは認知症の予防にもつながる．☞p. 184 COLUMN 社会的処方

重度のフレイル/サルコペニアは見ただけで判別できる．介入すべき問題点を評価し，予後改善のために必要であればより適切な栄養，運動療法が可能な介護事業サービスの利用や医療機関への紹介も考慮する．

(玉木千里)

文献/web
1) 長寿科学振興財団：健康長寿ネット
   https://www.tyojyu.or.jp/net/byouki/index.html
2) 厚生労働省：介護予防のための生活機能評価に関するマニュアル PDF（改訂版）
   https://www.mhlw.go.jp/topics/2009/05/dl/tp0501-1c_0001.pdf
3) 長寿科学振興財団：栄養とからだの健康チェック
   https://www.tyojyu.or.jp/net/byouki/pdf/frailty-shindan-fig4.pdf
4) 日本歯科医師会：オーラルフレイル啓発活動
   https://www.jda.or.jp/enlightenment/oral/index.html
5) 国立長寿医療研究センター：健康長寿教室テキスト（PDF）
   http://www.ncgg.go.jp/cgss/organization/documents/20160630kennkoutyoujutext.pdf
6) 荒井秀典：日本老年医学会雑誌 51：497-501, 2014.
7) 日本サルコペニア・フレイル学会/国立長寿医療研究センター：サルコペニア診療ガイドライン 2017.
8) 下方浩史・他：日本老年医学会雑誌 49：195-198, 2012.

memo

第2章　　　　　　　　　　　　　　　　　≪症候≫

COLUMN
口腔機能低下症とオーラルフレイル

　2016年に日本老年歯科医学会学術委員会から「高齢期における口腔機能低下」の見解論文[1]が，そして2018年3月に日本歯科医学会から「口腔機能低下症に関する基本的な考え方」[2]についての取りまとめが報告された．

　これらによれば「オーラルフレイル」と「口腔機能低下」は，関連した概念ではあるが，それぞれ，地域保健・介護予防事業での啓蒙的に使われる用語，歯科診療の場面での学術的診断名として使われる病態としての用語として区別して使用するよう提唱している（図1）．

　口腔機能低下症の進行は，やがて摂食嚥下障害や咀嚼機能不全など経口摂取を著しく障害する状態に陥る危険をはらんでいること，そして口腔機能の低下は，栄養摂取バランスを阻害することでフレイルや全身機能の低下につながることから，栄養管理の一環としても重要である．口腔機能低下の症状や患者の特性に応じた口腔機能訓練の指導を行うことで，機能の維持・改善を図ることが推奨されている．

（玉木千里）

文献
1) 日本老年歯科医学会：高齢期における口腔機能低下 学会見解論文，2016年版，2016.
2) 日本歯科医学会：口腔機能低下症に関する基本的な考え方 平成30年3月

フレイル・サルコペニア (6)

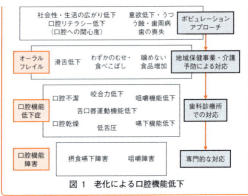

図1 老化による口腔機能低下

社会的処方——健康格差への処方箋[1]

<はじめに>

　社会・経済的因子や環境が，健康状態に大きな影響を及ぼし，これが健康格差を生じさせる原因となっていることが明らかになってきた昨今[2]，その場しのぎの医療ではなく，健康によくない社会・経済的状況への介入の必要性が高まっている．こうした背景のなか，健康の社会的決定要因（Social determinants of health：SDH）[3]への対応に目を向け，患者の非医療的ニーズについては地域における多様な活動やボランティア・グループなどの地域資源に橋渡しし，より患者が主体的に自立して生きていけるよう支援するとともに，ケアの持続可能性を高める仕組みとして，社会的処方（social prescribing）への関心が高まっている．社会的処方の基本理念は，「人間中心性」「エンパ

第2章 ≪症候≫

ワメント」「共創」の3点である.

<社会的処方の定義>

多様な記述が存在するが,おおむね以下に収斂 [4,5].

社会的処方とは——社会的・情緒的・実用的なニーズを持つ人々が,時にボランタリー・コミュニティセクターによって提供されるサービスを使いながら,自らの健康とウェルビーイングの改善につながる解決策を自ら見出すことを助けるため,総合医や直接ケアに携わる保険医療専門職が,患者をリンクワーカー(link worker)に紹介できるようにする手段である.患者はリンクワーカーとの面談を通じて,可能性を知り,個々に合う解決策をデザインする.すなわち自らの社会的処方をともに創り出していく.

<社会的処方の効果>

信頼性の高いエビデンスの蓄積が待たれるところだが,孤独や社会的孤立の改善,不安や抑うつの軽減,自己効力感の向上に加え,総合医による診療や救急の利用,病院への紹介の減少とコスト削減につながることが示唆されている [6].

<社会的処方の課題> [1]

①総合医などの保険医療専門職が社会的処方に関するニーズを十分認識できるかという点.

②各地域の文化・歴史・社会的文脈の中で育まれてきた「地域資源」と保険医療システムとの適切な関係性が問われる点.

③サービスデザインが地域により極めて多様なため,アウトカム指標が統一されていない,社会的処方プロジェクトの情報が国レベルで集約されていない,全国共通の持続的な財源などが確立されていない点.

フレイル・サルコペニア (7)

<おわりに>

上述のような課題を解決していくことは一筋縄にはいかないが，行政機関や医療従事者，そしてリンクワーカなどの地域のステークホルダーとの間で共創される多様なネットワークとプロジェクトによって，社会的処方の無限の可能性が引き出されることは考えるだけでワクワクする．エビデンスを構築するためのツール開発も日本老年学的評価研究（Japan Gerontological Evaluation Study：JAGES）[7]などの取り組みにより進んでいる．社会的処方の広がりと深化が，2025年問題を控えた健康格差社会への切り札となるかもしれない．

（玉木千里）

文 献

1) 井階友貴 編：患者と地域を救う新時代の処方箋．南山堂，pp.44-48.
2) Wiikinson R, et al.：Social determinants of health：The solid facts. WHO, 2003.
3) Gray AM：Int J Health Serv 12：349-380, 1982.
4) Dixon M, et al.：Report of the annual social prescribing network conference. Social Prescribing Network, London, 2016.
5) Polley MJ, et al.：Making Sense of Social Prescribing, Technical Report. University of Westminster, London, 2017.
6) Polley M, et al.：A review of the evidence assessing impact of social prescribing on healthcare demand and cost implications. University of Westminster, London, 2017.
7) 日本老年学的評価研究による介護予防政策サポートサイト http://www.yobou_bm.umin.jp/

memo

拘縮・強直，痙縮・固縮 (1)

ポイント

❶ 拘縮，強直，痙縮，固縮の発生メカニズムの違いを理解する．

❷ それらの予防・治療法を知り，在宅で可能な自己訓練指導や装具治療を指示する．その際は必要に応じて在宅リハビリテーションなどの資源との連携を考慮する．

❸ 痙縮についてはボツリヌス治療により在宅でも比較的低侵襲で大きな効果が期待できる．

定 義

❶拘縮（contracture）と強直（ankylosis）

　関節可動域（ROM）が自動・他動的に制限された状態をいう．拘縮は関節外の構成体（筋肉，人体，皮膚など）の主として結合織の短縮であり，強直は関節軟骨，関節包などの関節構成体自身の異常で生じる．いずれも神経麻痺や骨折後の不動，関節リウマチなどの炎症性疾患や痙縮による筋緊張の増加による関節運動の低下などが主たる原因．いずれも運動機能や日常生活動作（ADL）を低下させるだけでなく，疼痛の原因にもなる（**表1**）．

❷痙縮（spasticity）と固縮（rigidity）

　脳卒中，脳性麻痺，脊髄損傷，パーキンソン病などの中枢性疾患にみられる筋緊張の亢進した状態をいう．痙縮は伸張反射の閾値が低下した状態で，筋の他動伸張速度に応じて抵抗も増大する速度依存性が特徴．腱反射は亢進し，クローヌスが生じやすい．固縮では伸張反射の閾値が高く腱反射は低下し，歯車現象や鉛管現象がみられる．脳卒中や脊髄損傷などでは，痙縮と固縮が併存する痙固縮（rigidospasticity）を呈することが多い（**表2**）．

在宅での評価

❶ROM の測定：拘縮を生じている関節の自動運動と他動運動それぞれの角度を評価する．疼痛があればその角度も記載する．

拘縮・強直，痙縮・固縮 ②

表 1　拘縮と強直の鑑別

	拘縮	強直
原因	神経麻痺や骨折後の不動，関節リウマチなどの炎症性疾患，痙縮などの筋緊張の増加による関節運動の低下，異所性石灰化など	関節軟骨，関節包などの関節構成体自身の異常
障害部位	関節外の構成体（筋肉，人体，皮膚など）の結合識の短縮	関節軟骨，関節包などの関節構成体自身の異常
ROMによる症状の改善	＋	－

表 2　痙縮と固縮の鑑別 （文献 1 より）

	痙縮	固縮
伸張反射	相動性（phasic）閾値低い	持続性（tonic）閾値高い
腱反射	亢進	低下しているものが多い
クローヌス	＋	－
折りたたみナイフ現象	＋	－
鉛管様現象	－	＋
歯車様現象	－	＋
バビンスキー徴候	多くは＋	－

❷運動・ADLなどに対して拘縮がどのような阻害因子となっているかを評価する．

❸痙縮の（主観的）評価法としてmodified Ashworth scale（MAS）がよく用いられる（**表3**）．

第2章　　　　　　　　　　　　　　　　《症候》

表3　アシュワース尺度変法（文献1より）

0	筋緊張の増加なし
1	罹患部位を伸展や屈曲したとき，可動域の終わりに引っ掛かるような感じやわずかの抵抗感を呈する軽度の筋緊張の増加
1+	可動域の1/2以下の範囲で引っ掛かるような感じのあとわずかの抵抗感を呈する軽度の筋緊張の増加
2	緊張はより増加し可動域ほとんどを通して認められるが，罹患部位は容易に動かすことはできる
3	緊張の著しい増加で他動的に動かすことが困難
4	罹患部位は屈曲や伸展を行っても固く動きがない状態

④精神的不安，緊張，疲労，天候，炎症，感染症，褥瘡，疼痛，便秘などにより痙縮の程度が変わることを念頭に適宜，複数回評価する．

主に在宅で可能な治療とその他の治療

❶予防的・保存的療法

①ROM訓練：1日2回を原則として，全関節に実施する．疾患特性に応じて，拘縮を生じやすい関節は特に重点的に行う．特に持続伸張訓練は教育すれば患者・家族でも施行可能なため，リハビリと連携して具体的な指導を行う．

②物理療法：温熱療法，寒冷療法，電気刺激療法など

③装具療法：関節拘縮を生じやすい不良肢位を防止するために用いることがある．スプリント，持続伸張装具，痙縮抑制装具など．

④薬物療法：中枢性筋弛緩薬（エペリゾン塩酸塩，トルペリゾン塩酸塩，ジアゼパム，チザニジン塩酸塩，バクロフェンなど），末梢性筋弛緩薬（ダントロレン）．

⑤神経ブロック：フェノールブロック，ボツリヌス療法 ☞p.190 COLUMN ボツリヌス療法について

拘縮・強直，痙縮・固縮 ③

❷外科的治療法

保存的治療が無効な場合は，腱延長術，切腱術，関節形成術などの外科治療を考慮する．

❸その他

脊髄くも膜下腔へのバクロフェン持続注入療法など

病院紹介のタイミング

❶拘縮が重度で，ADL が高度に障害され，介護に支障をきたすようなとき．

❷ボツリヌス療法を考慮するとき．

(玉木千里)

文　献

1) 出江紳一・他編：リハビリテーション医学テキスト　改訂第 4 版. 南江堂，2016，pp32-33.

2) 千野直一（編）：現代リハビリテーション医学　改訂第 3 版. 金原出版，2009，pp133-137.

3) 木村彰男（編）：リハビリテーションレジデントマニュアル　第 3 版. 2010，pp236-224.

COLUMN

ボツリヌス療法について

1977 年に米国の Scott により A 型ボツリヌス毒素が初めて斜視に対して臨床応用されて以来，ボツリヌス毒素療法の研究と実績が重ねられ，1989 年に米国でアラガン社がボトックス®の承認取得．そして諸外国では斜視をはじめ眼瞼痙攣，片側顔面痙攣，痙性斜頸の治療にも広く用いられるようになった．

米国での承認から遅れること 7 年，1996 年に本邦で A 型ボツリヌス毒素製剤が眼瞼痙縮に初めて認可され，2000 年に片側顔面痙縮，2001 年に痙縮性斜頸，2009 年に小児脳性麻痺患者における下肢痙縮に伴う尖足，2010 年に上肢痙縮・下肢痙縮，2012 年に腋窩多汗症，2015

第2章　≪症候≫

年に斜視,そして2018年5月には痙攣性発声障害へと次々にその適応症が拡大された.脳卒中ガイドライン2015では,上下肢の痙縮の治療としてグレードAで推奨されている.

ボツリヌス療法は,痙縮を起こしている筋の筋腹に一定量を投与することで,通常注射2日後から筋肉の弛緩作用が表れ,その効果は1～2週間後をピークに通常3～4カ月程度持続する.さらに反復して投与することで,効果の持続時間延長も期待できる.副作用は主には筋弛緩作用自体に伴う麻痺であるが,呼吸に影響を及ぼす筋に打つのでなければ,時間とともに再び痙縮が戻ることを考えると,安全性の高い薬剤といえる.

インターネットセミナーの受講により,一般医でも施注が可能となる.初期はエコーガイド下で筋肉を同定しながら施注するのが確実であるが,緊張筋の把握が容易な場合はエコーガイドなしでも問題なく施注可能である.

在宅のフィールドには痙縮によりADL・QOLの低下に悩んでいる患者や介護に困っている家族が多く,潜在的なニーズにあふれている.多くの在宅医がこの治療方法を提供できることで多くの患者・家族に福音がもたらされるものと考える.

〔玉木千里〕

参考:ボトックス®の製品紹介ページ
　　　https://gskpro.com/ja-jp/products-info/botox/

memo

もの忘れ (1)

ポイント

❶ 認知症の診断は本人および家族へのインパクトが大きいゆえ，適確に診断できるよう自分なりの認知症診断戦略をもっておく．

❷ 効率のよいスクリーニングのためのツールを使い慣れる．

❸ 診断基準の照会を軽んじない．診断基準を満たさない記憶のみの障害は MCI（Mild cognitive impairment）の可能性を考慮して，定期的（1年に1回程度）に認知テストを実施し，その進行をモニターする．

❹ もの忘れをきたす他疾患（病態）の鑑別診断（**表1**）も念頭に診療を進める（treatable dementia を見逃さない）

※ここでは，認知能障害の評価と認知症の診断について言及し，その特異的治療については☞p. 465 認知症/BPSD

問診・診察

＜認知症の診断のポイント＞

❶ 代表的な認知症の診断基準には，ICD-10，NIA-AA（National institute on Aging-Alzheimer's Association workgroup）基準，DSM-5（**表2**）がある．

❷ 認知症は「獲得した複数の認知・精神機能が，意識障害によらないで日常生活や社会生活に支障をきたすほどに持続的に障害された状態」にまとめられる．

❸ 認知症で認められる主な認知機能障害（**表3**）

❹ 出来事記憶（いつ，どこでという内容を含む出来事の記憶）の障害を「健忘」と呼び，Alzheimer型認知症では，早期から出現することが多い．

＜認知症のスクリーニング＞

❶ 主なものは下記の3つ．

①MMSE（Mini-Mental State Examination）：国際的に最も広く用いられている．総得点30点，カットオフを23点以下としたとき，LR（＋）と LR（－）の中央値は

第2章　　　　　　　　　　　　　　　　　　《症候》

表 1　認知症や認知症様症状をきたす主な疾患・病態

1. **中枢神経変性疾患**
   Alzheimer 病
   前頭側頭型認知症
   Lewy 小体型認知症/Parkinson 病
   進行性核上性麻痺
   大脳皮質基底核変性症
   嗜銀性グレイン型認知症
   　辺縁系神経原線維型認知症
   その他

2. **血管性認知症（VaD）**
   多発梗塞性認知症
   特定部位の単一病変による VaD
   小血管病変性認知症
   低灌流性 VaD
   脳出血性 VaD
   慢性硬膜下血腫
   その他

3. **脳腫瘍**
   原発性脳腫瘍
   転移性脳腫瘍
   癌性髄膜炎

4. **正常圧水頭症**

5. **頭部外傷**

6. **無酸素あるいは低酸素脳症**

7. **神経感染症**
   急性ウイルス性脳炎（単純ヘルペス，日本脳炎等）
   HIV 感染症（AIDS）
   Creutzfeldt-Jakob 病
   進行麻痺（神経梅毒）
   その他
   急性化膿性髄膜炎

8. **臓器不全および関連疾患**
   腎不全，透析脳症
   肝不全，門脈肝静脈シャント
   慢性心不全

   慢性呼吸不全
   その他

9. **内分泌機能異常症および関連疾患**
   甲状腺機能低下症
   下垂体機能低下症
   副腎皮質機能低下症
   副甲状腺機能亢進または低下症
   Cushing 症候群（異所性 ACTH 産生腫瘍）
   反復性低血糖
   その他

10. **欠乏症疾患，中毒性疾患，代謝性疾患**
    慢性アルコール中毒（Wernicke-Korsakoff 症候群，ペラグラ，Marchiafava-Bignami 病，アルコール性）
    一酸化炭素中毒
    ビタミン B_{12} 欠乏，葉酸欠乏
    薬物中毒
    A）抗癌剤（5-FU，メトトレキサート，カルモフール，シタラビン等）
    B）向精神薬（ベンゾジアゼピン系，抗うつ薬，向精神病薬等）
    C）抗菌薬
    D）抗痙攣薬
    その他

11. **脱髄性疾患等の自己免疫性疾患**
    多発性硬化症
    Behçet 病
    Sjögren 症候群
    その他

12. **蓄積症**

13. **その他**

（文献 2 より改変）

もの忘れ ⑵

表 2　DSM-5 による認知症（DSM-5）の診断基準（2013 年）

A. 1 つ以上の認知領域（複雑性注意, 遂行機能, 学習および記憶, 言語, 知覚-運動, 社会的認知）において, 以前の行為水準から有意な認知の低下があるという証拠が以下に基づいている：

　①本人, 本人をよく知る情報提供者, または臨床家による, 有意な認知機能の低下があったという懸念, および

　②標準化された神経心理学的検査によって, それがなければ他の定量化された臨床的評価によって記録された, 実質的な認知行為の障害

B. 毎日の活動において, 認知欠損が自立を阻害する（すなわち, 最低限, 請求書を支払う, 内服薬を管理するなどの, 複雑な手段的日常生活動作に援助を必要とする）.

C. その認知欠損は, せん妄の状況でのみ起こるものではない.

D. その認知欠損は, 他の精神疾患によってうまく説明されない（例：うつ病, 統合失調症）.

（日本精神神経学会　日本語版用語監修：DSM-5 精神疾患の診断・統計マニュアル. 医学書院, 2014）

　それぞれ 6.3 と 0.19. ☞p. 747
②改訂長谷川式簡易知能評価スケール（HDS-R）：本邦で最もポピュラー. 総得点 30 点, カットオフ 20 点以下としたとき感度（0.93）特異度（0.86）. ☞p. 746
③軽度認知障害（MCI）を疑う場合には, MMSE より記憶の負荷が高く, 前頭葉機能の検査も含んでいる Montreal MoCA-J（Cognitive Assessment-Japanese version）による評価が推奨されている.

第 2 章　　　　　　　　　　　　　≪症候≫

表 3　認知症で認められる主な認知機能障害

認知機能	症状名		初期から発現しやすい認知症[*1]
全般性注意	全般性注意障害	必要な作業に注意を向けて，それを維持し，適宜選択，配分することができない．いろいろな作業でミスが増える．ぼんやりして反応が遅い．	各種　認知症
遂行機能	遂行機能障害	物事を段取りよく進められない．	前頭側頭葉変性症ほか
記憶	健忘	前向性健忘：発症後に起きた新たなことを覚えられない．逆向性健忘：発症前のことを思い出せない．	Alzheimer 型認知症 Lewy 小体型認知症 嗜銀顆粒性認知症
言語	失語	発話，理解，呼称，復唱，読み，書きの障害．	原発性進行性失語症（前頭側頭葉変性症，Alzheimer 型認知症）
	失書	書字の障害，文字想起困難や書き間違い．	各種　認知症
計算	失算	筆算，暗算ができない．	各種　認知症
視空間認知	構成障害	図の模写，手指の形の模倣などができない．	Alzheimer 型認知症 Lewy 小体型認知症
	地誌的失見当識	よく知っている場所で道に迷う．	Alzheimer 型認知症
	錯視，幻視	無意味な模様などを人や虫などに見間違える．実際はないものが見える．	Lewy 小体型認知症
行為	失行	肢節運動失行：細かい動きが拙劣で円滑な動きができない．観念運動性失行：バイバイなどのジェスチャーができない．観念性失行：使い慣れた道具をうまく使えない．	大脳皮質基底核変性症
社会的認知	脱抑制など	相手や周囲の状況を認識して，それに適した行動がとれない．	前頭側頭葉変性症

*1　原因疾患によらず進行とともに種々の認知機能障害が出現するので，初期に各認知機能障害が目立ちやすい認知症をあげた．

もの忘れ ③

❷ 情報提供者には次の8つの質問をする（AD8 dementia screening interview）．2つ以上満たせば感度93％，特異度46％で認知症[3]．

1. 判断に問題がある
2. 趣味や活動に興味をもたなくなった
3. 同じ質問，物語，発言を繰り返す
4. 道具や電気器具の使い方が覚えられない
5. 正しい年月日を忘れる
6. 金銭の計算ができない
7. 予約を忘れる
8. 一貫して考え，覚えることに問題がある

❸ 認知症のリスクファクター

年齢，家族歴，アポリポプロテインE4ジェノタイプ，併存する心血管疾患，教育水準の低さ．

❹ せん妄，うつを除外する（表4，5）

❺ 認知機能低下を誘発しやすい薬剤のチェック（表6）

とくに抗コリン薬，抗コリン作用をきたす薬剤は記銘力や注意力障害，せん妄を誘導することが知られ，その総抗コリン負荷（total anticholinergic load）が重要で，Anticholinergic Risk Scale（表7）を考慮する．

❻ 認知症診断のフローチャート ☞p.199

在宅で可能な検査

血液一般，赤沈，一般生化学（肝機能，腎機能，電解質，など），血糖，アンモニア，甲状腺ホルモン，ビタミンB_1，B_{12}，葉酸，梅毒血清反応など

病院紹介のタイミング

❶ 急な認知症症状の進行（硬膜下血腫などを示唆）を認める場合．

❷ そのほか随伴症状などから脳の器質疾患を疑う場合は，本人・家族のニーズに応じてCTやMRIなどを考慮．

（玉木千里）

第2章　　　　　　　　　　　　　　　　**≪症候≫**

表4　せん妄と Alzheimer 型認知症の鑑別（文献2より）

	せん妄	Alzheimer 型認知症
発症様式	急激（数時間～数日）	潜在性（数か月～数年）
経過と持続	動揺性，短時日	慢性進行性，長時間
初期症状	注意集中困難，意識障害	記憶障害
注意力	障害される	通常正常である
覚醒水準	動揺する	正常
誘因	多い	少ない

表5　うつ病（偽性認知症）と Alzheimer 型認知症の鑑別（文献2より）

	うつ病（偽性認知症）	Alzheimer 型認知症
発症様式	急性	緩徐で潜在性
経過と持続	比較的短期，動揺性	長期，進行性
自覚症状	存在する（能力の低下を慨嘆）	欠如することが多い（能力の低下を隠す）
身体症状	摂食障害，睡眠障害など	なし

表6　認知症機能低下を誘発しやすい薬剤（文献2より）

向精神薬	向精神薬以外の薬剤
抗精神病薬 睡眠薬・鎮痛薬 抗うつ薬	抗 Parkinson 病薬，抗てんかん薬 循環器病薬（降圧薬，抗不整脈薬，利尿薬，ジギタリス） 鎮痛薬（オピオイド，NSAIDs） 副腎皮質ステロイド 抗菌薬，抗ウイルス薬，抗腫瘍薬 泌尿器病薬（過活動膀胱治療薬） 消化器病薬（H_2受容体拮抗薬，抗コリン薬） 抗喘息薬，抗アレルギー薬（抗ヒスタミン薬）

もの忘れ ⑷

表 7　Anticholinergic Risk Scale（ARS）

3点	2点	1点
アミトリプチン	アマンタジン	エンタカポン
アトロピン製剤	オランザピン	カルビドパ-レボドパ
イミプラミン	シメチジン	クエチアピン
オキシブチニン	セチリジン	セレギリン
クロルフェニラミン	トリプロリジン	トラゾドン
クロルプロマジン	トルテロジン	ハロペリドール
シプロヘプタジン	ノルトリプチリン	パロキセチン
ジサイクロミン	バクロフェン	プラミペキソール
ジフェンヒドラミン	プロクロルペラジン	ミルタザピン
チオリダジン	ロペラミド	メトカルバモール
チザニジン	ロラタジン	メトクロプラミド
トリフロペラジン		ラニチジン
ヒドロキシジン		リスペリドン
ヒヨスチアミン製剤		
フルフェナジン		
プロメタジン		
ペルフェナジン		
メクリジン		

（Arch Intern Med 168：508-513, 2008 より）

＊ARS の点数と抗コリン作用による副作用の数は相関する．ARS が 3 点以上のとき，70％以上の患者が 2 個以上の抗コリン作用による副作用を報告している．

文　献

1)　「認知症を知り，認知症と生きる e-65.net」一般の人向けに認知症について丁寧に説明されている．チェックリストが利用可．
http://www.e-65.net/
2)　日本神経学会：認知症疾患治療ガイドライン 2017
http://www.neurology-jp.org/guidelinem/nintisyo_2017.html
3)　UpToDate "Evaluation of cognitive impairment and dementia"

第2章　　　　　　　　　　　　　　　　　　　≪症候≫

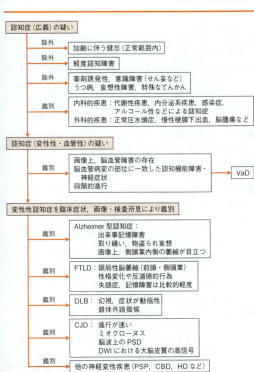

図1 認知症診断のフローチャート（文献2より）
VaD：血管性認知症，FTLD：前頭側頭葉変性症，DLB：レビー小体型認知症，CJD：クロイツフェルト・ヤコブ病，PSD：周期性同期性放電，DWI：拡散強調画像，PSP：進行性核上性麻痺，CBD：大脳皮質基底核変性症，HD：ハンチントン病

意識障害 (1)

ポイント

❶ 意識レベルの低下という旨の往診依頼であっても呼吸停止/心停止のことがある. まずは呼吸循環の確認を.

❷ 在宅医として情報を確認し, 蘇生処置や緊急の病院搬送の対象であるかを検討する.

❸ 意識障害の緊急対応・処置を行い, 改善が見られた場合も継続的な観察や対応が必要なことを忘れない.

チェックリスト ☞『当直医マニュアル』

❶ 呼吸・循環の確認, バイタルチェック. 診察では神経学的所見や外傷の有無も重要.

❷ 意識レベルの評価. まず, JCS と GCS の両方を評価する (**表1, 2**).

❸ 意識障害の原因は無数と言ってよいほどある. 代表的な鑑別疾患として AIUEOTIPS を示す (**表3**).

※鑑別疾患を想起しながら意識障害の詳細 (下記) を確認.

※高齢者では肺炎などの感染症で意識障害が前面に現れることがあることにも留意.

※高 Ca 血症は, Vit.D 製剤などの処方を受けている高齢者が多いという背景に加え, 血液検査で Ca 値を測定しない, アルブミンによる補正 Ca 値を用いていないなどで見逃しが生じやすいので注意.

❸ 意識障害の詳細の確認

　①平素の意識レベルとどのように違うのか. 認知症の高齢者ではとくに重要. ☞ p.213 せん妄

　②意識障害の継時的変化

　　・変化の速度は日の単位か時間の単位か (最終未発症確認時間を起点に)

　　・発見後の変化 (増悪/不変/寛解/消失 (回復))

　③随伴症状や合併症

　④意識障害のエピソード (初回, 繰り返し起こるなど)

❹ 処方内容と実際の服薬状況の確認は非常に重要

第2章　　　　　　　　　　　　　　　≪症候≫

表1　Japan Coma Scale（JCS）

Grade Ⅰ　刺激しないでも覚醒している

　　1：一見，意識清明のようではあるが，今一つどこか
　　　　ぼんやりしていて，意識清明とはいえない
　　2：見当識障害（時，場所，人がわからない）がある
　　3：名前，生年月日が言えない

Grade Ⅱ　刺激で覚醒する

　10：普通の呼びかけで容易に開眼する
　20：大きな声または体をゆさぶることにより開眼する
　30：痛み刺激を加えつつ，呼びかけを繰り返すとかろ
　　　うじて開眼する

Grade Ⅲ　刺激をしても覚醒しない

　100：痛み刺激をはらいのけるような動作をする
　200：痛み刺激で少し手足を動かしたり，顔をしかめ
　　　　たりする
　300：痛み刺激に反応しない

注）R：restlessness（不穏状態），I：incontinence（失禁），
　　A：akinetic mutism（無動性無言），apallic state（失外
　　套症候群）を付記する．
　　記載方法は，たとえば100-I, 20-RI などとする．

①在宅医療以外に，「前回入院した病院で処方された
　内服も続けている」など思わぬ内服薬はないか．
②高齢者ではとくに多剤内服での相互作用が問題とな
　る．☞p. 60 在宅服薬管理（ポリファーマシーを含む）
③「いつもと同じ処方」でも意識障害の原因となること
　がある．
（※例1：腎機能が低下してきた糖尿病患者では「いつもと
同じ」インスリン量が過剰となる．例2：睡眠導入薬を従来は
家族が「様子をみながら使用していた」ところ，夜間のヘル
パーを導入し「処方通りに毎日」内服するようになったなど）

201

意識障害 (2)

表 2　Glasgow Coma Scale (GCS)

E：開眼 (eye opening)
　　自発的に開眼する　　　　　　　　　　　　　　　　E4
　　呼びかけで開眼する　　　　　　　　　　　　　　　E3
　　痛み刺激を与えると開眼する　　　　　　　　　　　E2
　　開眼しない　　　　　　　　　　　　　　　　　　　E1

V：言語反応 (verbal response)
　　見当識の保たれた会話　　　　　　　　　　　　　　V5
　　会話に混乱がある　　　　　　　　　　　　　　　　V4
　　混乱した単語のみ　　　　　　　　　　　　　　　　V3
　　理解不能の音声のみ　　　　　　　　　　　　　　　V2
　　なし　　　　　　　　　　　　　　　　　　　　　　V1

M：運動反応 (best motor response)
　　命令に従う　　　　　　　　　　　　　　　　　　　M6
　　合目的な運動をする　　　　　　　　　　　　　　　M5
　　逃避反応としての運動　　　　　　　　　　　　　　M4
　　異常な屈曲反応（除皮質姿勢）　　　　　　　　　　M3
　　伸展反応（除脳姿勢）　　　　　　　　　　　　　　M2
　　全く動かない　　　　　　　　　　　　　　　　　　M1

　　　　　　　　　　　　　　　　　　　　　合計（正常）15

※開眼，言語反応，運動反応の3項目について点数化し，
　E3V5M4のように表現し，その合計点数で評価する.
※15点満点（正常），最低点は3点（深昏睡）. 一般に8点
　以下を重症として取り扱う.
※挿管などで発声できない場合はVTと表記し，1点として
　扱う.

　　④抗血栓療法を受けている患者では「畳の上で滑った」
　　程度の外傷でも頭蓋内出血を考慮する.
❺在宅医が平素の診察からは予期できない意識障害は積
　極的に原因検索を行うべきである. この際に虐待や事
　故も考慮する. ☞p. 567 高齢者虐待

第2章　　　　　　　　　　　　　　　≪症候≫

表3　意識障害の鑑別診断の例：AIUEOTIPS

A	alcohol	急性アルコール中毒〔ビタミンB_1欠乏症（Wernike 脳症）〕
I	insulin (hypo/hyper-glycemia)	低血糖，糖尿高ケトアシドーシス
U	uremia	尿毒症急性腎不全
E	encephalopathy	肝性脳症，肝不全，高血圧性脳症，高血圧緊急症，脳炎髄膜症，ヘルペス脳炎
E	endocrinopathy	甲状腺クリーゼ（甲状腺機能亢進症），粘液水腫（甲状腺機能低下症），副甲状腺クリーゼ（副甲状腺機能亢進症），副腎クリーゼ（急性副腎不全）
E	electrolytes (hypo/hyper-Na, K, Ca, Mg)	低または高 Na，K，Ca，Mg 血症
O	opiate or oter overdose	薬物中毒
O	hypoxia, hypercapnia, CO intoxication	低酸素血症（肺炎，気管支喘息，気胸，心不全，心疾患，肺血栓塞栓症，肺挫傷など），CO_2ナルコーシス，CO 中毒，呼吸不全
T	trauma	脳挫傷，急性硬膜下・硬膜外血腫，慢性硬膜下血腫，クモ膜下出血など
T	temperature (hypo/hyper-thermia)	偶発性低体温症，悪性症候群，熱中症
I	infection (CNS, sepsis, pulmonary)	髄膜脳炎，脳膿瘍，敗血症，呼吸器感染症など
P	psychogenic	精神疾患，過換気症候群
S	shock	各種ショック
S	seizure (epilepsy)	てんかん，痙攣
S	stroke (CVD)	脳梗塞，脳出血，クモ膜下出血などの脳血管障害
S	sleep	眠っているだけ（高齢者の昼夜逆転など）

意識障害 (3)

対応

❶家族・医療者の二次災害と，患者状態の増悪を避ける
ため，診察環境の安全を優先する．換気や患者の診察
場所の移動，汚染した衣類の除去などで安全確保する．
（※例：暖房器具の不適切な使用などでの一酸化炭素中毒，
誤飲した揮発性の溶剤などがこぼれている，熱中症を生じ
た現場など）

❷心肺停止・ショックでは適応がある患者では救急の処
置（BLS，細胞外液輸液など）を行いながら救急要請し
直ちに病院搬送（在宅医も救急車に同乗することが望まし
い）．☞p.6 在宅医療導入準備

❸低血糖への対応も在宅で迅速に開始するべき．
　※ブドウ糖投与などで血糖が回復しても再度低血糖になら
　　ないか継続観察が必要である．☞p.444 糖尿病/低血糖
　※脳血管疾患を疑う場合もまず低血糖の否定は必要．
　☞p.452 脳血管障害（急性期）

❹意識障害の改善がみられた後も，継続観察の項目，次
回診察のタイミング，内服や食事の変更が必要かなど
を検討し患者・家族とも共有する．

病院紹介のタイミング

❶心肺停止・ショックで救命処置の適応となる場合（上
記「対応」❶）．
　※以下のような場合はとくに患者家族と話し合い病院受診
　　を勧めるのがよい．

❷意識障害が頻回で，患者家族の在宅医療や介護に支障
をきたしている，常用薬のコントロールなどが有効と
考えられる場合など．

❸在宅医として患者の原疾患の経過で予期できない意識
障害（家人が誤って経口血糖降下薬やインスリン，睡眠導
入剤を多量に患者に与えた，認知症患者が殺虫剤を誤飲し
た，など）．

第2章　　≪症候≫

❹意識障害が水分・電解質・血糖管理や拮抗薬の使用などで回復が見込まれる場合.

❺これまでの話し合いでは病院紹介の希望がなくても, 患者家族が病態の変化を許容できず, 病院紹介を改めて希望する場合.

（奥永　綾）

文　献
1) 日本臨床救急医学会監修：PCECコースガイドブック2016. へるす出版, 2015.

失　神 (1)

症候

ポイント

❶ 失神とは全身の脱力を伴う一過性の意識消失発作であり，多くは数秒から数分以内に自然に回復する．

❷ 血管迷走神経反射を含む神経調節性失神と起立性低血圧が最多だが，原因不明も多い（表1）．

❸ 高齢者では突然死につながる心臓性失神が増加する．また失神は転倒の原因ともなるので原因検索と再発予防が重要．

❹ 椎骨脳底動脈系の一過性脳虚血発作（TIA）では失神を起こしうるが，失神のみは稀で脳神経症状を伴う．

定　義

❶ 失神とは大脳半球の低灌流を原因とする，突然発症で持続時間が短く，自然に完全回復する一過性意識消失のこと．

❷ 一過性意識消失（Transient loss of consciousness：TLOC）とは，無意識となっている時間の健忘症，異常な運動制御，応答性の欠如，それらの持続時間が短いことを特徴とする，明らかな意識消失のこと．

問診・診察

❶ 問診：診察時既に回復していることがほとんどで問診が重要（表2）．

①発症前の状況，発症時の状態等を詳しく聴取．

②服薬状況：糖尿病治療薬，降圧薬，向精神病薬など．

③既往歴：心疾患や神経疾患，糖尿病など．

❷ 診察：血圧と脈拍は臥位と立位で測定．血圧左右差，貧血の有無（＋なら直腸指診も），不整脈や心雑音の有無，神経学的所見の有無．

検　査

スクリーニングとして心電図，血液ガス分析，血液検査（血算，血糖，電解質，肝・腎機能，アンモニア，CPK，CRP，D-ダイマー等）．

第2章 《症候》

表1 失神の原因疾患

1 **神経調節性失神**
  ① 血管迷走神経反射
  ② 状況性失神：咳，排尿，排便，嚥下，内臓由来の痛み
  ③ 頸動脈洞過敏症
  ④ 舌咽神経痛・三叉神経痛
2 **起立性低血圧**
  ① 自律神経障害
   ・中枢性自律神経障害：パーキンソン病，多系統萎縮症
   ・末梢性自律神経障害：ニューロパチー（糖尿病性，アルコール性，癌性，アミロイドーシス）
   ・薬物の副作用：降圧薬，向精神薬，抗うつ薬，ドパミン作動薬
  ② 循環血液量減少：脱水，貧血，利尿薬
3 **心臓性失神**
  ① 不整脈によるもの：洞不全症候群，心室頻拍
  ② 器質的心疾患や肺疾患：心臓弁膜症（大動脈弁狭窄症，増幅弁狭窄症），急性心筋梗塞，肥大型心筋症，心房粘液腫，肺血栓塞栓症，急性大動脈解離，心タンポナーデ，肺高血圧症
4 **脳血管性**：鎖骨下動脈盗血症候群

※アンモニアは採血後直ちに検査しなければならないため，在宅では工夫必要.

診 断 （図1）

在宅の場では診断が必ずしも容易ではない．不確定の場合はリスク評価を行い，患者背景を加味して病院へ紹介すべきか検討.

治 療

❶発作時には安全な場所で臥位をとらせ，必要に応じ下肢をやや挙上する.

❷再発予防は原因による．薬物によるものは減量中止ま

失　神 (2)

表 2　病歴チェックリスト（文献 2 より）

症候		心原性失神を示唆	反射性失神を示唆	その他
失神発生時	体　位	□ 仰臥位	□ 立位または座位	
	活　動	□ 運動中	□ 首の回旋や圧迫	
			□ 運動直後	
			□ 排尿中または直後	
			□ 排便中または直後	
			□ 咳嗽中，嚥下直後	
	環　境		□ 医療処置中	
			□ 精神的緊張	
			□ 痛み	
			□ 混雑した環境	
			□ 長時間の立位	
			□ 暑苦しい環境	
失神前後の症状		□ 胸痛・背部痛	□ 体の暑くなる感じ	□ 頭痛
		□ 動悸	□ 発汗	
		□ 呼吸困難	□ 悪心	
		□ 前駆症状なし	□ 腹痛	
既往歴		□ うっ血性心不全		□ 糖尿病
		□ 心室性不整脈		□ 神経疾患
		□ 虚血性心疾患		□ てんかん
		□ その他の心疾患		□ 精神疾患
		□ 抗不整脈薬内服		
家族歴		□ 心臓突然死		
		□ 遺伝的不整脈疾患		

たは変更する．状況失神では特定の誘因を避ける指導を行う．不整脈によるものはペースメーカ植え込みや薬物療法を行う．失神を伴う弁膜症は可能なら手術を考慮する．

第 2 章   ≪症候≫

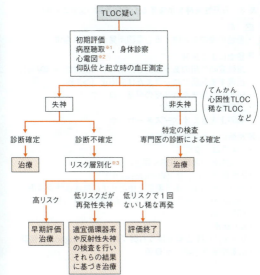

図 1　失神患者診療のフローチャート
※1 病歴チェックリスト（表2）
※2 心原性失神を示唆する心電図異常（表3）
※3 リスク層別化のための高リスク因子（表4）

起立性低血圧の薬物療法は以下のいずれか．

カテコラミン系昇圧薬：ミドドリン塩酸塩
メトリジン錠（2 mg）　1回1錠　1日2回　㋑　食後

209

失 神 (3)

表 3　心原性失神を示唆する心電図異常（文献 2 より）

虚 血
・急性の虚血を示唆する心電図所見が失神に合併

不整脈による失神
・陰性変時作用のある薬剤を使用せずに洞徐脈（<40/分），反復する洞房ブロックまたは洞停止（>3 秒）
・MobitzⅡ型または 3 度の房室ブロック
・上室または心室頻拍
・心停止をきたすペースメーカ不全

不整脈による失神の可能性
・2 束ブロック
・心室内伝導遅延（QRS 幅≧0.12 秒）
・2 度房室ブロック（Wenckebach 型）
・陰性変時作用のある薬剤を使用せずに無症候性洞徐脈（<50/分），洞房ブロックまたは洞停止（<3 秒）
・期外収縮
・QT 延長
・V_1～V_3 の ST 上昇を伴う右脚ブロック（Brugada 症候群）
・心筋梗塞を示唆する Q 波

カテコラミン系昇圧薬：アメジニウムメチル塩酸塩

リズミック錠（10 mg）1 回 1 錠　1 日 2 回　ⓝ
朝・夕食後

予防・指導

❶ 誘因を避ける指導を行う（例：排尿を立って行わない，水分補給をする等）.

❷ 眼前暗黒感，悪心など前兆が出現したらすぐにしゃがむ，臥位になるなど防御姿勢をとり失神，転倒を防ぐよう指導.

❸ 起立性低血圧の場合は急に立ち上がらない（一度椅子に座ってから立つ），弾性ストッキング着用などを指導.

第2章　　　　　　　　　　　　　　　≪症候≫

表4　リスク層別化のためのリスク因子（文献2より）

①年齢
　・65歳以上
②既往歴（表2参照）
　・心疾患
　　　うっ血性心不全，心室性不整脈，虚血性心疾患，中等
　　　症以上の弁膜疾患
③家族歴（表2参照）
　・心臓突然死または遺伝性不整脈疾患
④症状（表2参照）
　　胸痛・背部痛，突発する頭痛，呼吸困難，失神の前駆症
　　状なし
⑤バイタルサインと身体診察
　・15分以上持続するバイタルサインの異常
　　　呼吸数＞24/分
　　　心拍数＞100/分，または＜50/分
　　　収縮期血圧＜90 mmHg，または＞160 mmHg
　　　SpO_2＜90％
　・異常心音や肺野のラ音，神経学的異常，治療を要する外
　　傷
⑥12誘導心電図：異常（表3参照）
⑦その他の検査（検査の必要性を判断して施行する）
　・血液検査：ヘマトクリット＜30％，BNP＞300 pg/mL，
　　心筋特異的トロポニン陽性，D-ダイマー陽性
　・便潜血陽性
⑧臨床医の印象：重症感

❹食後低血圧の場合は，大食を避ける，アルコールを避
　ける，カフェインを摂取する，食後30分〜2時間安静
　にするなどの指導を行う.

失　神 ⑷

病院紹介のタイミング

症候

❶頭蓋内病変，心血管疾患，致死性不整脈などが疑われる場合．

❷失神の鑑別のため CT や MRI，脳波などの精査が必要な場合．

＜主な検査と鑑別疾患＞

①ホルター心電図（不整脈）

②心エコー（大動脈弁狭窄などの器質的心疾患）

③頭部 CT，MRI（脳血管障害，多系統萎縮症）

④Tilt test（起立性低血圧，神経調節性失神）

⑤胸部 CT（肺血栓塞栓症，大動脈解離）

⑥脳波（てんかん）

❸貧血を認め病院での精査，加療が必要な場合．

（加藤なつ江）

文　献

1) Guidelines on management (diagnosis and treatment) of syncope. Eur Heart J 22：1256, 2001.

2) 日本循環器学会・他：失神の診断・治療ガイドライン（2012年改訂版）．
www.j-circ.or.jp/guideline/pdf/JCS2012_inoue_h.pdf（2019年1月閲覧）

3) 2018 ESC Guidelines for the diagnosis and management of syncope. Eur Heart J 39：1883, 2018.

4) 加藤なつ江・他：外来医マニュアル第4版．医歯薬出版，2018.

memo

せん妄（1）

ポイント

① 意識障害の一種である．

② 精神的に不安が強く，感情的に興奮し，身体運動面にも多動状態がみられるような精神運動性興奮が意識混濁に伴って現れる場合のこと．

③ 認知症と誤診しないように注意する．

④ 過度の鎮静は，転倒リスクや誤嚥リスクを増大させる結果となる．

経過と対応の仕方

① 特徴的な症状（**表1**）の急速な発症や時間単位の変動，注意力の欠如があり，かつ，思考の錯乱や意識レベルの低下があれば，せん妄を疑う[1]．

② 準備因子（**表2**）に直接因子（**表3**），誘発因子（**表4**）が絡み合い，前駆症状（**表5**）が2〜3日続いてからせん妄を発症する場合が多い．

③ せん妄を起こす原因があるため，その原因（**表3**，**4**）を検索する．

④ 原因を迅速に発見し，対処すれば，症状は可逆的であることが多い．

⑤ せん妄状態の患者を理詰めで否定することはせず，寄り添いながら見守ることが重要である．

⑥ 精神興奮による自傷他害の危険がある場合は，積極的に治療を行う必要がある．

問診・診察

① いつから，どのような症状なのか，**表2**の有無も含めて経過を把握する．

② バイタルサイン，全身の身体診察を含めて，**表3**の有無を確認する．

③ アルコール歴（酒量の増減），服薬歴を確認する．

④ 神経学的診察を行い頭蓋内病変などの中枢神経疾患を除外する．

せん妄 ②

表 1　せん妄を疑う特徴的な症状

- 意識混濁（意識の清明度が低下した状態）
- 注意力の欠如，集中力の低下など
- 認知機能の障害（時間や場所の失見当識，錯覚，幻視を中心とした幻覚，妄想など）
- 精神運動性の障害（多動，寡動，発語の増加・減少，興奮，失禁など）
- 昼夜のリズムの欠如，症状の夕方から夜間にかけての増悪
- 感情の障害（不安，困惑，恐怖，焦燥，多幸など）など

表 2　せん妄の準備因子（脳の脆弱性）

1. 高齢（脳細胞の変性，ストレス耐性の低下，薬物代謝の減弱）
2. 頭蓋内病変（脳卒中や変性疾患，認知症など）
3. 性格傾向（神経質，几帳面，短気など）

❺骨折，皮疹など全身の診察をして，新たな身体疾患の検索を行う.

在宅で可能な検査

❶血液検査・尿検査（代謝性疾患や感染症など）
❷各種培養検査，迅速検査（感染症）
❸心電図検査（虚血性心疾患など）
❹エコー検査（尿閉や心機能低下，胸腹水など）

治　療

＜不安やストレスの軽減と環境調整＞

❶ハード面，ソフト面共にできる限り普段と同じ状態にする.
❷「顔がわかる」家族が付き添いをする.
❸普段の生活のニオイがして，時間や場所を認識できる

第2章　　　　　　　　　　　　　　　≪症候≫

表3　せん妄を起こす原因となり得る主な疾患（直接因子）

・代謝性疾患（脱水，電解質異常，高血糖，低酸素血症，高二酸化炭素血症，甲状腺疾患など）
・感染性疾患
・脳卒中
・中枢神経疾患（腫瘍，硬膜下血腫）
・心血管疾患（心筋梗塞，心不全）
・アルコール多飲
・内服薬（抗パーキンソン病薬，抗コリン薬，抗不安薬，抗うつ薬，ジギタリス製剤，β遮断薬，利尿薬，H2遮断薬，制吐薬，インターフェロン製剤，ステロイド，NSAIDs，抗菌薬など）
・視力低下（白内障進行など）
・聴力低下（耳垢塞栓，高度難聴など）
　など

※覚えやすい語呂合わせ "DEMENTIA"[2]

　　　Drug
　　　Emotional disorder
　　　Metabolic or Endocrine
　　　Ear or Eye
　　　Nutritional deficiencies or Neurologic
　　　Trauma or Tumor
　　　Ischemia or Infection
　　　Alcohol

もの（いつも使っている道具，時計，カレンダーなど）を部屋に置く．

＜原因となる疾患がある場合は，その治療を行う＞

❶感染の場合，抗菌薬などの治療を行う．
❷疼痛の場合，原因の除去と鎮痛薬の投与を行う．

せん妄 (3)

表 4 「せん妄」を起こす原因 (誘発因子)

- 身体疾患 (発熱などの急性疾患, 基礎疾患の増悪, 掻痒感など)
- 薬剤 (市販薬, 外用薬を含む)
- 心因的要因 (不安, ストレスなど)
- 新たな医療行為 (点滴, 尿道カテーテル留置など)
- 療養環境の変化 (自宅, ショートステイ先に関わらず, 部屋の移動, ベッドの向き, 同室の他患の病状, 家族の体調変化など)
- 感覚遮断 (安静臥床による視覚や聴覚の制限)
- 過剰刺激 (騒音, 医療機器のアラーム音など)
- 睡眠障害 (上記などの様々な原因によるもの)
など

表 5 せん妄の前駆症状 (夕方以降に多い傾向がある)

- 睡眠障害 (日中は傾眠傾向で夜間は不眠)
- 集中力や注意力の低下
- 不安, 落ち着きのなさ
- イライラ感
- 周囲の刺激に過敏 (音, 光など)

＜興奮している状態＞

抗精神病薬：リスペリドン

リスパダール (錠剤, OD 錠, 細粒, 内用液) 1 回
1〜2 mg   内 頓

※高齢者ではプラセボに比べて死亡率が高いという報告がある (FDA, 2008 年)
※糖尿病患者の場合, 糖尿病ケトアシドーシスなどに注意が必要 (要血糖値測定).

第2章　　　　　　　　　　　　≪症候≫

ブチロフェノン系精神安定剤：ハロペリドール
セレネース注（5 mg/mL/A）1回1A　筋

(落ち着くまで)

※いくら鎮静薬を投与しても無効な場合もある.
※投与量が多いと翌日1日中寝てしまい，さらにせん妄を助長する可能性がある.
※ハロペリドールの静注の際は，torsade de pointes などの不整脈に注意する.

<興奮し過ぎて自傷他害の恐れがある場合>
❶やむを得ず，家族の同意を得て身体抑制（せん妄を助長する可能性がある).
❷原因を探るべく，病院へ搬送.

<せん妄の予防：興奮する前から予防的に投与することが望ましい>

甘草含有漢方製剤：抑肝散
ツムラ抑肝散（2.5 g）1回1包　1日1～3回　内

食前，眠前など

※甘草を含むため低K血症に注意.

四環系抗うつ薬：ミアンセリン塩酸塩
テトラミド錠（10 mg）1回1～3錠　1日1回　内

夕食後または眠前

※躁転して，逆に易怒性や興奮が増悪する場合があるので，その場合は，すぐに中止する.
※軽度な興奮状態に対して，頓用で有効な場合もある.

ベンザミド系精神・ジスキネジア改善薬：チアプリド塩酸塩
グラマリール錠（25 mg）1回1～2錠　1日1～3回　内

食後

217

せん妄 ⑷

向精神病薬：リスペリドン

リスパダール錠（1 mg）1回1〜2錠　1日1〜3回　内
　　　　　　　　　　　　　　　　　　　　　　夕食後など

向精神病薬：クエチアピンフマル酸塩

セロクエル錠（25 mg）1回1錠　1日2〜3回　内
　1日600 mgまで　　　　　　　　　　　　食後から開始

　　※ただし，基礎疾患に糖尿病がある場合は禁忌

＜アルコール離脱症状の場合，指示が入らないことが多い＞

❶ジアゼパム　6〜15 mg 分3〜4（経口困難ならば，注射薬を10〜20 mgを1〜4時間毎に静注）

ベンゾジアゼピン系抗不安薬：ジアゼパム

セルシン錠（2 mg，5 mg）1回1〜5 mg　1日2〜4回
　　　　　　　　　　　　　　　　　　　　　　　　内

　　※外来患者は原則1日15 mg以内

経口困難ならば

ベンゾジアゼピン系抗不安薬：ジアゼパム

セルシン注射液（10 mg/2 mL/A）初回10 mg
　できるだけ緩徐に　筋　静
　以後3〜4時間．症状などにより増減

ブチロフェノン系精神安定剤：ハロペリドール

セレネース注（5 mg/mL/A）1回1A　筋
　　　　　　　　　　　　　　　　　（落ち着くまで）

　　※ジアゼパムが無効な場合，落ち着くまで繰り返す．

第 2 章　　　　　　　　　　　　　　　　　≪症候≫

表 6　NICE ガイドライン[3)]

1. せん妄を起こす可能性がある患者の評価と，患者をケアする家族，医療チームの整備をする.
2. 必要性がない限り，部屋の移動など環境を変えない.
3. 適度な外部からの刺激（日中の光刺激，日時が把握できるカレンダーや時計の設置，顔のわかる家族や友人の訪問，デイサービスの利用など）を行う.
4. 便秘や脱水を予防するための水分管理を行う.
5. 酸素化の状態の把握（簡易的には SpO_2 測定）.
6. 感染リスクとなりそうな不必要なカテーテル類の除去など，感染の予防とその治療を行う.
7. 日頃の ADL 維持のためのリハビリ，急性期疾患から回復後の早期リハビリなど長期臥床の予防.
8. 疼痛の有無の把握.
9. 不必要な薬剤の除去（投与する薬剤は必要最小限にする）.
10. 栄養管理をする（摂取カロリーの管理など）.
11. 耳垢蓄積，白内障進行など感覚器の障害の発生に注意.
12. 睡眠を良好にする.

（＊在宅に必要と思われるポイントを踏まえて一部改変）

予防指導

❶NICE（National Institute for Health and Clinical Excellence）ガイドライン参照（表 6）.

病院紹介のタイミング

　X 線撮影，CT，MRI での精査や積極的な加療が必要と判断した場合は，躊躇なく病院へ紹介する.

　以下の場合は待機的な紹介となる場合もある.

①病院までのアクセスの問題　②本人・家族の意向
③検査や入院に家族が付き添えない
④検査や病院受診がせん妄を助長する場合

（髙木　暢）

せん妄 (5)

文献
1) Wong CL, et al.：JAMA 304：779-86, 2010.
2) Saint-Frances Guide to Outpatient Medicine. Lippincott Williams Wilkins DELIRIUM. 1999.
3) O'Mahony R, et al.：Ann Intern Med 154：746-751, 2011.
4) UpToDate "Diagnosis of delirium and confusional states"
5) UpToDate "Prevention and treatment of delirium and confusional states"
6) 宮岡等（監修）：精神障害のある救急患者対応マニュアル．医学書院，2007.
7) 川畑信也：かかりつけ医・非専門医のための認知症診療メソッド．南山堂，2010.

睡眠障害（1）

ポイント

❶ 高齢者では環境の変化，基礎疾患の増悪により不穏となり急に睡眠障害が生じることもあるため，夜間せん妄との鑑別が必要である．

❷ うつ病を見逃さない（睡眠障害の4～5割はうつが原因）．

❸ 夜間頻尿，掻痒感など患者が訴えにくいことも原因となる．

❹ ベンゾジアゼピン系は依存を形成するので注意する．

❺ アルコールは睡眠を浅くするだけで寝酒にはならない．

定　義

❶ 睡眠障害は，表1のように分類される．

❷ 不眠は主観的な訴えであり（表2），ときに家族，とくにベッドパートナーからの問診も重要である．

❸ 不眠のアルゴリズムに従い診断する（図1，表3）．

❹ 過眠では，不眠の結果の病態なのか，薬剤性かを除外．

表1　睡眠障害の分類：国際睡眠障害分類第2版（ICSD-2）

1. 不眠
2. 睡眠関連呼吸障害（閉塞性睡眠時無呼吸症候群など）
3. 中枢性過眠症（ナルコレプシーなど）
4. 概日リズム睡眠障害（眠れる時間帯の異常）
5. 睡眠時随伴症（夜間の異常行動，レム睡眠行動障害）
6. 睡眠関連運動障害（むずむず脚症候群，周期性四肢運動障害など）
7. 正常にみえるが解決できない問題がある独立した症候群
8. その他の睡眠障害

表2　ICSD-2による不眠症の定義

1. 本人から不眠（睡眠の質や長さに関して）の訴えがある
2. 睡眠に適した環境下においても不眠の訴えがある
3. 不眠によって日中の機能障害がある

睡眠障害 (2)

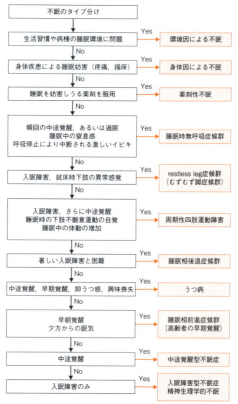

図 1 不眠の原因診断フローチャート（文献5より）

第２章   **≪症候≫**

表3　2次性の不眠の原因となりうる代表的な疾患

- 循環器疾患（うっ血性心不全，虚血性心疾患，不整脈など）
- 呼吸器疾患（気管支喘息，COPD など）
- 消化器疾患（消化性潰瘍，逆流性食道炎など）
- 神経疾患（脳卒中後遺症，神経筋疾患など）
- 筋骨格系の疼痛（リウマチ疾患，圧迫骨折，など）
- 皮膚疾患（褥瘡，乾燥肌，皮膚感染症，搔痒感など）
- 精神科疾患（うつ病，不安障害，統合失調症など）
- 薬剤
　（中枢神経系薬剤：抗パーキンソン病薬，抗てんかん薬，抗不安薬など，循環器系薬剤：β遮断薬，カルシウム拮抗薬，利尿薬など，呼吸器系薬剤：気管支拡張薬，テオフィリン製剤など，その他：抗ヒスタミン薬，ステロイドなど）
　　など

問診・診察（不眠に関して）

❶ 不眠が始まった時期とその後の経過，行った対処方法の内容.

❷ 入眠障害，中途覚醒，早朝覚醒，熟眠障害（ぐっすり寝た感じがしない）などの状況.

❸ 環境の変化やストレスの有無（騒音，不快な室温や湿度，照度，寝具の変化など）.

❹ 夜間睡眠時の無呼吸や言動の有無（家族の証言，それに基づく睡眠と覚醒の記録）.

❺ 不安，抑うつ，日中の脱力感，眠気，昼夜逆転の有無.

❻ 基礎疾患の増悪，疼痛，搔痒感，夜間頻尿，下肢の違和感や不随意運動の有無.

❼ 嗜好品（アルコール，カフェイン，ニコチン）や薬物（処方薬，市販薬，麻薬）の有無.

223

睡眠障害 (3)

むずむず脚症候群 (RLS)
restless legs syndrome

診断基準
❶脚に不快感や違和感があり，じっとしていられず脚を動かしたくなる．
❷その不快感や脚を動かしたい要求は，座ったり横になったりするなど安静にしているときに起こる，あるいは悪化する．
❸その不快感や脚を動かしたい要求は，歩いたり脚を動かしたりすることで改善する．
❹その不快感や脚を動かしたい要求は，日中より夕方や夜間に強くなる．
※終夜睡眠ポリグラフ検査(PSG)は診断の補助的なものであり，上記4項目を満たせば診断できる．

特　徴
❶成人の3〜5%が罹患しているといわれる．
❷特発性と二次性とに分けられる．
❸下肢や上肢の周期的なミオクローヌス様の不随意運動（周期性四肢運動, periodic limb movement：PLM）を自覚し，夜間に頻繁に覚醒し，不眠となる．
❹歩いたり，下肢をさすったりすると症状が軽減するが，夕方や夜間に出現・増悪することが多い．
❺小児にも出現し，家族歴がある場合もある．
❻患者の訴えは様々（「むずむず」「もにゃもにゃ」「虫が這っている感じ」「ぴくぴく」「誰かに触られている感じ」「熱い」「痛い」「気持ち悪い」「かゆい」など）
❼訴えられない小児や高齢者では，脚を壁にこすりつけるなどの行為もみられる．
❽睡眠薬は無効で，逆にせん妄を引き起こす可能性あり．
❾PLMだけが出現する場合を周期性四肢運動障害(peri-

| 第2章 | ≪症候≫ |

odic limb movement disorder：PLMD）といい，睡眠時に出現する睡眠時周期性四肢運動（periodic limb movement during sleep：PLMS）は RLS に高率に合併する.

原因

❶明確な原因は特定されていない.

❷ドパミン神経機能不全が原因の一つといわれている.

❸薬剤性（フェノチアジン系抗精神病薬，一部の抗うつ薬など），血清鉄低値，血中フェリチン低値なども原因の一つとされている.

❹原因となりうる疾患は，慢性腎不全（特に透析中），鉄欠乏性貧血，胃切除後症候群，妊娠，糖尿病，パーキンソン病，関節リウマチなどがある.

レム睡眠行動障害（RBD）
REM-sleep behavior disorder

特徴

❶初老期以降に多く，大声の寝言，粗大な行動などがみられ，本人の自覚がないまま，手足をぶつけて本人やベッドパートナーがケガをすることがある.

❷容易に覚醒するため，不眠となることがある.

❸レム睡眠中で夢を見ていることが多く，言動と一致した夢体験を思い出すことができる.

❹夜間せん妄との鑑別が必要.

原因

❶レム睡眠中は，橋レベルで下行性運動ニューロン活動が抑制されているが，この機能が障害されることで症状が出現する.

❷神経疾患（特にパーキンソン病や系統的脳変性疾患など）による二次性や薬剤性もある.

睡眠障害 (4)

在宅で可能な検査

❶心不全，気管支喘息など基礎疾患の評価や，夜間の覚醒を引き起こす疾患の検索（血液検査，尿検査など）．

❷睡眠時無呼吸症候群を疑えば，簡易検査を行う．

治 療

＜うつ病や他の疾患による二次性の睡眠障害が除外できた場合＞

以下の睡眠導入剤を投与する．

❶H1 受容体拮抗薬（第一世代）：プロメタジン

フェノチアジン系抗ヒスタミン・抗パーキンソン薬：プロメタジン塩酸塩

ピレチア錠（25 mg）1 回 1〜2 錠　1 日 1 回　内　眠前

❷トラゾドン塩酸塩

トリアゾロピリジン系抗うつ薬：トラゾドン塩酸塩

デジレル錠（25 mg）1 回 1〜3 錠　1 日 1〜2 回　内　夕食後，眠前

❸非ベンゾジアゼピン系ゾルピデム酒石酸塩

抗不安薬，入眠剤：ゾルピデム酒石酸塩

マイスリー錠（5 mg）1 回 1〜2 錠　1 日 1 回　内　眠前

❹非ベンゾジアゼピン系ゾピクロン

シクロピロロン系睡眠障害改善薬：ゾピクロン

アモバン錠（7.5 mg）1 回 1 錠　1 日 1 回　内　眠前

＜夜間の不穏を伴う認知症患者＞ ☞p. 213 せん妄

＜他の疾患が原因の場合＞

疾患の治療を行う．

第2章　　　　　　　　　　　　　　**≪症候≫**

❶むずむず脚症候群が原因の場合

**ドパミン作動性パーキンソン病治療薬/レストレスレッグ
ス症候群治療薬：プラミペキソール塩酸塩水和物**
　ビ・シフロール錠（0.125 mg）1回1錠　1日1回
　　　　　　　　　　　　　　　　　　㊉　寝る2～3時間前

　　　※症状に応じて1週間以上の間隔をあけ最大0.75 mgま
　　　　で増量可.

パーキンソニズム治療薬：レボドパ・カルビドパ水和物
　メネシット配合錠（100 mg）1回1/2錠　1日1回
　　　　　　　　　　　　　　　　　　㊉　眠前

　　　※保険適応外. 3日毎に50 mgずつ増量可, 最大300 mg

❷レム睡眠行動障害（保険適応外）

ベンゾジアゼピン系抗てんかん薬：クロナゼパム
　リボトリール錠（0.5 mg）1回1～2錠　1日1～2回
　　　　　　　　　　　　　　　　　　㊉　夕食後や眠前

　　　※日中の過鎮静に注意

❸睡眠時無呼吸症候群が原因の場合
　①肥満の場合は痩せること
　②CPAP（持続陽圧呼吸療法）
　③口腔内装具による下顎固定法（マウスピース療法）：歯
　　科口腔外科や耳鼻咽喉科と相談
　※ただし高齢者の場合, 痩せや口腔内環境（残歯や義歯の
　　影響）などにより, 器具の適切な装着ができない場合も
　　ある.

予防指導

＜睡眠衛生指導＞
　以下の正しい睡眠に関する知識の普及, 指導をする.
　※寝たきりのケースでは行いにくい点も含まれている.

227

睡眠障害 (5)

❶睡眠時間

①日中の眠気で困らなければ十分であり，季節での変化や，個人差もあるため8時間にこだわらない．

②加齢により必要な睡眠時間が短くなることもある．

❷刺激物とリラックス

①就寝前4時間のカフェイン摂取，就寝前1時間の喫煙は避ける．

②心配事を片付ける．

③眠る前に自分なりのリラックス法（軽い読書，音楽，ぬるめの入浴，香り，筋弛緩トレーニングなど）を行う．

④布団やベッドに入りながらテレビを見たり，本を読んだりしない．

❸就寝時刻

①就寝時間にこだわらず，眠たくなったら床に就く．眠ろうと意気込むと頭をさえさせ寝つきを悪くする．

②就寝しようとして10分経過して眠れなければ，一度，布団やベッドから離れる．

❹起床時刻

①毎日同じ時刻に起床する．

②早寝早起きでなく，早起きが早寝に通じる．

❺日光

①体内時計にスイッチを入れるため，目が覚めたら日光を取り入れる．

②夜は明るすぎない照明にする．

❻食事と運動

①規則正しい3度の食事（朝食は心と体の目覚めに重要，夜食はごく軽く）．

②空腹で就寝しようとしない（就寝直前の飲食を勧めているわけではない）．

③規則的な運動習慣は熟眠を促進する（就寝4〜5時間前となる夕方に20分程度の軽い運動を行う）．

第2章　　　　　　　　　　　　　　　　≪症候≫

❼昼寝
　①日中昼寝をせずに起きているなど，昼夜のリズムを
　　つける．
　②どうしても必要ならば15時前の20～30分程度（長
　　い昼寝は逆効果）とする．夕方以降の昼寝は夜の睡眠
　　に悪影響を及ぼす．

❽浅い眠り
　①眠りが浅いときは，積極的に遅寝・早起きする．
　②寝床で長く過ごしすぎると熟睡感が減る．

❾専門治療を要する場合
　①睡眠中の激しいイビキ・呼吸停止や足のぴくつき・
　　むずむず感がある場合．
　②長時間眠っても日中の眠気が強く仕事などに支障が
　　ある場合（車の運転に注意する）．

❿寝酒
　睡眠薬代わりの寝酒は深い睡眠を減らし，夜中に目覚
　めるなど不眠の原因となる．

⓫睡眠薬
　アルコールと併用せず，一定時刻に服用し就床する．

＜ストレスを感じないように環境の変化を極力控える＞
❶間取りを変えない．
❷日時がわかるもの（時計，カレンダーなど）を置く．
❸使い慣れたものを置く．

病院紹介のタイミング

❶基礎疾患の増悪を認め，在宅での治療が困難な場合．
❷X線撮影，CT，MRI，睡眠ポリグラフ検査（実際には
　測定機器の装着が難しい場合が多い）など，精査を必要と
　する場合．
❸重度のうつ病，統合失調症などの精神的疾患や重度の
　アルコール依存症などを合併している場合

（髙木　暢）

229

睡眠障害 (6)

文 献
1) UpToDate "Types of insomnia"
2) UpToDate "Treatment of insomnia"
3) Clinical Guideline for the Evaluation and Management of Chronic Insomnia in Adults. J Clin Sleep Med 15；4：487-504, 2008.
4) 厚生労働省：睡眠障害の診断・治療ガイドライン作成とその実証的研究班・平成13年度研究報告書.
5) 内山真他（編）：睡眠障害の対応と治療ガイドライン．じほう, 2002.
6) 最新精神医学 2006；11 (5)：433-37, 439-45, 461-68.
7) 葛西龍樹（編）：スタンダード家庭医療マニュアル．永井書店, 2005.

掻痒感（1）

ポイント

① 患者の掻痒感（特に夜間）は介護者にとっても大変つらい症状である（不眠，QOL低下など）．
② 高齢者では老人性乾皮症が多い．
③ 漫然とステロイドの外用薬を続けない．
④ 高齢者への抗ヒスタミン薬の内服による傾眠に注意．

問診・診察

❶ 発症時期，増悪・寛解因子の有無．
❷ 入院や施設入所などの有無．
❸ 家族や関わる介護者，医療者に同じ症状の有無．
❹ 投与されている薬剤の内容．
❺ 部位，皮膚の性状，色調，湿疹の有無，乾燥や湿潤の有無，爪の性状など．
❻ 掻き壊しの有無，トンネル（虫穴），感染徴候の有無．
❼ 二次性を除外するために全身の理学的診察を行う．

在宅で可能な検査

❶ 二次性を除外するための血液検査（血算，Bil，AST，ALT，Cre，甲状腺機能，抗ミトコンドリア抗体など）
❷ 鏡検：真菌の有無（KOH法），疥癬の有無

治療

❶ 二次性の場合は原疾患の治療を行う．
❷ 以下の疾患 ☞p.527 皮膚トラブル総論
あせも，接触性皮膚炎，蕁麻疹，白癬，軟部組織の感染
❸ 乾燥が原因の場合は保湿や対症療法を行う．☞p.531 老人性乾皮症，p.748 皮膚外用薬のまとめ
❹ 疥癬 ☞p.540 疥癬
❺ 二次性が除外された場合
①痒い患部を軽く冷却する．
②上記①で改善がなければ，内服薬の頓用や定期内服，外用薬を検討する．☞p.748 皮膚外用薬のまとめ

231

掻痒感 (2)

表 1 掻痒感の原因となる皮膚疾患以外の主な疾患

- 腎：慢性腎不全，人工透析
- 肝：胆汁うっ滞病態
- 悪性腫瘍：肝，胆道，血液腫瘍
- 中枢神経：多発性硬化症
- 内分泌異常：甲状腺，尿崩症，副甲状腺
- 代謝異常：糖尿病，痛風
- 血液：鉄欠乏性貧血，多血症
- 感染症：HIV
- アレルギー反応
- 神経性：抑うつ状態，寄生虫妄想
- 薬剤性
  など

アレルギー性疾患治療薬：フェキソフェナジン塩酸塩

アレグラ錠（60 mg） 1回1錠 1日2回 ㊁
朝・夕食後

抗ヒスタミン薬：クロルフェニラミンマレイン酸塩

ポララミン錠（2 mg） 1回1錠 1日3回 ㊁
毎食後

予防指導

❶掻けば，さらに痒くなることや，掻破した皮膚から感染することを説明する．

❷痒い場合の対処方法を説明する（①患部を冷却する，②頓服薬を飲む）．

❸全身の保湿を行う．☞p.748 皮膚外用薬のまとめ

❹爪を清潔に保つ．

❺全身の清潔保持
  ①週1回以上の入浴，毎日の清拭を勧める．

第2章　　　　　　　　　　　　　　　　≪症候≫

②全身を温めすぎない.
③石鹸や繊維による皮膚への過度な刺激を避ける（無理に垢をこすらなくてもよい）.

❻一定時間毎に体位交換をする.
❼おむつや衣服などで蒸れないように注意する.
❽衣服，寝具を天日に干す.

病院紹介のタイミング

❶2週間以上のステロイド薬塗布で改善しない場合.
❷水疱を伴うなど，難治性皮膚疾患を考慮する場合.
❸軟部組織感染で重症化している場合.

（髙木　暢）

文献

1) Up To Date "Pruritus：Overview of management"
2) 清水宏：あたらしい皮膚科学. 中山書店, 2011.
3) 葛西龍樹：スタンダード家庭医療マニュアル. 永井書店, 2005.

✎ **memo**

難聴・耳鳴 (1)

ポイント

❶ 在宅医療における難聴の多くは加齢に伴う老人性難聴で，難治であることがほとんど.

❷ 耳垢塞栓で高度難聴となり反応性が低下し認知症進行と誤解されることがある. 鼓膜所見を取ること.

❸ 耳鳴患者の約80％に何らかの難聴を伴うとされる. 難聴を伴わなければ内耳性以外の原因を検索.

問診・診察

❶ 難聴は，急性発症か，片側性か両側性か，随伴症状（めまい，耳鳴，耳閉感，頭痛等），家族歴，既往歴（急性上気道炎，頭部外傷，薬物等）を聞く.

❷ 耳鳴は，性質（連続性や拍動性，高調性か低調性か，片側か両側か等），随伴症状（めまい，難聴，耳閉感等），生活歴や既往歴（不眠，うつ状態，外傷の既往等）を聞く.

❸ 診察：外耳，耳介を観察し発赤，腫脹，皮疹の有無，耳介の牽引痛の有無をみる. 頭頸部と脳神経系の診察，頸部の血管雑音聴取.

検　査

＜耳鏡検査＞

❶ 外耳道：耳垢，異物

❷ 鼓膜：穿孔，弛緩部の状態（真珠腫の有無）

＜聴力検査＞

❶ 囁き声テスト：検者が患者の背後60 cm程度の距離（90°に挙上して伸ばした上肢の距離）から3つの文字または数字を囁き（例：″2，あ，5″），患者に復唱してもらう. 3つとも正解なら聴力正常. どれかを間違えれば，もう1～2回別の数字や文字を組み合わせてテストし，2～3回のテストで50％以上間違えれば聴力は異常. 一側の耳ずつ検査するため，検者は患者の対側の外耳道を指で円を描くようにこすりながら塞いでおく.

❷ 音叉による聴力検査（表1）

第2章 ≪症候≫

表1 音叉による難聴の鑑別

聴力検査法	正常	伝音性難聴	感音性難聴
Weber テスト	偏しない	患側へ偏す	健側へ偏す
Rinne テスト	陽性	陰性	陽性

①Weber 法：音叉の振動する部分の反対側を前額部正中線にあて，音の偏りを調べる．
ⓐ伝音性難聴：患側に強く聞こえる．
ⓑ感音性難聴：健側に強く聞こえる．
※音が正中に聞こえる（偏らない）場合は聴力正常か両耳同程度の感音性難聴．
※実際は Weber 法では片側性の難聴が存在しても，伝音性でも感音性でも音叉の音が正中に聞こえる場合が多いため，健側に偏る場合にわずかに感音性難聴を支持する（LR＝2.7）程度である．
②Rinne 法：乳様突起に音叉をあて（骨導），聞こえなくなったら耳に近づけて（気導），聞こえるかみる．
ⓐ伝音性難聴：骨導が長く聞こえる（陽性）．
ⓑ感音性難聴（正常の場合も）：気導が長く聞こえる（陰性）．
※Rinne 法では陽性の場合，伝音性難聴を強く支持する（LR＝16.8）．

鑑別疾患

❶伝音性難聴：耳垢塞栓，外耳道異物，耳管狭窄症，耳管開放症，外傷性鼓膜穿孔，滲出性中耳炎，慢性中耳炎など

❷感音性難聴：老人性難聴，突発性難聴，内耳炎，聴神経腫瘍，外リンパ瘻，メニエール病，Hunt 症候群，薬剤性難聴（アミノグリコシド系抗菌薬，利尿薬，シスプラ

難聴・耳鳴 (2)

表 2　耳鳴の原因疾患（文献 5 より改変）

1. 他覚的耳鳴：患者の耳元で他人でも音を聴取
   ① 筋性耳鳴：耳小骨筋，耳管・軟口蓋周囲筋の異常興奮など
   ② 血管性耳鳴：脳動静脈瘻，脳血管狭窄，奇形など
   ③ 自発耳音響放射（SOAE）
2. 自覚的耳鳴：患者のみが感知し，他人が聴取できない
   ① 外耳疾患：耳垢栓塞，外耳道異物など
   ② 中耳疾患：中耳炎，耳硬化症，耳管機能障害，中耳腫瘍など
   ③ 内耳疾患：加齢性難聴，突発性難聴，音響外傷，騒音性難聴，薬剤性難聴，メニエール病，急性低音障害型感音難聴，内耳炎，外リンパ瘻，特発性難聴，原因不明の感音難聴など
   ④ 後迷路疾患：聴神経腫瘍，髄膜腫，その他の脳腫瘍，脳梗塞など
   ⑤ その他：無難聴性耳鳴，顎関節症，頸椎症，全身疾患に伴うもの

チン等），音響性難聴など
❸ 耳鳴をきたす疾患（表2）

治療
❶ 伝音性難聴は耳垢除去，耳処置で改善する場合あり，耳鼻科への紹介を考慮.
   ① 耳垢塞栓では綿棒に生食などをつけて耳垢を柔らかくしてから耳垢鉗子や摂子を用いて除去する．疼痛を伴う場合は耳垢水（炭酸水素ナトリウム 5 g，グリセリン 25 mL に滅菌精製水を加え全量を 100 mL にする）を数日前から点耳して軟化させてから除去.
   ② 耳漏があれば以下の点耳を考慮しつつ，耳鼻科へコンサルト.

第2章 ≪症候≫

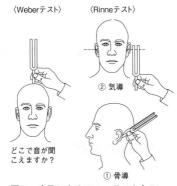

図1 音叉によるWeberテストとRinne
テスト（文献1より）

ニューキノロン系抗菌薬：オフロキサシン
タリビッド耳科用液0.3%　1回6～10滴　1日2回
（点耳）

❷感音性難聴は多くの場合聴力の回復は困難で，補聴器の装用をすすめる．突発性難聴など回復可能な疾患の場合は早期（1～2週間以内）に耳鼻科へ紹介．

❸耳鳴
①原疾患の治療：とくに急性感音性難聴に伴う耳鳴の場合は難聴が改善すると耳鳴も改善する可能性あり，難聴に対する治療を優先する（急性中耳炎に対する抗菌薬，突発性難聴に対するステロイド等）．
②耳毒性薬物の中止
③慢性耳鳴の場合，治療の目標は症状・苦痛度の緩和，日常生活上の障害の低減．

難聴・耳鳴 ⑶

ⓐ TRT（tinnitus retraining therapy）：耳鼻科でカウンセリングと音響療法を用いて行われるが効果には個人差あり，月単位での継続が必要．

ⓑ CBT（cognitive behavioral therapy）：耳鳴を軽減させることはないが，耳鳴への対応能力を向上させ，QOL を改善させる効果あり[3]．

ⓒ補聴器装用：中等度以上の難聴合併の場合．難聴の回復が耳鳴の軽減につながる可能性あり．

ⓓ薬物療法：根本治療となる薬物はないが不安や抑うつの合併あれば以下を考慮．

三環系抗うつ薬：アミトリプチリン塩酸塩
トリプタノール錠（10 mg）　1回1錠　1日3回　　⃝内 食後

ベンゾジアゼピン系抗不安薬：アルプラゾラム
ソラナックス錠（0.4 mg）　1回1錠　1日1〜3回　⃝内 食後

予防・指導

❶耳垢塞栓では金属や竹製の耳かき使用は外耳炎や鼓膜穿孔の原因となり得るため控える．

❷話しかけられても聞こえないため会話をしなくなり，孤独になったり，音の刺激が脳に伝わらず認知機能の低下につながったりするため，適切な補聴器の使用の他，ゆっくり話しかける等家族の配慮も重要．

❸耳鳴については耳毒性の薬物使用を避ける．

病院紹介のタイミング

❶突発性難聴など急性の難聴や耳鳴で内耳に対する治療で回復が望めるときは早期に耳鼻科に紹介．

（加藤なつ江）

第2章　　　　　　　　　　　≪症候≫

文　献

1) マクギーの身体診断学改訂第2版/原著第3版. 2014, p.167-171.
2) 佐藤美奈子：MB ENTONI 100：10-16, 2009.
3) Hoare DJ, et al.：Laryngoscope 121：1555-1564, 2011.
4) 高橋優二・他：プライマリケアで一生使える耳鼻咽喉科診療. 日本医事新報社, 2017.
5) 小川　郁監修：わかりやすい感覚器疾患. 日本医師会雑誌 147 特別号（1）, 2018.

✎ **memo**

めまい（1）

ポイント

❶ めまい診断には問診，診察が重要．危険な中枢性めまい（ほとんどが脳血管障害）を見逃さない（**図1**）．また，presyncope も危険な兆候のことが多いため注意（**表1**）．☞p.206 失神

❷ 高齢者では起立性低血圧や不整脈などの心血管系疾患，脳血管障害，頸椎疾患，運動器不安定症，薬剤性などがめまいの原因として多くなる．

❸ 加齢により運動機能の低下，平衡機能の低下がみられるため，治療に運動器リハビリテーションが有効．

問 診

❶ めまいの性状：回転性（天井が回る，臥位でも症状あり），眼前暗黒感（失神することもあり），動作時の不安定感（ふらつき感，座位や臥位では消失）（**表1**）．

❷ 発症様式：急性か慢性か．具体的な発症時の状況を聞く（座位でテレビを見ていたとか，トイレに行こうと立ち

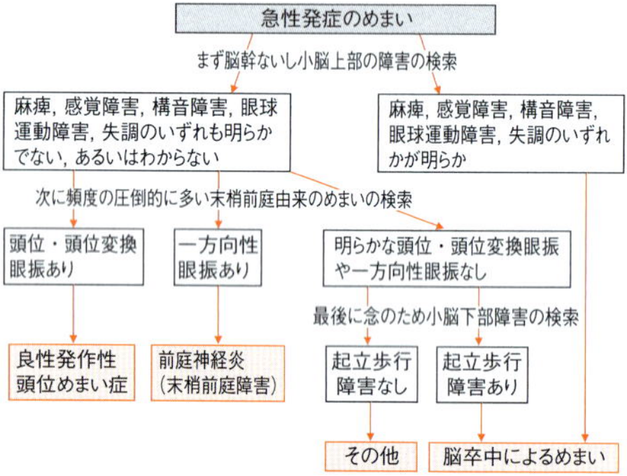

```
              ┌──────────────────┐
              │  急性発症のめまい  │
              └──────────────────┘
                       │
              まず脳幹ないし小脳上部の障害の検索
                       │
        ┌──────────────┴──────────────┐
┌────────────────────┐        ┌────────────────────┐
│麻痺, 感覚障害, 構音障害, 眼球│        │麻痺, 感覚障害, 構音障害, │
│運動障害, 失調のいずれも明らか│        │眼球運動障害, 失調のいずれ│
│でない, あるいはわからない   │        │かが明らか            │
└────────────────────┘        └────────────────────┘
        │                                    │
  次に頻度の圧倒的に多い末梢前庭由来のめまいの検索
        │                                    │
┌──────────┬──────────┐   ┌──────────────────┐
│頭位・頭位変換│一方向性   │   │明らかな頭位・頭位変換眼振│
│眼振あり    │眼振あり   │   │や一方向性眼振なし      │
└──────────┴──────────┘   └──────────────────┘
     │          │          最後に念のため小脳下部障害の検索
     │          │                    │
┌──────────┐┌──────────┐  ┌──────────┬──────────┐
│良性発作性  ││前庭神経炎  │  │起立歩行   │起立歩行   │
│頭位めまい症 ││(末梢前庭障害)│  │障害なし   │障害あり   │
└──────────┘└──────────┘  └──────────┴──────────┘
                                  │          │
                              ┌──────┐┌──────────────┐
                              │その他 ││脳卒中によるめまい│
                              └──────┘└──────────────┘
```

図1　めまい診療の流れ（文献1より）

第 2 章　　　　　　　　　　　　　　≪症候≫

表 1　めまいの分類（文献 2 より）

	回転性めまい（vertigo）	前失神状態（presyncope）	平衡障害（dysequilibrium）	非特異的めまい感（nonspecific）
訴え	ぐるぐる回る	気が遠くなりそう 気絶しそう	歩くとふらつく，倒れそう	ふわふわする，頭が重い 漠然とした訴え
鑑別疾患	末梢性前庭障害（BPPV，前庭神経炎，メニエール病，突発性難聴など）中枢性前庭障害（脳血管障害，脳腫瘍，多発性硬化症，片頭痛など）	起立性低血圧 迷走神経反射 貧血 脱水 不整脈 大動脈弁狭窄などの心疾患，低血糖など	小脳疾患 多発性感覚消失症候群 パーキンソン病 ビタミン B_{12} 欠乏 脊髄癆 脊髄症など	抑うつ 全般性不安障害 パニック障害など

上がった時など）．

❸発症頻度：単発か反復性か．

❹めまいの持続時間

❺随伴症状の有無：蝸牛症状（耳鳴，難聴），複視，四肢脱力や麻痺，感覚障害，手足のしびれ，悪心・嘔吐，冷や汗，動悸，胸痛，黒色便など．

❻めまいの誘因：体位変換，睡眠不足，ストレス，アルコール，薬物（降圧薬，利尿薬，血管拡張薬，睡眠薬，抗

めまい (2)

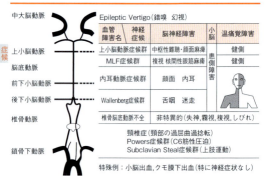

図 2 中枢性回転性めまいの血管部位別神経症候(文献7より)

不安薬,抗けいれん薬,アミノグリコシド,シスプラチン等)など.また風邪症状などの前駆症状の有無.
❼既往歴:高血圧,心血管疾患,脳血管障害,糖尿病,パーキンソン病,うつ病など.

診断・検査
❶脳神経学的所見:眼球運動障害(Ⅲ,Ⅳ,Ⅵ),顔面知覚障害(Ⅴ),構音障害や嚥下障害(Ⅸ,Ⅹ),麻痺,運動失調(指鼻試験,膝踵試験,Romberg試験等)の有無(図2).
❷眼振検査:注視眼振検査(図3),頭位眼振検査,頭位変換眼振検査など.
❸耳鏡検査,聴力検査:中耳炎の有無,難聴の有無.
❹血圧測定:臥位と立位(または座位)で行う.
❺血算,生化学,血糖,血ガス,心電図.

鑑別診断・治療 (表2)
❶回転性末梢性めまい急性期

第2章 ≪症候≫

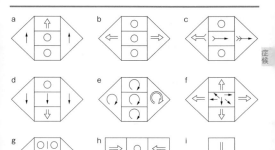

図3 中枢性めまいの眼振所見（c, e, gは右患側）（文献8より）
a：上部脳幹，b：橋部，c：小脳橋角部
d：下部脳幹・小脳虫部，e：延髄
f：小脳びまん性（不規則交代性）
g：MLF症候（健側視で患側眼の内転障害と健側眼の単眼性眼振，
　輻輳は保存され核間性眼筋麻痺を示す）
h：後頭蓋窩びまん性（方向交代性水平性背地性）
i：小脳虫部（方向交代性背地性垂直性，潜伏期や減衰傾向なし）

①抗めまい作用を期待して

アシドーシス補正用製剤：炭酸水素ナトリウム
7％メイロン注（20 mL/A, 250 mL/袋）
　1回40 mL～250 mL　点または静

②悪心・嘔吐が強いとき

ベンザミド系消化器機能異常治療薬：メトクロプラミド
プリンペラン注（10 mg/2 mL/A）　1回1A　静

めまい (3)

表 2　鑑別診断・治療

	疾患	特徴	治療
回転性のめまい（末梢性めまい）	良性発作性頭位めまい症（BPPV）	高齢者の回転性めまいで最も頻度が高い. 頭位変換でめまいと眼振誘発. 持続時間は 1 分以内が多い. 蝸牛症状（－）	薬物療法（抗めまい薬, 循環改善薬　等）理学療法（頭位治療といわれ Epley 法（図 4）など）
	前庭神経炎	急性, 単発性, 持続性で激しいめまいのことが多い. 蝸牛症状（－）ウイルス感染や循環不全などによる.	薬物療法（抗めまい薬, 制吐薬, ステロイド等）
	メニエール病	反復性の回転性めまい耳鳴, 変動性難聴など蝸牛症状（＋）持続は数分～数時間	生活指導（ストレス回避, 生活習慣の改善等）薬物療法（浸透圧利尿薬, 血管拡張薬, 抗不安薬など）
	突発性難聴	原因不明で, 突然発症の高度難聴, 耳鳴. 持続性のめまいを伴うこととあり.	薬物療法（ステロイド, 循環改善薬, 代謝改善薬など）星状神経節ブロック
回転性のめまい（中枢性のめまい）	脳血管障害	椎骨脳底動脈循環不全, 脳幹・小脳の出血や梗塞による. 脳神経症状（＋）が多い（図 2）注視眼振検査で特有の眼振（図 3）	原疾患の治療
	聴神経腫瘍などの脳腫瘍	持続性, 進行性のめまい	原疾患の治療
非回転性のめまい	不整脈	特に徐脈性不整脈による.	ペースメーカー植込みなど
	起立性低血圧	急に立ち上がったときや立位を続けたときなどに発症する眼前暗黒感, ひどいと失神.	
	状況失神	排尿, 排便後, 食後などに, 自律神経障害により起こる.	

症候

244

第 2 章　　　　　　　　　　　　≪症候≫

③不安が強いとき

ベンゾジアゼピン系抗不安薬：ジアゼパム
セルシン注（10 mg/2 mL/A）　1回 1/2〜1 A　㊗筋

または

抗アレルギー性精神安定剤：ヒドロキシジン塩酸塩
アタラックスP注（25 mg/1 mL/A）　1回 1 A　㊗筋

内服可能なら

中枢性制吐・鎮暈薬：ジフェンヒドラミン・ジプロフィリン配合
トラベルミン配合錠　1回 1錠　㊗内頓

ベンゾジアゼピン系抗不安薬：ジアゼパム
セルシン錠（2 mg）　1回 1錠　㊗内頓

❷回転性末梢性めまい発作間欠期・寛解期
　①血管拡張による内耳循環改善により抗めまい作用を期待して

抗めまい薬：ベタヒスチンメシル酸塩/ジフェニドール塩酸塩
メリスロン錠（6 mg）　1回 1〜2錠　1日 3回　㊗内
　　　　　　　　　　　　　　　　　　　　　　食後
　または
セファドール錠（25 mg）1回 1〜2錠　1日 3回　㊗内
　　　　　　　　　　　　　　　　　　　　　　食後

※セファドールは抗コリン作用あり，緑内障や前立腺肥大の患者には慎重投与．

memo

245

めまい (4)

②不安・ストレスの軽減目的に

ベンゾジアゼピン系抗不安薬：アルプラゾラム

ソラナックス錠 (0.4 mg)　　1回1錠　1日3回　㊇　食後

③メニエール病では内リンパ水腫の軽減を目的に

浸透圧利尿薬・メニエル病改善薬：イソソルビド

イソバイドシロップ70%　　1回30〜40 mL　　1日3回
　　　　　　　　　　　　　　　　　　　　　　㊇　食後

❸良性発作性頭位めまい症（BPPV）に対する頭位治療
　　BPPV の病因が半規管内の耳石の浮遊と考えられて
　いるため，浮遊耳石を卵形嚢嚢へ戻す目的で行われる
　理学療法．Epley 法（**図4**），Brandt 法，Semont 法等
　があり，有効率は 70〜90%と良好．
　※ Epley 法は頸椎疾患や骨粗鬆症の合併がある場合は施行
　　困難であり，在宅の高齢者では，寝返りやめまいが誘発
　　される頭位変換などをゆっくり反復させるなど，工夫が
　　必要．

指導・予防

❶高齢者では加齢による平衡機能の低下，運動機能の低
　下によるふらつき，動揺感の頻度が高く，転倒→骨折
　の危険が高いのでリハビリや環境調整など転倒予防対
　策が重要．
❷高齢者では薬物の副作用によるめまいの頻度も高い．
　複数の医療機関から投薬されていることも多いので在
　宅主治医が全体を把握しておきたい．

病院紹介のタイミング

❶中枢性めまいが疑われ，頭部 CT や MRI 等の検査，脳
　神経外科へのコンサルトが必要と考えられるとき．
❷徐脈性不整脈や心血管疾患が疑われ，循環器内科への
　コンサルトが必要と考えられるとき．

第2章 ≪症候≫

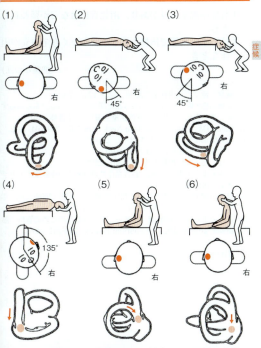

図4 左患側後半規管型BPPVに対するEpley法の実際
（文献6より）
Epley法の頭部の動きと，これによる左後半規管内の耳石の動きを示した．一連の運動により管内の浮遊耳石が卵形嚢内に移動する推定図．

めまい (5)

症候

①貧血や脱水所見があり，消化管出血などが疑われる
　とき.
②抗めまい薬等で治療するも改善がなく在宅療養が困
　難なとき.

(加藤なつ江)

文　献

1) 城倉　健：日本内科学会誌 98：1255-1262, 2009.
2) 安藤高志・他：家庭医が出会う諸症状-8　目が回る，ふらふらす
　る. 新・総合診療医学（家庭医療学編）. カイ書林，2015.
3) Epley JM：Otolaryngol Head Neck Surg 107：399-404, 1992.
4) 江上徹也：MB ENT113：32-39, 2010.
5) 江上徹也：MB ENT133：36, 2010.
6) 寺尾　元・他：内科 103：884-887, 2009.
7) 日本めまい平衡学会 編：良性発作性頭位めまい症診療ガイドラ
　イン（医師用）. 2009.
8) 厚生労働省/前庭機能異常に関する調査研究班（2008～2010 年
　度）：メニエール病診療ガイドライン 2011 年度版.
9) 日本めまい平衡学会 編：めまいの診断基準化のための資料　診
　断基準 2017 年改定. Equilibrium Res 76：233-241, 2017.

memo

頻　尿 (1)

ポイント

❶ 頻尿の原因は，①膀胱の蓄尿機能の低下（過活動膀胱など），②多尿，③心因性や不眠，などの大きく3つに分けられる.

❷ 問診票（国際前立腺症状スコア（IPSS）や過活動膀胱症状スコア（OABSS））や排尿日誌で頻尿の鑑別を行う.

❸ 高齢者は内科的疾患が背景にあり，多尿の患者が多い.

問診・身体所見

❶ 排尿日誌により，昼間・夜間の排尿回数，1回排尿量，尿量，尿失禁回数，尿失禁の発生状況などを知ることができる. 夜間尿量は就寝前の最後の尿は含まれず，朝に起床後の最初の尿は含まれる.

❷ 多尿（24時間で体重（kg）×40 mL以上），夜間多尿（夜間尿量が24時間尿量の20％（若年成人）あるいは33％（65歳以上）以上の場合）

❸ IPSSやOABSSで尿意切迫感や切迫性尿失禁がないかの確認. ☞p. 389 前立腺肥大症，☞p. 384 神経因性膀胱

❹ 身体所見では，神経因性膀胱の原因となりうる神経学的異常，膀胱の膨隆の有無，直腸診（肛門括約筋トーヌス，前立腺の大きさ）

検　査

❶ 排尿後にカテーテル導尿または腹部エコーにて残尿量の測定.

❷ 尿検査：おもに尿路感染症の否定.

鑑別および治療の手順

❶ 検尿にて血尿や膿尿の有無確認. 膀胱炎なら，抗生剤の投与を行う（☞p. 380 尿路感染症）. 血尿のみの場合は，泌尿器科に紹介.

　下腹部膨隆にて尿閉が疑われる時は，尿道カテーテル留置し，泌尿器科に紹介.

❷ 残尿測定にて，残尿が100 mL以上ないか確認. 100

頻　尿 (2)

mL 以上あれば泌尿器科紹介.
❸ 多尿が疑われる場合は，排尿日誌にて確認．多尿であれば，生活指導や内科的疾患（心血管系疾患や糖尿病など）の治療が適切に実施されているか確認．
❹ IPSS や OABSS などの問診票や身体所見で，前立腺肥大症と診断された場合は前立腺肥大症治療薬（☞p. 389 前立腺肥大症）を，過活動膀胱と診断された場合は生活指導や過活動膀胱治療薬（☞p. 384 神経因性膀胱）の投与．

患者教育・指導

❶ 水分摂取過多かどうかは排尿日誌をつけてもらうことでわかる．1 日尿量 1,000〜1,500 mL が正常．
❷ 塩分摂取量が多くなっていないか？　男性 1 日 8 g 未満，女性 1 日 7 g 未満に制限．高血圧症例は 1 日 6 g 未満に．
❸ 食事の中にも水分が含まれており，思ったよりも水分は摂取している．
❹ 過活動膀胱の場合は，保温，カフェインやアルコールをひかえることが必要．

病院紹介のタイミング

❶ 膀胱炎以外で血尿を認める症例．
❷ 残尿 100 mL 以上または尿閉の症例．
❸ 多尿の背景に内科的疾患の存在が疑われ，その治療が実施されていない場合．

（林　一誠）

文献
1) 日本排尿機能学会：過活動膀胱診療ガイドライン 2015.
2) 日本泌尿器科学会：男性下部尿路症状・前立腺肥大症診療ガイドライン 2017.
3) 日本排尿機能学会：夜間頻尿診療ガイドライン 2009.

memo

尿失禁 (1)

ポイント

❶ 問診および身体所見にて尿失禁がどのタイプであるかを確認し，それに合わせた行動療法や薬物療法を行う．

❷ 高齢者の尿失禁では，通常，運動機能低下，協調運動不全，認知機能障害などの過活動膀胱以外の要因も関与していることが少なくないため，定時排尿，排尿誘導あるいは排尿動作の補助などの治療を薬物療法以外にも行うべきである．

❸ 高齢者の尿失禁の治療のゴールは治癒ではなく QOL の向上である．

分　類

表1を参照のこと．

症状・身体所見

❶ 排尿量，尿失禁量（パッドやおむつの使用枚数），尿意切

表1　尿失禁の分類

切迫性尿失禁	つよい尿意とともに失禁する．過活動膀胱 ☞p.249 頻尿
腹圧性尿失禁	咳・くしゃみなどの腹圧上昇時に失禁する．ほとんど女性
溢流性尿失禁	膀胱に尿が充満し，あふれるように失禁する．男性が多い．排尿筋低活動か下部尿路閉塞が関与．
機能性尿失禁	認知症や身体障害のため，トイレにいくまでに失禁する
反射性尿失禁	何の兆候もなく失禁する．脊髄に障害があることが多い．

※高齢者ではこれらが複合してみられることも多い．
（例：残尿大量だと，切迫性・腹圧性・溢流性のいずれもみられる）

251

尿失禁 ⑵

迫感の有無，咳や運動の際に失禁するのか，尿路症状（残尿感，排尿時痛，腹圧排尿）の有無，服薬歴，水分（カフェイン飲料含む）摂取量，認知機能，ADLの確認．

❷身体所見では，神経因性膀胱の原因となりうる神経学的異常，膀胱の膨隆の有無，直腸診（肛門括約筋トーヌス，前立腺）

❸ストレステスト：膀胱充満時に大きな咳をさせ失禁の有無をみる．

検　査

❶排尿後にカテーテル導尿または腹部エコーにて残尿量の測定．

❷尿検査：おもに尿路感染症の否定．

❸尿失禁診断アルゴリズム（**図1**）

治　療

❶切迫性尿失禁に対しては，過活動膀胱の治療を行う．
☞p.387 神経因性膀胱／治療❸蓄尿障害

❷腹圧性尿失禁に対しては，骨盤底筋体操（**図2**）や薬物療法を行う．それらに抵抗性の場合は手術療法．

βアドレナリン受容体作動薬：クレンブテロール塩酸塩

スピロペント錠（10μg）　1回2～3錠　1日2回　🔲

※外尿道括約筋の収縮を増強させると考えられている．
※低K血症や手指振戦や頻脈に注意．

❸溢流性尿失禁は尿閉状態であるので，間欠的導尿や尿道カテーテル留置が必要となる．

❹その他
①環境整備・衣類の工夫：トイレに行くまでの障害の除去，ポータブルトイレの設置，すばやく脱げる着衣とするなど．
②便秘のコントロール．
③尿失禁患者の陰部は常に清潔に保つ．

第2章　　　　　　　　　　　　　　　≪症候≫

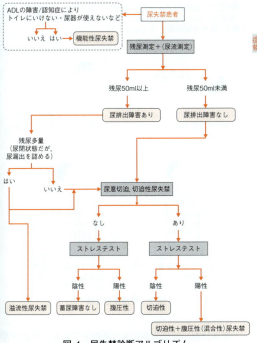

図1　尿失禁診断アルゴリズム
(「高齢者尿失禁ガイドライン」より)

/memo

尿失禁 (3)

- 膣や肛門の筋肉を「ぎゅっと」引き締めて,息を吐きながらリラックス
- 「締める,緩める」の繰り返し10回1セットで何度も行う
- 毎日,数カ月間継続することが大切

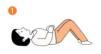

① あおむけ姿勢.朝晩ふとんの中で毎日習慣的に

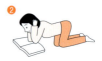

② 四つんばいの姿勢で新聞や雑誌を床に広げて読みながら

③ 机を支えにした姿勢.例えばキッチンなどで家事の合間にちょっと運動

④ 家の中やバス,電車などでイスに座った姿勢でいつでもどこでも気軽にトレーニング

図 2 骨盤底筋体操

④肥満は腹圧性尿失禁のリスク因子であり,肥満患者には減量の指導.

病院紹介のタイミング

❶生活指導および薬物療法でも改善がみられない場合,泌尿器科にコンサルト.

❷残尿が 100 mL 以上や溢流性尿失禁の場合は泌尿器科にコンサルト.

❸骨盤底筋体操や薬物療法でも改善がみられない腹圧性尿失禁は泌尿器科や婦人科にコンサルト．

(林　一誠)

文　献
1) 日本排尿機能学会：過活動膀胱診療ガイドライン 2015.
2) 日本排尿機能学会：女性下部尿路症状診療ガイドライン 2013.
3) 国立長寿医療研究センター：高齢者尿失禁ガイドライン．
   www.nogg.go.jp/hospital/pdf/sec16/guidelines.pdf

不正性器出血・帯下異常 (1)

症候

ポイント

❶不正性器出血・帯下異常の鑑別は多岐に及ぶが，在宅患者で考えるべき疾患は比較的限られるのでポイントをおさえれば非婦人科医でも対処できることはある．

❷高齢者に多い婦人科的症状・病態を知っておく．
①外陰部のかゆみ・刺激感，②帯下異常，③不正性器出血，④骨盤臓器脱，⑤尿失禁

❸不正出血では婦人科コンサルトが基本．鑑別としては萎縮性腟炎，悪性腫瘍（約1/3を占める），頸管ポリープ，尿道カルンクル，子宮内膜増殖症など．

❹帯下異常の鑑別は萎縮性腟炎，細菌性腟症（BV：Bacterial Vaginosis（子宮留膿腫含む）），カンジダ腟炎に絞る．

問診・診察

❶婦人科的一般情報として出産・妊娠回数，閉経年齢，帝王切開の有無，婦人科疾患の既往歴，IUD・ペッサリーなどの挿入歴．

❷発熱，活気，食欲などの一般状態および随伴症状として外陰腟掻痒感，灼熱感，皮疹，排尿痛などの有無．

❸不正出血に対しては出血の持続日数，量など．帯下については，量，色，臭い，後述のBVの危険因子など．

❹出血の場合，外陰部からの出血なのか腟内からの出血なのかを区別する．また，掻痒感を伴っている場合も外陰部の皮診などの有無を注意深く観察する．

❺BVなら，アミン臭のする灰白色漿液性帯下，トリコモナスならカビ臭の緑〜黄色泡沫状帯下，カンジダならカッテージチーズ様帯下が典型．

❻在宅高齢者に多い婦人科疾患に対するアプローチの全体像を表1にまとめた．

在宅で可能な検査

❶腟鏡を持ち込めるなら腟内は観察したい．出血性病変や帯下の性状から「アタリ」がつけられるため，かな

第2章 　　　　　　　　　　　　　　　　　　　　　　**≪症候≫**

り診断は絞り込める．しかし，患者の協力と介助が必要．また，女性の医療従事者の同席が望ましい．

❷スワブを腟に挿入し検体を採取（腟壁をこするように）．一部をプレパラートにとり，あとでpHテスト，培養提出，検鏡をすればBV，カンジダ腟炎の鑑別はある程度可能．

ただし，腟分泌物培養によるBVの陽性的中率は50%未満．pH＞4.5はBVを支持する所見（**表1**のAmselの診断基準を参照）．pHとアミンの迅速診断カード（FemExam®）もある．

❸子宮留膿腫を鑑別に挙げるのであればエコーで子宮内のfluidのチェック．

治　療

❶帯下の性状よりカンジダ腟炎を疑えば

イミダゾール系真菌薬：オキシコナゾール硝酸塩

　オキナゾール腟錠（600 mg）　1回1錠　1週1回　腟

BVを疑えば以下のいずれか

抗菌薬：クロラムフェニコール

　クロマイ腟錠（100 mg）　1回1錠　1日1回　腟
　　　　　　　　　　　　　　　　　　　　　　　　7日間

抗トリコモナス剤：メトロニダゾール

　フラジール腟錠（250 mg）　1回1錠　1日1回　腟
　　　　　　　　　　　　　　　　　　　　　　　　10日間

　※腟トリコモナス症には第1選択．

❷搔痒感の訴えのなかで頻度の高い接触性皮膚炎による外陰炎が疑われる場合はステロイド軟膏塗布が有効．しかし，長期使用はカンジダ感染のリスクになるので注意する．

不正性器出血・帯下異常 ⑵

表 1　在宅高齢者に多い婦人科的疾患に対するアプローチ

コモンな疾患	帯下の症状	搔痒の有無	局所または腟鏡所見
萎縮性腟炎	黄褐色，緑色，漿液性 悪臭あり	±	腟粘膜の点状発赤
カンジダ外陰炎	白色，ヨーグルト状， 粥状，酒粕様	＋＋	外陰部のびらん，発赤
カンジダ腟炎			同様帯下の腟壁への付着
細菌性腟症 （ガードネラ腟炎）	灰白色，クリーム状， 粘着性 ガードネラが起炎菌で あれば，アミン臭（魚 臭）あり	±	
腟トリコモナス症	淡黄色，泡沫状	±	
接触性皮膚炎	陰部搔痒感	＋	原因物質の接触部位 に一致した発赤，丘 疹，小水泡の存在
子宮留膿腫	悪臭がする膿性帯下 （量は比較的多い）	－	

症候

第 2 章　　　　　　　　　　　　　　≪症候≫

診断	治療	コメント
年齢, 既往歴, 腟所見から診断	・エストリオール腟錠 1 mg 1 錠×1〜2 週間 ・エストリオール内服錠 2 錠分 2×1〜2 週間 上記のいずれか	閉経後, 両側卵巣摘出後, 乳がんのホルモン療法中, などがリスク因子
皮膚擦過診による菌糸の確認	抗真菌薬外用	合併することが多い
腟分泌液の特設検鏡で菌糸や胞子の確認, 簡易培養も可	オキシコナゾール腟錠 600 mg 1 回挿腟	
Amsel の診断基準 (下記のうち 3 項目以上) ①均一で粘着性のある灰白色帯下 ②帯下の pH>4.5 ③検鏡で clue cell の検出 ④10%KOH の滴下により強いアミン臭あり	・クロロマイセン腟錠 100 mg 1 錠×7 日間 ・メトロニダゾール腟錠 250 mg 1 錠×10〜14 日間 ・メトロニダゾール腟錠 250 mg 2 錠分 2 経口×10 日間 上記のいずれか	自覚症状が強くなければ, 局所治療のみで可
検鏡や子宮頸部擦過細胞診でトリコモナス原虫が確認できることもある	・チニダゾール 500 mg 4 錠分 1×1 日間 ・メトロニダゾール腟錠 250 mg 2 錠分 2 経口×10 日間 ・メトロニダゾール腟錠 250 mg 1 錠×10〜14 日間 上記のいずれか	膀胱内にもいることがあるので, 局所治療より全身投与のほうがよい
治療的診断	ステロイド軟膏外用	カンジダ感染を除外すること
経腟エコーまたは CT にて fluid の存在	ドレナージ (および抗菌薬全身投与)	まれに悪性腫瘍が原因の場合がある

259

不正性器出血・帯下異常 (3)

❸子宮留膿腫は，基本は紹介して抗菌薬投与とドレナージを行う．

❹萎縮性腟炎には

卵胞ホルモン：エストリオール

ホーリンV腟用錠（1 mg）1回1錠　1日2回　㊏
　　　　　　　　　　　　　　　　　　1〜2週間

予防・指導

❶喫煙者の子宮内異物（ペッサリーやIUDなど）はBVのリスク．
❷抗菌薬内服，糖尿病，BVの既往，ステロイド，HRT（ホルモン補充療法）などはカンジダ腟炎のリスク．

病院紹介のタイミング

❶よほどの貧血の進行を認めない限り，不正性器出血で緊急入院が必要なケースは稀．
❷しかし，不正性器出血の場合，癌の否定は困難なので基本的にはコンサルト．
❸すぐにコンサルトできない場合で全身状態が悪くなければ，現実的にはリスクを伝えたうえで上記の鑑別のうち一番疑わしいものの治療を一度やってみて2週間単位で評価．出血が持続するならばコンサルト．

（玉木千里）

文　献
1) Neville F, et al.：Essentials of Obstetrics and Gynecology 6th edition. Saunders Elsevier, 2015.

memo

摂食・嚥下障害 (1)
(スクリーニングと予防)

ポイント

❶ 摂食・嚥下障害をきたす疾患と摂食・嚥下のメカニズムをおさえる.

❷ 嚥下障害を疑う症状や微候を認めたら,積極的にベッドサイドでできる検査を行い,誤嚥のリスクを評価する.

❸ 例え誤嚥のリスクが高くとも,様々な対処方を適用することでそのリスクを低減することができる.

摂食・嚥下障害の基礎

❶ 嚥下障害をきたす疾患は以下のように大きく3つに分類できる (**表1**).
　①器質性嚥下障害
　②機能性嚥下障害
　③心理的原因による嚥下障害

❷ 一般に嚥下時の「むせ」が嚥下障害のサインとして知られるが,むせのない誤嚥 (silent aspiration) が存在するため,誤嚥のリスク評価は必ずしも簡単ではなく,スクリーニングには一定のリスクがつきまとうことを認知する.

❸ 人の摂食嚥下は一連の動きであるが,下の6つの段階 (5期モデル) に分けることができる.どの段階の障害であるかの理解により対策が講じ安くなる.
　①食物の認知 (先行期)
　②口への取り込み
　③咀嚼と食塊形成 (口腔準備期)
　④咽頭への送り込み (口腔嚥下期)
　⑤咽頭通過 (咽頭期)
　⑥食道通過 (食道期)
　※実際には,液体については3期 (4期) モデルが,固形物についてはプロセスモデルが適応される (**図1**).

摂食・嚥下障害 ②
（スクリーニングと予防）

表 1　嚥下障害の原因疾患（文献 1 より）

A．器質的障害を起こすもの	
口腔・咽頭	食道
・舌炎，アフタ性口内炎，歯周病 ・扁桃炎，扁桃周囲膿瘍 ・咽頭炎，喉頭炎，咽後膿瘍 ・口腔・咽頭腫瘍（良性，悪性） ・口腔咽頭部の異物，術後 ・外からの圧迫（頸椎症，腫瘍，など） ・その他	・食道炎，潰瘍 ・食道ウェブ，ツェンカー憩室 ・狭窄，異物 ・腫瘍（良性，悪性） ・食道裂孔ヘルニア ・外からの圧迫（頸椎症，腫瘍，など） ・その他

B．機能的障害を起こすもの	
口腔・咽頭	食道
・脳血管障害，脳腫瘍，頭部外傷 ・脳膿瘍，脳炎，多発性硬化症 ・パーキンソン病，筋萎縮性側索硬化症 ・末梢神経炎（ギラン・バレー症候群など） ・重症筋無力症，筋ジストロフィー ・筋炎（各種），代謝性疾患（糖尿病など） ・薬剤の副作用*，その他	・脳幹部病変 ・アカラジア ・筋炎 ・強皮症，全身性エリテマトーデス ・薬剤の副作用* ・その他

C．心理的原因により嚥下障害を起こすもの
神経性食欲不振症，認知症，拒食，心身症，うつ病，うつ状態，その他

・嚥下運動の動きの障害＝機能的障害，動的障害
・嚥下運動に関与する組織の異常＝器質的障害，構造的障害，静的障害

*薬剤の副作用，術後の合併症，経鼻経管チューブなどによる嚥下障害を医原性（iatrogenic）の嚥下障害とよぶ．

第 2 章　　　　　　　　　　　　　　　　≪症候≫

a. 3期連続モデル：液体嚥下（生理モデル）

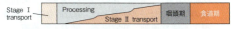

b. 4期連続モデル：液体嚥下（生理モデル）

c. プロセスモデル：咀嚼嚥下（生理モデル）：Palmer

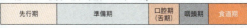

d. 5期モデル：摂食・嚥下（臨床モデル）：Leopold

| 先行期 | 準備期 | 口腔期
(舌期) | 咽頭期 | 食道期 |

図 1　嚥下モデル

生理モデルと臨床モデルに分けられる．3期（4期）連続モデルは液体の一口飲み，プロセスモデルは固形物の咀嚼嚥下に適応される．

❹嚥下障害の評価は次のステップを踏む．
　①主訴や病歴を踏まえた摂食・嚥下障害を疑う症状の把握と問診票
　②身体所見，神経学的所見
　③唾液飲みテストなどのスクリーニング
　④特異検査（嚥下造影など）
　⑤総合評価，診断，治療方針，ゴールの設定

問診・診察

❶病歴など：脳卒中の既往，肺炎およびその他の呼吸器疾患の既往，放射線治療，手術（頭頸部，食道）の既往，その他の基礎疾患（神経筋疾患，糖尿病など），生活様式や食生活，食嗜好およびその変化，家族歴．

❷身体所見：栄養状態，脱水，呼吸状態（呼吸数，咳，喀痰，聴診所見），発熱，循環動態（血圧，心拍数およびその変化），胃腸症状（食欲，下痢，便秘），口腔・咽頭粘

摂食・嚥下障害 (3)
(スクリーニングと予防)

膜の状態(汚れ,乾燥,潰瘍,炎症など),口臭,歯(義歯の有無と適合,齲歯),歯肉(腫脹,出血など)

❸ 神経学的所見
①意識レベル:高次脳機能,脳神経系の評価
②構音障害:口腔・咽頭の反射(下顎反射・口尖らせ反射などの異常反射および咽頭反射・口蓋反射などの正常反射の有無),頸部,体幹の可動域と動きの制限,呼吸のコントロール(息とめ,随意的な咳),麻痺・失調・不随意運動,知覚障害,筋力・筋萎縮.

❹ 可能なら嚥下障害を疑う所見(表2)を念頭において,実際に食事をしているところを観察する.

❺ 効率よく問診を行うために大熊・藤島らが開発した質問紙が使いやすい(表3).この質問紙では,Aに1つでも回答があったものを「嚥下障害あり」と判定し,Bにはいくつ回答があっても「嚥下障害疑い」ないし「臨床上問題ないレベル」と判定する.(感度92%,特異度90.1%)

❻ 嚥下障害を起こしやすい薬剤:BZP系薬,抗けいれん薬,向精神病薬,ステロイド,抗コリン作用のある薬剤(抗うつ薬など).

❼ サルコペニアの摂食嚥下障害
サルコペニアとは,進行性,全身性に認める筋肉量減少と筋力低下をいう (☞p.175 フレイル・サルコペニア).サルコペニアが嚥下関連筋に及べば嚥下障害を生じる.嚥下関連筋群の筋力低下は後述する舌圧測定により評価可能.

memo

第2章   ≪症候≫

表2　嚥下障害を疑う主な症状（文献1より）

むせ：どういう食品でむせるか？　食べ始めにむせるか？
　　　疲れるとむせるか？

咳：食事中や食後の咳は多くないか，夜間の咳はないか？

痰の性状，量：食物残渣はないか，食事を開始してから量
　　　　　　　は多くないか？

咽頭異常感，食物残留感：部位はどこか？

嚥下困難感：食品による差違はあるか？　日内変動はないか

声：食後に声の変化はないか，がらがら声ではないか？

食欲低下：むせたり，苦しいから食べないなど嚥下障害が
　　　　　原因のことがある

食事内容の変化：飲み込みやすい物だけを選んでいない
　　　　　　　　か？

食事時間の延長：口の中にいつまでも食べ物をためてい
　　　　　　　　る，なかなか飲み込まない

食べ方の変化：上を向いて食べる，汁物と交互に食べてい
　　　　　　　る，口からこぼれる

食事中の疲労：食事に伴う低酸素血症はないか？　嚥下は
　　　　　　　努力性になっていないか？

口腔内の汚れ：ひどい歯垢，食物残渣，口臭は口腔期の問
　　　　　　　題と関連があるか？

参考☞p.290 肺炎（簡易嚥下誘発試験）

✏ **memo**

摂食・嚥下障害 (4)
(スクリーニングと予防)

表3 摂食・嚥下障害の質問紙 (文献2より)

氏名　　　　　　　　　　　　　　　　　年齢　　歳　　　男 ・ 女
　　　　身長　　　　cm　　体重　　　kg

症候

あなたの嚥下（飲み込み，食べ物を口から食べて胃まで運ぶこと）の状態について，いくつかの質問をいたします.
いずれも大切な症状です. よく読んで A, B, C のいずれかに丸を付けて下さい. この2, 3年のことについてお答え下さい.

1. 肺炎と診断されたことがありますか？	A. 繰り返す　B. 一度だけ　C. なし	
2. やせてきましたか？	A. 明らかに　B. わずかに　C. なし	
3. 物が飲み込みにくいと感じることがありますか？	A. よくある　B. ときどき　C. なし	
4. 食事中にむせることがありますか？	A. よくある　B. ときどき　C. なし	
5. お茶を飲むときにむせることがありますか？	A. よくある　B. ときどき　C. なし	
6. 食事中や食後，それ以外の時にものどがゴロゴロ（たんがからんだ感じ）することがありますか？	A. よくある　B. ときどき　C. なし	
7. のどに食べ物が残る感じがすることがありますか？	A. よくある　B. ときどき　C. なし	
8. 食べるのが遅くなりましたか？	A. たいへん　B. わずかに　C. なし	

(次頁へつづく)

第2章　≪症候≫

(表3　つづき)

9. 硬いものが食べにくくなりましたか？	A. たいへん	B. わずかに	C. なし
10. 口から食べ物がこぼれることがありますか？	A. よくある	B. ときどき	C. なし
11. 口の中に食べ物が残ることがありますか？	A. よくある	B. ときどき	C. なし
12. 食物や酸っぱい液が胃からのどに戻ってくることがありますか？	A. よくある	B. ときどき	C. なし
13. 胸に食べ物が残ったり，つまった感じがすることがありますか？	A. よくある	B. ときどき	C. なし
14. 夜，咳で寝られなかったり目覚めることがありますか？	A. よくある	B. ときどき	C. なし
15. 声がかすれてきましたか（がらがら声，かすれ声など）？	A. たいへん	B. わずかに	C. なし

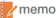
memo

摂食・嚥下障害 ⑸
（スクリーニングと予防）

検 査

外来や病棟ではさまざまな検査が可能であるが，ここでは「在宅でできる」という観点から主に反復唾液嚥下テスト，改訂水飲みテストを紹介し，最近のトピックスである超音波を用いたオトガイ舌骨筋の評価と舌圧検査についても少し触れる．

※テストの前提条件として意識レベルの変化，バイタルサインの異常がないことを確認しておく．

※テスト実施前は，できれば口腔ケア，のどのアイスマッサージと空嚥下を行う．

※聴診は肺野だけでなく，頸部の所見が有用．

※リスクがある場合はできれば吸引器を準備しておきたい．またパルスオキシメータ装着下に行う．

❶反復唾液のみテスト（RSST）

被験者を座位（リクライニングでも可）とし，口腔内を湿らせたあとに空嚥下を30秒間繰り返す．30秒で2回以下が異常．評価の際は第3指で甲状軟骨を触知し，指を十分乗り越えた時に1回とカウントする．

❷改訂水飲みテスト（MWST）

※冷水3mLを口腔底に注ぎ，嚥下を命じる．以下の評価基準で4点以上であれば2回以上繰り返し，もっとも悪い場合を評点とする．カットオフ値を3点とすると感度70％，特異度88％との報告あり．

1点	嚥下なし，むせる and/or 呼吸切迫
2点	嚥下あり，呼吸切迫（silent aspiration の疑い）
3点	嚥下あり，呼吸良好，むせる and/or 湿性嗄声
4点	嚥下あり，呼吸良好，むせない
5点	4点に加え，反復嚥下が30秒以内に2回可能

※なお，フードテスト（FT）は，水の代わりに茶さじスプーン1杯（約4g）のプリンを食べさせて評価する．評価方

第2章　　　　　　　　　　　　　　　　≪症候≫

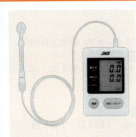

図2　JMS舌圧測定器

法は MWST と同様であるが，嚥下後に口腔内にプリンが残留していないかを確認する．
※参考 ☞p.290 肺炎（簡易嚥下誘発試験）

❸その他
①超音波を用いたオトガイ舌骨筋の評価：超音波を用いることでオトガイ舌骨筋の横断面積が測定できる．安静時と収縮時のオトガイ舌骨筋を評価したところ，横断面積と舌圧，開口力，嚥下音時間に関連を認めた．今後，超音波によるオトガイ舌骨筋の男女別基準値，筋肉量減少のカットオフ値の作成が期待される．
②舌圧検査：近年舌圧測定器を用いた口腔機能評価が注目されている（図2）．知見の蓄積を背景に，平成30年度診療報酬改定では，対象患者が拡大された．嚥下関連筋群の筋力低下は，舌圧が 20 mPa 以上か未満かで評価することができる．

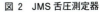
治　療

❶頭部挙上訓練：1分間頭部を挙上（臥位で足のつま先を見る）し，1分間休むことを30回繰り返す．1分間の挙上が難しければ10秒とか20秒と患者の能力に合わ

269

摂食・嚥下障害 ⑹
(スクリーニングと予防)

せて設定するとよい.

❷薬物投与

①咳嗽の誘発物質（サブスタンスP）濃度上昇作用

ACE阻害薬：イミダプリル塩酸塩

　タナトリル錠（5 mg）　1回1錠　1日1回　⓪

　　　※血圧の低下に注意.

抗血小板薬：シロスタゾール

　プレタールOD錠（100 mg）　1回1錠　1日2回　⓪

②ドーパミン放出の促進

ドパミン遊離促進薬：アマンタジン塩酸塩

　シンメトレル（50 mg）　1回1錠　1日1〜3回　⓪

　　　※消化器，精神症状に注意. 腎機能障害では減量または
　　　中止.

③胃排泄機能を高め，胃食道逆流を減少

マクロライド系抗菌薬：エリスロマイシンエチルコハク酸エステル（ES）

　エリスロシンDS 10%　1回1〜2 g　1日2回　⓪

　　　※下痢を起こしやすい.

④その他

漢方薬

　ツムラ半夏厚朴湯　1回2.5 g　1日3回　⓪　食前

消化管運動機能改善薬：モサプリドクエン酸塩水和物

　ガスモチン錠（5 mg）　1回1錠　1日3回　⓪

第2章　《症候》

予防・指導

❶ リスクのある薬剤の見直し（問診・診察）
❷ 食事の工夫
　①嚥下しやすい食事：以下の4条件を満たすものがよい．ゼラチンゼリーや茶碗蒸しのような形態の食品がこれにあたる．
　・適度の粘度があり，食塊形成しやすいこと
　・口腔や咽頭を変形しながら滑らかに通過すること
　・べたつかず，のどごしが良いこと
　・密度が均一であること
　②逆に嚥下しにくい食品は以下の通り．
　・水分が分離する食品
　・酸味の強すぎる食品
　・パサつく食品
　・こんにゃくなどうまく噛めない食品
　・もちなど，のどに張り付く食品
　・線維の多い食品

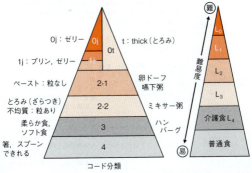

図 3　嚥下調整食学会分類 2013（左）と嚥下食ピラミッド（右）

摂食・嚥下障害 (7)
(スクリーニングと予防)

表 4　嚥下調整食学会分類 2013（食事）早見表（文献 5 より）

コード【I-8項】		名称	形態	目的・特色
0	j	嚥下訓練食品0j	均質で，付着性・凝集性・かたさに配慮したゼリー離水が少なく，スライス状にすくうことが可能なもの	重度の症例に対する評価・訓練用少量をすくってそのまま丸呑み可能残留した場合にも吸引が容易たんぱく質含有量が少ない
	t	嚥下訓練食品0t	均質で，付着性・凝集性・かたさに配慮したとろみ水（原則的には，中間のとろみあるいは濃いとろみのどちらかが適している）	重度の症例に対する評価・訓練用を想定ゼリー丸呑みで誤嚥したりゼリーが口中で溶けてしまう場合たんぱく質含有量が少ない
1	j	嚥下調整食1j	均質で，付着性，凝集性，かたさ，離水に配慮したゼリー・プリン・ムース状のもの	口腔外で既に適切な食塊状となっている（少量をすくってそのまま丸呑み可能）送り込む際に多少意識して口蓋に舌を押しつける必要がある0jに比し表面のざらつきあり
2	1	嚥下調整食2-1	ピューレ・ペースト・ミキサー食など，均質でなめらかで，べたつかず，まとまりやすいものスプーンですくって食べることが可能なもの	口腔内の簡単な操作で食塊状となるもの（咽頭では残留，誤嚥をしにくいように配慮したもの）
	2	嚥下調整食2-2	ピューレ・ペースト・ミキサー食などで，べたつかず，まとまりやすいもので不均質なものも含むスプーンですくって食べることが可能なもの	
3		嚥下調整食3	形はあるが，押しつぶしが容易，食塊形成や移送が容易，咽頭でばらけず嚥下しやすいように配慮されたもの多量の離水がない	舌と口蓋間で押しつぶしが可能なもの押しつぶしや送り込みの口腔操作を要し（あるいはそれらの機能を賦活し），かつ誤嚥のリスク軽減に配慮がなされているもの
4		嚥下調整食4	かたさ・ばらけやすさ・貼りつきやすさなどのないもの箸やスプーンで切れるやわらかさ	誤嚥と窒息のリスクを配慮して素材と調理方法を選んだもの歯がなくても対応可能だが，上下の歯槽提間で押しつぶすあるいはすりつぶすことが必要で舌と口蓋間で押しつぶすことは困難

第2章

≪症候≫

主食の例	必要な咀嚼能力 【I-10 項】	他の分類との対応 【I-7 項】
	(若干の送り込み能力)	嚥下食ピラミッド L0 えん下困難者用食品許可基準 I
	(若干の送り込み能力)	嚥下食ピラミッド L3 の一部 (とろみ水)
おもゆゼリー, ミキサー粥のゼリーなど	(若干の食塊保持と送り込み能力)	嚥下食ピラミッド L1・L2 えん下困難者用食品許可基準 II UDF 区分 4 (ゼリー状) (UDF：ユニバーサルデザインフード)
粒がなく, 付着性の低いペースト状のおもゆや粥	(下顎と舌の運動による食塊形成能力および食塊保持能力)	嚥下食ピラミッド L3 えん下困難者用食品許可基準 II・III UDF 区分 4
やや不均質 (粒がある) でもやわらかく, 離水もなく付着性も低い粥類	(下顎と舌の運動による食塊形成能力および食塊保持能力)	嚥下食ピラミッド L3 えん下困難者用食品許可基準 II・III UDF 区分 4
離水に配慮した粥など	舌と口蓋間の押しつぶし能力以上	嚥下食ピラミッド L4 高齢者ソフト食 UDF 区分 3
軟飯・全粥など	上下の歯槽堤間の押しつぶし能力以上	嚥下食ピラミッド L4 高齢者ソフト食 UDF 区分 2 および UDF 区分 1 の一部

症候

273

摂食・嚥下障害 ⑧
(スクリーニングと予防)

③酸味のある食品とのどに張り付く食品以外の食品は細かくし、あんをかけることで食塊をまとめることができる.

④あんをかけたり、柔らかくしてもうまく食べられない場合はミキサーにかける、ゼラチン寄せにするなどの工夫が必要な場合もある.

⑤従来は段階的摂食訓練で用いられる「ものさし」として、「嚥下食ピラミッド」が用いられてきたが、日本摂食・嚥下リハビリテーション学会が作成した「嚥下調整食分類2013」が広く用いられるようになっている（図3, 表4）.

❸摂食環境の調整

①摂食時の姿勢（図4）：リクライニング姿勢で食べることでむせにくくなる. リクライニング姿勢にした場合は、必ず頸部屈曲位にする. このときあごを胸につけすぎると逆に飲み込みにくくなる.

②完全側臥位法：最近のトピックスとして完全側臥位法[4]がある. これは「重力の作用で中へ下咽頭の側壁に食塊が貯留しやすくなるように体幹側面を下にした姿勢で経口摂取をしやすくする方法」である.

※この方法を開発した福村によれば、完全側臥位法を治療に導入して以降、鶴岡市では3年連続で肺炎死亡数が約20%低下したと報告.

③食器の工夫：コップや湯のみで水分摂取をすると頸部後屈になりやすく、一口量も多くなりやすい. 飲水器を利用すると頸部前屈のまま一口量も調整可能. コップは図5のようにカットすると頸部前屈で飲める. スプーンの選択は図6を参照.

④1口量：一般的に3〜5g（ティースプーン約2/3の量）が1口に飲みやすい量と言われる. 2g以下では少なすぎてうまく飲み込めず、逆に6g以上では1口

第 2 章　　　　　　　　　　　　　　　　≪症候≫

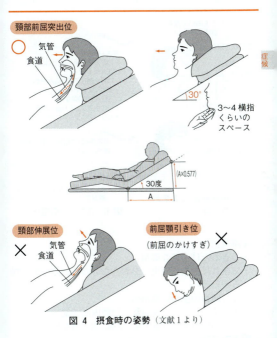

図 4　摂食時の姿勢（文献 1 より）

で飲みきれず，むせや誤嚥などのトラブルにつながりやすくなる．
⑤増粘剤の使用：増粘剤の濃度は重要である．少ないと誤嚥しやすいが，逆に多すぎるとベタつきが増し，残留が多くなる．一般にスプーンですくって落とした時に軽く糸を引く程度が適度．
⑥嚥下障害患者への薬剤投与時の注意

275

摂食・嚥下障害 (9)
(スクリーニングと予防)

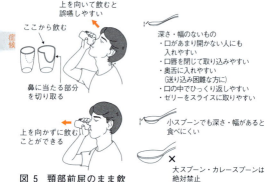

図5 頸部前屈のまま飲めるコップ

図6 スプーンの選択

<薬剤選択>
・できるだけ小さな薬剤
・できれば散剤に変更,おおきなものはいくつかに割るか粉砕
・投与回数の少ない薬剤へ
・ドライシロップ・速崩錠・口腔内崩壊錠へ
・外用剤への変更(貼付剤,坐剤,吸入剤など)

<服薬方法>
　一般には嚥下障害が軽度であれば錠剤は粉砕しゼリーで服薬させるとよい.しかし,粉砕すると薬効に影響をきたす場合は,藤島らは錠剤を縦にゼリーに刺してスプーンでそのまま奥舌に入れて丸呑みにする方法を薦めている(図7).

⑦その他のベッドサイドでできる簡単な対処法
・嚥下に意識を集中する(テレビをみながら食べたり,

第2章 《症候》

a. 錠剤をゼリーに埋め込む方法

錠剤を縦にゼリーにさす

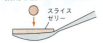

そのまま奥舌に入れて丸のみにする

上から見た図

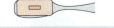

b. 粉薬をゼリーに混ぜる方法

（ゼリーの一部によく混ぜる）

c. 簡易懸濁法

（水温55℃の水に20分放置）

(倉田なおみ：内服薬経管投与ハンドブック. 19, じほう, 2006より)

錠剤が残留しやすい内服方法

横に入れる　　上に乗せる　　くずしたゼリーと

これらの方法では、ゼリーと錠剤が分離しやすく、錠剤が口腔・咽頭に残留してしまう．

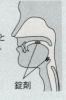

図7　薬の飲ませ方（文献1より）

騒がしいところで食べることを避ける）．
・息こらえ嚥下（図8）：食べ物を口に入れたら鼻から大きく息を吸って，しっかり止めて，食べ物を飲み込み，勢いよく口から息を吐き出す．食べ物を口に含んだままで息を吸うと，気管に吸い込む危険があるので，基礎訓練として食物を使わずに最初は空嚥下でイメージをつかんでもらってから行う．
・交互嚥下：違う性質の食物を交互に嚥下することで

摂食・嚥下障害 (10)
(スクリーニングと予防)

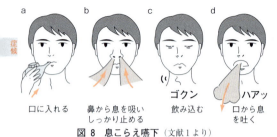

図8 息こらえ嚥下 (文献1より)

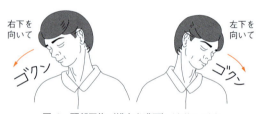

図9 頸部回旋 (横向き嚥下) (文献3より)

残留物をクリアする．特にベタつきやパサつきあるものの後にゼラチンゼリーを与えると口腔残留物や咽頭残留物がクリアされやすいので，食事の最後はゼラチンゼリーで終了するのがよい．

・**頸部回旋（嚥下前横向き嚥下）(図9)**：嚥下の際，頸部を回旋させたり，傾けたりすると咽頭の蠕動が効率よく起こり，嚥下で残留物がクリアされる．また，一側が通りにくいことがわかっていれば，通りにくい側にあらかじめ回旋させておくと，通りやすい側はさらに広がり，食べ物は残留することなく通過．

第2章　≪症候≫

❹言語聴覚士や作業療法士による摂食嚥下訓練が利用可能なら，積極的にお願いする．

❺歯科的問題：齲歯，歯周病については訪問歯科診療をお願いする．義歯の調節も重要．

☞p.183 COLUMN　口腔機能低下症とオーラルフレイル

❻口腔ケア：自分で口腔衛生管理を行えない全ての人が対象となる．誤嚥予防の観点からは就寝前の口腔ケアが最も有効．☞p.659 口腔ケア

病院紹介のタイミング

❶RSST や改訂水飲みテストで陽性で，経口摂取の継続を続ける場合，嚥下造影や嚥下内視鏡検査が勧められる．

❷スクリーニングテストを行う際，リスクのある場合や慣れない場合．

（玉木千里）

文　献

1) 聖隷嚥下チーム：嚥下障害ポケットマニュアル第3版．医歯薬出版，2011．

2) 大熊るり・他：日摂食嚥下リハ会誌6：3-8，2002．

3) 藤島一郎：よくわかる嚥下障害改訂3版．永井書店，2012．

4) 完全側臥位法に関する紹介サイト．
https://www.easyswallow.jp

5) 日本摂食・嚥下リハビリテーション学会：嚥下調整食学会分類2013．

✎memo

肺　炎 (1)

ポイント

❶ 在宅医療の対象となる患者に起こる肺炎は，市中肺炎（community acquired pneumonia：CAP）と院内肺炎（hospital acquired pneumonia：HAP）の合間に位置する，「医療・介護関連肺炎（nursing and healthcare-associated pneumonia：NHCAP）」に当たり，重症肺炎（予後不良肺炎）・高齢者肺炎と，耐性菌肺炎という2つの側面を併せもつ.

❷ NHCAP は在宅患者にとっては「終末期の肺炎」としての側面もあるため，一定以上の重症度であっても集中治療はもちろん，入院治療も患者・家族が望まない場合もある．その為，治療の場所は，患者・家族の希望に加えて，介護力，経済力を含めた様々な社会的背景を包括した「治療区分」に従って行う．NHCAP 治療区分は，①人工呼吸管理やICU 管理などの集中治療を要するか否か，②入院管理を要するか否か，③薬剤耐性菌のリスク因子の有無，の3要件によりA～D群に分類される（**図1**）.

❸ NHCAP の予防には，日常診療における嚥下機能の把握と誤嚥の予防，ワクチン接種が重要である．☞p. 42 在宅ヘルスプロモーション

主な発生機序

①誤嚥性肺炎（高頻度），②インフルエンザ後の二次性細菌性肺炎，③透析などの血管内治療による耐性菌性肺炎（MRSA を中心），④免疫抑制剤や化学療法中に発症する日和見感染.

症　状

①胸部症状（咳嗽，喀痰，胸痛，呼吸困難など）
②全身症状（発熱，食思不振，意識障害など）
　高齢者では胸部症状を欠いて全身症状のみを呈する割合が多い.

第3章 疾患編　　　　　　　　　《呼吸器疾患》

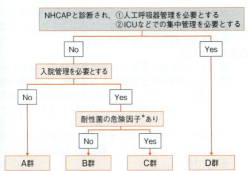

図1　NHCAP治療区分アルゴリズム（文献1より）
*耐性菌の危険因子：過去90日以内に抗菌薬の投与がなく，経管栄養も施行されていない場合は，耐性菌のリスクなし群と判断する．ただし，それより以前にMRSAが分離された既往のある場合は，MRSAのリスクありと判断される．

チェックポイント・検査

❶身体所見
　①バイタルサイン測定：体温，血圧，脈拍（多くは頻脈だが非定型病原体は比較的徐脈），呼吸数（呼吸数の増加はSpO_2低下に先行），SpO_2など．
　②聴診所見：断続性ラ音（Coarse crackles, Squawk），肺胞呼吸音の減弱，胸膜摩擦音（Friction rub：胸膜炎併発時）．

❷検査
　①在宅の場では画像検査（胸部Xp, 胸部CT）を行えない場合が多く，厳密に「肺炎」の診断を確定せず，理学的所見，採血データをもとに抗菌薬による治療を開始する場合も少なくない．

281

肺　炎 ⑵

②血液検査：白血球増加（非定型病原体では 10,000 以下が多い），CRP 高値．高齢者では心不全を併発することもあり，可能なら BNP も測定.

❸細菌学的検査

①喀痰グラム染色・培養・薬剤感受性検査：抗菌薬の投与後は培養検査が偽陰性となるため，治療前の提出が望ましい．グラム染色の白血球貪食像も重視する．なお，肺結核の除外のため抗酸菌塗抹・培養を追加する.

②尿中抗原（肺炎球菌，レジオネラ菌）：可能なら行う.

③血液培養：ショックなど，重症例では敗血症併発も多く，有用.

治　療

❶図 2 に基づいて抗菌薬を選択.

❷原則的には治療区分 B 群以降は在宅では扱わないが，前述の通り A 群以外であっても在宅での治療を選択する場合がある．その場合，集中治療を要する D 群は「終末期の肺炎」として看取りも踏まえた対応が必要で，複数回の点滴を要する抗菌薬を使用する C 群では標準的な抗菌薬投与が事実上不可能であるため治療の失敗が予想され，同様の対応を想定する.

❸治療区分 A・B 群では CAP の治療に準じて狭域の抗菌薬を用いる.

C 群では耐性菌を念頭に広域の抗菌薬を選択するが，在宅では投与が困難で B 群に併用薬を工夫することで次善の策とするのが妥当と考える．（表1, 2）

＜A 群＞

肺炎球菌，インフルエンザ菌，黄色ブドウ球菌，クレブシエラ属，肺炎クラミドフィラを標的とし，内服薬としては β ラクタマーゼ阻害薬配合ペニシリン系薬（ABPC/SBT，AMPC/CVA），レスピラトリーキノロン

第3章 疾患編 ≪呼吸器疾患≫

(GRNX, LVFX, etc.), マクロライド系薬 (CAM, AZM) が, 注射薬としては CTRX が推奨される. 非定型病原体の合併を念頭に, マクロライド系薬の併用か, レスピラトリーキノロン単剤を投与する. 特に非定型病原体が疑われる状況では (**表3**)[2], レスピラトリーキノロン単剤を投与. なお, CAM, LVFX は嫌気性菌への効果が弱く, 誤嚥を疑う場合には避ける.

処方例 (下記①②⑦のいずれか+③か④, もしくは⑤か⑥単剤)

① (スルバクタム/アンピシリン)

ペニシリン系抗菌薬:スルタミシリントシル酸塩 (SBTPC)
ユナシン錠 (375 mg) 1回1錠 1日3回 内
毎食後

② (クラブラン酸/アンピシリン)

ペニシリン系抗菌薬:アモキシシリン・クラブラン酸カリウム (AMPC/CVA)
オーグメンチン配合錠250 RS 1回1錠 1日3〜4回
内

③ (クラリスロマイシン)

マクロライド系抗菌薬:クラリスロマイシン (CAM)
クラリシッド錠 (200 mg) 1回1錠 1日2回 内
朝・夕食後

④ (アジスロマイシン)

マクロライド系抗菌薬:アジスロマイシン (AZM)
ジスロマック錠 (250 mg) 1回2錠 1日1回 内
3日間

⑤ (モキシフロキサシン)

ニューキノロン系抗菌薬:モキシフロキサシン (MFLX)
アベロックス錠 (400 mg) 1回1錠 1日1回

肺 炎 (3)

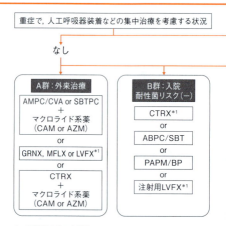

† : 耐性菌のリスク因子
・過去90日以内に抗菌薬の投与がなく，経管栄養も施行されていない場合は，耐性菌のリスクなし群と判断.
・ただし，以前にMRSAが分離された既往がある場合は，MRSAのリスクありと判断.

*1 : 嫌気性菌に抗菌力が不十分なため，誤嚥性肺炎疑いでは不適.
*2 : 嫌気性菌に抗菌力が不十分なため，誤嚥性肺炎疑いでは嫌気性菌に抗菌活性を有する薬剤(MTZ, CLDM, ABPC/SBT等)と併用する.

図 2 NHCAP 治療区分に応じた

⑥ (レボフロキサシン)

ニューキノロン系抗菌薬：レボフロキサシン (LVFX)
クラビット錠 (500 mg) 1回1錠　1日1回　内

第3章 疾患編 ≪呼吸器疾患≫

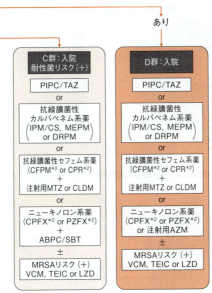

治療薬選択アルゴリズム（文献1より）

⑦（セフトリアキソン）

セファロスポリン系抗菌薬：セフトリアキソン（CTRX）
ロセフィン注　1回1〜2g　1日1〜2回　静または点

肺　炎 ⑷

表 1　主要な抗菌薬のスペクトラム（文献 3 より）

	肺炎球菌	インフルエンザ菌	緑膿菌	嫌気性菌	クラミドフィラ
AMPC/CVA	○	△	×	○	×
ABPC/SBT	○	△	×	○	×
GRNX	○	○	△	○	○
MFLX	○	○	△	○	○
LVFX	○	○	△	×	○
CTRX	○	○	×	×	×
PAPM/BP	◎	△	△	○	×
CFPM	△	○	○	△	×
CPM	○	○	○	○	×
PIPC/TAZ	○	○	○	○	×
IPM/CS	○	△	○	○	×
MEPM	○	○	○	○	×
DRPM	○	○	○	○	×

表 2　使用される抗菌薬の腎機能低下時の投与量（文献 1 より改変）

薬剤名	Ccr（mL/min）			透析（HD）
	＞50	10～50	＜10	
アモキシシリン（AMPC）	1 回 250 mg 6～8h 毎	1 回 250 mg 8～12h 毎	1 回 250 mg 24h 毎	250 mg 分 1 HD 日は HD 後
スルバクタムナトリウム・アンピシリン（ABPC/SBT）	6 g 分 2	1.5～3 g 分 2	1.5～3 g 分 1	1.5～3 g HD 日は HD 後
セフトリアキソン（CTRX）	1～2 g 分 1～2		1 g 分 1HD 前後	
アジスロマイシン（AZM）	500 mg 分 1 腎機能正常者と同じ			
アジスロマイシン SR（AZM）-SR	2 g 1 回投与 腎機能正常者と同じ			
クラリスロマイシン（CAM）	400 mg 分 2	1 回 200 mg 1～2 回	200 mg 分 1	
レボフロキサシン（LVFX）	500 mg 分 1	20≦Ccr＜50 初日 500 mg 分 1 2 日目以降 250 mg を 1 日 1 回 Ccr＜20 初日 500 mg 分 1 3 日目以降 250 mg を 2 日に 1 回		
ガレノキサシン（GRNX）	400 mg 分 1	体重＜40 kg かつ Ccr＜30 mL/min の場合 200 mg 分 1		腎機能正常者と同じ
塩酸バンコマイシン注（VCM）	1～2 g 分 2～4	1 g 1～4 日毎	TDM が望ましい	

疾患

第3章 疾患編　　　　　　　《呼吸器疾患》

表3　細菌性肺炎と非定型肺炎の鑑別（文献2より）

1. 年齢60歳未満
2. 基礎疾患がない，あるいは軽微
3. 頑固な咳嗽がある
4. 胸部聴診上所見が乏しい
5. 喀痰がない，あるいは迅速診断で原因菌らしきものがない
6. 末梢白血球数が 10,000/μL 未満である.

1～5の5項目中3項目以上陽性：非定型肺炎疑い
2項目以下陽性：細菌性肺炎疑い

1～6の6項目中4項目以上陽性：非定型肺炎疑い
3項目以下陽性：細菌性肺炎疑い

＜B群＞

標的とすべき原因菌はA群と同じで，在宅では注射薬のCTRXが選択肢となる．しかし，CTRXは嫌気性菌に弱く誤嚥性肺炎の関与が疑われる場合は嫌気性菌もカバーしうる ABPC/SBT，AMPC/CVA，AZM の併用が望ましい．

セファロスポリン系抗菌薬：セフトリアキソン（CTRX）/マクロライド系抗菌薬：アジスロマイシン（AZM）

ロセフィン注　1回1g　1日1回　⊛または⊛
ジスロマック錠（250 mg）1回2錠　1日1回　⊛
　　　　　　　　　　　　　　　　　　　3日間

✎ memo

肺　炎 (5)

＜C 群＞

標的とすべき原因菌は A 群に加えて緑膿菌，MRSA，アシネトバクターも考慮が必要となり，通常は PIPC/TAZ，第 4 世代セフェム系薬（CZOP，CPR），カルバペネム系薬（IPM/CS，MEPM，DRPM），ニューキノロン系薬（CPFX，PZFX）の使用を考慮する．在宅では投与が困難であるため，CTRX に MFLX，LVFX 内服などを併用するのが妥当と考えられる．

**セファロスポリン系抗菌薬：セフトリアキソン（CTRX）/
ニューキノロン系抗菌薬：モキシフロキサシン（MFLX）**

> ロセフィン注　1回1g　1日1回　　静または点
> アベロックス錠（400 mg）1回1錠　1日1回　　内

入院歴などから MRSA のリスクがある場合は，VCM，TEIC ないし LZD を選択．

抗菌薬：バンコマイシン塩酸塩（VCM）

> 塩酸バンコマイシン注　1回1g　1日1回　点
> 　　　　　　　　　　　　　1 時間以上かけて

＜D 群＞

通常は，C 群に加え，原因菌としてはまれながらも重症化するレジオネラ属や非定型病原体をカバーするため，CPFX，PZFX 注射薬を併用するが，在宅では「終末期の肺炎」として出来る治療として，上述した C 群の治療に加えて緩和ケアを行う．

❹抗菌薬の投与期間は NHCAP でのエビデンスはないため，一般的な 7〜10 日程度が妥当．

❺基礎疾患や病歴などにより誤嚥の関与が疑われる場合，口腔ケア，摂食・嚥下リハビリテーション，薬物療法（ACE 阻害薬，シロスタゾール，アマンタジンなど）（次頁「❷嚥下機能の把握と誤嚥の予防」＜処方例＞参照），鎮静

第3章 疾患編 　　　　　　《呼吸器疾患》

薬・睡眠導入薬の中止，就寝時の上半身の軽度挙上などの対策により，不顕性誤嚥の再発を防ぐことが重要.

予防

❶ワクチン接種（在宅ヘルスプロモーション）☞p. 42

①肺炎球菌ワクチン（PPSV23［ニューモバックス®］，PCV13［プレベナー®］）

　NHCAPの原因菌として肺炎球菌は重要で[4]，65歳未満であっても，在宅医療を受けている，心・呼吸器の慢性疾患，腎不全，肝機能障害，糖尿病などの基礎疾患がある患者には接種が望ましい. 有効期間は5年とされており，再接種が可能である.

②インフルエンザワクチン

　高齢者や基礎疾患を有するハイリスク群ではインフルエンザウイルス感染に伴う二次性細菌性肺炎が多くみられるため，有用とされる. 特に，65歳以上の高齢者を対象としてインフルエンザワクチンと肺炎球菌ワクチンの併用がより有効とされる[5,6].

❷嚥下機能の把握と誤嚥の予防（前頁<D群>❺参照）

①誤嚥性肺炎には食事や経管栄養の注入時にムセとして明らかな顕性誤嚥と，夜間睡眠時を中心として起こる不顕性誤嚥がある. 後者は見逃されやすいため，基礎疾患がある場合には肺炎を併発していなくても以下を参考に誤嚥の有無をチェックする.
☞p. 261 摂食・嚥下障害

②基礎疾患（脳血管障害後遺症，パーキンソン病など），病歴などにより誤嚥の関与が疑われる場合，意思疎通が可能な患者では，ⓐ空嚥下が1秒以内に行えるか，ⓑ反復唾液嚥下試験で30秒間に2回以上の嚥下が可能かを確認する（☞p. 268）. それらが不可能な寝たきりの患者は在宅でも可能な簡易嚥下誘発試験（Simple Swallowing Provocation Test：SSPT）を検討.

289

肺　炎 (6)

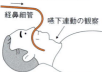

蒸留水0.4mLまたは2.0mL
経鼻細管
嚥下連動の観察

- 小児用経鼻細管（5Fr）を鼻腔から中咽頭に挿入
- 0.4 mL, 2.0 mL の蒸留水（ブドウ糖液を注入しそれぞれ嚥下反応を観察）[8]
- 嚥下反応が生じる潜時が5秒以上→誤嚥性肺炎のリスク高い[13]

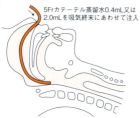

5Frカテーテル蒸留水0.4mL又は2.0mLを吸気終末にあわせて注入

図 3　簡易嚥下誘発試験（SSPT）

③簡易嚥下誘発試験（SSPT）[7]（図3）

　患者を仰臥位にして小児用5 Fr カテーテルを経鼻で上咽頭へ挿入（約13 cm），呼気終末に合わせて蒸留水を1〜2秒で注入し，注入から嚥下までの時間を測定，3秒以内を正常とする（健常者は1.7±0.7秒）．1段階目は蒸留水0.4 mL, 2段階目として2 mLを注入し，1段階目に正常な反応を示す群は誤嚥の低リスク群，2段階目に対して異常な反応を示す群は誤嚥の高リスク群と判断する．

④嚥下機能障害がある場合，口腔ケア，摂食・嚥下リハビリテーション，薬物療法（ACE阻害薬[8,9]，シロスタゾール[10]，アマンタジン[11]など），鎮静薬・睡眠導入薬の中止，就寝時の上半身の軽度挙上などの対策を行い，不顕性誤嚥の再発の予防が重要．☞p.261

第3章　疾患編　　　　　　　　≪呼吸器疾患≫

＜処方例＞

ACE 阻害薬：イミダプリル塩酸塩
タナトリル錠（5 mg）1回0.5〜1錠　1日1回　　内
　　　　　　　　　　　　　　　　　　　　　　　朝食後

ACE 阻害薬：エナラプリルマレイン酸塩
レニベース錠（5 mg）1回1錠　1日1回　　内　朝食後

抗血小板薬：シロスタゾール
プレタール OD 錠（100 mg）1回1錠　1日2回　　内

パーキンソン症候群治療薬：アマンタジン塩酸塩
シンメトレル錠（50 mg）1回1錠　1日1回　　内
　　　　　　　　　　　　　　　　　　　　　　　朝食後

※全て保険適用外.

病院紹介のタイミング（治療区分の設定）

❶ NHCAP 治療区分のB〜D群は病院紹介が望ましいが，本人の希望や家族の介護力，家族環境などによって，在宅での治療を選択する場合もある.

❷ 入院の必要性については，改訂版市中肺炎ガイドライン重症度分類（A-DROP：**表4**）[2]を参考にするが，実臨床においてはSpO$_2$，意識障害，血圧低下があれば病院紹介を行うのが妥当と考えられる.

❸ CRP≧20 mg/dL は肺炎重症度規定因子と考えられており[12]，参考としてよい.

（竹田隆之）

✎ **memo**

291

肺　炎 ⑺

表 4　改訂版市中肺炎重症度分類：A-DROP（文献 2 より）

＜使用する指標＞

A（Age）：男性 70 歳以上，女性 75 歳以上

D（Dehydration）：BUN 21 mg/dL 以上，または脱水あり

R（Respiration）：SpO_2 90％（PaO_2 60 Torr）以下

O（Orientation）：意識障害あり

P（Blood Pressure）：血圧（収縮期）90 mmHg 以下

＜重症度分類と治療の場の関係＞

軽　症：上記 5 つの項目のいずれも満足しないもの
　　　　→外来治療

中等症：上記項目の 1 つまたは 2 つを有するもの
　　　　→外来または入院治療

重　症：上記項目の 3 つを有するもの
　　　　→入院治療

超重症：上記項目の 4 つまたは 5 つを有するもの
　　　　→ICU 入院

※ただし，ショックがあれば 1 項目のみでも超重症とする

文　献

1) 日本呼吸器学会編：医療・介護関連肺炎（NHCAP）診療ガイドライン（2011 年）．

2) 日本呼吸器学会編：成人市中肺炎診療ガイドライン（2017 年）．

3) 徳江　豊：感染と抗菌薬　Vol. 15 No3，2012.

4) Maruyama T, et al：BMJ 340：c1004, 2010.

5) Christenson B, et al：Lancet 357：1008-1011, 2001.

6) Christenson B, et al：Eur Respir J 23：363-368, 2004.

7) Teramoto S, et al：Lancet 353：1243, 1999.

8) Ohkubo T, et al：Am J Respir Crit Care Med 169：1041-1045, 2004.

9) Caldeira D, et al：BMJ 345：e4260, 2012.

10) Shinohara Y：Cerebrovasc Dis 22：57-60, 2006.

11) Nakagawa T, et al：Lancet 353：1157, 1999.

12) 日本呼吸器学会編：成人院内肺炎診療ガイドライン（2008 年）．

13) Nakajoh K, et al：J Intern Med 247：39-42, 2000.

COPD（慢性閉塞性肺疾患）(1)
chronic obstructive pulmonary disease

ポイント

❶ COPD は，40 歳以上の喫煙者に起こる，労作時呼吸困難や，慢性の湿性咳嗽，感冒罹患後に咳が長引く場合などが特徴.

❷ COPD の診断は気管支拡張薬投与後の FEV_1/FVC（1 秒率）＜70% を満たし，その他の気流閉塞をきたし得る疾患を除外することによる.

❸ 気管支喘息の合併例（Asthma and COPD overlap：ACO）では，COPD の治療に気管支喘息の治療を上乗せする.

❹ COPD の予後は，病期（呼吸機能），体重減少（BMI），呼吸困難の程度，運動耐容能（6 分間歩行距離），増悪の頻度なども複雑に関与する.

❺ 必要に応じて在宅酸素療法や在宅 NPPV の導入を行うことが予後改善につながる.

症状

労作時呼吸困難，慢性の咳，慢性の喀痰，肺性心を併発すると下腿浮腫などの右心不全兆候も認める.

チェックポイント・検査

❶ 病歴：①40 歳以上，②喫煙歴がある（喫煙者の 20〜30% に発症する），③慢性の湿性咳嗽がある（慢性または反復性の湿性咳嗽が，少なくとも 2 年以上連続し，年間 3 カ月以上大部分の日に認める），④労作時呼吸困難がある，⑤風邪の後に咳の治りが悪い，などより COPD を疑う.

呼吸困難の客観的評価方法として，修正 MRC 息切れスケール（modified British Medical Research Council）（表 1）が用いられる.

❷ 身体所見

樽状胸郭，呼吸数の増加，口すぼめ呼吸，呼吸補助筋（胸鎖乳突筋や斜角筋など）を用いた努力呼吸，重症になるとチアノーゼ，奇異性呼吸，肺性心に伴う右心不全所見（下腿浮腫，肝腫大，頸静脈怒張）などが観察

COPD（慢性閉塞性肺疾患）(2)
chronic obstructive pulmonary disease

表 1　修正 MRC（mMRC）息切れスケール

Grade 0	激しい運動をした時だけ息切れがある.
Grade 1	平坦な道を早足で歩く，あるいは緩やかな上り坂を歩く時に息切れがある.
Grade 2	息切れがあるので，同年代の人よりも平坦な道を歩くのが遅い，あるいは平坦な道を自分のペースで歩いている時，息切れのために立ち止まることがある.
Grade 3	平坦な道を約 100 m，あるいは数分歩くと息切れのために立ち止まる.
Grade 4	息切れがひどく家から出られない，あるいは衣服の着替えをする時にも息切れがある.

され，聴診では呼吸音減弱，呼気の延長，気道狭窄例では wheeze を聴取する.

❸全身合併症と肺合併症

①全身合併症：COPD は全身性炎症性疾患であるため，全身に種々の影響を及ぼす. 骨粗鬆症（3.14倍），骨折（1.58倍），心筋梗塞（1.75倍），狭心症（1.67倍），GERD，消化性潰瘍，うつ病（7.58倍），睡眠障害（1.82倍），緑内障（1.29倍）などの併存リスク上昇を伴う. それぞれの有無についてのスクリーニングを行う.

②肺合併症：肺炎の併存リスクを16.00倍とするほか，肺高血圧症，気胸，肺癌などがある.

❹検査

①呼吸機能検査：在宅では携帯型スパイロメーターが有用である. 短時間作用性 β_2刺激薬（SABA）2 プッシュ吸入して15分経過後のスパイロメトリーで FEV_1/FVC（1秒率）<70％を満たす.

第 3 章　疾患編　　　≪呼吸器疾患≫

表 2　COPD と鑑別を要する疾患

1.　気管支喘息	7.　塵肺症
2.　びまん性汎細気管支炎	8.　肺リンパ脈管筋腫症
3.　先天性副鼻腔気管支症候群	9.　うっ血性心不全
4.　閉塞性細気管支炎	10.　間質性肺疾患
5.　気管支拡張症	11.　肺癌
6.　肺結核	

表 3　COPD の病期分類

	病　期	特　徴
Ⅰ期	軽度の気流閉塞	%FEV$_{1.0}$≧80%
Ⅱ期	中等度の気流閉塞	50%≦%FEV$_{1.0}$<80%
Ⅲ期	重度の気流閉塞	30%≦%FEV$_{1.0}$<50%
Ⅳ期	きわめて高度の気流閉塞	%FEV$_1$<30%

気管支拡張薬投与後の 1 秒率（FEV$_1$/FVC）70%未満が必須条件.

　診断では，他の気流閉塞をきたし得る疾患を除外することが必要となる（**表 2**）．しかし，在宅において新規に診断するためには画像診断などの制約があるため，可能な限り病歴，喫煙歴，職歴，理学所見などで除外を行うことが実際的である．
　COPD の病期分類は対標準 1 秒量（%FEV$_1$）を用い，Ⅰ期からⅣ期に分類される（**表 3**）．
　②画像検査：在宅に至る前に画像所見がある場合，気腫型 COPD（肺気腫病変優位型）と非気腫型 COPD（末梢気道病変優位型）の分類が可能となる．CT で気腫性陰影（CT で上葉優位の低吸収領域）がみられる気腫型 COPD では，非気腫型 COPD と比較して体重減少と労作時呼吸困難が高度となる傾向にある．

295

COPD（慢性閉塞性肺疾患）(3)
chronic obstructive pulmonary disease

③動脈血液ガス（ABG），パルスオキシメータ（SpO$_2$）：呼吸不全の有無，高二酸化炭素血症の有無を確認し，在宅酸素療法，換気補助療法の適応を考慮する。☞p.683 在宅酸素療法（HOT）の管理，☞p.688 在宅人工呼吸器管理

在宅でも携帯型動脈血液ガス分析器を用いて安定期のABGを測定しておくと，増悪期の評価に有用である。SpO$_2$は簡易に測定できるが，呼吸状態が悪化する際には呼吸数が増加，PaCO$_2$が低下した後にPaO$_2$，SpO$_2$が減少することに注意が必要である。

④運動負荷試験：6分間歩行試験などにおける低酸素血症の検出は，6分間歩行距離による予後予測と，HOT導入に有用。

⑤睡眠時検査（終夜）：夜間低酸素血症患者はHOT導入の対象となる。また，睡眠時無呼吸症候群はCOPD増悪のリスク因子であるので持続陽圧呼吸（CPAP）による治療介入が重要。☞p.221 睡眠障害

⑥右心不全兆候が出現した場合には，BNPに加え，心エコーにより肺性心・肺高血圧症を評価する。

⑦BODE Index（表4）：COPDの予後予測として，BMI，airway Obstruction（FEV$_1$），Dyspnea（MRC呼吸困難スケール），Exercise capacity（6分間歩行距離）を用いてスコア化したものが，予後（図1），入院などとの相関がみられ，安定期に在宅医がアセスメントしておくことが望ましい。

治療・指導

COPD治療の目標は，①自覚症状の緩和，②運動耐容能の改善，③健康状態の改善，による「症状の軽減」と，④疾患の進行を抑制，⑤増悪の抑制及び治療，⑥死亡率の軽減，による「リスクの軽減」に分かれる。以下に安定期と増悪期に分けて記載する。

第3章 疾患編　　≪呼吸器疾患≫

表4　BODE Index

Variable	\multicolumn{4}{c}{Points on BODE Index}
	0	1	2	3
FEV_1 (% of predicted)	≥65	50-64	36-49	≥35
Distance walked in 6 min (m)	≥350	250-349	150-249	≤149
MMRC dyspnea scale	0-1	2	3	4
Body-mass index	>21	≤21		

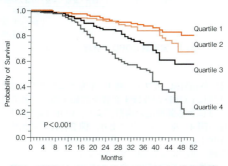

図1　BODE Index による Kaplan-Meier 生存曲線
BODE Index スコアは 0〜10 点となり，0〜2 点を Quartile 1, 3〜4 点を Quartile 2, 5〜6 点を Quartile 3, 7〜10 点を Quartile 4 とするとスコアが高いほど予後が悪くなる．

＜安定期の治療・指導＞
　安定期の管理は FEV_1 の低下による病期の進行度だけではなく，症状の程度を加味して重症度を総合的に判断したうえで治療法を段階的に強化していく（図2）．
　安定期の状態は，COPD アセスメントテスト（CAT：

COPD（慢性閉塞性肺疾患）(4)
chronic obstructive pulmonary disease

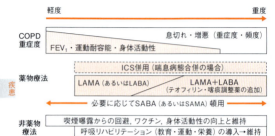

図2　安定期COPDの管理（文献1より）

図3）かmMRCスコア（**表1**）をもとに患者の日常生活や健康にCOPDが及ぼす影響を評価する．これらと，GOLDによる肺機能の病期により，COPD症状/リスク評価（**図4**）を行うことにより，**図2**の段階的治療法を具体化することができる（❷薬物療法を参照）．

❶禁煙　☞p. 42 在宅ヘルスプロモーション

　禁煙は，呼吸機能の低下を抑制し，増悪の頻度，死亡率の抑制に重要である．

❷薬物療法（図2に従って併用を行う）

　①気管支拡張薬（抗コリン薬，β_2刺激薬，メチルキサンチン）

　　作用時間，機序により，短時間作用性抗コリン薬（SAMA），長時間作用性抗コリン薬（LAMA），短時間作用性β_2刺激薬（SABA），長時間作用性β_2刺激薬（LABA），メチルキサンチンが用いられる．気管支拡張効果は抗コリン薬が最大で，次いでβ_2刺激薬，メチルキサンチンの順である．

第3章　疾患編　　　　　　　　　　　≪呼吸器疾患≫

	点数	
まったく咳が出ない	⓪①②③④⑤	いつも咳が出ている
まったく痰がつまった感じがしない	⓪①②③④⑤	いつも痰がつまっている感じがする
まったく息苦しくない	⓪①②③④⑤	非常に息苦しい
坂や階段を上がっても,息切れがしない	⓪①②③④⑤	坂や階段を上がると,非常に息切れがする
家での普段の生活が制限されることはない	⓪①②③④⑤	家での普段の生活が非常に制限される
肺の状態を気にせずに,外出できる	⓪①②③④⑤	肺の状態が気になって,外出できない
よく眠れる	⓪①②③④⑤	肺の状態が気になって,よく眠れない
とても元気だ	⓪①②③④⑤	まったく元気がない

図3　COPDアセスメントテスト（CAT）質問表
低得点ほどCOPDの状態は良好と判断され，9点以下は影響レベルが「低い」，10〜20点は「中等度」，21〜30点は「高い」，31点以上は「非常に高い」と判断され，15点以下でのコントロールを目指す．

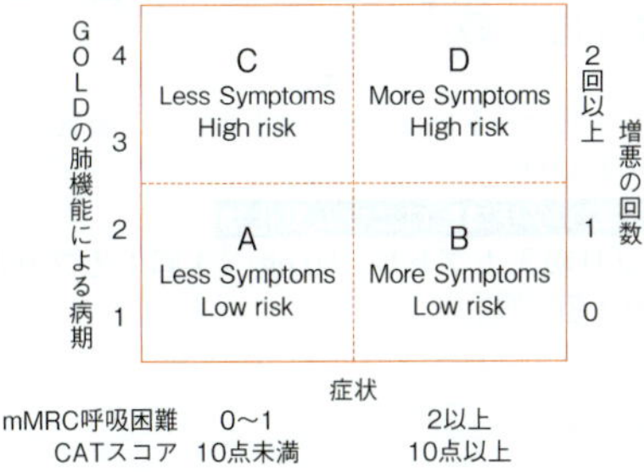

GOLDの肺機能による病期		症状	
4	C Less Symptoms High risk	D More Symptoms High risk	2回以上
3			
2	A Less Symptoms Low risk	B More Symptoms Low risk	増悪の回数
1			0

mMRC呼吸困難　　0〜1　　　　2以上
CATスコア　　10点未満　　10点以上

図4　COPD症状/リスク評価

COPD（慢性閉塞性肺疾患）(5)
chronic obstructive pulmonary disease

Ⅰ）SAMA（緑内障，前立腺肥大症は禁忌）

作用時間が6～9時間と短く，1日に3～4回の吸入を要するため，通常はLABAが用いられる．

抗コリン薬：イプラトロピウム臭化物水和物
アトロベントエロゾル（20μg）　1回1～2噴射
1日3～4回　(吸入)

Ⅱ）LAMA（緑内障は禁忌，前立腺肥大症は稀に排尿障害がある程度）

作用時間が12～24時間と長く，気管支拡張薬として最も頻用されている．

※2008年に発表されたUPLIFT試験では気管支拡張作用や自覚症状の改善効果は4年間減弱することなく，また中等症COPDにおける1秒量の経年低下を有意に抑制し，急性増悪のリスクを有意に抑制する．さらに，心血管系イベント発生率を抑制し，4年間の死亡率も有意に減少させた．また，新規LAMAとしてグリコピロニウムなどが上梓されている．

抗コリン薬：チオトロピウム臭化物水和物
スピリーバ（2.5μg）レスピマット　1回2吸入
1日1回　(吸入)

※レスピマットはソフトミストのため，吸気流速が遅くても有効

抗コリン薬：グリコピロニウム臭化物
シーブリ吸入カプセル（50μg）　1回1カプセル
1日1回　(吸入)

memo

第3章　疾患編　　≪呼吸器疾患≫

Ⅲ）SABA

SAMA よりも効果発現までの時間が速いため，運動時や入浴時などの15分程度前に吸入して活動性の向上を目指す，"Assist Use" が主流である.

β₂刺激薬：サルブタモール硫酸塩

サルタノールインヘラー（100 μg）　1回2吸入
1日4回まで　（吸入）　運動前など

Ⅳ）LABA

強力な気管支拡張作用をもつインダカテロールが出現し単剤の LABA も選択肢となった.

β₂刺激薬：インダカテロールマレイン酸塩

オンブレス吸入用カプセル（150 μg）　1回1カプセル
1日1回　（吸入）

②吸入ステロイド（ICS），LABA/ICS 配合薬

これまでの大規模臨床試験では，Ⅲ期以上（%FEV₁<50%）の進行期 COPD では高用量の ICS が急性増悪の頻度を低下させ，QOL を改善させるが，1秒量の経年低下は抑制できず，肺炎のリスクを上昇させるため（リスク因子：年齢65歳以上，%FEV₁<50%，1年以内の急性増悪，MRC での呼吸困難スコアの悪化，BMI 25 Kg/m²未満の5つ），適応はⅢ期とⅣ期に限ることが望ましい（**図4** の C, D）．下気道感染リスクから，可能な限り少量の ICS とすることが望ましい.
また，ACO では，COPD の重症度にかかわらず気管支喘息のステップに準じて ICS を併用する.

吸入ステロイド喘息治療薬：シクレソニド／フルチカゾンプロピオン酸エステル

オルベスコ（50 μg）インヘラー　1日1回　1回20 吸入
または
フルタイド100 ディスカス　1日2回　1回1吸入

COPD（慢性閉塞性肺疾患）(6)
chronic obstructive pulmonary disease

③喀痰調整薬

喀痰量の多いCOPDでは1秒量の経年低下率が大きく，喀痰調整薬はCOPDの増悪頻度と増悪の罹病期間を減少させる．

去痰薬：カルボシステイン

ムコダイン錠（500 mg）　1回1錠　1日3回　内

去痰薬：アンブロキソール塩酸塩

ムコソルバン錠（15 mg）　1回1錠　1日3回　内

④マクロライド

マクロライド長期投与がCOPDの増悪頻度を抑制することが報告されているが，LAMA，LABA，ICSの使用例での集積は少ないため，増悪を繰り返す患者に導入する．

マクロライド系抗菌薬：エリスロマイシン

エリスロシン錠（200 mg）　1回1錠　1日2〜3回　内

マクロライド系抗菌薬：クラリスロマイシン

クラリシッド錠（200 mg）　1回1錠　1日1〜2回　内

❸非薬物療法
①呼吸リハビリテーション

呼吸リハビリテーションにより，呼吸困難の軽減，運動耐容能の改善，健康関連QOL（HRQOL）並びにADLの改善が見込まれ，薬物療法の上乗せが可能．

呼吸理学療法に加えて，運動療法，全身持久力トレーニング，筋力トレーニングを組み合わせて行うことが重要で，運動療法を最低でも週2〜3回，6〜8週間継続する．これにより，運動療法を終えた後も1〜2年間は効果が持続する．☞p. 69 在宅リハビリテーション

第3章　疾患編

《呼吸器疾患》

②栄養治療

COPD での栄養障害の機序は，全身性炎症反応に伴うサイトカインや気流閉塞により安静時エネルギー消費量（resting energy expenditure：REE）が予測値の120〜140%に増加し，更には摂食障害や消化管機能低下などが複合的に関与している．

中等度以上の体重減少患者（%IBW：Ideal Body Weight<80%）では積極的な栄養補給が必要で，体重を増加させるために実測 REE の1.5倍以上のエネルギー摂取が必要であり，管理栄養士の指導も行いつつ，栄養治療の適応に従う．その際は，高エネルギー，高蛋白食が基本となり，骨粗鬆症の予防のために Ca の摂取も必要となる．

経口摂取で対処できない場合は，栄養機能食品のプルモケア-Ex（1.5Kcal/1 mL, 250Kcal）を1日に1〜3缶摂取するといい．☞p.51 在宅栄養管理

③酸素療法（HOT：Home Oxygen Therapy/LTOT：Long-Term Oxygen Therapy）

COPD での在宅酸素療法の適応は，ⅰ）高度慢性呼吸不全で安静時 PaO_2 が 55 Torr 以下の者，および 60 Torr 以下で睡眠時または運動負荷時に著しい低酸素血症をきたすもの，ⅱ）肺高血圧症を有する者（肺性心）である．SpO_2 から推測した PaO_2 を用いることは可能だが，pH, $PaCO_2$ を確認する意味でも動脈血液ガス分析が望ましい（PaO_2 55 Torr＝SpO_2 88%, PaO_2 60 Torr＝SpO_2 90%）．

酸素投与による目標は，安静時と睡眠時は PaO_2 60 Torr 以上，運動時はパルスオキシメータによるモニタリングで SpO_2 90%以上を保つ流量とする．

④換気補助療法　☞p.683 在宅酸素療法（HOT）の管理

安定期 COPD では，非侵襲的陽圧換気療法（NPPV）

COPD （慢性閉塞性肺疾患）⑺
chronic obstructive pulmonary disease

と気管切開下侵襲的陽圧換気療法（TPPV）がある.

在宅では導入が容易で侵襲が少ない NPPV を第一選択とし（**表5**），それで肺胞換気量の確保が困難な例や，喀痰喀出困難で気道確保を要するなどに限定して TPPV を選択する.

NPPV の初期設定としては Bilevel positive airway pressure（BiPAP）を，同調/調節モード（S/T モード）で，吸気圧（IPAP）8〜10 cmH$_2$O，呼気圧（EPAP）4 cmH$_2$O 程度から始め，上限は IPAP 20 cmH$_2$O まででの調節とする.

⑤外科療法・内視鏡療法

肺容量減量手術は，重症肺気腫に対する外科的治療法として行われるが，適応基準は 6 分間歩行距離 200 m 以上，十分な栄養摂取など厳格なため，在宅患者が適応となることは稀である.

また，内視鏡療法も同様に在宅患者の適応は限定的である.

＜増悪期の治療＞

「呼吸困難，咳，喀痰などの症状が日常の生理的変動を超えて急激に悪化し，安定期の治療内容の変更を要する状態」を「COPD の増悪」と呼ぶ.

COPD 増悪の重症度分類は**表6**参照. 中等症以上では抗菌薬の使用が勧められる.

❶酸素療法 ☞p.683 在宅酸素療法（HOT）の管理

室内気吸入時で PaO$_2$ 60 Torr 未満，あるいは SpO$_2$ 90%未満の場合，酸素療法の適応となる. CO$_2$貯留の検索は，在宅でもカートリッジタイプ血液ガス分析装置などを用いてできる限り行うことが望ましい. 酸素療法の目標は PaO$_2$ 60 Torr 以上（SpO$_2$ 90%以上）とするが，増悪期は病状安定までは PaO$_2$ 80 Torr 以上（SpO$_2$ 95%以上）としてもよい. この際，Ⅱ型呼吸不全

第3章　疾患編　　　　　　　　　≪呼吸器疾患≫

表 5　慢性安定期 COPD の NPPV 導入基準

1 あるいは 2 に示すような自・他覚症状があり，3 の①〜③
いずれかを満たす場合.

1. 呼吸困難，起床時の頭痛・頭重感，過度の眠気などの自
   覚症状
2. 体重増加，頸静脈の怒張，下肢の浮腫など肺性心の徴候
3. 動脈血炭酸ガス分圧（$PaCO_2$）
   ①$PaCO_2 \geqq 55$ Torr の症例
   （$PaCO_2$は，酸素吸入症例では処方流量下の酸素吸入時の
   $PaCO_2$，酸素吸入をしていない場合は室内空気下で評価）
   ②$PaCO_2 < 55$ Torr であるが，夜間の低換気による低酸素
   血症を認める症例，夜間の酸素処方流量下に終夜睡眠
   ポリグラフ（PSG）あるいは SpO_2 モニターを実施し，
   $SpO_2 < 90\%$が5分間以上継続するか，あるいは全体の
   10％以上を占める症例
   また，閉塞性睡眠時無呼吸症候群（OSAS）合併症例
   で，nCPAP のみでは夜間の無呼吸，自覚症状が改善
   しない症例
   ③安定期は $PaCO_2 < 55$ Torr であるが，高二酸化炭素血
   症を伴う急性増悪入院を繰り返す症例

表 6　COPD 増悪の重症度分類

軽 症	呼吸困難の悪化，喀痰量の増加，喀痰の膿性化のうち1つと，5日以上の上気道感染，他に原因のない発熱，喘鳴の増加，咳の増加，呼吸数あるいは心拍数の20％以上の増加のうち1つ以上がみられる.
中等症	呼吸困難の悪化，喀痰量の増加，喀痰の膿性化のうち2つがみられる.
重 症	呼吸困難の悪化，喀痰量の増加，喀痰の膿性化のすべてがみられる.

COPD（慢性閉塞性肺疾患）（8）
chronic obstructive pulmonary disease

（$PaCO_2$が 45 Torr を超えるもの）は CO_2ナルコーシスを回避すべく，ベンチュリーマスクを用いて低濃度酸素（24％）から漸増する．ただし，CO_2ナルコーシスを恐れて低酸素状態を放置すべきでなく，CO_2ナルコーシスの兆候（意識障害，自発呼吸の減弱，呼吸促迫，不随意運動，羽ばたき振戦など）に留意し，酸素化が経鼻カニューレ，マスクで得られない場合は NPPV を考慮する（NPPV の適応基準，除外基準は**表7**を参照）．

❷気管支拡張薬

①短時間作用性 β_2刺激薬(SABA)：2 プッシュ吸入し，症状に応じて 1 時間ごとに反復吸入するが，気道攣縮が強く心疾患など問題がなければ 30 分程度ごとの頻回吸入も可能である．

②短時間作用性抗コリン薬（SAMA：アトロベント®）：SABA で十分な効果が得られない，もしくは心疾患などで SABA が回避される場合に考慮する．

③ステロイド薬：増悪時には細気管支の浮腫をとることにより呼吸機能改善が回復するまでの時間を短縮させるため重要であり，プレドニゾロン 30〜40 mg/日を 5〜7 日間投与する．

④抗菌薬：気道感染の原因菌であるインフルエンザ菌，肺炎球菌，*Moraxella catarrhalis*，緑膿菌をターゲットに在宅では経口ペニシリン薬，レスピラトリーキノロン薬を 7〜10 日間投与する．

増悪の予防

❶禁煙：禁煙により増悪頻度は 1/3 に減少する．

❷ワクチン接種 ☞p. 42 在宅ヘルスプロモーション

①インフルエンザワクチン

　65 歳以上に対する接種で入院を 30％，死亡率を 50％減少させるため，全ての COPD 患者にはインフルエンザワクチン接種が推奨される．

第3章　疾患編　　　　　《呼吸器疾患》

表7　COPD 急性増悪における NPPV の選択基準

1. 選択基準（2項目以上該当）
   ①呼吸補助筋の使用と奇異性呼吸を伴う呼吸困難
   ②pH＜7.35 かつ $PaCO_2$＞45 Torr を満たす呼吸性アシドーシス
   ③呼吸回数＞25 回/分
2. 除外基準
   ①呼吸停止，極端に呼吸循環状態が不安定な患者
   ②患者の協力が得られない場合
   ③何らかの気道確保が必要な場合
   ④頭部・顔面もしくは胃・食道の手術の実施
   ⑤頭蓋顔面に外傷あるいは火傷がある場合

②23価肺炎球菌ポリサッカライドワクチン（PPSV23：ニューモバックス）

65歳未満でかつ FEV_1 が40％以下での接種で肺炎の発生を91％抑制するとされ，65歳以上もしくは65歳未満で FEV_1 が40％以下の患者では PPSV23 接種が推奨される．

病院紹介のタイミング

❶診断確定のため（その他の鑑別診断の除外）
❷COPD の増悪期

終末期も在宅を希望する場合は，在宅において増悪の重症度に応じた治療を行うこともある．

❸肺炎併発時

肺炎の項に従い，病院紹介を検討する．☞p.280 肺炎

❹気胸併発時

病院での XP 撮影により発見されるが，軽症例（虚脱度30％以下で縦隔偏位がない場合）である場合，また認知症・不穏・家庭の事情などで入院が困難な場合は，臨床的安定性が担保されていれば，在宅での安静もオ

COPD（慢性閉塞性肺疾患）(9)
chronic obstructive pulmonary disease

表 8　COPD 合併気胸の安定性基準

> 以下の項目をすべて満たす時には臨床的に安定していると判断してよい
> ①呼吸数＜24/分
> ②60/分＜心拍数＜120/分
> ③血圧：正常
> ④SpO_2＞90％（室内気吸入下）
> ⑤患者は息継ぎなく話すことができる

プションとなる（表8）．

（竹田隆之）

文　献
1) 日本呼吸器学会編：COPD（慢性閉塞性肺疾患）診断と治療のためのガイドライン第5版. 2018.

memo

結核・非結核性抗酸菌症 (1)

ポイント

❶ 日本はいまだ結核中蔓延国である（人口10万当たり13人の発病）.

❷ 他に診断の付かない，2週間以上続く咳や発熱があれば結核を疑い精査を進める.

❸ 在宅医療での結核発病のリスク因子は以下のとおり．①ステロイドや他の免疫抑制剤使用，②透析，③コントロール不良の糖尿病，④低体重，⑤喫煙，⑥胃切除

❹ 抗結核薬服用中は消化器症状，食思不振の発症がまれではない．ビタミン B_6 欠乏にも要注意.

❺ 非結核性抗酸菌症は増加傾向.

❻ 在宅での非結核性抗酸菌症の治療は，症状コントロールと薬剤副作用のリスク・ベネフィットを常に考慮.

結 核

※本項では肺結核についてのみ述べる.

新規発症例

<問診・診察>

❶ 微熱，易疲労感，盗汗（寝汗），体重減少，咳，痰など非特異的症状．他に診断の付かない，2週間以上続く咳や発熱が見られた場合は強く疑う.

❷ ハイリスク群については，ポイントおよび**表1**参照.

<検 査>

❶ 胸部 XP，CT

❷ 喀痰，または胃液抗酸菌検査（塗抹，PCR，培養）．ネブライザーや吸引はエアロゾルを発生させ空気感染のリスクを高めるので，病院で行うことが望ましい.

❸ IGRA（QFT や T-SPOT）は既感染と活動性感染の鑑別ができないし，また免疫不全状態での偽陰性の問題があり，使用しない.

結核・非結核性抗酸菌症 (2)

表 1　感染者中の活動性結核発病リスク要因（文献1より改変）

対象	発病リスク	勧告レベル	備考
HIV/AIDS	50〜170	A	
臓器移植（免疫抑制剤使用）	20〜74	A	移植前のLTBI治療が望ましい
珪肺	30	A	患者が高齢化しており，注意が必要
慢性腎不全による血液透析	10〜25	A	高齢者の場合には慎重に検討
最近の結核感染（2年以内）	15	A	接触者健診での陽性者
胸部X線画像で繊維結節影（未治療の陳旧性結核病変）	6〜19	A	高齢者の場合には慎重に検討
生物学的製剤使用	4.0	A	発病リスクは薬剤によって異なる
副腎皮質ステロイド（経口）使用	2.8〜7.7	B	用量が大きくリスクが高い場合には検討
副腎皮質ステロイド（吸入）使用	2.0	B	高用量の場合は発病リスクが高くなる
その他の免疫抑制剤使用	2〜3	B	
コントロール不良の糖尿病	1.5〜3.6	B	コントロール良好であればリスクは高くない
低体重	2〜3	B	
喫煙	1.5〜3	B	
胃切除	2〜5	B	
医療従事者	3〜4	C	最近の感染が疑われる場合には実施

【勧告レベル】
A：積極的にLTBI治療の検討を行う．B：リスク要因が重複した場合にLTBI治療の検討を行う．C：直ちに治療の考慮は不要．

✎ memo

第3章　疾患編　　　　　　　　≪呼吸器疾患≫

① 標準治療法

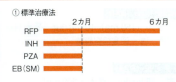

② 初期2カ月にPZAを含まないINH, RFPを中心とした3剤投与法

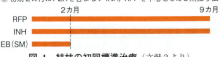

図1　結核の初回標準治療（文献2より）

<診　断>

❶喀痰または胃液より結核菌を証明すれば診断.
❷診断した場合，直ちに最寄りの保健所に届出る.

<治　療>

※活動性結核の治療は結核病床を有する二類感染症指定医療機関で開始されることが多いが，以下に重要事項を挙げておく．

❶一次抗結核薬4剤（INH, RFP, PZA, EBまたはSM）での標準治療を6カ月間（**図1**）．

　ただし，80歳以上の高齢者，肝不全，非代償性肝硬変，AST/ALTが基準値上限の3倍以上（おおむね100 IU/L以上）の慢性活動性C型肝炎の場合は，個々の患者の状態を考慮してPZA使用の可否を検討する．PZAを除く3剤の場合は9カ月間の治療が必要．

抗結核薬：イソニアジド（INH）
イスコチン錠（100 mg）5 mg/kg（最大300 mg）
　　　　　　　　　　　　　　1日1回　内

311

結核・非結核性抗酸菌症 ③

抗結核薬：リファンピシン（RFP）

リファジンカプセル（150 mg）10 mg/kg（最大600 mg）1日1回　㊤　朝食前空腹時

抗結核薬：ピラジナミド（PZA）

ピラマイド原末　25 kg/kg（最大1,500 mg）
1日1回　㊤

抗結核薬：エタンブトール塩酸塩（EB）

エブトール錠（250 mg）15 mg/kg（最大750 mg）
1日1回　㊤

※投与期間2カ月以下の場合は20 mg/kg（最大1,000 mg）まで可

アミノグリコシド系抗菌薬：ストレプトマイシン硫酸塩（SM）

硫酸ストレプトマイシン注射用（1 g）15 mg/kg（最大750 mg）　週2〜3回　㊂

※週2回投与の場合は最大1,000 mgまで可

❷粟粒結核，中枢神経系の結核，広範空洞型肺結核，治療開始2カ月終了時を超えて培養陽性が継続している場合，ステロイドや他の免疫抑制剤の使用時は，治療期間を3カ月延長．

❸耐性結核，または副作用のため一次抗結核薬の一部を使用できない場合については，成書を参照．

指定医療機関から退院後のフォロー

　結核患者が指定医療機関から退院するのは，以下の「退院させることができる基準」「退院させなければならない基準」のいずれかに該当する時であり，退院後のフォローアップを在宅医が行う場合がある．

第3章　疾患編　　　《呼吸器疾患》

＜退院させることができる基準＞

以下の①〜③すべてを満たす場合

① 2週間以上の標準化学療法が実施され，咳，発熱などの臨床症状が消失．

② 2週間以上の標準化学療法を実施したあとの異なった日の喀痰検査（塗抹または培養）の結果が連続して3回陰性（3回の検査は，原則として塗抹検査）．

③ 患者が「治療の継続および感染拡大防止の重要性」を理解し，退院後の治療の継続および他者への感染防止が可能と判断．

＜退院させなければならない基準＞

以下の①，②を満たす場合

① 咳，発熱などの症状が消失．

② 異なる日に採取された喀痰の培養検査の結果が連続3回陰性．

※「退院させることができる基準」により退院した場合は，4剤または3剤を継続中の場合があるが，「退院させなければならない基準」により退院した場合は，標準治療が可能であれば INH，RFP の2剤を継続中である．在宅患者では治療中の副作用モニタリングなどの理由により入院継続され，後者のタイミングでフォローアップ開始となることが多い．

以下に，INH，RFP2剤継続中の注意点を挙げておく．

❶ INH，RFP（および PZA）による肝機能障害

治療開始後2カ月以内に生じることが多い．自覚症状がなければ AST/ALT が基準値上限の5倍（おおむね 150 IU/L）以上で全抗結核薬を中止．自覚症状があれば基準値上限の3倍（おおむね 100 IU/L）以上で全抗結核薬を中止．また，いずれの場合も T-Bil 2.0 mg/dL 以上となれば全抗結核薬を中止．

❷ INH による神経障害（ビタミン B_6 欠乏により生じる）

結核・非結核性抗酸菌症 ⑷

現在は症状出現時にビタミンB_6を補充する考え方が主流であり，指定医療機関で処方されていない場合がある．末梢神経障害の頻度が高く，出現した場合はビタミンB_6を100～200 mg/day補充．この場合，イソニアジドの中止は不要で，改善すればビタミンB_6は10～25 mg/dayの予防量に減量．

※稀に，精神症状や意識障害をきたすこともある．「せん妄」と認識しやすいので注意が必要．

※糖尿病，アルコール多飲，栄養障害，高齢者では引き継いだ初期からビタミンB_6の使用を考慮．

ビタミンB_6：ピリドキサールリン酸エステル

ピドキサール錠（10 mg）1～2.5錠　1日1回　㊅

❸INH，RFPと併用薬の相互作用
※詳細は成書を参照されたい．

❹RFPによる消化器症状，食思不振

❺抗結核薬2剤のいずれかが継続困難と考えても，絶対に1剤を中止して単剤治療としてはならない．中止や変更を考える場合は指定医療機関を含めた病院での対応を依頼．

❻転医例でも，転医したことの届出が必要となる．

潜在性結核感染症

❶結核菌に感染しているが発病していない状態．IGRAは陽性となるが，無症状で，画像上の所見もなく，培養検査も陽性とならない．新たに潜在性結核感染症となった場合，2年以内が最も活動性結核となるリスクが高い．

❷潜在性結核感染症の治療は，INFまたはRFP単剤で行われる．INHが第一選択であるが，副作用や感染源の患者の結核菌がINH耐性であった場合にはRFPを選択．INHは6カ月または9カ月投与，RFPは4カ月

第3章 疾患編　　　　　　　　　　　**≪呼吸器疾患≫**

または6カ月投与.

抗結核薬：イソニアジド（INH）

イスコチン錠（100 mg）5 mg/kg（最大 300 mg）
　　　　　　　　　　　　　　　　　1日1回　内

抗結核薬：リファンピシン（REP）

リファジンカプセル（150 mg）10 mg/kg（最大 600
　mg）1日1回　内　朝食前空腹時

❸潜在性結核感染症も届出が必要.

接触者健診

❶在宅医療従事者にとっては，患者家族や自施設および
患者ケアに従事する医療・介護関連スタッフが健診対
象者.

❷健診対象者には患者との最終接触から2〜3カ月後に
IGRA を行う．IGRA 陽性，または IGRA を実施して
いない場合は，胸部 X 線写真にて活動性の有無の評価
を行う.

❸IGRA 陽性で活動性なしと判断された場合は，潜在性
結核感染症として治療を行う．活動性結核が疑われる
場合は，精密検査を行う.

❹上記のプロセスは保健所と協議しながら行う.

非結核性抗酸菌症

疫学・病態

　2014 年の全国調査において，罹患率が人口 10 万対
14.7 となり，菌陽性肺結核（2013 年で人口 10 万対 10.7）を
上回った．この罹患率は，2017 年時点の全結核の数値
（同 13.3）を上回る.

結核・非結核性抗酸菌症 ⑤

問診・診察

発熱，盗汗，全身倦怠感，体重減少などの全身症状，咳嗽，喀痰，血痰，呼吸困難など.

検査・診断 （診断基準を表2に示す）

❶胸部 Xp，CT（**表2**）

❷喀痰培養：2回以上の異なった喀痰検体が必要.

❸気管支洗浄液培養，肺生検組織

❹薬剤感受性試験：MAC のクラリスロマイシンに対する感受性

※クラリスロマイシンは MIC≦8 で感受性，MIC＝16 で判定保留，MIC≧32 で耐性とされる.

表2　肺非結核性抗酸菌症の診断基準（文献4より）

A．臨床的基準（以下の2項目を満たす）
　1．胸部画像所見（HRCTを含む）で，結節性陰影，小結節性陰影や分岐上陰影の散布，均等性陰影，空洞性陰影，気管支または細気管支拡張所見のいずれか（複数可）を示す.
　但し，先行肺疾患による陰影が既にある場合は，この限りではない.
　2．他の疾患を除外できる.
B．細菌学的基準（菌種の区別なく，以下のいずれか1項目を満たす）
　1．2回以上の異なった喀痰検体での培養陽性
　2．1回以上の気管支洗浄液での培養陽性
　3．経気管支肺生検または肺生検組織の場合は，抗酸菌症に合致する組織学的所見と同時に組織，または気管支洗浄液，または喀痰での1回以上の培養陽性.
　4．稀な菌種や環境から高頻度に分離される菌種の場合は，検体種類を問わず2回以上の培養陽性と菌種同定検査を原則とし，専門家の見解を必要とする.
以上の A，B を満たす

第3章　疾患編　　　**≪呼吸器疾患≫**

❺抗 MAC 抗体は診断基準に含まれておらず，また迅速発育群による偽陽性の問題があるが，陽性となった場合に病院へ精密検査を依頼するきっかけとはなりうる．
※非結核性抗酸菌症は，在宅で診断をつけることは困難であるが，他施設で診断された患者のフォローアップを行う機会は少なくない．

治　療

<*M. avium* および *M. intracellulare*（MAC）>

診断後すぐに治療すべきなのは，以下．
①空洞形成を伴う線維空洞型症例
②結節・気管支拡張型で，病変の範囲が一側肺の 1/3 を超える，気管支拡張病変が高度，塗抹排菌量が多い，血痰・喀血を呈する症例
※結節・気管支拡張型で上記に該当しない場合，また 75 歳以上の高齢者は経過観察でよい．しかし，高齢者でも病状の進行が速い場合には副作用に十分注意を払いながら治療を行う．
以下に治療薬を示す．

マクロライド系抗菌薬：クラリスロマイシン

クラリスロマイシン錠（200 mg）15〜20 mg/kg（最大 800 mg）　1 日 2 回に分割　内

抗結核薬：リファンピシン（RFP）

リファジンカプセル（150 mg）10 mg/kg（最大 600 mg）　1 日 1 回　内

抗結核薬：エタンブトール塩酸塩（EB）

エブトール錠（250 mg）15 mg/kg（最大 750 mg）
1 日 1 回　内

重症例や外科治療併用例の手術前後では，治療開始時

317

結核・非結核性抗酸菌症 ⑥

の2カ月間に以下を追加.

アミノグリコシド系抗菌薬：ストレプトマイシン硫酸塩 (SM)

硫酸ストレプトマイシン注射用（1 g）15 mg/kg（最大 750 mg）週2～3回 筋
※週2回投与の場合は最大 1,000 mg まで可

または

アミノグリコシド系抗菌薬：カナマイシン硫酸塩 (KM)

硫酸カナマイシン注射用1 g/4 mL　15 mg/kg（最大 750 mg）週2～3回 筋
※週2回投与の場合は最大 1,000 mg まで可

※上記のうち，クラリスロマイシンがキードラッグとなる．治療期間は最低でも菌陰性化後1年は継続.

＜副作用，薬物相互作用対策の要点＞

❶リファンピシンがクラリスロマイシンの濃度を下げるとされるので，クラリスロマイシンは安易に減量せずに体重に基づいて必要量を処方.

❷クラリスロマイシンも消化器症状をきたしやすい.

❸エタンブトールの投与期間が長くなるので，視神経炎に注意が必要．眼科に定期受診するか，もしくは毎日片目で文字をみるなど視野狭窄や色覚異常をセルフチェックするように生活指導を行い，異常があればすぐに眼科受診.

❹クラリスロマイシン単剤での治療は数カ月で耐性化.

❺在宅医療においては，多剤併用が副作用のため忍容できず，かつ咳嗽，喀痰などの症状が強い場合，症状緩和の選択肢として上記の単剤もしくは2剤での治療を行うことも考慮されるが，いずれ症状が進行していくことは十分に説明しておく必要がある．全剤中止して症状緩和主体とすることも考慮.

第3章 疾患編　　　　　　　《呼吸器疾患》

<M. kansasii>

❶非結核性抗酸菌症の中で，唯一根治が期待できる．菌陰性化から12カ月まで治療を継続する．

❷イソニアジド，リファンピシン，エタンブトールの3剤が標準治療．

抗結核薬：イソニアジド（INH）

イスコチン錠（100 mg）5 mg/kg（最大 300 mg）
1日1回　㋐

抗結核薬：リファンピシン（RFP）

リファジンカプセル（150 mg）10 mg/kg（最大 600 mg）　1日1回　㋐　朝食前空腹時

抗結核薬：エタンブトール塩酸塩（EB）

エブトール錠（250 mg）15 mg/kg（最大 750 mg）
1日1回　㋐
※投与期間2カ月以下の場合は20 mg/kg（最大 1,000 mg）まで可

❸薬剤の注意点については他項を参照．

❹キードラッグはリファンピシンで，リファンピシンが耐性もしくは副作用のため使用できない場合は，根治は難しくなる．この場合の治療法については専門医に相談．

（山田　豊）

文　献

1) 日本結核病学会：潜在性結核感染症治療指針. 結核 88：497-512, 2013.
2) 日本結核病学会編：結核診療ガイド. 南江堂, 2018.
3) 厚生労働科学研究：感染症法に基づく結核の接触者健診の手引き（改訂第5版）. 2014.
4) 日本結核病学会編：非結核性抗酸菌症診療マニュアル. 医学書

結核・非結核性抗酸菌症 (7)

院, 2015.
5) Griffith DE, et al.：Am J Respir Crit Care Med. 174：928-34, 2006.

memo

気管支喘息 (1)

ポイント

❶ 気管支喘息による死亡数は減少しているが，喘息死の90％は高齢者である（喘息死の高齢化現象）．

❷ 在宅医療では喘息の長期管理が大切．患者・家族にも長期管理薬と発作治療薬の違いを十分理解してもらう．

❸ 薬剤の処方にあたっては高齢者特有のアドヒアランス低下や介護者の協力などを考慮する．

❹ NSAIDs過敏性喘息（アスピリン喘息）を見逃さない．

❺ 病院搬送を必要とする喘息発作は夜間・早朝に多いためあらかじめ対応を決めておく．

❻ 誤嚥，気道異物や気管支結核などにより喘息発作様の症状が生じることがあり，高齢で初発の喘息の診断は十分な注意が必要である．

発作予防

＜在宅医療開始時の気管支喘息の評価＞

❶ 在宅医療開始時に気管支喘息の既往がある場合，以下をチェック．

① アレルゲン

② 処方薬（長期管理薬と発作治療薬）

③ 発作の頻度，救急受診歴，入院歴や気管内挿管歴などハイリスクグループ（表1）か否か．

④ 患者・家族の理解度と薬剤のアドヒアランス

⑤ 他疾患の処方薬が喘息発作を誘発していないか処方全体を把握（NSAIDs，アスピリンなどにも注意）．

⑥ 喫煙歴と環境曝露歴の有無

❷ ピークフローメーターの日内変動は管理に有用であるが，高齢者で困難な場合はACT（Asthma Control Test）での評価も重要となる（表2）．

❸ 気管支喘息のコントロールは表3を参考に評価する．

＜生活上の注意＞

❶ アレルゲンの除去，回避を指導する．

気管支喘息 ⑵

表 1 喘息治療におけるハイリスクグループ

ハイリスクグループとは，以下のいずれかがあてはまるものである．

①ステロイド薬の全身投与中あるいは中止したばかり
②過去の 1 年間に喘息発作による入院の既往がある
③過去の 1 年間に喘息発作により救急外来を受診
④喘息発作で気管内挿管をされたことがある
⑤精神障害を合併している
⑥喘息の治療計画に従わない
⑦現在吸入ステロイド薬を使用していない
⑧短時間作用性 β_2 刺激薬の過度依存がある

①屋内のこまめな清掃を心がける．寝具・畳・絨毯が特に重要．寝具交換や掃除をするときは患者を別室に移して行うのが望ましいが，困難な時はサージカルマスクを着用させて吸入を防ぐ．
②イヌ，ネコ，ウサギ，ハムスターなどのペットは譲渡が最善ではあるが，困難な時は患者との接触をなるべく避けるよう指導．
③食物がアレルゲンの場合は摂取を避ける．家庭だけでなく，デイサービスでの食事なども注意する．
❷禁煙指導を徹底する．☞p. 42 在宅ヘルスプロモーション
❸感染時の発作予防のため，インフルエンザワクチンや肺炎球菌ワクチンの接種を検討．
❹NSAIDs 過敏喘息（アスピリン喘息）では，防腐剤（安息香酸ナトリウム）や食用黄色 5 号などの着色料も発作誘発因子と考えられており，避けるようにする．
❺気象の変化，刺激物質（スプレー，殺虫剤，線香など），肥満，飲酒，ストレス，運動，激しい嗚咽などの感情表現も喘息の増悪因子であることを指導する．

第3章　疾患編　　　《呼吸器疾患》

表2　喘息管理のために有用な検査

検査	概要	解釈
①スパイロメトリー[*1]	最も基本的な呼吸機能検査 ・努力性肺活量（FVC） ・1秒量（FEV$_1$） ・1秒率（FEV$_1$% ＝FEV$_1$/FVC） 予測値に対する1秒率（%FEV$_1$）が主要な評価項目である	FEV$_1$%70％以上かつFEV$_1$80％以上で正常範囲とする．治療を進めても正常値まで回復しない症例は自己最良値の80％以上を目標とする．治療によりFEV$_1$が12％かつ200 mL以上改善すれば気道可逆性があると判断する
②ピークフロー（PEF）[*2]	簡便なPEFメータで測定するため自宅などで患者自身が気流制限を評価するのに適している．喘息の悪化が数値で判断できるためにより早く治療を強化できる．朝の服薬前と夜のPEF測定を継続することで気道過敏性と関連が深いPEFの日（週）内変動率を求めることができる	予測値に対するPEFが80％以上で正常範囲内とする．80％未満では長期管理薬の強化を考慮する．またPEF変動率が20％以上であれば発作を起こしやすい状態（気道過敏性亢進）のため長期管理薬の強化を検討する
③喘息日誌，質問票 ・Asthma Control Questionnaire（ACQ）	症状（5項目），発作治療薬使用（1項目），1秒率（1項目）から構成される質問票である	平均値が0.75以下でコントロール良好，1.5以上でコントロール不十分と判定する
・Asthma Control Test（ACT）	症状（5項目），発作治療薬使用（1項目），総合的評価（1項目）から構成される質問票である	合計点数が25点で十分なコントロール，20〜24点で良好なコントロール，19点以下でコントロール不良と判断する

［付記］

[*1]　気流制限の程度や気道可逆性を調べる際に推奨される方法であり診断とモニタリングに有用である．モニタリングにおいては年に数回程度実施することが望ましい

[*2]　気流制限の程度や変動性を在宅で調べる際に推奨される方法であり，診断とモニタリングに有用である．特に症状の不安定な患者や発作時に自覚症状の乏しい患者では定期測定を継続するべきである．呼出時の努力に大きく依存するため過小評価には注意を払う必要がある

気管支喘息 ⑶

表3　気管支喘息のコントロールの評価（文献1より）

	コントロール良好 （すべての項目が該当）	コントロール不十分 （いずれかの項目が該当）	コントロール不良
喘息症状 （日中および夜間）	なし	週1回以上	コントロール不十分の項目が3つ以上当てはまる
発作治療薬の使用	なし	週1回以上	
運動を含む活動制限	なし	あり	
呼吸機能 （FEV$_1$およびPEF）	正常範囲内	予測値あるいは自己最高値の80%未満	
PEFの日（週）内変動	20%未満	20%以上	
増悪	なし	年に1回以上	月に1回以上*

*増悪が月に1回以上あれば他の項目が該当しなくてもコントロール不良と評価する.

<長期管理の治療ステップ>

気管支喘息の長期管理は**表4**を参考にする.

現行の治療でも週1回以上の発作があれば次のステップに進む（ステップアップ）. また, 治療の目標が達成された時は3〜6カ月は安定を確認してステップダウンを検討する. ただし, 吸入ステロイド薬は原則中止せず, 必要最小限の用量で継続する.

薬剤管理の注意

❶ 在宅患者では吸入がうまくできない場合が多く, 吸気流速が遅い場合はドライパウダー（DPI）よりも加圧噴霧式定量吸入器（エアロゾル；pMDI）の方が有効な例もあり, 吸入指導が最も重要となる. また, ステロイド吸入前後のうがいの徹底も指導, 確認する. ステロイドの長期投与では, 口腔カンジダ, 食道カンジダなどに注意して診察を継続する.

第3章 疾患編　　≪呼吸器疾患≫

表4　喘息治療ステップ（文献1より改変）

		治療ステップ1	治療ステップ2	治療ステップ3	治療ステップ4
長期管理薬	基本治療	吸入ステロイド薬（低用量）	吸入ステロイド薬（低〜中用量）	吸入ステロイド薬（中〜高用量）	吸入ステロイド薬（高用量）
		上記が使用できない場合、以下のいずれかを用いる	上記で不十分な場合に以下のいずれか1剤を併用	上記に下記のいずれか1剤、あるいは複数を併用	上記に下記の複数を併用
		LTRA テオフィリン徐放製剤 ※症状が稀なら必要なし	LABA（配合剤使用可）[*5] LAMA[*6] LTRA テオフィリン徐放製剤	LABA（配合剤使用可）[*5] LAMA[*6] LTRA テオフィリン徐放製剤	LABA（配合剤使用可） LAMA[*6] テオフィリン徐放製剤 抗IgE抗体[*2,7] 抗IL-5抗体[*7,8] 抗IL-5Rα抗体[*7] 経口ステロイド薬[*3,7] 気管支熱形成術[*7,9]
追加治療		LTRA以外の抗アレルギー薬[*1]			
発作治療[*4]		SABA	SABA[*5]	SABA[*5]	SABA

ICS：吸入ステロイド薬，LABA：長時間作用性β_2刺激薬，LAMA：長時間作用性抗コリン薬，LTRA：ロイコトリエン受容体拮抗薬，SABA：短時間作用性吸入β_2刺激薬，抗IL-5Rα抗体：抗IL-5受容体α鎖抗体

[*1]：抗アレルギー薬とは次を指す．メディエーター遊離抑制薬，ヒスタミンH_1受容体拮抗薬，トロンボキサンA_2阻害薬，Th2サイトカイン阻害薬

[*2]：通年性吸入アレルゲンに対して陽性かつ血清総IgE値が30〜1500 IU/mLの場合に適用となる．

[*3]：経口ステロイド薬は短期間の間欠的投与を原則とする．短期間の間欠投与でもコントロールが得られない場合は必要最小量を維持量とする．

[*4]：軽度発作（表5）までの対応を示し、それ以上の発作については喘息の発作治療ステップ（表6）を参照．

[*5]：ブデソニド/ホルモテロール配合剤で長期管理を行っている場合は同剤を発作治療にも用いることができる．長期管理と発作治療を合わせて1日8吸入までとするが、一時的に1日合計12吸入まで増量可能である．ただし、1日8吸入を超える場合は速やかに医療機関を受診するよう患者に説明する．

[*6]：チオトロピウム臭化物水和物のソフトミスト製剤．

[*7]：LABA、LTRAなどをICSに加えてもコントロール不良の場合に用いる．

[*8]：成人および12歳以上の小児に適応がある．

[*9]：対象は18歳以上の重症喘息患者であり、適応患者の選定は日本呼吸器学会専門医あるいは日本アレルギー学会専門医が行い、手技は日本呼吸器内視鏡学会気管支鏡専門医の指導の下で入院治療において行う．

325

気管支喘息 (4)

表5 喘息発作の強度（文献1より改変）

発作強度[2]	呼吸困難	動作	検査値[1]				選択する発作治療ステップ
			PEF	SpO2	PaO2	PaCO2	
喘鳴/胸苦しい	急ぐと苦しい動くと苦しい	ほぼ普通	80%超	96%以上	正常	45 mmHg未満	発作治療ステップ1
軽度（小発作）	苦しいが横になれる	やや困難					
中等度（中発作）	苦しくて横になれない	かなり困難かろうじて歩ける	60〜80%	91〜95%	60 mmHg超	45 mmHg未満	発作治療ステップ2
高度（大発作）	苦しくて動けない	歩行不能会話困難	60%未満	90%以下	60 mmHg以下	45 mmHg以上	発作治療ステップ3
重篤	呼吸減弱チアノーゼ呼吸停止	会話不能体動不能錯乱意識障害失禁	測定不能	90%以下	60 mmHg以下	45 mmHg以上	発作治療ステップ4

1) 気管支拡張薬投与後の値を参考とする.
2) 発作強度は主に呼吸困難の程度で判定し, 他の項目は参考事項とする.
　異なった発作強度の症状が混在するときは発作強度の重い方をとる.

❷ β_2刺激薬の吸入や発作時用のステロイド内服の使用量は診察の度に把握する.

❸ ホクナリンテープ® などの長時間作用性 β_2刺激薬貼付薬は, 動悸やしびれ感の副作用がみられることが多い.

発作時（急性増悪時）の対応

❶ 在宅医療を受けている患者は原疾患や加齢により, 主訴や動作制限（歩行できない, 会話できないなど）による発作程度の評価が難しく, 平素との違いに注意（表5）.

❷ 喘息発作の強度に応じて, 対応する発作治療ステップに従う（表6）.

❸ 喀痰がある場合はしっかりと喀出するよう指導または, 吸引の指示をする.

第3章　疾患編　　　　　　　≪呼吸器疾患≫

❹NSAIDs 過敏喘息（アスピリン喘息）では，防腐剤（安息香酸ナトリウム）や食用黄色５号などの着色料も発作誘発因子と考えられており避けるようにする．

<小発作>

❶ β_2刺激薬の吸入．反復吸入（最初の１時間は 20 分毎，以後は２〜６時間ごと）．
※メプチンエア® などの pMDI よりネブライザー吸入が吸入しやすいことが多い．

❷発作が中発作に近いときはステロイド投与を検討，効果の発現まで時間がかかるので早期に開始するのがよい（内服でも静注でもよい）．

副腎皮質ステロイド：ベタメタゾン

| リンデロン注１回 4〜8 mg | 点 １時間かけて |
| 生食 100 mL | |

または

副腎皮質ステロイド：プレドニゾロン

プレドニン（5 mg）　１回６錠　１日１回　内

<中発作>

上記①，②（ステロイド薬点滴静注）に加えて酸素療法，アミノフィリンの点滴静注を行う．

❶アミノフィリンの点滴静注を行うときは，250 mg が目安．中毒に注意（すでに 400 mg/日以上内服しているときは半量とする）．

❷最初の１時間で症状改善がなければ病院紹介．症状改善しても厳重な継続観察が必要．在宅で治療を続ける時は内服ステロイドを処方（再発防止）．症状増悪時はいつでも連絡を取れるようにしておく．

副腎皮質ステロイド：プレドニゾロン

プレドニン錠（5 mg）　１回 4〜6 錠　１日１回　内
　　　　　　　　　　　　　　　　　　朝食後　７日間

気管支喘息 ⑸

表6 喘息の発作治療ステップ

治療目標：呼吸困難の消失，体動，睡眠正常，日常生活正常，PEF 値が予測値または自己最良値の 80％以上，酸素飽和度＞95％（気管支拡張薬投与後の値を参考とする），平常服薬，吸入で喘息状態悪化なし

ステップの目安：治療目標が 1 時間以内に達成されなければステップアップを考慮する．

	治療	自宅治療可，救急外来入院，ICU 管理[1]
発作治療ステップ1	β_2刺激薬吸入，頓用[2] テオフィリン薬頓用[2]	自宅治療可
発作治療ステップ2	β_2刺激薬ネブライザー吸入反復[3] アミノフィリン点滴静注[4] ステロイド薬点滴静注[5] 酸素吸入（鼻カニューレなどで1〜2 L/分） ボスミン® (0.1％アドレナリン)皮下注[6] 抗コリン薬吸入考慮	救急外来 ・1 時間で症状が改善すれば帰宅 ・2〜4 時間で反応不十分 ┐ ・1〜2 時間で反応なし ┘ 入院治療 入院治療：高度喘息症状治療として発作治療ステップ3を施行
発作治療ステップ3	アミノフィリン持続点滴[7] ステロイド薬点滴静注反復[5] 酸素吸入（PaO₂ 80 mmHg 前後を目標に） ボスミン® (0.1％アドレナリン)皮下注[6] β_2刺激薬ネブライザー吸入反復[3]	救急外来 1 時間以内に反応なければ入院治療 悪化すれば重篤症状の治療へ
発作治療ステップ4	上記治療継続 症状，呼吸機能悪化で挿管[1] 酸素吸入にもかかわらずPaO₂ 50 mmHg 以下および/または意識障害を伴う急激な PaCO₂の上昇 人工呼吸[1]，気管支洗浄 全身麻酔（イソフルラン・セボフルラン・エンフルランなどによる）を考慮	直ちに入院，ICU 管理[1]

第3章　疾患編　　　　　《呼吸器疾患》

1) ICU または，気管内挿管，補助呼吸，気管支洗浄などの処置ができ，血圧，心電図，パルスオキシメーターによる継続的モニタが可能な病室．重症呼吸不全時の挿管，人工呼吸装置の装着は，時に危険なので，緊急処置としてやむを得ない場合以外は複数の経験ある専門医により行われることが望ましい．

2) β_2刺激薬 pMDI：1～2パフ，20分おき2回反復可．無効あるいは増悪傾向時にはβ_2刺激薬1錠，またはアミノフィリン200 mg 頓用．

3) β_2刺激薬ネブライザー吸入：20～30分おきに反復する．脈拍を130/分以下に保つようにモニタする．

4) アミノフィリン6 mg/kg と等張補液薬200～250 mL を点滴静注，1/2量を15分間程度，残量を45分間程度で投与し，中毒症状（頭痛，吐き気，動悸，期外収縮など）の出現で中止．発作前にテオフィリン薬が十分に投与されている場合は，アミノフィリンを半量もしくはそれ以下に減量する．通常，テオフィリン服用患者では可能な限り血中濃度を測定．

5) ステロイド薬点滴静注：ヒドロコルチゾン200～250 mg，メチルプレドニゾロン40～125 mg，デキサメタゾン，あるいはベタメタゾン4～8 mg を点滴静注．以後ヒドロコルチゾン100～200 mg またはメチルプレドニゾロン40～80 mg を必要に応じて4～6時間ごとに，あるいはデキサメタゾンあるいはベタメタゾン4～8 mg を必要に応じて6時間ごとに点滴静注，またはプレドニゾロン0.5 mg/kg/日，経口．ただし，アスピリン喘息の場合，あるいはアスピリン喘息が疑われる場合は，コハク酸エステル型であるメチルプレドニゾロン，水溶性プレドニゾロンの使用を回避する．

6) ボスミン® （0.1%アドレナリン）：0.1～0.3 mL 皮下注射20～30分間隔で反復可．原則として脈拍は130/分以下に保つようにモニタすることが望ましい．虚血性心疾患，緑内障［開放隅角（単性）緑内障は可］，甲状腺機能亢進症では禁忌，高血圧の存在下では血圧，心電図モニタが必要．

7) アミノフィリン持続点滴：最初の点滴（上記6）参照）後の持続点滴はアミノフィリン250 mg（1筒）を5～7時間で（およそ0.6～0.8 mg/kg/時）で点滴し，血中テオフィリン濃度が10～20 μg/mL（ただし最大限の薬効を得るには15～20 μg/mL）になるよう血中濃度をモニタし，中毒症状の出現で中止．

✎ memo

気管支喘息 ⑥

＜大発作・重篤＞ 原則として病院へ救急搬送する.

病院紹介のタイミング

❶ 小発作以上では基本的に病院受診を検討し，中発作以上は病院紹介.

※この場合も小発作/中発作で行う治療を在宅で開始するのがよい.

❷ SpO_2 90％以下，脈拍 100/分以上では病院紹介.

❸ 感染症を合併している場合は，抗菌薬投与などでもコントロールが不十分な場合.

❹ 大発作を経験している患者では，低酸素に対する呼吸困難の閾値が上昇しているので，在宅で治療するときは経過観察を厳重にし，早めに病院紹介を検討する.

専門医への紹介のタイミング

❶ 在宅からの病院受診が頻回で，生活指導や薬剤変更でも発作頻度が減らず，精査を希望する場合.

❷ 在宅医療開始時までに気管支喘息と診断されたことがなく，喘鳴や呼吸困難などで気管支喘息を疑う場合は，心不全（いわゆる心臓喘息）や COPD の症状なども鑑別に入れなければならないので，診断のための病院受診を検討する．成人発症では非アトピー型が多いが，新たに飼い始めたペットや転居による花粉飛散との関連などは在宅医が情報提供するとよい．また，喘息息では他の咳嗽との鑑別が重要．☞p. 114 咳嗽・喀痰

❸ これまで気管支喘息とされてきた患者にしびれ（単神経炎），発熱，体重減少などがみられた場合は，好酸球性多発血管炎性肉芽腫症（旧 Churg-Strauss 症候群）を考え，専門医に紹介する（在宅で新たな症状に対して安易にステロイド内服を開始しない）． (竹田隆之)

文　献

1) 日本アレルギー学会：喘息予防・管理ガイドライン 2018.
2) 加藤なつ江・他：外来医マニュアル第 4 版. 医歯薬出版, 2018.

高血圧症 (1)

ポイント

❶ 降圧薬治療は，Ca拮抗薬，ARB，ACE阻害薬，サイアザイド系利尿薬を第一選択薬とし，少量から開始し，副作用の発現に留意し緩徐な降圧を行う．

❷ 高齢者高血圧の特徴として，①血圧動揺性が大きく，白衣高血圧や仮面高血圧の頻度も高い，②起立性低血圧や起立性高血圧の頻度が高い，③食後低血圧も考慮する必要あり，が挙げられる

❸ 治療可能な二次性高血圧の可能性を常に念頭に置く．

問診・診察

❶ 問診：飲酒，喫煙歴，合併疾患の有無，常用薬（NSAIDs，甘草，ステロイドなどによる血圧上昇に注意），塩分摂取量（みそ汁，漬け物の量など）など．

❷ 診察：血圧左右差，上下肢差，頸部・腹部血管雑音，体重，腹囲．高齢者では血圧変動性が大きく日を変えて繰り返し血圧を測定する．起立性低血圧の頻度が増えるため，立位（座位）血圧も測定．

検 査

❶ 家庭血圧測定，24時間自由行動下血圧測定（ABPM）：血圧動揺性，食後低血圧，早朝高血圧，白衣高血圧，仮面高血圧（逆白衣高血圧），を判定するために有用．

❷ 血液検査（血算，血糖，LDL，HDL，TG，UA，BUN，Cre，Na，K，Cl，Ca，P）

❸ 尿検査：一般，沈渣

❹ 心電図

❺ 腹部エコー：腎サイズ，副腎腫瘍の有無など．

鑑別疾患

❶ 二次性高血圧の鑑別：特に粥状硬化による腎血管性高血圧，内分泌性高血圧の原発性アルドステロン症，睡眠時無呼吸症候群に注意（表1）．

❷ 薬剤誘発性高血圧にも注意（表2）．

高血圧症 (2)

表 1　主な二次性高血圧—示唆する所見と鑑別に必要な検査（文献1より）

原因疾患	示唆する所見	鑑別に必要な検査
腎実質性高血圧	蛋白尿，血尿，腎機能低下，腎疾患既往	血清免疫学的検査，腎超音波・CT，腎生検
腎血管性高血圧	若年者，急な血圧上昇，腹部血管雑音，低K血症	PRA[*1]，PAC[*2]，腎血流超音波，レノグラム，血管造影
原発性アルドステロン症	四肢脱力，夜間多尿，低K血症	PRA，PAC，副腎CT，負荷検査，副腎静脈採血
クッシング症候群	中心性肥満，満月様顔貌，皮膚線条，高血糖	コルチゾール，ACTH，腹部CT，頭部MRI
褐色細胞腫	発作性・動揺性高血圧，動悸，頭痛，発汗，神経線維腫	血液・尿カテコールアミンおよびカテコールアミン代謝産物，腹部超音波・CT，MIBGシンチグラフィー
甲状腺機能低下症	徐脈，浮腫，活動性減少，脂質，CPK，LDH高値	甲状腺ホルモン・自己抗体，甲状腺超音波
甲状腺機能亢進症	頻脈，発汗，体重減少，コレステロール低値	甲状腺ホルモン・自己抗体，甲状腺超音波
副甲状腺機能亢進症	高Ca血症	副甲状腺ホルモン
大動脈縮窄症	血圧上下肢差，血管雑音	胸（腹）部CT，MRI・MRA，血管造影
脳幹部血管圧迫	治療抵抗性高血圧，顔面けいれん，三叉神経痛	頭部（延髄）MRI・MRA
睡眠時無呼吸症候群	いびき，昼間の眠気，肥満	夜間睡眠モニター
薬剤誘発性高血圧	薬物使用歴，治療抵抗性高血圧，低K血症	薬物使用歴の確認

＊1　PRA：血漿レニン活性
＊2　PAC：血漿アルドステロン濃度

第3章　疾患編

≪循環器疾患≫

表 2　薬剤誘発性高血圧の原因薬物と高血圧治療法（文献1より）

原因薬物	高血圧の原因	高血圧治療への対策
非ステロイド性抗炎症薬（NSAIDs）	腎プロスタグランジン産生抑制による水・Na貯留と血管拡張抑制，ACE阻害薬・ARB・β遮断薬・利尿薬の降圧効果を減弱	NSAIDsの減量・中止，使用降圧薬の増量，Ca拮抗薬
カンゾウ（甘草）グリチルリチンを含有する肝疾患治療薬，消化器疾患治療薬，漢方薬，健康補助食品，化粧品など	11β水酸化ステロイド脱水素酵素阻害によるコルチゾール半減期延長に伴う内因性ステロイド作用増強を介した水・Naの貯留とK低下	漢方薬などの減量・中止，アルドステロン拮抗薬
グルココルチコイド	レニン基質の産生増加，エリスロポエチン産生増加，NO産生抑制などが考えられるが十分には解明されていない	グルココルチコイドの減量・中止，Ca拮抗薬，ACE阻害薬，ARB，β遮断薬，利尿薬など
シクロスポリン・タクロリムス	腎毒性，交感神経賦活，カルシニューリン抑制，血管内皮機能障害	Ca拮抗薬，Ca拮抗薬とACE阻害薬の併用，利尿薬など
エリスロポエチン	血液粘稠度増加，血管内皮機能障害，細胞内Na濃度増加など	エリスロポエチンの減量・中止，Ca拮抗薬，ACE阻害薬，ARB，β遮断薬など
エストロゲン経口避妊薬，ホルモン補充療法	レニン基質の産生増加	エストロゲン製剤の使用中止，ACE阻害薬，ARB
交感神経刺激作用を有する薬物フェニルプロパノールアミン，三環系抗うつ薬，四環系抗うつ薬，モノアミン酸化酵素阻害薬など	α受容体刺激，交感神経末端でのカテコールアミン再取り込みの抑制など	交感神経刺激作用を有する薬物の減量・中止，α遮断薬

高血圧症 (3)

治療

❶治療対象と降圧目標

診察室（訪問診療時）血圧で治療対象 140/90 mmHg 以上，最終降圧目標 140/90 mmHg 未満．

　※ただし75歳以上で収縮期血圧 160 mmHg 以上の場合は150/90 mmHg 未満を中間目標として慎重に降圧する．

　※エンドオブライフにある患者への降圧療法は，予後改善目的での適応なく，服薬中止も検討する．

　※高齢者では，年齢，基礎疾患，生命予後などを総合的に判断して個別に降圧目標を設定する．

❷生活習慣の是正

①食塩制限：高齢者は一般的に食塩感受性が高い．摂食量等考慮し個別に減塩指導する．

②運動：軽度の有酸素運動（通常速度での歩行など）は降圧効果あり．

③肥満の是正：長期的な無理のない減量を考慮．

④節酒：エタノール換算で男性 20～30 mL/日以下，女性 10～20 mL/日以下にする．

⑤禁煙

❸薬物療法

合併症の有無等により降圧薬を選択．初期量は常用量の 1/2 から開始し，4 週間～3 カ月の間隔で増量（**表3**）．

①Ca 拮抗薬：禁忌疾患が少なく他の降圧薬との併用範囲も広い．脳卒中抑制効果に優れる．

ノルバスク錠（2.5 mg）1 回 1/2～1 錠　1 日 1 回　内
　　　　　　　　　　　　　　　　　　　　　　　朝食後

memo

第3章　疾患編　　　　　　　　　　　≪循環器疾患≫

表3　主要降圧薬の積極的適応と禁忌（文献1より改変）

	Ca拮抗薬	ARB/ACE阻害薬	サイアザイド系利尿薬	β遮断薬
左室肥大	○	○		
心不全		○*1	○	○*1
頻脈	○（非ジヒドロピリジン系）			○
狭心症	○			○*2
心筋梗塞後		○		○
CKD（蛋白尿−）	○	○		
CKD（蛋白尿＋）		○		
脳血管障害慢性期	○	○		
糖尿病/MetS*3		○		
骨粗鬆症			○	
誤嚥性肺炎		○（ACE阻害薬）		
禁忌	徐脈（非ジヒドロピリジン系）	高K血症	低K血症	喘息高度徐脈

*1 少量から開始し，注意深く漸増する．
*2 冠攣縮性狭心症には注意．　*3 メタボリックシンドローム

②ARB：副作用少なく忍容性高い．高K血症に注意．

アンジオテンシンⅡ受容体拮抗薬：カンデサルタンシレキセチル

ブロプレス（2mg）　1回1錠　1日1回　内　朝食後

📝memo

335

高血圧症 (4)

③ACE阻害薬：咳嗽，高K血症に注意．咳反射亢進による誤嚥性肺炎のリスク低下の報告あり．

ACE阻害薬：エナラプリルマレイン酸塩
レニベース錠（2.5 mg）1回1錠　1日1回　㈲
朝食後

④利尿薬：少量投与にとどめ，耐糖能障害，高尿酸血症，脂質異常症等への影響に留意．サイアザイド系（類似）利尿薬は，骨折リスクを低下させる可能性あり，夜間頻尿増悪の可能性低い．

サイアザイド系降圧利尿薬：トリクロルメチアジド
フルイトラン錠（1 mg）1回1錠　1日1回　㈲
朝食後

⑤β遮断薬：禁忌や慎重投与例が多く注意が必要．心不全，頻脈，労作性狭心症，心筋梗塞後の患者に対しては第一選択として考慮．

選択的β₁アンタゴニスト：ビソプロロールフマル酸塩
メインテート錠（2.5 mg）1回1/4～1/2錠　1日1回
㈲　朝食後

⑥α遮断薬：前立腺肥大を伴う症例で適応例あるも，起立性低血圧の頻度高いので注意が必要．

血圧降下剤：ドキサゾシンメシル酸塩
カルデナリン錠（1 mg）1回1/2～1錠　1日1回　㈲
朝の高血圧に就寝前投与

memo

第3章　疾患編 　　　　　　　　　　　　**≪循環器疾患≫**

予防・指導

❶QOL に配慮した生活習慣の是正を指導.

❷服薬状況の確認. 薬物誘発性高血圧にも注意.

❸介護保険での訪問入浴時は, 収縮期血圧 160 mmHg 以上, 拡張期血圧 100 mmHg 以上で事故が起こりやすかったと報告あり. 最終的には個別判断だが, 介護施設等から入浴許可基準提示を求められることあり.

病院紹介のタイミング

❶治療可能な二次性高血圧が疑われる場合.

❷少量の利尿薬を含む3剤の降圧薬を併用しても十分な降圧が得られない場合.

❸血圧変動性が激しいなど血圧コントロールに難渋する場合.

（加藤なつ江）

文　献

1) 日本高血圧学会：高血圧治療ガイドライン 2014

2) 日本老年医学会：高齢者高血圧診療ガイドライン 2017

3) Peters R, et al.：Age Aging 39：609–616, 2010.

4) 早坂信哉・他：日本温泉気候物理医学会雑誌 79：112–118, 2016.

✎ **memo**

不整脈 (1)

ポイント

❶ 意識レベル，バイタルサインの評価が重要．血行動態が不安定か否かを確認する．

❷ 心電図を施行し，鑑別を行う．可能ならば過去のものと比較を行い，心筋虚血の関与や QT 延長などがないか確認する．

❸ 血行動態が少しでも不安定と考えられた場合は速やかに静脈路を確保して，病院への紹介を考慮する．

背　景

❶ 加齢に伴い心房性および心室性の期外収縮，心房細動の頻度が増加．

❷ 心房細動患者の平均年齢は 75 歳で男性が女性に比べ 1.5〜2 倍多い．

問診・診察

❶ 症状の持続時間，発症時間，おおまかな性状（整か不整か）を確認する．胸痛の合併の有無も確認する．

❷ 血圧，脈拍，呼吸回数，体温，SpO_2 を計測する．不安定なバイタルサインは繰り返し測定する．

❸ 頸静脈怒張の有無，過剰心音の有無，呼吸音聴取などを行い，心不全の合併の有無につき評価を行う．

❹ 家族からの情報や内服薬の確認を行い，失神歴の有無など問診を丁寧に行う．

検　査

❶ 往診先でも心電図による不整脈診断は可能．

❷ 問診上持続時間が長いもしくは頻度が多い場合は静脈路確保とともに血算，CPK，AST，LDH，電解質，BUN，Cre，トロポニン T，凝固系（APTT，PT，D-ダイマー），BNP，薬物血中濃度の計測を行う．その他 LDL-cho，TG，血糖，尿酸，TSH，FT_4 も評価する．

❸ いずれも検査・処置に時間がとられすぎないようにする．

第3章 疾患編　《循環器疾患》

治療（図1, 表1）

<速やかに停止治療が必要な不整脈>

❶Vf, pulseless VT
まず救急車, AEDを要請し, 胸骨圧迫開始. 可能ならば静脈路確保, 先述同様の血液検査.

❷血行動態が不安定なPSVT, Paf, 症候性徐脈
静脈路を確保, 血液検査を施行し, 病院へ紹介.
虚血性心疾患や電解質異常が背景にある可能性もある.

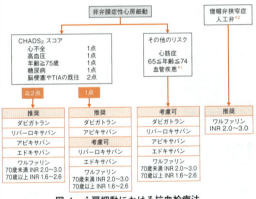

図1　心房細動における抗血栓療法

同等レベルの適応がある場合, 直接経口抗凝固薬がワルファリンよりも望ましい.

[*1] 血管疾患とは心筋梗塞の既往, 大動脈プラーク, および末梢動脈疾患などをさす.
[*2] 人工弁は機械弁, 生体弁をともに含む.

（日本循環器学会：心房細動治療（薬物）ガイドライン2013年改訂版）

不整脈 (2)

表 1　各 DOAC の適応・用法用量の比較

製品名 一般名		プラザキサ ダビガトラン	イグザレルト リバーロキサバン	エリキュース アピキサバン	リクシアナ エドキサバン
規格		75 mg/ 110 mg	10 mg/15 mg	2.5 mg/5 mg	15 mg/ 30 mg/60 mg
効能・ 効果	非弁膜症性心房細動患者における虚血性脳卒中及び全身性塞栓症の発症抑制	◯	◯	◯	◯*
	静脈血栓塞栓症（深部静脈血栓症及び肺血栓塞栓症）の治療及び再発抑制	—	◯	◯	◯*
	下肢整形外科手術施行患者における静脈血栓塞栓症の発症抑制	—	—	—	◯ （60 mg は 適応なし）
通常１ 回用量 （日本 承認用 量）	非弁膜症性心房細動患者における虚血性脳卒中及び全身性塞栓症の発症抑制	150 mg	20 mg（15 mg） １日１回	5 mg １日２回	60 mg （体重 60 kg 未満：30 mg） １日１回
	静脈血栓塞栓症（深部静脈血栓症及び肺血栓塞栓症）の治療及び再発抑制	—	3 週間 15 mg 以降 20 mg （15 mg） 3 週間 1 日 2 回 以降 1 日 1 回	7 日間 10 mg 以降 5 mg 1 日 2 回	60 mg （体重 60 kg 未満：30 mg） 1 日 1 回
	下肢整形外科手術施行患者における静脈血栓塞栓症の発症抑制	—	—	—	（30 mg） 1 日 1 回
通常用量の投与が可能な腎機能		CrCL≧ 50 mL/min	CrCL≧ 50 mL/min	Cr＜ 1.5 mg/dL	CrCL≧ 50 mL/min
禁忌（CrCL）		＜30 mL/min	＜15 mL/min	＜15 mL/min	＜15 mL/min
腎機能低下時 1 回用量 （日本承認用量）		（110 mg）	15 mg（10 mg）	2.5 mg	30 mg
標的因子		トロンビン	第 Xa 因子	第 Xa 因子	第 Xa 因子
内服回数		1 日 2 回	1 日 1 回	1 日 2 回	1 日 1 回
粉砕		×	◯ （都度粉砕可）	◯ （都度粉砕可）	◯
1 日薬価 （日本承認用量の場合）				545.60 円	
他の剤形		—	細粒製剤あり	—	OD 錠あり
中和薬		◯	×	×	×

* 本剤からワーファリンへの切り替え時は添付文書を参照（日医大医会誌 14：114, 2018）

第 3 章　疾患編　　　　　　　≪循環器疾患≫

<待機的な治療が可能な不整脈>

❶血行動態の安定した PSVT（予防）

Ca 拮抗薬：ベラパミル塩酸塩

　ワソラン錠（40 mg）1 回 1〜2 錠　1 日 3 回　　内
　　　　　　　　　　　　　　　　　　　　　　　　毎食後

❷血行動態の安定した Paf（予防）

Na チャネル遮断薬（IC 群）：ピルシカイニド塩酸塩

　サンリズムカプセル（50 mg）1 回 1Cap　1 日 3 回
　　　　　　　　　　　　　　　　　　　　内　毎食後

　　※ただし投与後 1〜2 週間で QT 延長がないか確認．
　昼間の発症，心機能良好，運動誘発性の場合は β 遮断
薬を検討．

β 遮断薬：アテノロール

　テノーミン錠（25 mg）1 回 1〜2 錠　1 日 1 回　　内
　　　　　　　　　　　　　　　　　　　　　　　　朝食後

❸心房細動に対する抗凝固療法
　CHADS$_2$（チャッズ）スコアでリスクを層別化する[3]．

❹PVC，PAC
　器質的心疾患があれば，その管理を優先．ホルター
心電図にて一度は頻度，連発の有無を評価．
　問題なければ経過観察．自覚症状強ければ抗不安薬
を考慮．

ベンゾジアゼピン系抗不安薬：クロチアゼパム

　リーゼ錠（5 mg）1 回 1 錠　1 日 1〜2 回　　内

❺血行動態の安定した洞不全症候群，徐脈性心房細動
　徐脈でも症状がなければ直ちにペースメーカ植込み
を考える必要はないが，一度ホルター心電図で評価．

341

不整脈 (3)

失神，眼前暗異感，めまい，息切れなどの症状や心不全があり，徐脈によるものであることが確認された場合はペースメーカ適応になりうる．専門医へ紹介．

予防・指導
❶服薬状況を確認．認知機能低下が関係した服薬アドヒアランスの低下がないか．
❷ADL を確認し，不整脈に伴う制限がないか．
過度の安静に伴う廃用症候群をきたしていないか．

病院紹介のタイミング
❶いずれの不整脈も血行動態不安定時は速やかに紹介．
❷呼吸困難増強，S_PO_2 が 90％以下の場合など心不全合併が考えられる場合は入院を依頼する．
❸精査を一度も行っていない場合は心エコー図，ホルター心電図などで一度は評価を行い，内服内容を確認する．

(四方典裕)

文　献
1) 日本循環器学会・他：不整脈薬物治療に関するガイドライン (2009 年改訂版)
2) 日本循環器学会・他：不整脈非薬物治療ガイドライン (2011 年改訂版)
3) 日本循環器学会・他：心房細動治療 (薬物) ガイドライン (2013 年改訂版)

memo

虚血性心疾患 (1)

ポイント

❶ Framingham study で高齢者心筋梗塞の約25％が無症状あるいは非典型的な訴えや症状（嘔吐のみなど）であるため，バイタルサインを評価しつつ，心電図，血液検査を行なう．

❷ 心電図は過去のものと比較を行う．また繰り返し行う．

❸ 新規発症の狭心症や心筋梗塞（ACS）が疑わしい場合は静脈路を確保して，病院への紹介を考慮する．

問診・診察

❶ 胸痛の持続時間，部位，放散，ニトログリセリンへの反応を確認する．

❷ 血圧，脈拍，呼吸回数，体温，SpO₂を計測する．特に血圧は繰り返し測定する．

❸ 頸静脈怒張の有無，過剰心音の有無，呼吸音聴取などを行い，心不全の合併の有無につき評価を行う．Killip 分類（表1）をしておく．

表 1 Killip 分類

分類・所見	死亡率[1]
Ⅰ：心不全（−）	5％
Ⅱ：Ⅲ音あり，肺野 50％以下にラ音	21％
Ⅲ：肺野 50％以上にラ音	35％
Ⅳ：心原性ショック	67％

❹ 大動脈解離など鑑別診断も念頭に問診を行う．
　家族からの情報も合わせて可能な範囲問診を丁寧に．
冠動脈疾患の存在：典型的狭心痛あり〔LR（＋）5.8〕[2]

検 査

❶ 心電図は往診時にも施行可能で，以前のものがあれば必ず比較をする．

虚血性心疾患 (2)

❷ACS が疑わしい場合は静脈路確保とともに血算，CPK，AST，LDH，電解質，BUN，Cre，トロポニン T，凝固系（APTT，PT，D-ダイマー），BNP の計測を行う．その他 LDL-cho，TG，血糖，尿酸も評価．

❸いずれも検査・処置に時間がとられすぎないように.

治 療

＜安定狭心症が考えられる場合＞

❶発作時：血圧が低くなければ

硝酸薬：ニトログリセリン

ニトロペン舌下錠（0.3 mg）1 回 1 錠　(舌下)　(頓)

※心電図上下壁梗塞右室梗塞が疑われる場合は控える．

❷予防

β遮断薬：アテノロール

テノーミン錠（25 mg）1 回 1 錠　1 日 1 回　(内)
　　　　　　　　　　　　　　　　　　　　　朝食後

※徐脈，気管支喘息，糖尿病，脂質異常症合併時は要注意．冠攣縮性狭心症が疑われるときは禁忌.

β遮断薬が禁忌または使用困難時：

硝酸薬：一硝酸イソソルビド

アイトロール錠（10 mg）1 回 2 錠　1 日 2 回　(内)
　　　　　　　　　　　　　　　　　　　　　朝夕食後

❸心筋梗塞予防に

抗血小板薬：アスピリン

バイアスピリン錠（100 mg）1 回 1 錠　1 日 1 回　(内)
　　　　　　　　　　　　　　　　　　　　　朝食後

第3章　疾患編　　　　　　　**≪循環器疾患≫**

❹冠攣縮性狭心症が疑われる場合の予防

ベンゾチアゼピン系Ca拮抗薬：ジルチアゼム塩酸塩

ヘルベッサーRカプセル（100 mg）1回1Cap　1日1回
　　　　　　　　　　　　　　　　　　　㊅　就寝前

❺プラークの安定化および脂質異常症治療

HMG-COA還元酵素阻害薬：プラバスタチンナトリウム

メバロチン錠（5 mg）1回1錠　1日1回　㊅　夕食後

※ CPK高値例や肝，腎障害では慎重投与.

予防・指導

❶安定狭心症でも症状の出現頻度が多い場合は心エコー図，冠動脈CTなどでの精査を行う.

❷服薬状況を確認. 認知機能低下が関係していないか.

❸日常生活動作を確認し，狭心症に伴う制限がないか. 過度の安静に伴う廃用症候群をきたしていないか.

❹薬剤溶出性ステント（DES）留置例では半年間は抗血小板薬2剤，半年から1年でアスピリンだけを使用することが一つの目安であるが，薬剤中止に関してはPCI施行医と必ず相談する. その際には心電図を紹介先の病院へ持参する.

病院紹介のタイミング

❶心電図変化，安静時胸痛の出現時は速やかに紹介.

❷呼吸困難増強，SpO_2が90%以下の場合など心不全合併が考えられる場合は入院を依頼する.

❸精査を一度も行っていない場合は心エコー図，冠動脈CTなどで一度評価を行い，適切な内服内容か確認する.

（四方典裕）

虚血性心疾患 (3)

文　献
1) Rott D, et al.：Am J Cardiol 80：859-864, 1997.
2) 柴田寿彦訳：マクギーの身体診断学（改訂第2版）．診断と治療社，2014.
3) Eslick GD：Int J Cardiol 77：5-11, 2001.
4) 日本循環器学会・他：慢性虚血性心疾患の診断と病態把握のための検査法の選択基準に関するガイドライン（2010年改訂版）

memo

心不全 (1)

ポイント

① 塩分，水分の摂取状況や服薬アドヒアランスの低下の有無などを患者自身や家族に確認して指導を行う．

② 画像検査は限定されるため症状の聴取，身体診察が重要．

③ モニタリングの指標として，体重計測が困難な場合は，BNP を参考にする．

背景

高齢者心不全は収縮能の保たれた拡張機能障害によるものの頻度が高い．虚血性心疾患や弁膜症，高血圧が原因となることが多い．

問診・診察

① 息切れ，呼吸困難（特に夜間に症状はないか），全身倦怠感，食思不振の有無などを確認する．

② 血圧，脈拍，呼吸回数，体温，SpO_2 を計測する．頸静脈怒張の有無，呼吸音と心音の聴取，心尖拍動の触知を行う．心雑音のみならず過剰心音の評価が重要．

浮腫に関しては下肢に加えて臥位での診察では体幹の背側も観察する．Ⅲ音 gallop，頸静脈怒張が有用な所見．左室充満圧上昇：Ⅲ音 gallop あり（LR（＋）5.7）crackles (NS)[1]

検査

① 心電図：心不全増悪が疑われる場合に施行．虚血性心疾患の関与の有無を確認．

② BNP：前回値があれば必ず比較．息切れなどの症状の悪化がないかも併せて確認．慢性腎臓病や心房細動合併例では基準値が上昇するが，概ね 100 pg/mL 以下の場合心不全増悪は考えにくい．

③ 睡眠時無呼吸簡易検査：自宅でも施行可能なので可能ならば評価．

心不全 (2)

治療

❶身体所見をもとにノーリア分類で病態を把握，治療開始（図 1）.

	dry	wet
warm	うっ血なし 血圧・末梢循環維持 経口心不全薬の調整	うっ血あり 血圧上昇型 血管拡張薬±利尿薬 うっ血あり 血圧維持型 利尿薬＋血管拡張薬 利尿薬抵抗性は限外濾過
cold	体液量減少（脱水） 血圧低下・末梢循環不全 輸液 循環不全が遷延すれば 強心薬	うっ血あり，末梢循環不全 血管拡張薬±強心薬 うっ血あり， 血圧低下・末梢循環不全 強心薬（血管収縮薬も） 血圧維持後に利尿薬 反応のない時は補助循環

図 1　Nohria-Stevenson 分類と治療指針

❷利尿薬

ループ利尿薬：フロセミド

ラシックス錠（20 mg）1 回 1 錠　1 日 1 回　㊍
朝食後

低 K 血症合併時は

抗アルドステロン性利尿降圧薬：スピロノラクトン

アルダクトン A 錠（25 mg）1 回 1 錠　1 日 1 回　㊍
朝食後

第3章　疾患編

≪**循環器疾患**≫

❸血管拡張薬

ATⅡ受容体拮抗薬：カルデサルタン　シレキセチル

ブロプレス錠（4 mg）1回1錠　1日1回　㈹　朝食後

❹心房細動など脈拍コントロール

ジギタリス強心配糖体：ジゴキシン

ハーフジゴキシン KY 錠（0.125 mg）1回1錠　1日
1回　㈹　朝食後

　　　※血中濃度確認が必要．低カリウム血症は中毒を誘発

❺収縮能低下および労作性狭心症合併

αβ遮断薬：カルベジロール

アーチスト錠（1.25 mg）1回1錠　1日2回　㈹
朝夕食後

選択的β₁アンタゴニスト：ビソプロロールフマル酸塩

メインテート錠（0.625 mg）1回1錠　1日1回　㈹
朝食後

　　　※少量から開始し，徐々に増量．アーチストは喘息に禁忌，メインテートは慎重投与．

予防・指導

❶塩分，水分摂取状況を確認．一日の推定塩分摂取量は
尿 Na 尿クレアチニンを測定すれば随時尿で算出可能．

❷服薬状況を確認．認知機能低下に伴い不十分な服薬に
なっていないか．☞p. 60

❸日常生活動作を確認し，心不全に伴う制限がないか．
過度の安静に伴う廃用症候群をきたしていないか．

❹NYHA Ⅲ度以上で無呼吸低呼吸指数が 20 以上の場合
は在宅酸素療法の適応あり．☞p. 683

心不全 (3)

病院紹介のタイミング
❶心電図変化，安静時胸痛の出現時は速やかに紹介．
❷呼吸困難増強，SpO$_2$が90％以下の場合は，入院対応を検討する．

(四方典裕)

文 献
1) Nohria A, et al.：JAMA 287：628-640, 2002.
2) 日本循環器学会・他：急性・慢性心不全治療ガイドライン2017年改訂版．

GERD（逆流性食道炎を含む）(1)

ポイント

1. 高齢者では GERD は上部消化管出血にて緊急内視鏡施行例の約5％を占め[2]，逆流症状を訴えることは多くない．
2. 胸痛（☞p.149），腹痛（☞p.153），上部消化管出血の原因として多い（図1）．
3. 高齢化に伴う食道蠕動運動能の低下，食生活の欧米化，肥満の増加，特に高齢女性では脊椎後弯に伴うGERD の頻度が増加している．食道裂孔ヘルニアの併存の増加により出血などの GERD の重症化が増加．
4. アスピリンを含む NSAIDs の使用頻度上昇や *H. pylori* 除菌による胃酸分泌亢進などの背景にも留意が必要．

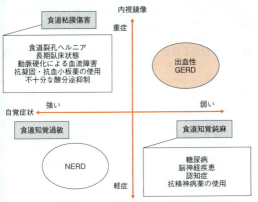

図1 高齢者における出血性逆流性食道炎の病態

GERD（逆流性食道炎を含む）(2)

定 義

胃内容物の逆流により臨床症状や合併症を生じた病態の総称[1]．以下の2つに分類される．

❶NERD（非びらん性胃食道逆流症）：胸焼けなどの逆流症状を有するが食道粘膜傷害を認めない（日本人に多く，有症状者の60〜70%程度はNERD）．

❷逆流性食道炎：食道粘膜傷害を有する逆流性食道炎（逆流症状の有無は問わない）．

診察・検査

❶問診：典型的には胸焼け・呑酸であり，自己記入式アンケート（草野らによるFSSGスケール質問票）も有効．食事に関連もしくは前屈姿勢などに関連した前胸部症状，呑酸症状であるかを確認．

高齢者は典型症状の出現が多くないため，過去の内視鏡検査結果にて食道炎が指摘されていれば診断に有効．

❷バイタルサイン：出血の程度を大まかに評価
☞p.137 吐血・下血

❸貧血の程度を確認：血算およびBUN/Creの乖離を確認．

治 療

❶出血性病変を疑わないGERDは宅で診療可能．

❷一部の出血症例においては，全身状態が安定していれば在宅医療で対応可能な場合もある．GERDによる出血は緊急内視鏡施行例でも，内視鏡的止血はまず不要．

❸生活指導：症状増悪因子としてエビデンスがあるのはタバコ，アルコール，臥位[3]であり，可能な限り除去を行う．主には以下を確認．
　①嗜好品の確認
　②就寝前2〜3時間の食事はなるべく回避
　③食後，就寝時のベッドの頭側挙上（及び左側臥位も推奨）

第3章　疾患編　　　　　　　　　　≪消化器疾患≫

※可能であればケアマネジャーと連携し，ベッドレンタル
　を行うなども選択肢．

❹薬物療法：PPI は第一選択．診断的治療として 7〜14
　日間，PPI 投与し症状が改善するか確認（PPI テスト）
　することも選択肢．

　基本的に治療期間は 8 週間であるが，難治性逆流性食
道炎の場合は長期投与も保険適用で可能（ただし PPI 長期
投与における薬剤性障害も留意）．

　また，PPI 投与にて改善のない場合は H2RA の就寝前
投与や消化管運動促進薬の併用が有効な場合がある．

プロトンポンプインヒビター（PPI）：ランソプラゾール
　タケプロン OD 錠（30 mg）　1回1錠　1日1回　㊅

プロトンポンプインヒビター（PPI）：エソメプラゾールマ
グネシウム
　ネキシウムカプセル（20 mg）　1回1Cap　1日1回
　　　　　　　　　　　　　　　　　　　　　　　　㊅

消化管運動促進薬：モサプリドクエン酸塩
　ガスモチン錠（5 mg）　1回1錠　1日2〜3回　㊅
　　　　　　　　　　　　　　　　　　　　　　　食後

病院紹介のタイミング

❶バイタルサインに異常があり，出血性病変を始めとする
　致死的な疾患が想起される場合．

❷GERD では説明がつかない疾患が疑われる場合．

　　　　　　　　　　　　　　　　　　　　　　（三砂雅裕）

文　献
1）日本消化器病学会．胃食道逆流症（GERD）診療ガイドライン．
　南江堂，2009．
2）相原洋祐・他：日本高齢消化器病学会誌 13：35，2011．
3）篠浦　丞・他：Hospitalist 消化管疾患：740，2014．

353

消化性潰瘍 (1)

ポイント

❶ *Helicobacter pylori*（以下 HP）感染と，低用量アスピリンを含む NSAIDs の使用が 2 大原因.

❷ HP 感染例では除菌治療の再発抑制効果は非常に高い.

❸ NSAIDs 長期服用者に対して潰瘍の予防内服を行う.

症　状

❶ 主な自覚症状は心窩部痛. 背部痛を生じることも.

❷ 胃潰瘍では食後の痛みが多い.

❸ 十二指腸潰瘍では空腹時の増悪，食事摂取による改善.

❹ 貧血を伴う場合は，倦怠感，ふらつき，黒色便など

❺ 自覚症状がなく出血をきたす場合もある.
（日頃の診察で貧血所見を確認しておく）

チェックポイント・検査

❶ 既往歴：消化性潰瘍，HP 感染症の除菌歴.

❷ 内服薬：NSAIDs，抗血小板薬，抗凝固薬.

❸ 出血を伴う場合は血液検査で貧血の進行，BUN/Cre 比の上昇を認める.

❹ 確定診断には上部消化管内視鏡検査が必須.

治　療

❶ 消化性潰瘍診療ガイドラインのフローチャート（図1）.

❷ 出血を伴わない場合は在宅で治療可能. タケキャブ® の PPI より強力な酸分泌抑制効果を有する.

カリウムイオン競合型アシッドブロッカー（P-CAB）：ボノプラザンフマル酸塩
タケキャブ錠（20 mg）1 回 1 錠　1 日 1 回　⑰　朝食後

❸ 保険適用での治療期間は胃潰瘍で 8 週間，十二指腸潰瘍で 6 週間.

❹ NSAIDs は原則中止. 二次予防目的の低用量アスピリンは可能な限り継続して治療.

第3章 疾患編　　≪消化器疾患≫

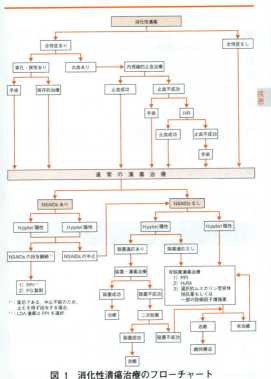

図1　消化性潰瘍治療のフローチャート
(日本消化器病学会：消化性潰瘍治療ガイドライン2015(改訂第2版))

消化性潰瘍 (2)

HP 感染の除菌治療

❶高齢者であっても消化性潰瘍既往，NSAIDs 投与開始予定例では除菌治療を積極的に検討．

❷NSAIDs 長期投与中での HP 除菌に予防効果はない．

❸保険適用での診断検査・除菌治療を行うには，上部消化管内視鏡検査の実施が必要．

❹HP 感染の診断検査のうち，抗 HP-IgG 測定法と便中 HP 抗原測定法は在宅で可能（PPI 継続中でも検査可）．

❺除菌判定は除菌薬内服終了後，抗 HP-IgG 測定法では半年以降，便中 HP 抗原測定法では 4 週以降に行う．

NSAIDs 潰瘍の予防

❶NSAIDs 潰瘍発生のリスク因子
消化性潰瘍の既往，高齢者，ステロイド，HP 感染，抗凝固薬，抗血小板薬，ビスホスホネート．

❷潰瘍既往のある NSAIDs 長期服用例は全例予防内服．

カリウムイオン競合型アシッドブロッカー（P-CAB）：ボノプラザンフマル酸塩
タケキャブ錠（10 mg）1 回 1 錠　1 日 1 回　㊤ 朝食後

❸他のリスク因子を有する場合も予防内服が望ましいが，一次予防のための投薬は保険適用とはなっていない．

❹NSAIDs 内服を坐薬に変更しても潰瘍発生は減らない．

❺セレコックス® などの選択的 COX-2 阻害薬は，非選択性 NSAIDs に比べて潰瘍発生は少ない．

病院紹介のタイミング

❶消化性潰瘍が疑われる場合は，可能な限り上部消化管内視鏡検査で確認することが望ましい．

❷出血を伴う潰瘍が疑われる場合は必須．

(木田直也)

第3章　疾患編　　　　　　　≪消化器疾患≫

文　献
1) 日本消化器病学会　編：消化性潰瘍診療ガイドライン 2015（改訂第2版）．南江堂．2015.
2) 日本消化器病学会　監修：消化器病診療　第2版．医学書院．2014.

📝 **memo**

肝硬変 (1)

ポイント

❶ 高齢者の肝硬変は，HBV・HCV 感染症が認められないケースが約 30〜50％と多い．

❷ 病因として Burn out NASH（過去の過体重・DM 合併を参考）と，特に女性では自己免疫性肝疾患（抗ミトコンドリア抗体，抗核抗体，IgM，G 値を参考に）を積極的に疑う．さらに HBs 抗原が陰性化した後の一見 B 型とわからぬ occult HBV 感染が 1/30 以上[1]．

❸ 肝障害そのものの治療は多くの場合不要であり，肝機能（肝予備能）の評価と合併症の管理に意を注ぐ．

症　状

　一般に代償期は無症状．倦怠感・食思不振が強ければ，肝障害重症化の可能性あり．

❶ 腹水・浮腫：門脈圧亢進（リンパ浮腫），低アルブミン血症が原因

❷ 肝性脳症：アンモニアを代表とする肝性脳症起因物質が門脈圧亢進を背景に門脈─大循環短絡によって肝を bypass してしまう場合（猪瀬型肝性脳症）と，肝で解毒され切らず（spillover）脳に回ってしまうこととによる．在宅高齢者では脳動脈硬化に基づく意識障害なのか，肝性脳症なのか判別に苦しむことが少なくない．羽ばたき振戦（＝asterixis）が誘導できれば，また特有の肝性口臭（fetor hepatica）が匂えば肝性脳症という診断の助けになる．

肝硬変の身体所見 （図 1）

　このうち黄色麿は原発性胆汁性肝硬変（PBC）で認められる所見である．

チェックリスト・検査

❶ 血液検査では生化学検査より，血小板数（＜$10×10^4$）[3] や白血球減少（＜3,000）で肝硬変を疑う必要がある．フィブロスキャン® などの超音波エラストグラフィで

第3章 疾患編　　　　≪消化器疾患≫

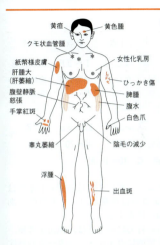

図1　肝硬変の身体所見[2)]

初期の肝硬変では自覚症状に乏しく特徴的な所見を呈することは少ないが，進行すると腹水や肝性脳症などの重篤な症状を伴ってくることが多い．

肝硬度を測定できる病院が増え，フィブロスキャン®で12kpa以上では血小板数正常でも肝硬変を疑う．血清 M_2BPGi も肝線維化の推定に役立つ．

❷血液検査では Child-Pugh score（**表1**）の算出のため，アルブミン，ビリルビン，PTを計測する．Child-Pugh score は，生命予後の推定，身体障害者手帳の申請や，肝癌出現時治療法の選択に必要．肝発癌チェック目的でAFP，PIVKA-Ⅱも数カ月に1度．

❸女性の肝疾患患者では，一度は抗ミトコンドリア抗体，抗核抗体，IgG，IgMを計測する．女性では自己免疫性肝炎による肝硬変が肝硬変全体の5%，非B非C型肝硬変の約20%を占める[1,4)]．

❹認知症のない数年以上の生命予後が望める ADL の保たれたケースでは，肝癌早期診断目的で少なくとも6

肝硬変 (2)

表 1　Child-Pugh 分類

ポイント	1 点	2 点	3 点
脳症	なし	Ⅰ～Ⅱ度	Ⅲ～Ⅳ値
腹水	なし	治療効果あり	治療効果なし
ビリルビン値（mg/dL）	1～2	2.0～3.0	3>
アルブミン値（g/dL）	>3.5	2.8～3.5	<2.8
プロトロンビン活性値(%)	>70	40～70	<40

A　5～6点，B　7～9点，C　10～15点

カ月に 1 度は腹部エコー，年に 1 度は造影 CT または
MRI を行う．腹部エコーは携帯エコーでも可能であ
る．腹水と肝内腫瘍を検索する．
❺食道・胃静脈瘤の診断目的に年 1 度は内視鏡を考慮．
❻ウイルス肝炎例は定期的にウイルスマーカーを観察す
る．特に B 型肝炎では HBV-DNA（TaqMan PCR），
HBs 抗原（定量）・HB コア関連抗原のフォローアップ
を行う．一度は HBe 抗原・HBe 抗体もチェックして
おく．

治　療

❶B 型肝硬変で，HBV-DNA>3.0 LC/mL は，積極的に
抗ウイルス療法を行う．

抗 B 型肝炎ウイルス薬：エンテカビル水和物

バラクルード錠（0.5 mg）　1 回 1 錠　1 日 1 回　⊕
空腹時

※ Life long の服用が必要と説明する．食事後 2 時間な
ど，時間差を設けないと薬剤の吸収が悪くなるとされ
る．副作用はほとんどないが，HIV 感染者には禁忌．

第3章　疾患編　　　　　　　　　≪消化器疾患≫

また，中止後の HBV 活性化・肝炎急性増悪がありうるため，コンプライアンスが不良と予測されるケースでは開始しないほうがよい．

❷原発性胆汁性肝硬変では積極的に UDCA を投与する．

肝・胆・消化機能改善薬：ウルソデオキシコール酸（UDCA）

ウルソ錠（100 mg）　1回2錠　1日3回　内

❸NASH が疑われる症例は，DM と同様な栄養（および運動）指導が重要．肝発癌率を下げるには BW 減が最も有効．

❹アルコール性肝硬変（飲酒量が純エタノール換算 80 g/日×5年以上）は断酒が治療の原則．

❺アルブミン値が 3.0 g/dL 前後に低下すれば

分岐鎖アミノ酸製剤：イソロイシン・ロイシン・バリン

リーバクト配合顆粒(4.15 g/包)　1回1包　1日3回　内　毎食後

※ BCAA 顆粒．現在は肝硬変の栄養改善目的に使用される．肝発癌抑制効果も認められている[6]．

❻浮腫・腹水が出現すれば，減塩（3〜5 g/日）を指導し，リーバクトを継続しつつ以下を使用する．下腿浮腫にリンパ浮腫の要素があるとき，ADL が歩行自立であれば下肢挙上や弾性コルセットの併用が必要．

抗アルドステロン性利尿降圧薬：スピロノラクトン

アルダクトンA錠（25 mg）　1回1錠　1日1〜3回　内

ループ利尿薬：トラセミド

ルプラック錠（4 mg）　1回1〜2錠　1日1回　内　朝食後

肝硬変 (3)

※利尿作用はループ利尿薬が強いが，浮腫出現にはレニン-アンギオテンシン-アルドステロン系の賦活が加わっており，抗アルドステロン薬併用は合理的である，単独使用から開始してもよい．いずれの利尿薬も電解質失調に注意が必要であり，また肝性脳症を誘発する恐れがあるため顕性肝性脳症の既往があるケースやループ利尿薬抵抗例ではサムスカ®導入のための病院入院を考慮する．

❼肝性脳症のコントロール

①高アンモニア血症改善薬：ラクツロース

ラクツロースシロップ60%　1回10～20 mL　1日3回　内

※腸内 pH を低下させアンモニアの吸収を抑制する．副作用として下痢傾向に．

②高アンモニア血症改善薬：リファキシミン／生菌製剤：耐性乳酸菌製剤

リフキシマ錠（200 mg）　1回2錠 ⎫
ビオフェルミンR　散　1回1g ⎬ 1日3回　内

※腸管内細菌を抑制することでアンモニア吸収抑制を目論む．

③栄養剤：肝不全用成分栄養剤

アミノレバンEN配合散（50 g/包）　1～2包　1日1回
　　　　　　　　　　　　　　　　　　　　　内　眠前
または1回1包　1日2回　内　朝食後2時間と眠前

※アンモニアの横紋筋での吸収を誘導する．最近は栄養治療の意義のほうが大きい薬剤で，眠前服用は LES（late evening snack）としての使用を意識する．苦くて飲みにくいため，フレイバーを併用するが，コンプライアンス不良の多い薬剤．

第3章　疾患編　　　　　　　　　　**≪消化器疾患≫**

④亜鉛欠乏症（血清亜鉛低値）が肝性脳症を治療抵抗性にすることがある．血清亜鉛低値を確認後に．

低亜鉛血症治療薬：酢酸亜鉛水和物

　ノベルジン錠（50 mg）　1回1錠　1日2〜3回　内

　　※血清亜鉛のモニタリングを行い，漫然と投与しない．

❽肝硬変のステロイド／抗ヒスタミン塗布剤抵抗性の掻痒症

　特にPBCで治療抵抗性の掻痒症が多く，QOLを損う．以下の投薬で掻痒感が軽減することが多い．

掻痒症改善薬：ナルフラフィン塩酸塩

　レミッチカプセル（2.5 μg）　1回1Cap　1日1回
　　　　　　　　　　　　　　　内　　夕食後または就寝前

病院紹介のタイミング

❶検査目的．肝硬変の合併症（肝細胞癌・食道静脈瘤・腹水や胸水）を定期的にチェックするため病院に紹介する．また，肝硬度をチェックするため1度はファイブロスキャン検査目的で病院紹介（ファイブロスキャンが設置されているか確認要）．

❷意識障害（肝性脳症を疑う☞p.200 意識障害），吐下血（食道・胃静脈瘤破裂など☞p.137 吐血・止血），肝細胞癌で治療が必要な際は，治療目的に病院紹介．

❸一般に，内視鏡的治療や肝癌の内科的治療・IVRでも，外科的肝切除同様，認知症がある場合は術後の安静などのコンプライアンス（遵守率）が悪く，危険なため適応外である．吐血例等緊急例ではこの限りではない．

　　　　　　　　　　　　　　　　　　　　　（小畑達郎）

文　献

1）高後　裕（監）：「我が国における非B非C肝硬変の実態調査2011」．響文社：2011.

肝硬変 (4)

2) 日本消化器病学会（監）：消化器病診療—良きインフォームドコンセントに向けて．医学書院，2004.
3) Yoshida H, et al.：Ann Intern Med 131：174, 1999.
4) Michitaka K, et al.：J gastroenterol 45：86, 2010.
5) Muto Y, et al.：Clin Gastroenterol Hepatol 3：705, 2005.
6) 日本消化器病学会：肝硬変　診療ガイドライン，南江堂，2010.
7) 厚生労働省：B型慢性肝炎・肝硬変の治療ガイドライン　総括・分担研究報告書．2011年．
8) 日本肝臓学会：C型肝炎治療ガイドライン．2012年5月．http://www.mhlw.go.jp/stf/shingi/2r9852000002j3xb-att/2r9852000002j47j.pdf
9) 日本肝臓学会：NASH・NAFLDの診療ガイド 2010．文光堂，2010.
10) 厚生労働省：自己免疫性肝炎（AIH）の診療ガイド．文光堂，2011.
11) 厚生労働省：原発性胆汁性肝硬変（PBC）の診療ガイド．文光堂，2010.

memo

胆石症（胆管炎・胆嚢炎含む）(1)

ポイント

❶ 胆道感染症のリスク評価のため，胆嚢結石の有無について把握.

❷ 総胆管結石は無症状でも治療対象.

❸ 胆嚢炎・胆管炎を疑う場合は紹介.

胆嚢結石症

❶ 診断は空腹時の超音波検査で行う．可動性のある高エコー域として描出され，後方の音響陰影を伴う.

❷ 無症状の場合は治療不要，超音波検査で経過観察.

❸ 胆嚢癌の合併に注意してフォローする.

❹ 有症状（心窩部〜右季肋部痛）の場合は手術適応.

❺ 手術ができない場合，ウルソデオキシコール酸の使用は疼痛発作や胆嚢炎発生のリスクを減らす[1].

肝・胆・消化機能改善薬：ウルソデオキシコール酸（UDCA）

ウルソ錠（100 mg）1回2錠　1日3回　㊤　毎食後

総胆管結石

❶ 胆嚢摘出術後であっても発生しうる.

❷ 超音波検査での診断は困難な場合が多い.

❸ 診断にはCTやMRIが必要.

❹ 胆管炎発作のリスクが高く，無症状であっても積極的な内視鏡治療の適応.

❺ 寝たきりの超高齢者であっても，内視鏡治療を行う施設は多い.

急性胆道炎の初期対応

❶ 急性胆道炎を疑う症状
発熱，悪寒，腹痛，黄疸，悪心，嘔吐，意識障害

❷ 急性胆道炎に対する初期対応フローチャート（図1）.

胆嚢炎の診断

❶ TG18/TG13急性胆嚢炎診断基準（表1）.

❷ 原因の90〜95％は胆嚢結石．3.7〜14％は無石性.

胆石症（胆管炎・胆嚢炎含む）(2)

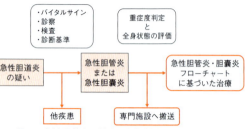

図1 急性胆道炎に対する初期対応フローチャート

表1 急性胆嚢炎診断基準 (文献2より)

A．局所の臨床徴候
A-1. Murphy's sign
A-2. 右上腹部の腫瘤触知・自発痛・圧痛

B．全身の炎症所見
B-1. 発熱
B-2. CRP上昇（CRP≧3 mg/dL）
B-3. 白血球数上昇（≧10,000/mm^3）

C．急性胆嚢炎の特徴的画像検査所見

確診：Aのいずれか＋Bのいずれか＋Cのいずれか
疑診：Aのいずれか＋Bのいずれか
（感度91.2％　特異度96.9％）

❸超音波所見（図2）
　胆嚢腫大（長軸径＞8 cm, 短軸径＞4 cm），胆嚢壁肥厚（＞4 mm），胆嚢結石，デブリエコー，胆嚢周囲の液体貯留．

第 3 章 疾患編　　　　　　　　　≪消化器疾患≫

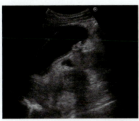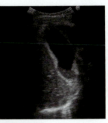

図 2　急性胆嚢炎の超音波所見
左：胆嚢腫大，胆嚢壁肥厚，胆嚢結石
右：頸部のデブリエコー

❹sonographic Murphy's sign（プローブによる胆嚢圧迫による疼痛）は特異度が 93.6％と高く診断に有用．

胆管炎の診断
❶TG18/TG13 急性胆管炎診断基準（**表 2**）．
❷胆汁うっ滞の主な原因：総胆管結石，良性胆道狭窄，胆道の吻合部狭窄，悪性疾患による狭窄．
❸Charcot 3 徴（腹痛，発熱，黄疸）は，非常に特異度が高いが感度は低い．
❹重症胆管炎の Reynolds 5 徴（Charcot 3 徴＋ショック，意識障害）を認める例は極めて稀．
❺超音波所見：肝内胆管・総胆管の拡張，胆管周囲の低エコー域（胆管癌を示唆），総胆管結石．

病院紹介のタイミング
❶有症状の胆嚢結石で手術を検討する場合．
❷総胆管結石を認めた場合．
❸胆嚢炎・胆管炎の疑診例，確診例．
❹胆嚢炎・胆管炎に以下を伴う場合は救急搬送．
血圧低下，意識障害，SpO_2低下，強い痛み．

胆石症（胆管炎・胆嚢炎含む）(2)

表 2　急性胆管炎診断基準（文献 2 より）

A．全身炎症所見
A-1．発熱（＞38℃）または悪寒戦慄
A-2．炎症反応上昇（WBC＜4,000 or ＞10,000/μL，CRP≧1 mg/dL）
B．胆汁うっ滞所見
B-1．T-Bil≧2 mg/dL
B-2．血液検査：ALP，γGTP，AST，ALT＞1.5×正常上限
C．胆管病変の画像所見
C-1．胆管拡張
C-2．胆管炎の成因：胆管狭窄，胆管結石，ステント，など

確診：A のいずれか＋B のいずれか＋C のいずれか
疑診：A のいずれか＋B もしくは C のいずれか
（感度 87.6％　特異度 77.7％）

（木田直也）

文　献
1) Tomida S, et al.：Hepatology 30：6, 1999.
2) 急性胆管炎・胆嚢炎診療ガイドライン改訂出版委員会 編：急性胆管炎・胆嚢炎診療ガイドライン 2018．医学図書出版．2018．
3) 日本消化器病学会監修：消化器病診療 第 2 版．医学書院．2014．

memo

急性出血性直腸潰瘍・宿便性潰瘍 (1)

ポイント

❶ 急性出血性直腸潰瘍，宿便性潰瘍はいずれも高齢，長期臥床，先行する便秘の際に留意.

❷ 内視鏡止血術が有効で，経過良好事例が多いことから，寝たきり高齢者であっても適切な治療判断必要.

概念

❶ いずれも脳血管障害や心不全，腎不全など動脈硬化や循環障害を背景とした基礎疾患のある ADL 低下した高齢者発症，多量血便を伴う疾患.

❷ 急性出血性直腸潰瘍 (acute hemorrhagic rectal ulcer：AHRU)

　　ストレスや臥床により直腸粘膜血流低下し，歯状線近傍下部直腸に潰瘍形成.

❸ 宿便性潰瘍 (stercoral ulcer：SU)

　　高度便秘による便塊の腸管圧迫により生じる褥瘡潰瘍で直腸～S状結腸好発，穿通・穿孔例あり.

症状

❶「突発する無痛性大量血便」が多い.

❷ 寝たきりなど ADL 低下高齢者の血便：AHRU 疑い

❸ 先行する便秘傾向高齢者の血便：SU 疑い

検査

❶ 肛門指診，肛門鏡：痔疾患除外

❷ 血液検査：血算，凝固系，BUN/Cr など

❸ 正確な診断には紹介→内視鏡診断必須

治療

❶ 急性出血性直腸潰瘍

　①出血時は紹介→内視鏡（止血術など）

　②止血後は再出血予防と潰瘍治癒促進のため仰臥位のままにせず適宜体位変換必要.

　③止血後は比較的良好治癒（予後は原疾患に左右）.

急性出血性直腸潰瘍・宿便性潰瘍 ⑵

❷宿便潰瘍
　①排便管理重要（軽症例なら治癒見込める）
　②出血症例では紹介→内視鏡（止血術など）
　病院紹介のタイミング
　両疾患を疑う場合は病態および介護者ストレス（多量
出血事例は在宅では辛い）両面から紹介を強く推奨.

（西川剛史）

文　献
1)　福澤誠克・他：消化器内視鏡 Vol. 27 No. 10：1649-1654，2015.
2)　大川清孝・他：胃と腸 53：1028-1030，2018.
3)　長坂光夫・他：胃と腸 53：1032-1033，2018.
4)　清水誠治：日本大腸肛門学会誌 54：955-959，2001.

memo

大腸憩室疾患 (1)

ポイント

❶ 通常は無症状だが憩室炎をきたすと腹痛，発熱の原因となり，また憩室から出血することあり．

❷ 大腸憩室炎は内服抗菌薬で在宅治療可能なことも多いが再発も多く，また重症化（膿瘍・穿孔）をきたすこともあるため注意が必要．

❸ 在宅医療では多量血便時は大腸憩室出血他を想定しての精査や止血術，介護者ストレス（血を見る生活は介護者に多大な心理的ストレス）を考慮しての積極的紹介考慮．

症状・身体所見

過去に注腸検査や大腸内視鏡をうけたことがあり，憩室の存在が判明していれば憩室炎や憩室出血を疑うことが容易．

❶ 大腸憩室炎
　①症状：腹痛および憩室部位に限局した圧痛，発熱，嘔気，嘔吐など．
　②炎症が軽度であれば腹部の周期的な痛みに下痢や便秘をする程度．
　③高度になると持続的な痛みとなり発熱あり（重症化憩室炎穿孔→腹膜炎）．
　④S状結腸では穿孔しやすく重症化しやすい．

❷ 大腸憩室出血
　①寝たきりではない成人が突然，発熱や腹痛なく新鮮血や赤黒い血便をきたし，肛門診察で痔核が否定的であれば憩室出血疑い．
　②抗血栓薬やNSAIDs服用はリスク因子．

検 査

❶ 大腸憩室炎
　①血液検査：白血球増加，CRP上昇．
　②画像：超音波（炎症性肥厚した腸管壁，周囲の脂肪織炎

大腸憩室疾患 ②

や膿瘍・穿孔有無評価→通常 CT だが在宅では超音波が有用）．

→右側結腸病変は急性虫垂炎との鑑別重要（身体所見や血液検査だけでは不十分）．

→治癒後：他病変（特に大腸癌）否定目的の大腸内視鏡検査検討．

❷大腸憩室出血

①バイタルチェック（特に血行動態）．

②血液検査：血算，BUN，Cr．

③肛門指診や肛門鏡（痔疾患除外）．

④（在宅からの搬送前提なら）バイタルの安定化をはかりつつ移動，造影 CT，大腸内視鏡へ．

治 療

❶大腸憩室炎

①軽症例：低残渣食と内服抗菌薬で軽快すること多い．

②腹膜刺激兆候や炎症が高度時は入院考慮．

③在宅加療時は，グラム陰性桿菌の腸内細菌と *B. fragilis* を代表とした嫌気性菌想定し以下を加療．

βラクタマーゼ阻害薬配合ペニシリン製剤：アモキシシリン・クラブラン酸カリウム/合成ペニシリン：アモキシシリン

オーグメンチン配合錠 250RS　1回1錠　1日3回
　＋
サワシリン錠（250 mg）　1回1錠　1日3回
　　　　　　　　　　　　　　　内　5〜7日間

または（次頁へつづく）

✎memo

第3章 疾患編　　　　　　　≪消化器疾患≫

ST合剤：スルファメトキサゾール・トリメトプリム/
ニトロイミダゾール系抗菌薬：メトロニダゾール

　バクタ配合錠　1回2錠　1日2回
　　＋
　フラジール内服錠（250 mg）　1回2錠　1日3回
　　　　　　　　　　　　　　　　　　内　5〜7日間

❷大腸憩室出血
　①バイタル異常/出血多量なら搬送強く考慮（大腸内視鏡→出血源同定からの止血術など）．
　②軽症例なら絶食，補液による腸管安静で自然止血も多い（通常入院での経過観察が妥当）．
　③リスク薬剤（抗血栓薬，NSAIDsなど）服用者は止血後も再発することがあり注意が必要．

❶大腸憩室炎：腹痛が強い，発熱ありの場合は腸管安静必要として病院紹介を考慮．
❷大腸憩室出血疑い：CTや大腸内視鏡での診断や止血術念頭，さらに介護者ストレスの配慮のうえ，病院紹介を強く考慮．

（西川剛史）

文　献
1) 日本消化管学会：大腸憩室症（憩室出血・憩室炎）ガイドライン．2017.

memo

痔 (1)

ポイント

❶ 痔は拭き過ぎ，洗い過ぎ（温水洗浄便座を含む）で悪化することがある．

❷ 突然，肛門の縁にできる半球状有痛性硬結は血栓性外痔核で通常1～2カ月で自然に消失し局所療法は不要．

❸ 認知症で便失禁がでたら直腸型便秘や直腸脱を疑う．

問診・診察

❶ 痛む場合は歯状線（肛門縁より2cm口側）より肛門側にトラブルがあり，血栓性外痔核，裂肛（肛門潰瘍），肛門周囲膿瘍，便づまりを考える．

❷ 肛門縁の隆起性病変の大半がスキンタッグである．これは症状がなければ治療の対象にならない（図1）．

❸ 肛門診は患者を左側臥位にして，第2指で行う．痛みが強い場合：努責させながら（排便反射で内肛門括約筋が弛緩し，痛みが軽減する）第5指を（爪を上に向けて）挿入→引き続き第2指を挿入（図2）．

❹ 肛門周囲膿瘍の場合は双指診（1，2指で内肛門括約筋をつまむようにして）で膿瘍範囲（痛みの最強点）を確認する（図3a）．

❺ 視診で同心円状に直腸粘膜の脱出を見たら，直腸脱．

治療方針

❶ 自覚症状のない脱肛は治療しない．

❷ 裂肛：非ステロイド軟膏

炎症性皮膚疾患治療薬：ジメチルイソプロピルアズレン
アズノール軟膏0.033%　肛門周囲塗布　1日2回

❸ 内痔核（出血）：貧血がなければ治療は不要．ただし，大腸がんの可能性があることを患者家族に説明する（希望すれば入院して大腸内視鏡検査）．
出血が深刻な場合は以下を．

第3章 疾患編　　≪消化器疾患≫

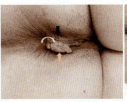

図1 スキンタッグ
（いずれも触れても痛まない）

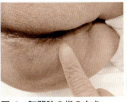

図2 肛門診の指の向き
（怒責させながらこの向きで第2指挿入）

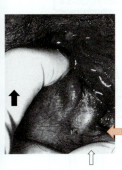

図3a 肛門周囲膿瘍
（写真：文献4より）
左第1指⬆, 第2指⇧による双指診, ⬅は膿瘍腔を探る鉗子

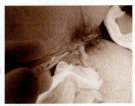

図3b 肛門周囲膿瘍，切開排膿
（松田直樹先生のご厚意による）

痔疾用剤：ジフルコルトロン吉草酸エステル・リドカイン軟膏

ネリプロクト軟膏　2g　1日2回　1週間

改善ない時，痔核4段階注射 ALTA（Aluminum Potassium Sulfate and Tannic Acid）注射が望ましい（**図4**）．

痔 (2)

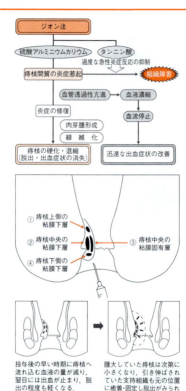

図 4　痔核 4 段階注射法：ALTA 注射（ジオン®注射）
(田辺三菱製薬提供)

第3章　疾患編　　　　　　　**≪消化器疾患≫**

❹内痔核（脱出）：痛みはなく，排便の度に手で還納する
　状態（GoligherⅢ度：**図5**）には軟膏の効果は期待し難
　い．入院して痔核4段階注射法（ALTA注射）が望ま
　しい．

❺痔核，裂肛（症状緩和）：在宅で使用する挿肛薬

痔核局所治療薬：トリベノシド・リドカイン

ボラザG軟膏 2.4g　1回1本挿肛　1日2回

❻痔ろう（肛門直腸周囲膿瘍）[4]
　外科的手技に習熟していれば切開排膿を行う．

❼直腸脱は痛み，出血がなければ経過観察．有効な治療
　は手術のみ．

＜切開排膿＞
　左第2指を挿肛し，1％キシロカイン5mLで切開予定
　部位に局所麻酔をする．尖刃で1cm×2cm（深さ）切開
　し排膿する．モスキート鉗子で切開部から膿瘍壁を破り
　穴を広げる．このとき，左2指で鉗子を進める方向を調
　整する（**図3a，b**）．

＜抗菌薬＞

合成ペニシリン製剤：アモキシシリン/β-ラクタマーゼ阻
害剤配合抗菌薬：アモキシシリン・クラブラン酸

パセトシン錠（250mg）　1回1錠	〔内〕1日3回
オーグメンチン配合錠 250 RS　1回1錠	1日間

　　※排膿が十分な場合，抗菌剤は不要．ただし免疫抑制状
　　　態（担癌患者，ステロイド内服など），体内異物（ペース
　　　メーカ，CVポートなど）がある場合はその限りでない．

予防指導

❶排便コントロールをしっかり行う．

❷肛門の拭きすぎ，洗いすぎは裂肛や肛門周囲炎の原因
　になるので注意する．

377

痔 (3)

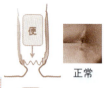
正常

内痔核 I度

排便時出血のみ（＋）脱出なし

内痔核 II度

排便時脱出あるも自然に戻る

内痔核 III度

脱出は手で押し戻す

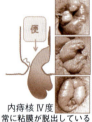
内痔核 IV度
常に粘膜が脱出している

図 5 内痔核の程度分類（Goligher 分類）
（松田直樹先生のご厚意による）

第3章　疾患編

≪消化器疾患≫

❸温水洗浄器付き便座は低圧かつ短時間なら推奨[1]．高圧，高温で長時間（5秒）洗浄すると肛門縁を傷つけるので安易に使用しない[1]．

病院紹介のタイミング

❶脱出や出血を何とかしたい場合は肛門科専門医と相談する．内痔核治療法研究会のHP（http://www.zinjection.net）でALTA注射ができる全国各地の施設を紹介．

❷肛門周囲膿瘍の炎症が会陰部に広がり，高熱があり，食欲が低下した場合は急を要する．1日放置すると死亡する場合がある（壊死性筋膜炎[2]：Fournier's gangrene）．全身状のある肛門周囲膿瘍は入院監視下での治療が望ましい．

❸排便時出血，痛みを繰り返し保存的治療で緩和されない場合．

❹視触診だけでは肛門周囲膿瘍の診断がつかない場合や切開しても症状が改善しない場合．

❺肛門周囲膿瘍の診断がつき，切開排膿を試みるも排膿が不十分で自覚症状が改善しない場合は肛門科専門医の紹介が必要である．

❻ALTA注射は寝たきり，抗凝固薬使用など手術が躊躇されるハイリスク患者でも短期的には手術と同等の効果が期待できる．ただし，透析患者には禁忌である．

❼直腸脱で出血，疼痛，便秘，失禁が深刻なとき．

(川島市郎)

文 献

1) 倉田　正：洗浄便座は危ないの？．文理閣，2012，p.62-75.
2) Eke N：Br J Surg 87：718-728, 2000.
3) 松田直樹・他：臨床外科 66：1420-1427，2011
4) 下島裕寛・他：臨床外科 66：1464-1470，2011.
5) 松島病院大腸肛門病センター編：肛門直腸疾患の臨床．1997.

尿路感染症 (1)

ポイント

❶ 高齢者の場合，単純性尿路感染症よりも複雑性尿路感染症であることが多い.

❷ 寝たきりや排尿障害がある場合，残尿や尿閉，陰部の不潔，脱水などが契機になることもある.

❸ 自己導尿や尿道バルーンカテーテル留置，腎瘻，膀胱瘻などがある場合は尿路感染症に注意が必要である. 必ず，デバイスからの尿の十分な流出を確認する.

❹ 血尿が続く場合は，悪性腫瘍も念頭に対応する.

問診・診察

❶ 尿の性状を確認する.

　①自尿があれば本人や介護者へ尿の濃縮具合や混濁，血尿の有無，膀胱炎症状（頻尿，残尿感，排尿時痛）などを問診する.

　②オムツの場合は尿取りパッドの重さや付着した尿の色などを確認する.

　③尿道バルーンカテーテル留置中であればカテーテル内とバッグ内の様子を確認する.

　③性活動による尿路感染も考慮する.

❷ 臀部を含めた外性器の視診をする.

　①皮膚炎や便の汚染など皮膚トラブルの有無を確認.

　②自己導尿している場合は，手技の確認と共に，尿道口やその周囲の損傷の有無を確認.

　③性的虐待を疑う場合は，外傷の有無を確認.

❸ 男性では直腸診で前立腺の触診で熱感の有無を確認（前立腺マッサージは禁忌）.

❹ 肋骨脊柱角（CVA）の自発痛，叩打痛ははっきりしないことが多い.

鑑別疾患

❶ 高齢者の感染症では明確な focal sign を認めない場合も多い.「なんとなくおかしい」「症状は発熱のみ」と

第3章 疾患編 ≪泌尿器疾患≫

いうような場合では，原因の1つとして尿路感染症（腎盂腎炎，前立腺炎など）を想起する必要がある．

❷尿路感染症でも低酸素血症や短時間で敗血症になり，死に至ることがあるため，注意が必要である．

＜発熱を伴うことが＞

多い	腎盂腎炎，前立腺炎，精巣上体炎など
少ない	膀胱炎，尿道炎，亀頭包皮炎，陥頓包茎，悪性腫瘍など

検 査

①血液検査（血算，生化学など）
②尿一般，沈渣（検鏡，グラム染色）
③培養（血液，尿）
④エコー検査（水腎や膀胱内残尿，結石の有無の確認）
※排尿障害，尿道バルーンカテーテル留置，陰部の不潔などにより，常時，膿尿や弱毒菌による細菌尿を認めることがある．

治 療

❶抗菌薬投与
①医療者が頻繁に出入りできない環境であるため，半減期が長く，抗菌スペクトラムが広域な薬剤が高頻度に使われる傾向にある（そのため，耐性菌が増えている）．
②一方で，抗菌薬投与前に各種培養検査を行うことが望ましい．
③起炎菌は大腸菌を中心とした菌も多いが，既往歴，入院歴，尿道バルーンカテーテルの有無などによっては，抗菌薬の選択に難渋する場合がある．
④膀胱炎や亀頭包皮炎などの場合は，内服の抗菌薬を数日投与することで対応可能な場合が多いが，経口

尿路感染症 (2)

摂取困難な場合は経静脈的な対応となることもある.
⑤腎盂腎炎や前立腺炎では, 抗菌薬を10～14日程度投与する.

セフェム系抗菌薬（第3世代）：セフトリアキソンナトリウム（CTRX）

ロセフィン注　1回1～2g　1日1回　㊟

セフェム系抗菌薬（第1世代）：セファクロル

ケフラールカプセル(250 mg)　1回1Cap　1日3回
㊚　毎食後

ニューキノロン系抗菌薬：レボフロキサシン

クラビット錠（500 mg）　1回1錠　1日1回　㊚

※腎機能に応じて減量が必要 ☞p. 762 資料9
※結核の有無に注意.

❷尿閉がある場合
　①元々自尿がある場合は, 尿閉の原因を検索すると共に, 導尿（場合によっては尿道バルーンカテーテル留置）を行う.
　②尿道バルーンカテーテル留置中の場合 ☞p. 702 尿道カテーテル管理
❸脱水補正：ソルラクトD 500 mL などの点滴静注
❹精巣上体炎の場合：陰嚢の挙上と冷却, 患部の安静

予防指導

❶陰部の清潔保持
　女性の場合, 排便後に肛門を拭く方向を前方ではなく, 後方にするよう指導が必要な場合もある.
❷脱水の予防.
❸体位交換を行うことで膀胱内などに結石が形成されることを予防する.

第3章　疾患編　　　　　　　　≪泌尿器疾患≫

❹排尿障害の予防.

❺自己導尿の手技や間隔の確認.

❻尿道バルーンカテーテル閉塞に対して ☞p. 702 尿道カ
テーテル管理

❼紫色蓄尿バッグ症候群（PUBS：purple urine bag syn-
drome）

　　腸管内の腸内細菌が分解した成分が，尿中の細菌に
よって分解された結果，蓄尿バッグやチューブの壁に
沈着する現象．無症候性尿路感染であり，抗菌薬は不
要．慢性便秘が原因の場合もあり排便コントロールの
他，尿路カテーテル留置の必要性の再検討，尿量の確
保などの対策をとる.

❽膀胱洗浄（寝たきりの場合，骨吸収が亢進するため尿中 Ca
値が上昇し，尿路結石や膀胱結石が生じやすくなることが
ある．膀胱洗浄そのものの効果に対して疑問を投げかける
意見や逆に感染を助長させるという意見もあるが，尿路感
染を繰り返す場合や，尿道バルーンカテーテルの閉塞を予
防したい場合，慎重に検討して行う）.

🔶 病院紹介のタイミング

❶ショックやプレショックバイタルの場合

❷3 日以上の抗菌薬治療に反応しない場合

　　　　　　　　　　　　　　　　　　（髙木　暢）

文　献

1）日本泌尿器科学会：泌尿器科領域における感染制御ガイドライ
ン．2009.

2）Dynamed "Urinary tract infection（UTI）in adults"

✎ **memo**

神経因性膀胱（過活動膀胱含む）(1)

ポイント

❶ 神経因性膀胱は下部尿路機能に関与した神経の障害によって生じ，下部尿路機能障害や下部尿路症状を呈する病態である．

❷ 神経に関与する既往歴の把握が重要．
- ①上位型（中枢神経に問題）：脳血管障害，Parkinson病．
- ②下位型（末梢神経に問題）：糖尿病，腰椎/仙骨疾患・骨盤内腫瘍/術後など．

❸ 神経疾患がなくても，加齢による中枢神経の萎縮やメタボリック症候群が原因になることもある．

❹ 過活動膀胱は尿意切迫感を認める症候性疾患．

症状・身体所見・問診票

❶ 症状
- ①排尿症状：排尿困難，尿勢低下，排尿開始遅延，遷延性排尿，腹圧排尿
- ②蓄尿症状：頻尿（昼間，夜間），尿意切迫感，切迫性尿失禁

❷ IPSS（国際前立腺症状スコア）（☞p.389 前立腺肥大症）やOABSS（過活動膀胱症状質問票）（**表1**）を用いて問診を行う．過活動膀胱症状スコア（OABSS）のQ3で2点以上かつ合計点が3点以上の場合，過活動膀胱の可能性．

❸ 腹部：触診（臍下から恥骨上で膨隆した膀胱を触知しないか）

❹ 肛門括約筋のトーヌス：肛門内に指を挿入すると，肛門括約筋が反射的に収縮する．これが減弱していると陰部神経の障害や肛門括約筋の障害が示唆される．

❺ 球海綿体筋反射：直腸に指を挿入し，亀頭・陰核圧迫で肛門括約筋が反射的に収縮すれば正常．
- ①減弱・消失→陰部神経とS2-S4を介する反射弓障害
- ②亢進→上部運動ニューロンの障害

第3章　疾患編

≪泌尿器疾患≫

表1　過活動膀胱症状スコア

過活動膀胱スクリーニング質問票

該当する項目にチェックをつけてください.

□ 尿をする回数が多い
□ 急に尿がしたくなり, がまんが難しいことがある
□ がまんできずに尿をもらすことがある

上記の症状が1つ以上ある人は「過活動膀胱」の可能性があります.
さらに下の質問票もチェックしてください.

過活動膀胱症状質問票(OABSS)

以下の症状がどれくらいの頻度でありましたか.
この1週間のあなたの状態にもっとも近いものをひとつだけ選んで, 点数の数字を○で
囲んでください.

質問	症状	頻度	点数
1	朝起きた時から夜寝る時までに, 何回くらい尿をしましたか	7回以下	0
		8~14回	1
		15回以上	2
2	夜寝てから朝起きるまでに, 何回くらい尿をするために起きましたか	0回	0
		1回	1
		2回	2
		3回以上	3
3	急に尿がしたくなり, がまんが難しいことがありましたか	なし	0
		週に1回より少ない	1
		週に1回以上	2
		1日1回くらい	3
		1日2~4回	4
		1日5回以上	5
4	急に尿がしたくなり, がまんできずに尿をもらすことがありましたか	なし	0
		週に1回より少ない	1
		週に1回以上	2
		1日1回くらい	3
		1日2~4回	4
		1日5回以上	5

合計点数　　　　点

質問3の点数が2点以上, かつ全体の合計点が3点以上であれば, 過活動膀胱が強く
疑われます.

神経因性膀胱（過活動膀胱含む）⑵

検 査

❶検尿：尿路感染症，尿路結石，尿路悪性腫瘍の除外
❷排尿後に導尿すると残尿が測定できる．
❸腹部エコーにより残尿量の推定（☞p.391 前立腺肥大症/図1）．100 mL 以上あれば泌尿器科コンサルト．

治 療

❶必ず尿閉になっていないことを確認する．尿閉であれば一旦尿道バルーンカテーテルを留置する．
❷排尿障害に対しては α 遮断薬やコリン作動薬を用いる．
　① $\alpha1$ 遮断薬（男性用）

$\alpha1$ 遮断薬：タムスロシン塩酸塩
　ハルナール D 錠（0.2 mg）　1回1錠　1日1回　内

$\alpha1$ 遮断薬：ナフトピジル
　フリバス錠（25 mg）　1回1錠　1日1回　内

　　※効果不十分の場合，1～2週間隔で1日1回 50～75 mg
　　に漸増．

$\alpha1$ 遮断薬：シロドシン
　ユリーフ OD 錠（4 mg）　1回1錠　1日2回　内
　　　　　　　　　　　　　　　　　　　　　　朝夕食後

　　※上記3剤は前立腺肥大症に適応のため，女性には使用できない．
　② $\alpha1$ 遮断薬（女性用）

$\alpha1$ 遮断薬：ウラピジル
　エブランチルカプセル（15 mg）　1回 1～2Cap
　1日2回　内

第３章　疾患編　　　　　　≪泌尿器疾患≫

③コリン作動薬

コリンエステラーゼ阻害薬：ジスチグミン臭化物
ウブレチド錠（5 mg）　1回1錠　1日1回　内

アセネルコリン受容体刺激薬：ベタネコール塩化物
ベサコリン散（5%）　1回0.2〜0.3 g　1日3回　内

※コリン作動性クリーゼを生じることがあるので，ChE
低値の場合は使用を避ける．
※コリン作動性クリーゼ：副交感神経刺激症状（徐脈，腹
痛，下痢，発汗，唾液分泌過多，縮瞳など）をきたす．
ChE活性が10%をきると，呼吸困難，意識障害など重
篤な症状が出現する．

❸蓄尿障害（過活動膀胱）に対しては，抗コリン薬やβ_3
作動薬を用いる．前立腺肥大症を合併する場合はα遮
断薬と併用する．

①抗コリン薬：残尿100 mL以上の場合は使用しない．

過活動膀胱治療薬：コハク酸ソリフェナシン
ベシケア錠（5 mg）　1回1〜2錠　1日1回　内
1日最高10 mg

過活動膀胱治療薬：フェソテロジンフマル酸塩
トビエース錠（4 mg）　1回1〜2錠　1日1回　内

※口渇や便秘の副作用がある．

過活動膀胱治療薬：オキシブチニン塩酸塩貼付剤
ネオキシテープ（73.5 mg/枚）　1回1枚　1日1回　貼

※便秘や口渇の副作用が少ない．
※皮膚への刺激性があるので，毎日貼付部位を変える必
要がある．掻痒や発赤が強い場合は，ステロイドなどの
外用薬を使用する．

387

神経因性膀胱（過活動膀胱含む）(3)

② β3作動薬：排尿時の膀胱収縮低下は少ないとされるが，尿閉や排尿困難をおこしうる．

過活動膀胱治療薬：ミラベグロン
ベタニス錠（25 mg） 1回1〜2錠 1日2回 ㊅

過活動膀胱治療薬：ビベグロン
ベオーバ錠（50 mg） 1回1錠 1日1回 ㊅

※ 2018年11月より発売．禁忌や併用注意が少ない．

予防・指導
❶生活指導：就寝前の水分・アルコール・カフェイン摂取を控える．
❷膀胱訓練：排尿をがまんする．その時間を少しずつのばしていく．
❸骨盤底筋体操：一般的には腹圧性尿失禁の治療であるが，過活動膀胱にも効果があるという報告あり．☞p.254

病院紹介のタイミング
❶初期治療にて症状が改善しなければ，泌尿器科専門医にコンサルトする．
❷尿閉の場合や複雑性尿路感染症を合併している症例．

(林　一誠)

文　献
1) 日本排尿機能学会：過活動膀胱診療ガイドライン 2015.
2) 日本排尿機能学会：女性下部尿路症状診療ガイドライン 2013.
3) 日本泌尿器科学会：男性下部尿路症状・前立腺肥大症診療ガイドライン 2017.
4) 特集　神経因性膀胱の完全制覇．臨床泌尿器科 vol.71, No.2, 2017.

前立腺肥大症 (1)

ポイント

❶ 前立腺肥大症とは，前立腺の良性過形成による下部尿路機能障害を呈する疾患で，通常は前立腺腫大と膀胱出口部閉塞を示唆する下部尿路症状を伴う．

❷ 過活動膀胱を合併することも多い．

症状・身体所見・問診票

❶ 問診：国際前立腺症状スコア（IPSS）が有用（**表1**）
　① 排尿症状：排尿困難，尿勢低下，排尿開始遅延，遷延性排尿，腹圧排尿
　② 蓄尿症状：頻尿（昼間，夜間），尿意切迫感，切迫性尿失禁

❷ 腹部：触診（臍下から恥骨上で膨隆した膀胱を触知するか）

❸ 直腸指診：前立腺の大きさや硬さをみる．結節を認める場合は前立腺癌を疑う

検　査

❶ 検尿：尿路感染症，尿路結石，尿路悪性腫瘍の除外

❷ 排尿後に導尿すると残尿が測定できる．

❸ 腹部エコーにより残尿量の推定（**図1**）．

治　療

❶ 必ず尿閉になっていないことを確認する．尿閉であれば一旦尿道バルーンカテーテルを留置する．

❷ 排尿障害に対しては，α1 遮断薬や PDE5 阻害剤を使用．

α1 遮断薬：タムスロシン塩酸塩

　ハルナール D 錠（0.2 mg）1回1錠　1日1回　　内

α1 遮断薬：ナフトピジル

　フリバス錠（25 mg）1回1〜3錠　1日1回　　内

　※効果不十分の場合，1〜2週間隔で1日50〜75 mgに漸増．

前立腺肥大症 （2）

表1 国際前立腺症状スコア（IPSS）（軽症：7点以下，中等症：8〜19点，重症：20点以上）

	まったくなし	5回に1回未満	2回に1回未満	2回に1回	2回に1回以上	ほとんど常に
1. 最近1ヵ月間，排尿後に尿がまだ残っている感じがありましたか。	0	1	2	3	4	5
2. 最近1ヵ月間，排尿後2時間以内にもう1度かねばならないことがありましたか。	0	1	2	3	4	5
3. 最近1ヵ月間，排尿途中に尿が途切れることがありましたか。	0	1	2	3	4	5
4. 最近1ヵ月間，排尿を我慢するのがつらいことがありましたか。	0	1	2	3	4	5
5. 最近1ヵ月間，尿の勢いが弱いことがありましたか。	0	1	2	3	4	5
6. 最近1ヵ月間，排尿開始時にいきむ必要がありましたか。	0	1	2	3	4	5
7. 最近1ヵ月間，床に就いてから朝起きるまでに普通何回排尿に起きましたか。	0回	1回	2回	3回	4回	5回以上

QOLスコア（軽症：0〜1点，中等症：2〜4点，重症：5〜6点）

	大変満足	満足	なんともいえない	不満気味	不満	大変不満
現在の排尿の状態が，今後一生続くとしたらどう感じますか						

第3章 疾患編　　　　　≪泌尿器疾患≫

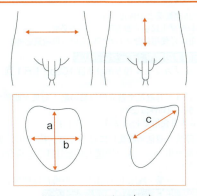

$$残尿量(mL) = \frac{a \times b \times c (cm)}{2}$$

横径,上下径を計測して,残尿量を測定する.

図1　超音波断層法による残尿量の計測
(西澤　理監修:下部尿路機能ポケットマニュアル. OAB. JP. より)

α1遮断薬:シロドシン
ユリーフOD錠（4 mg）1回1錠　1日2回　㋕
　　　　　　　　　　　　　　　　　朝夕食後

※ α1遮断薬は数日で効果がでる.
※起立性低血圧,逆行性射精などの副作用あり.

PDE5阻害剤:タダラフィル
ザルティア錠（5 mg）1回0.5～1錠　1日1回　㋕

※硝酸剤投与中の患者には**禁忌**

前立腺肥大症 (3)

※ $a1$ 遮断薬との併用可能.
※レセプトに前立腺容積の記載が必要.
※ ED に使用は認められていない（保険適応外）.

5α 還元酵素阻害剤：デュタステリド

アボルブカプセル(0.5 mg) 1回1Cap　1日1回　内

※ 3〜6カ月継続で前立腺容積の縮小効果が期待できる
　が，即効性はない.
※ 6カ月使用で PSA が1/2に低下する.

❸蓄尿障害（過活動膀胱）に対しては，抗コリン薬や $β_3$
作動薬を用いる. 前立腺肥大症を合併する場合は a 遮
断薬と併用すること.
①抗コリン薬：残尿 100 mL 以上の場合は使用しない.

過活動膀胱治療薬：コハク酸ソリフェナシン

ベシケア錠（5 mg）1回1〜2錠　1日1回　内
　1日最高 10 mg

過活動膀胱治療薬：フェソテロジンフマル酸塩

トビエース錠（4 mg）1回1〜2錠　1日1回　内

※口渇や便秘の副作用がある.

過活動膀胱治療薬：オキシブチニン塩酸塩貼付剤

ネオキシテープ(73.5 mg/枚) 1回1枚　1日1回　貼

※便秘や口渇の副作用が少ない.
※皮膚への刺激性があるので，毎日貼付部位を変える必
　要がある掻痒や発赤が強い場合は，ステロイドなどの
　外用薬を使用する.
② $β3$ 作動薬：排尿時の膀胱収縮低下は少ないとされ
るが，尿閉や排尿困難をおこしうる.

第3章 疾患編 ≪泌尿器疾患≫

過活動膀胱治療薬：ミラベグロン
　ベタニス錠（50 mg）1回1錠　1日1回　内

過活動膀胱治療薬：ビベグロン
　ベオーバ錠（50 mg）1回1錠　1日1回　内

　　※ 2018年11月より発売．禁忌や併用注意が少ない．

予防・指導
　アルコールや抗ヒスタミン薬の入っている風邪薬などの服用にて尿閉になりうることを指導．

病院紹介のタイミング
❶初期治療にて症状が改善しない症例．
❷残尿 100 mL 以上の症例や尿閉症例．
❸複雑性尿路感染症を合併している症例．

（林　一誠）

文　献
1）日本泌尿器科学会：男性下部尿路症状・前立腺肥大症診療ガイドライン 2017.
2）日本排尿機能学会：過活動膀胱診療ガイドライン 2015.

✎ memo

AKI（Acute Kidney Injury）（1）

ポイント

❶AKIの中で，高齢者によくある原因は，以下のとおり．
　①腎前性腎不全：脱水・出血・心不全・高カルシウム血症（薬剤性；VitD・Ca製剤の併用）に注意．
　②急性尿細管壊死：循環不全（腎前性腎不全が長引いたもの），薬剤，敗血症
　③腎後性腎不全：神経因性膀胱・前立腺肥大・（機能的片腎あれば）尿管結石
　　　いずれも，連日Creが上昇（無尿となると，1日Cre 1〜2 mg/dL上昇する）し，尿蛋白や尿潜血・円柱などの尿所見は，軽微なことが多い．
❷AKIについては，改善の可能性のある疾患が含まれているため，病院紹介を基本とする．

症状・身体所見

❶症状は乏しいこともある．食欲低下，意識障害，呼吸困難に注意．
❷脱水になるようなエピソードや，内服薬のチェック．
❸血圧低下，尿量の低下，体重増加，脱水所見，浮腫，肺ラ音，心Ⅲ音の有無．
❹急激に尿量が低下した場合は，恥骨上に膀胱がふれないかをチェックする．尿閉であっても溢流性尿失禁にて見かけ上尿量がえられていることあり，注意．

検査

❶血液検査：血算，BUN，Cre，Na，K，Cl，Ca，P，CRP，BNP．血液ガス分析
❷尿検査：尿蛋白量，尿潜血，尿中Na，Cre，尿沈渣
❸腹部エコー

鑑別のポイント

❶まずは，腎後性腎不全の除外．
　BUN/Cre比が10以下となっていることが多く，急に尿量が低下（無尿化もしばしば）するのが特徴．下腹部恥

第3章　疾患編 　　　　　　　　　　　　**≪腎疾患≫**

骨上に腫瘤を触れれば，腫大した膀胱である可能性が高い．腹部エコーにて，膀胱の腫大および水腎症の有無を確認する．

❷腎後性腎不全が除外できれば，腎前性腎不全および急性尿細管壊死の鑑別．

　高齢者ではもともと尿中 Na 排泄量が増加しており，脱水があっても尿の比重も十分上昇しないなど，鑑別に苦慮するが，実際的には，補液をしながら Cre の推移を待つという治療的の診断となることが多い．

❸Cre が週単位や月単位で上昇し，血尿・蛋白尿・各種円柱を伴うようなら，原発性糸球体疾患，二次性糸球体疾患を考える．

鑑別疾患のいろいろ

❶原発性糸球体疾患が高齢者になって問題となることは少ない（鑑別：血尿＋蛋白尿→IgA 腎症，ネフローゼ症候群→微小変化群，膜性腎症）が，ANCA 関連腎炎は，生命予後・腎予後が大きく変わるため，除外すべき疾患であり，血尿・蛋白尿を伴い，週〜月単位の Cr 上昇をみれば，一度は鑑別にいれる．肺病変合併の有無に特に注意．

❷二次性糸球体疾患としては，糖尿病性，動脈硬化性（腎硬化症）以外には，アミロイドーシス，骨髄腫腎がありうる．

❸（造影剤使用後やカテーテル検査後であれば）造影剤腎症やコレステロール塞栓も見逃せない．足趾の一部に色調変化がみられる Blue toe の所見を見逃さない．

❹薬剤（多くが抗菌薬，NSAIDs）が原因となる急性尿細管間質性腎炎も時にみかける．

病院紹介のタイミング

❶腎後性の AKI が疑われるときは，全例紹介．

❷AKI にて，尿量が低下し，BUN/Cre の上昇がとまら

395

AKI (Acute Kidney Injury) (2)

ず，肺うっ血，高K血症，代謝性アシドーシスが進行すれば，透析適応となるので，すみやかに透析可能な施設と連絡をとる．

❸腎生検の適応は，原発性糸球体腎炎・二次性糸球体疾患の診断のため．

高齢者では生検後の出血が多く，適応外となることも多い（8 cm以下の萎縮腎は適応外）．

また，すくなくとも，腹臥位で1時間程度耐えられる全身状態でなければならない．

（井上賀元）

文 献
1) 日本腎臓学会：AKI（急性腎障害）診療ガイドライン 2016.

CKD (Chronic Kidney Disease) (1)

ポイント

❶ 腎不全が急性経過か慢性経過かの鑑別を行う（エコーによる腎サイズの評価が必要）.

❷ 腎機能を正確に把握することが重要. 高齢（とくに女性）および寝たきり患者では，Cre 値のみでは過小評価となるため，eGFR を計算する.

❸ CKD の重症度分類を行い，専門医への紹介を検討する（表 1）.

❹ CKD は心血管系イベントのリスクであることを十分に認識する.

問診・身体所見

❶ 尿毒症症状は明らかでないことも多いが，全身倦怠感，食欲不振はその可能性がある.

❷ 血圧，浮腫，体重変化，尿量変化のチェックなどで，体液貯留傾向をとらえる.

検 査

❶ 血液検査（Hb, BUN, Cre, Na, Cl, K, Ca, P）

❷ 血液ガス分析（pH, HCO_3^-）

❸ 尿検査・尿沈渣のチェック

①尿中蛋白（mg/dL）/尿中クレアチニン（mg/dL）にて，1 日蛋白尿量の推定.

（ただし，寝たきりなどで全身筋肉量が低下しているひとは過大評価となる）

②血尿（とくに変形赤血球高頻度），赤血球円柱は，糸球体腎炎の可能性あり.

❹ 腹部エコー：慢性腎不全では，腎萎縮傾向（長径 8〜10 cm 程度）・Central Echo Complex 不明瞭化あり

※糖尿病腎症，アミロイドーシスでは，慢性腎不全であっても萎縮がないこと多い.

治 療

❶ 食事療法：高エネルギー，低蛋白，減塩が基本だが，

CKD (Chronic Kidney Disease) (2)

表 1　かかりつけ医から腎臓専門医・専門医療機関への紹介

<table>
<tr><td>原疾患</td><td colspan="2">蛋白尿区分</td><td>A1</td></tr>
<tr><td rowspan="2">糖尿病</td><td colspan="2">尿アルブミン定量（mg/日）</td><td>正常</td></tr>
<tr><td colspan="2">尿アルブミン/Cr 比（mg/gCr）</td><td>30 未満</td></tr>
<tr><td>高血圧
腎炎
多発性嚢胞腎
その他</td><td colspan="2">尿蛋白定量（g/日）
尿蛋白/Cr 比（g/gCr）</td><td>正常
（−）

0.15 未満</td></tr>
<tr><td rowspan="7">GFR 区分
（mL/分/
1.73 m²）</td><td>G1</td><td>正常または高値</td><td>≧90</td><td></td></tr>
<tr><td>G2</td><td>正常または軽度低下</td><td>60〜89</td><td rowspan="3">40歳未満は紹介，40歳以上は生活指導・診療継続</td></tr>
<tr><td>G3a</td><td>軽度〜中等度低下</td><td>45〜59</td></tr>
<tr><td>G3b</td><td>中等度〜高度低下</td><td>30〜44</td><td>紹介</td></tr>
<tr><td>G4</td><td>高度低下</td><td>15〜29</td><td>紹介</td></tr>
<tr><td>G5</td><td>末期腎不全</td><td>＜15</td><td>紹介</td></tr>
</table>

上記以外に，3 カ月以内に 30% 以上の腎機能の悪化を認める場合は速やかに紹介.
上記基準ならびに地域の状況等を考慮し，かかりつけ医が紹介を判断し，
[腎臓専門医・専門医療機関への紹介目的]（原疾患を問わない）
1 ）血尿，蛋白尿，腎機能低下の原因精査
2 ）進展抑制目的の治療強化（治療抵抗性の蛋白尿（顕性アルブミン尿），腎機能低下，高血圧に対する治療の見直し，二次性高血圧の鑑

高齢者では過度の制限をし，フレイルに至れば生命予後はむしろ悪化する．

❷血圧コントロール☞p. 331 高血圧症
　①糖尿病合併例：
　　ステージに関わらず 130/80 mmHg 未満
　②糖尿病非合併例：
　　蛋白尿 0.15 g 未満は 140/90 mmHg 未満
　　蛋白尿 0.15 g 以上は 130/80 mmHg 未満
　※なお，収縮期血圧 110 mmHg 未満への降圧はさけること．
　高齢者においては，ステージ G1, 2 では 150/90 mmHg 未満（忍容性があれば 140/90 mmHg 未満）まで容認する．

第3章　疾患編

≪腎疾患≫

基準

A2	A3
微量アルブミン尿	顕性アルブミン尿
30〜299	300 以上
軽度蛋白尿 （±）	高度蛋白尿 （＋〜）
0.15〜0.49	0.50 以上
血尿＋なら紹介，蛋白尿のみ ならば生活指導・診療継続	紹介
血尿＋なら紹介，蛋白尿のみ ならば生活指導・診療継続	紹介
紹介	紹介
紹介	紹介
紹介	紹介

かかりつけ医と腎臓専門医・専門医療機関で逆紹介や併診等の受診形態
を検討する．

> 別など）
> 3）保存期腎不全の管理，腎代替療法の導入
> 　（日本腎臓学会：エビデンスに基づく CKD 診療ガイドライン 2018）

　とくに糖尿病非合併症では RAS 阻害薬（ACE 阻害薬，
ARB）が第一選択だが，急激な腎機能悪化や高 K 血症進
行時には減量・中止し，Ca 拮抗薬に変更する．75 歳以
上のステージ G4, 5 では Ca 拮抗薬が望ましいとされる．
❸浮腫コントロール：利尿薬（ラシックス）を最小限使
用．☞p. 121 浮腫

ループ利尿薬：フロセミド

ラシックス錠（20 mg）1 回 1 錠　1 日 1 回　内
　　　　　　　　　　　　　　　　　　　　　　朝食後

CKD (Chronic Kidney Disease) (3)

❹貧血コントロール：Hb 11 g/dL 以上 13 g/dL 未満（高齢者は 9 g/dL でも許容）を目標に EPO 製剤を使用する（☞p. 405 貧血）．以下のいずれか．

遺伝子組換えヒトエリスロポエチン製剤：エポエチンベータ

エポジン注（6,000 単位/0.5 mL）　1 回 6,000 単位　週 1 回
　　　　　　　　　　　　　　　　　　　　⑦下または⑧静

持続型赤血球造血刺激因子製剤：ダルベポエチンアルファ

ネスプ注（30 μg/0.5 mL）　1 回 30 μg　2 週に 1 回
　　　　　　　　　　　　　　　　　　　　⑦下または⑧静

持続型赤血球造血刺激因子製剤：エポエチンベータペゴル

ミルセラ注（25 μg/0.3 mL）　1 回 25 μg　2 週に 1 回
　　　　　　　　　　　　　　　　　　　　⑦下または⑧静

　鉄欠乏があれば鉄補充（フェリチン 100 ng/dL 以上，鉄飽和率 20％以上保つ）．

❺K コントロール：K 5.5 mEq/L 以下となるようカリメート®5〜15 g 投与（下剤併用）．

高K血症治療薬：ポリスチレンスルホン酸カルシウム/糖類下剤：D-ソルビトール

| カリメート散（5 g/包）　1 回 5 g | 1 日 1〜3 回　⑩内 |
| D-ソルビトール　原末　1 回 4 g | 食後 |

❻CKD-MBD（Ca/P コントロール）：保存期腎不全に対して目標値は定められていないが，Ca 8 mg/dL 以下，P 6 mg/dL 以上であれば，炭酸カルシウム（Ca↑P↓作用）の投与を検討する．

　またビタミン D 製剤（Ca↑P↑intactPTH↓尿蛋白量↓作用あり）投与は生命予後改善と関連がある．

第3章　疾患編　　　　　　　　　　《腎疾患》

高リン血症治療薬：沈降炭酸カルシウム

カルタン錠（500 mg）　1回1錠　1日3回　㋤
　　　　　　　　　　　　　　　　　　　　　毎食直後

活性型ビタミンD3製剤：アルファカルシドール

ワンアルファ錠（0.25 μg）　1回1錠　1日1回　㋤
　　　　　　　　　　　　　　　　　　　　　朝食後

❼アシドーシスコントロール：倦怠感との関連がつよく，HCO_3^- 2 mEq/L以下で炭酸水素ナトリウムの投与を検討する（静脈血液ガスで代用可：HCO_3^-は約2 mEq/L上昇）.

制酸・中和剤：炭酸水素ナトリウム

炭酸水素ナトリウム　1回1.5〜3g　1日3回　㋤
　　　　　　　　　　　　　　　　　　　　　毎食後

❽尿毒素コントロール：比較的早期（CKD G3）よりクレメジン投与を検討する.

慢性腎不全用吸着剤：球形吸着炭

クレメジン細粒（2 g/包）　1回2g　1日3回　㋤　食間
　他剤と同時に服用しない

❾尿蛋白コントロール：CKD進行の最大の要因は高度の蛋白尿である. 尿蛋白を減少させるため，可能な限りRAS阻害薬を最大量投与する.

❿高尿酸血症：尿酸8.0以上で尿酸低下療法が望ましい（6.0 mg/dL以上）. ただし，アロプリノールを使用する場合は，腎機能に応じて減量する.

⓫脂質異常症：CKDは冠動脈疾患発症の高リスクに分類されるため，スタチン，エゼチミブを使用し，一次予防としてはLDL-C 120 mg/dL未満を目標とする. フィブラート系薬剤は使用しない.

⓬血糖管理：75歳以上の高齢者ではHbA1c 8.0％未満を目標に，重症低血糖・転倒を避ける.

CKD (Chronic Kidney Disease) (4)

予防・指導

❶ 禁煙推奨（飲酒量については不定）

❷ ワクチン（肺炎球菌，インフルエンザ）推奨 ☞p. 42

❸ 水分は浮腫や胸水など体液貯留傾向があれば，制限する（一日尿量＋600 mL 程度）．

❹ 透析を施行するか否か，「しない」という選択肢もあるが，腎不全末期は呼吸困難・全身倦怠など相当の苦痛を伴う．高齢者ケアの意志決定プロセスに関するガイドラインなどを参照して決定することが望ましい．

病院紹介のタイミング

❶ 以下の場合は，緊急受診が必要．
①心不全併発　②高カリウム血症（K 6.0 mEq/L 以上）

❷ 腎後性腎不全が疑われた場合は，閉塞解除により腎機能が改善する可能性があるため，速やかに紹介する．

❸ eGFR が 50 をきる場合は，一度は腎臓内科医にコンサルトする．

❹ 進行する腎機能障害（1 カ月に Cr 1 mg/dL 以上の上昇）

❺ 持続する高 K 血症（K 5.5 mEq/L 以上）

❻ 貧血進行（1 カ月に Hb 1.0 g/dL 以上の低下）

❼ 浮腫増強（体重増加 3 kg/月以上）

❽ コントロールできない高血圧

❾ 持続する食欲不振・脱水

❿ 感染症併発

⓫ 慢性糸球体腎炎による CKD ステージ G1〜G2 では，蛋白尿 2＋以上あるいは 0.5 g/gCr 以上，または血尿・蛋白尿がともに陽性の場合，腎生検による評価が必要である場合もある．

（井上賀元）

文 献

1) 日本腎臓学会：エビデンスに基づく CKD 診療ガイドライン 2018.

402

在宅透析管理
(在宅血液透析, 在宅自己腹膜灌流)

<在宅血液透析>
① 現時点では, 在宅血液透析へのハードルはまだまだ高い. 現在全国で 140 人程度.
② 在宅血液透析の支援施設が全国どこでもある訳ではなく, その数もまだまだ少ない
③ 自己穿刺が必要 (教育の 7 割を占める). しかも回路の接続などで介助者の存在も不可欠.
④ 自宅工事代が 5～10 万程度 (自己負担)
透析液供給装置は患者 1 人に対して 1 台を貸与される.
⑤ 維持費は水道代・電気代 (1.5 万/月程度) と各種消耗品 (施設に差あり) など. (自己負担)
⑥ 連日短時間透析が可能となり, 生命予後改善の可能性がある他, QOL が著しく上昇することは間違いない.

<在宅自己腹膜灌流>
① 透析液を腹腔内に注入し, 自己腹膜を利用して, 透析療法を行う.
② 通常は, 1 回 2 L の透析液を 1 日 4 回注排水 (6 時間貯留) する.
③ 最近, APD (automated peritoneral dialysis) が普及しており, 夜間就寝中に自動的に注排水することも可能.

利点:
① 透析通院が大幅に減る (月 1～2 回程度) ため, QOL がたかまる.
② 循環動態に影響を与えにくい.
③ 残腎機能の保持に役立つ. (PD first と考えられる所以)

CKD (Chronic Kidney Disease) (5)

欠点：
① 腹膜透析 tube を腹腔内に挿入・留置する必要がある．
② 腹膜炎の可能性（頻度：10％超/年）
③ 長期間（5～7年）行うと，被包性腹膜硬化症が出現するため，血液透析に移行する．
④ 除水量が不安定（1.5％，2.5％ブドウ糖液にて除水が不十分な場合は，イコデキストリン（エクストラニール®）を使用するが，現在は2L/日しか使用できない）

・高齢者の在宅患者にて，血液透析通院が不可能になれば，在宅での自己腹膜灌流も一つの選択（PD Last）となりうる．介助者が必要であるが，最低限の溶質除去と除水を行うには適している（エクストラニール®2L/日の注排水で一定期間生存可能な場合もある）．

（井上賀元）

貧　血 (1)

ポイント

① 急性か慢性か，緊急性の有無を評価する．

② 急性の場合，出血点を探す．急性期の希釈されていない Hb 値や見かけの SpO_2 値に惑わされないようにする．

③ 慢性の場合，小球性，正球性，大球性のいずれか大別し，それぞれ診断・対応する．

④ 鉄剤やビタミン剤などの漫然な投与を控えること．

問診・診察

❶ バイタルサイン（特に，意識レベル，血圧，脈拍など）を確認し，ショック，プレショックでないことを確認する．

❷ 体位交換に伴うふらつきやめまい，息切れなどの随伴症状，浮腫の有無．

❸ 顔色や眼瞼・眼球結膜の色調（蒼白，黄染）．眼瞼結膜蒼白は，感度，特異度にばらつきがあるが，Hb＜11.0 g/dL では LR（＋）16.68 である．眼球結膜や皮膚に黄疸が出現するのは，一般的に総 Bil が 2〜3 mg/dL といわれているが，数値と臨床所見には数日の時間差がある場合もある．

❹ 爪の色調や形状（spoon nail など）．

❺ 便の性状（下血，タール便）や不正性器出血，血尿などの有無，吐瀉物（カフェザクト）の内容など．必要に応じて，直腸診．

❻ 投与されている薬剤の種類（抗菌薬，抗腫瘍薬，潰瘍治療薬などでは頻度は少ないが可能性がある）．

❼ 胃の手術などの手術歴，輸血歴の聴取と手術痕の検索．

❽ 口腔内の違和感（舌炎，口内炎，口角炎など）．

❾ 生活歴（アルコールや偏食など）．

鑑別疾患

❶ 悪性腫瘍の検索を必ず行う．高齢者では，固形癌だけでなく，骨髄異形成症候群（MDS）や多発性骨髄腫などの血液疾患が原因である場合もある．

405

貧 血 (2)

❷完全寝たきりの場合，直腸潰瘍が形成され，下血に至る場合もある．☞p. 369 急性出血性直腸潰瘍・宿便性潰瘍

出血性貧血，鉄欠乏性貧血，巨赤芽球性貧血，腎性貧血，悪性腫瘍（固形癌），白血病，骨髄異形成症候群，多発性骨髄腫など．

❸薬剤による骨髄抑制や自己免疫性溶血性貧血（フルダラビン，クラドリビン，ペントスタチン，クロラムブシル，リツキシマブ，インターフェロンαなど）も念頭におく．

検査

❶血液検査（血算，血液像，網状赤血球，鉄，銅，亜鉛，総鉄結合能（TIBC），フェリチン，ビタミンB_{12}，葉酸，LDH，Cre，I-Bil.，Caなど）
❷便潜血検査（化学的，免疫学的）

治療

輸血を必要とする場合もある．☞p. 707 在宅における輸血（赤血球輸血）

＜鉄欠乏性貧血の場合＞
鉄剤投与：

可溶性非イオン型鉄剤：クエン酸第一鉄ナトリウム
フェロミア錠（50 mg）1回1～2錠　1日1～2回内

※経口鉄剤の内服で便が緑黒色になることを説明する．
※胃腸障害などの副作用を生じた場合，薬剤の変更や静注も検討する．
※漫然と投与せず，フェリチン値をモニタリングしながら投与する．（フェリチン100 ng/dL以上，鉄飽和率20％以上保つ）

memo

第3章 疾患編　　　　　　　　**≪血液疾患≫**

<巨赤芽球性貧血の場合>

❶ビタミン B₁₂補充療法

　　初期補充は筋注，維持療法は経口投与．悪性貧血の場合は，経口投与は無効．

補酵素型ビタミン B₁₂：メコバラミン

　メチコバール注（500 μg/mL/A）　1回1A　（筋注）

　　初期補充：週3回を6週間

　　維持療法：1～3カ月に1回 500 μg

❷葉酸補充療法

ビタミン B 製剤：葉酸

　フォリアミン注（15 mg/mL/A）　1回1A　1日1回

　　（皮下注）または（筋注）　10～15回

　フォリアミン錠（5 mg）　1回1錠　1日3回　（内）

　　　　　　　　　　　　　　　毎食後　約1カ月

<腎性貧血の場合>

遺伝子組換えヒトエリスロポエチン製剤：エポエチンベータ

　エポジン注（6000単位/0.5 mL）　1回6000単位　週1回

　　　　　　　　　　　　　　　（皮下）または（静）

持続型赤血球造血刺激因子製剤：ダルベポエチンアルファ

　ネスプ注（30 μg/0.5 mL）　1回30 μg　2週に1回

　　　　　　　　　　　　　　　（皮下）または（静）

持続型赤血球造血刺激因子製剤：エポエチンベータペゴル

　ミルセラ注（25 μg/0.3 mL）　1回25 μg　2週に1回

　　　　　　　　　　　　　　　（皮下）または（静）

407

貧　血 (3)

予防指導

❶食事・栄養指導（バランスのとれた食事）
❷下血やタール便について説明し，日頃から便の性状の観察をお願いする．
❸固形癌の存在が分かっている場合は，ACPを含めた対応が必要となる． ☞p.638 在宅看取り

病院紹介のタイミング

❶ショックやプレショックの状態では速やかに紹介する．
❷貧血の原因検索で骨髄穿刺，内視鏡検査などの侵襲的な検査が必要な場合は，精査加療目的で専門医へ紹介する．ただし，寝たきりや高度の認知症がある場合，侵襲的な検査が困難な場合もあるため，本人，家族と話し合ってから専門医へ紹介すること．

（髙木　暢）

文　献
1) Dynamed "anemia-differential diagnosis"
2) Sheth TN, et al.：J Gen Intern Med 12：102, 1997.

甲状腺機能異常 (1)

ポイント

❶ 甲状腺機能異常には機能低下症と機能亢進症があるが，どちらも高齢者では症状に乏しい傾向にあり，老化現象として見逃されることがあるので注意を要する．

❷ 高齢者では甲状腺腫大を認めないことが多い．

❸ アミオダロンや免疫チェックポイント阻害薬など薬剤による甲状腺機能異常にも留意し，投与時には定期的な甲状腺機能チェックが必要である．

甲状腺機能低下症

ポイント

❶ 高齢者では動作緩慢，応答遅延などの症状から認知症やうつと診断されていることがある．

❷ 血中コレステロール高値，CPK高値，軽度肝機能障害（AST，ALT，LDH↑）のとき一度は本疾患を疑ってみること．

問診・診察

❶ 臨床症状：寒がり，皮膚乾燥，脱毛，嗄声，難聴，便秘，徐脈，体重増加（浮腫），動作緩慢，応答遅延．重症では昏睡．

❷ 診察所見：甲状腺腫（橋本病ではび慢性の硬い甲状腺腫を触知，萎縮して触知できないこともある），徐脈，浮腫．

検査

❶ 血液検査：TSH，FT₃，FT₄，抗サイログロブリン抗体，抗マイクロゾーム（またはTPO）抗体等で鑑別（図1）．その他一般検査として血算，生化（肝機能，脂質，CPK），血糖．

❷ 甲状腺エコー

❸ 副腎皮質機能検査：血中コルチゾル，ACTH

❹ 心電図：徐脈，低電位．

甲状腺機能異常 (2)

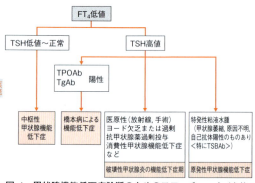

図1 甲状腺機能低下症診断のためのフローチャート(文献3より改変)

治療

まず血中ACTH,コルチゾルをチェックし,副腎皮質機能低下の有無を確認.低下あれば副腎皮質ホルモンの補充を先行.なければ甲状腺ホルモンを補充.

❶甲状腺ホルモン補充

甲状腺ホルモン製剤:レボチロキシンナトリウム
チラージンS錠(25 μg) 1回1/2〜1錠 1日1回 内

※高齢者,心疾患患者では虚血性心疾患惹起の恐れあり,ごく少量から投与開始し,1〜3週間ごとに自覚症状,心電図,TSH,FT₄などを参考に25 μg/日程度ずつ増量.TSH,FT₄正常化を指標に維持量へ(50〜125 μg/日程度).安定したら1年に1度程度TSH,FT₄をチェック.

第3章　疾患編　　　**≪内分泌・代謝疾患≫**

予防・指導

❶一過性甲状腺機能低下症を除き，通常は生涯服薬が必要.

❷薬物の血中半減期は約7日で，飲み忘れても直ちに自覚症状に変化をきたさないので，服薬継続の必要性の説明が重要.

病院紹介のタイミング

❶昏睡をきたすような重症の甲状腺機能低下症の場合.

❷中枢性甲状腺機能低下症が疑われ，精査が必要な場合.

潜在性甲状腺機能低下症

❶血中 FT_4 値が基準値内で，TSH 高値で疑う.

❷ヨード過剰摂取が疑われれば摂取制限して数カ月後に再検. アミオダロン，リチウム製剤，ドパミン製剤，ステロイドなど薬剤性の可能性も考慮. また，年齢とともに TSH 値は高くなるので高齢者では治療の適応を慎重に.

❸超高齢者以外の成人では，TSH≧10 μU/mL で動脈硬化や心血管リスク予防の観点からホルモン補充療法が推奨されるが，5<TSH<10 μU/mL では非高齢者で有症状は治療を考慮し，高齢者では通常治療は推奨されない.

甲状腺機能亢進症

ポイント

❶高齢者では頻脈になりにくく動悸の訴えは少ない.

❷原因疾患により特徴的な症状・所見がみられる.

問診・診察

❶臨床症状：暑がり，発汗，頻脈，動悸，下痢，体重減少，全身倦怠感，イライラ感. 高齢者では頻脈になりにくく動悸の訴えは少ない. 重症では昏睡（クリーゼ）.

411

甲状腺機能異常 (3)

❷診察所見：甲状腺腫大（Basedow 病ではび慢性，高齢者では腫大少ない），頻脈，眼球突出，手指振戦．

❸原因疾患により特徴的な症状・所見

　①プランマー病：無痛性の結節性甲状腺腫を触知．高齢者に多い．

　②無痛性甲状腺炎：通常橋本病を基礎疾患として発症するため，び慢性の硬い甲状腺腫を触知．

　③亜急性甲状腺炎：甲状腺の自発痛，圧痛，腫大．発熱，咽頭痛など上気道炎症状が先行．

検　査

❶血液検査：TSH，FT_3，FT_4，抗 TSH 受容体抗体等で鑑別を行う（図2）．その他，一般検査として血中コレステロール低値，ALP 高値，軽度肝機能異常，高血糖．

❷甲状腺エコー

❸心電図，心エコー：不整脈，心不全合併の有無

治　療

＜Basedow 病＞

❶抗甲状腺薬

抗甲状腺薬：チアマゾール

メルカゾール錠（5 mg）　1回3錠　1日2回	Ⓝ
	朝夕食後

または

抗甲状腺薬：プロピルチオウラシル

チウラジール錠（50 mg）　1回2錠　1日3回	Ⓝ
	食後

　※ $FT_4 \leqq 5$ ng/dL ならメルカゾール 15 mg/日から開始してよい．

　※効果発現には4〜5日かかる．副作用は皮疹，肝機能障害等があるが，最も危険なものとして無顆粒球症（0.2%以下）があり，発熱や咽頭痛出現時は休薬し，速やかに医師に連絡するよう説明しておく．

第3章 疾患編　　≪内分泌・代謝疾患≫

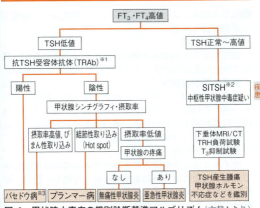

図2　甲状腺中毒症の鑑別診断基準アルゴリズム（文献1より）

※1 または刺激抗体（TSAb）
※2 SITSH：TSH不適切分泌症候群
※3 確定診断には以下の4項目が必要．①FT$_3$ and/or FT$_4$高値，②TSH低値，③TRAb or TSAb陽性，④放射性ヨード（またはテクネシウム）甲状腺摂取率高値，シンチグラフィでびまん性

※2～4週ごとに血中甲状腺ホルモンを測定し正常化したら徐々に減量し維持量を3～6カ月継続．少量の抗甲状腺薬維持量で半年以上コントロール可能でTRAb陰性の場合，休薬を考慮するが，再燃に注意．

❷ β遮断薬：動悸，頻脈，手指振戦などの症状に有効．

β遮断薬：アテノロール
テノーミン錠（25 mg）　1回1～2錠　1日1回　内

※甲状腺機能が正常化したら投与中止．

413

甲状腺機能異常 (4)

❸抗甲状腺薬による治療困難例では放射性ヨード治療,手術療法を考慮.

＜プランマー病＞

機能性甲状腺腫であり外科的治療が推奨されるが,高齢で機能亢進症状が強くなければ抗甲状腺薬で経過観察.

＜無痛性甲状腺炎＞

橋本病の経過中,何らかの機転で甲状腺が破壊されると一過性の機能亢進症状を呈する疾患で,通常3カ月以内に自然軽快するため通常治療は不要で経過観察.症状が強い場合は一時的にβ遮断薬を使用.

＜亜急性甲状腺炎＞

ウイルス感染が原因と考えられている破壊性甲状腺炎で,症状は数カ月で自然寛解するが,発熱や疼痛などの炎症に対し治療することが多い.

❶軽症例:NSAIDsを投与.

❷中等症以上:ステロイドを投与.

副腎皮質ホルモン:プレドニゾロン

プレドニン錠(5 mg)　4〜6錠/日　1日2〜3回

※症状,所見をみながら1〜2週おきに5 mgずつ減量し8〜12週間で中止.

❸急性期で動悸など甲状腺中毒症状が強い場合はβ遮断薬を投与.

memo

第3章　疾患編　　　　　≪内分泌・代謝疾患≫

予防・指導
❶動悸や全身倦怠感など症状が強い時は安静.

❷抗甲状腺薬投与時には起こり得る副作用と対処法を説明しておく.

病院紹介のタイミング
❶Basedow 病が疑われる場合は確定診断のために放射性ヨード（またはテクネシウム）甲状腺摂取率，シンチグラフィが必要であるため原則専門医へ紹介.

❷重症の Basedow 病でクリーゼの危険性がある場合（頻脈性心房細動，心不全，感染症や重症糖尿病の合併例など）.

❸無顆粒球症など抗甲状腺薬による重篤な副作用が発現した場合.

❹放射性ヨード治療や手術療法が必要と考えられる場合.

（加藤なつ江）

文　献
1) 日本甲状腺学会：甲状腺疾患診断ガイドライン 2013
2) 臨床医マニュアル編集委員会：臨床医マニュアル第 5 版. 医歯薬出版，2016
3) 笠井貴久男：日内会誌 99：696，2010.
4) 中島康代・他：日本臨床 70：1865，2012
5) Rodondi N, et al.：JAMA 304：1365, 2010.

✎ **memo**

骨粗鬆症 ⑴

ポイント

❶ 骨粗鬆症による大腿骨近位部骨折は単に移動能力や生活機能の低下を招くだけでなく，肺炎等の合併症を起こし死亡率を上昇させる.

❷ 骨粗鬆症の治療目的は骨折を予防し，生活機能やQOL の維持すること.

❸ 治療薬の漫然とした投与による高 Ca 血症等の副作用に注意.

問診・診察

❶ 臨床症状：腰背部痛，脊椎変形（円背，亀背），骨折（椎体，大腿骨頸部，橈骨遠位端，上腕骨頸部が好発部位）.

❷ 骨折リスク評価ツール：WHO の FRAX® がある.

（http://www.shef.ac.uk/FRAX/）

※年齢，性別，身長，体重，既存骨折，両親の大腿骨近位部骨折歴，喫煙，ステロイド投与，関節リウマチ，続発性骨粗鬆症，飲酒，大腿骨頸部 BMD を用い，個人の将来 10 年間の骨折発生確率を推計.

❸ 診察：身長短縮（25 歳時の身長より 4 cm 以上低下で骨粗鬆症罹患の可能性；オッズ比 2.8），肋骨-骨盤間距離＜2 横指（潜在的腰椎椎体骨折の LR（＋）3.8，LR（－）0.6）（図 1），痩せ，円背，脊柱後彎，歯数（20 本未満で骨粗鬆症の疑い）

検査

❶ 骨密度：DXA（二重エネルギー X 線吸収測定法）がスタンダード. 腰椎と大腿骨近位部の 2 部位測定が望ましい. これらの部位で測定困難な場合は前腕骨で測定. 踵骨 QUS（定量的超音波法）は簡便だが，誤差大きく確定診断には使用できない.

❷ 脊椎 Xp：骨粗鬆症化の評価，骨粗鬆症性骨折の評価

❸ 血液尿検査：血算，Alb，Cr，ALP，Ca，IP，Mg，血糖，副甲状腺機能，骨代謝マーカー（表 1）

第3章　疾患編　　≪運動器疾患≫

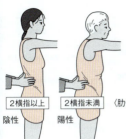

2横指以上　陰性
2横指未満　陽性
〈肋骨−骨盤間距離〉

図 1　脊柱変形の評価法
（Green AD：JAMA 292：2890-900, 2004 より）

※骨代謝マーカーは病態把握，鑑別診断，治療薬選択，治療効果の評価に有用で，治療前後での測定が望ましい（図2, 3）．

診　断
❶骨密度値が YAM の 70％未満，あるいは低骨量が原因で脆弱性骨折を生じた場合を骨粗鬆症と診断（表2）．原発性骨粗鬆症の診断手順を図4に示す．
❷鑑別診断：続発性骨粗鬆症（表3），低骨量を呈するその他の疾患（表4）

治　療
❶食事療法：偏りのない栄養摂取とカルシウム，ビタミンD，ビタミンKの十分な摂取．過剰摂取を避けるべきものはアルコール，食塩，カフェイン，リン．
　①カルシウム：700〜800 mg/日．乳製品，干しエビ，小魚，大豆，大豆製品，小松菜などに多く含まれる．
　②ビタミンD：10〜20 μg/日．魚類（鮭，鰻，秋刀魚等），卵，キノコ類などに多く含まれる．

骨粗鬆症 ②

表 1　骨代謝マーカー

	検体	マーカー名	略語	基準値
骨吸収マーカー	血清	Ⅰ型コラーゲン架橋N-テロペプチド	NTX	7.5～16.5 [#3] nmolBCE/L
		Ⅰ型コラーゲン架橋C-テロペプチド	CTX	0.100～0.653 [#1] ng/mL
		酒石酸抵抗性酸ホスファターゼ-5b	TRACP-5b	120～420 [#2] mU/dL
	尿	デオキシピリジノリン	DPD	2.8～7.6 [#1] nmol/mmol・Cr
		Ⅰ型コラーゲン架橋N-テロペプチド	NTX	9.3～54.3 [#1] nmolBCE/mmol・Cr
		Ⅰ型コラーゲン架橋C-テロペプチド	CTX	40.3～301.4 [#1] μg/mmol・Cr
骨形成マーカー	血清	骨型アルカリホスファターゼ	BAP	2.9～14.5 [#2] μg/L
				7.9～29.0 [#2] U/L
		Ⅰ型プロコラーゲン-N-プロペプチド	P1NP	14.9～68.8 [#1] μg/L
				16.8～70.1 [#2] μg/L
骨マトリックス関連マーカー	血清	低カルボキシル化オステオカルシン	ucOC	3.94 [#2,4] ng/mL

EIA：enzyme Innunoassay, ECLIA：electrochemiluminesent immunoassay（電気化学発光免疫測定法）

CLEIA：chemiluminescent enzyme immunoassay（化学発光酵素免疫測定法）, RIA：radioimmunoassay（放射性免疫測定法）

DPD, NTX, CTX, ucOC は CKD ステージ 3 以上の腎機能障害の影響を受ける.

③ビタミン K：250～300 μg/日. 納豆, 緑黄色野菜などに多く含まれる. 納豆, 青汁, クロレラはワーファリン服用者には禁忌.

❷運動療法：在宅高齢者では特に転倒予防のための運動療法（開眼片脚起立運動など）が重要. ☞p. 69 在宅リハビ

第3章　疾患編　　　　　　　　　≪運動器疾患≫

測定法	カットオフ値		異常高値			最小有意変化 (%)
	骨量減少	骨折	閉経前	閉経後	男性	
EIA	13.6	16.5	16.5<	24.0<	17.7<	16.3
EIA	—	0.653	0.653<	1,030<	0.845<	23.2
EIA	309	420	420<	760<	590<	12.4
EIA	5.9	7.6	7.6<	13.1<	5.6<	23.5
EIA	35.3	54.3	54.3<	89.0<	66.2<	27.3
EIA	184.1	301.4	301.4<	508.5<	299.0<	23.5
CLEIA	—	—	14.5<	22.6<	20.9<	9
EIA	21.1	29.0	29.0<	75.7<	44.0<	—
RIA	—	—	64.7<	79.1<	66.8<	12.1
ECLIA	—	—	—	—	—	27.1
ECLIA	—	4.5	—	—	—	32.2

#1：30〜44歳の閉経前女性　#2：添付文書資料より　#3：40〜44歳
の閉経前女性　#4：基準値としては設定されておらず，カットオフ値4.5
ng/mLが用いられている．

骨量減少カットオフ値：閉経前女性平均＋1.0 SDに相当
骨折カットオフ値：閉経前女性＋1.96 SDに相当
異常高値：原発性骨粗鬆症以外の骨疾患も考慮する
(注) 最小有意変化：有意な変化があったと判断するのに必要な最小の変
化

　リテーション
❸禁煙：喫煙は骨密度と独立した骨折危険因子．現在の
　喫煙者は非喫煙者に比して大腿骨近位部骨折のリスク
　1.84倍．

(423頁につづく)

419

骨粗鬆症 (3)

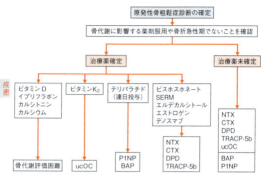

図2 骨粗鬆症診断時の骨代謝マーカー測定 (文献1より)

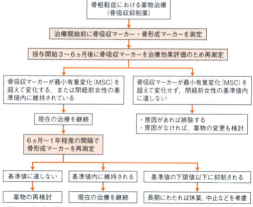

図3 骨代謝マーカーを用いた骨粗鬆症治療薬 (骨吸収抑制薬) の治療効果判定のフローチャート (文献1より)

第3章 疾患編　　　　　　　　　≪運動器疾患≫

表2　原発性骨粗鬆症の診断基準（2012年度改訂版）(文献1より)

原発性骨粗鬆症の診断は，低骨量をきたす骨粗鬆症以外の疾患，または続発性骨粗鬆症の原因を認めないことを前提とし下記の診断基準を適用して行う．

Ⅰ．脆弱性骨折あり
　①椎体骨折または大腿骨近位部骨折あり
　②その他の脆弱性骨折あり，骨密度がYAMの80％未満

Ⅱ．脆弱性骨折なし
　骨密度がYAMの70％以下または−2.5SD以下

YAM：若年成人平均値（腰椎では20〜44歳，大腿骨近位部では20〜29歳）

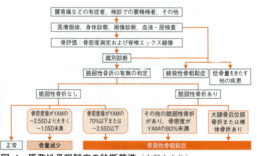

図4　原発性骨粗鬆症の診断基準（文献1より）

memo

骨粗鬆症 (4)

表3 続発性骨粗鬆症の原因

内分泌性	副甲状腺機能亢進症, クッシング症候群, 甲状腺機能亢進症, 性腺機能不全など
栄養性	胃切除後, 神経性食欲不振症, 吸収不良症候群, ビタミンC欠乏症, ビタミンAまたはD過剰
薬物	ステロイド薬, 抗痙攣薬, ワルファリン, 性ホルモン低下療法治療薬, SSRI, メトトレキサート, ヘパリンなど
不動性	全身性（臥床安静, 対麻痺, 廃用症候群, 宇宙旅行）, 局所性（骨折後など）
先天性	骨形成不全症, マルファン症候群
その他	糖尿病, 関節リウマチ, アルコール多飲（依存症）, 慢性腎臓病（CKD）, 慢性閉塞性肺疾患（COPD）など

表4 低骨量を呈するその他の疾患

①各種の骨軟化症
②悪性腫瘍の骨転移
③多発性骨髄腫
④脊椎血管腫
⑤脊椎カリエス
⑥化膿性脊椎炎
⑦その他

memo

第3章 疾患編　　≪運動器疾患≫

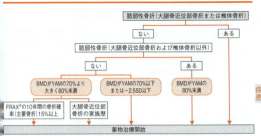

図5　原発性骨粗鬆症の薬物治療開始基準（文献1より）

(419頁よりつづき)

❹薬物療法：骨粗鬆症と診断した場合，骨量減少症で骨折のハイリスク患者に適応（図5）．骨密度上昇効果，骨折抑制効果に加え，疼痛改善などによるQOL改善効果や安全性などを考慮して薬物を選択する（表5）．

①カルシウム薬：過剰投与には注意（心血管合併症リスク上昇の可能性）

カルシウム製剤：L-アスパラギン酸カルシウム

アスパラCA錠(200 mg)　1回1〜2錠　1日3回　内
　　　　　　　　　　　　　　　　　　　　　　食後

※胃腸障害，便秘に注意
※特に活性型ビタミンD製剤との併用では高カルシウム血症に注意

②活性型ビタミンD製剤：カルシウム代謝を改善．骨強度改善効果と転倒防止効果あり．エルデカルシトールは骨吸収抑制効果ももつ．高齢者や胃切除後などビタミンD不足が疑われる患者に適応．他の治療薬と併用可．

骨粗鬆症 ⑸

表5 骨粗鬆症治療薬の有効性の評価一覧

分類	薬物名	骨密度	椎体骨折	非椎体骨折	大腿骨近位部骨折
カルシウム薬	L-アスパラギン酸カルシウム	B	B	B	C
	リン酸水素カルシウム				
女性ホルモン薬	エストリオール	C	C	C	C
	結合型エストロゲン[#1]	A	A	A	A
	エストラジオール	A	A	A	C
活性型ビタミンD₃薬	アルファカルシドール	B	B	B	C
	カルシトリオール	B	B	B	C
	エルデカルシトール	A	A	B	C
ビタミンK₂薬	メナテトレノン	B	B	B	C
ビスホスホネート薬	エチドロン酸	A	B	C	C
	アレンドロン酸	A	A	A	A
	リセドロン酸	A	A	A	A
	ミノドロン酸	A	A	C	C
	イバンドロン酸	A	A	B	C
SERM	ラロキシフェン	A	A	B	C
	バゼドキシフェン	A	A	B	C
カルシトニン薬[#2]	エルカトニン	B	B	C	C
	サケカルシトニン	B	B	C	C
副甲状腺ホルモン薬	テリパラチド（遺伝子組換え）	A	A	A	C
	テリパラチド酢酸塩	A	A	C	C
抗RANKL抗体薬	デノスマブ	A	A	A	A
その他	イプリフラボン	C	C	C	C
	ナンドロロン	C	C	C	C

#1：骨粗鬆症は保険適用外　#2：疼痛に関して鎮痛作用を有し，疼痛を改善する（A）

薬物に関する「有効性の評価（A, B, C）」
骨密度上昇効果
A：上昇効果がある
B：上昇するとの報告がある
C：上昇するとの報告はない
骨折発生抑制効果
A：抑制する
B：抑制するとの報告がある
C：抑制するとの報告はない

第3章　疾患編　　　　　**≪運動器疾患≫**

活性型ビタミン D3 製剤：アルファカルシドール/エルデカルシトール

アルファロールカプセル（0.25μg）　1回1〜4 Cap
1日1回　㋐

エディロールカプセル（0.5μg）　1回1 Cap
1日1回　㋐

※高齢者では高カルシウム血症に注意.

③ビタミン K 製剤：骨吸収抑制効果と骨形成の両方の
　効果があるとされている. 血中 ucOC 濃度高値など
　ビタミン K 不足が疑われる患者に適応. 他の治療薬
　と併用可.

止血機構賦活ビタミン K₂ 製剤：メナテトレノン

グラケーカプセル（15mg）　1回1 Cap　1日3回
　　　　　　　　　　　　　　　　㋐　食後

※ワーファリンとの併用禁忌.

④ビスホスホネート（BP）薬：骨吸収抑制薬. 閉経後
　骨粗鬆症, ステロイド性骨粗鬆症患者等に適応.

ビスホスホネート系骨吸収抑制剤：アレンドロン酸ナトリウム/リセドロン酸ナトリウム/イバンドロン酸ナトリウム

フォサマック錠（35mg）　1回1錠　㋐　起床時
　　　　　　　　　　　　　　　　　　（週1回）

アクトネル錠（75mg）　1回1錠　㋐　起床時
　　　　　　　　　　　　　　　　　　（月1回）

ボンビバ静注（1mg/mL）シリンジ　1回1mg
　　　　　　　　　　　　　　　　㋐　（月1回）

※薬物の吸収効率向上と粘膜刺激による食道炎防止のた
　め, 起床直後の空腹時に 180 mL の水とともに服用し,
　内服後30分は臥床せず水以外の飲食を避ける必要があ

425

骨粗鬆症 (6)

り，嚥下能力低下患者や寝たきり患者等では注意が必要.

※とくに1回投与量の多い月1製剤で，初回投与3日以内に筋・関節痛，発熱を生じることあり（急性期反応）. その後の再発は少ない.

※ごく稀に顎骨壊死を生じるという報告あり（骨吸収薬関連顎骨壊死）. 飲酒，喫煙，糖尿病，ステロイド薬使用，肥満，抗がん療法，口腔内衛生不良が危険因子.

※本剤投与中に侵襲的歯科治療が必要になった際は，
1) 服薬期間3年未満で顎骨壊死のリスク低い→原則休薬せず継続.
2) 服薬期間3年以上または3年未満でも危険因子あり→休薬するかどうか医師と歯科医で相談. 休薬する場合は定まってはいないが3カ月が推奨.

※BP製剤は長期連用で骨への蓄積が危惧されており，投与開始後3～5年で骨折リスクを評価し，高リスクは継続，中等度リスクでは休薬を考慮し，低リスクでは中止.

⑤SERM（selective estrogen receptor modulator）製剤：乳腺や子宮への悪影響無く骨にエストロゲン作用を発揮. 閉経後骨粗鬆症に適応.

選択的エストロゲン受容体調節薬：ラロキシフェン塩酸塩

エビスタ錠（60 mg） 1回1錠 1日1回 ⓝ 随時

※深部静脈血栓症，肺塞栓症などの静脈血栓症では禁忌. 寝たきり患者では血栓症のリスクあり不適.

⑥カルシトニン薬：骨吸収抑制作用あり. 鎮痛効果あり骨粗鬆症に起因する腰背部痛を有する患者に適応.

合成カルシトニン誘導体：エルカトニン

エルシトニン注20S 1回20単位 週1回 ⓝ

※まれにショックあり. 投与期間は6カ月が目安.

第3章 疾患編　　　　　　　　　**≪運動器疾患≫**

⑦副甲状腺ホルモン薬：骨形成促進薬．骨折リスクの高い重症骨粗鬆症（BP など他の治療でも骨折を生じた例，高齢で複数の椎体骨折や大腿骨近位部骨折を生じた例など）に適応．以下のいずれか．

副甲状腺ホルモン製剤：テリパラチド（遺伝子組換え）

フォルテオ皮下注キット（600 μg/2.4 mL）　1 回 20 μg　1 日 1 回　　　　　　　　　<u>皮下</u>（自己注射）

副甲状腺ホルモン製剤：テリパラチド酢酸塩

テリボン皮下注用（56.5 μg）　1 回 56.5 μg　週 1 回　　　　　　　　<u>皮下</u>（通院または訪問）

　　※投与期間は 24 カ月まで．その後は BP 製剤などで治療を継続する．

⑧抗 RANKL 抗体薬：骨吸収抑制作用．

ヒト型抗 RANKL モノクローナル抗体製剤：デノスマブ（遺伝子組換え）

プラリア皮下注（60 mg/mL）シリンジ　1 回 60 mg　6 カ月に 1 回　<u>皮下</u>

　　※低カルシウム血症を生じやすい．発現予防のためカルシウム及びビタミン D を経口補充しつつ定期的に血清補正カルシウム値をモニタリング．とくに腎機能障害患者では生じやすく，活性型ビタミン D3 製剤を使用するとともにカルシウム投与量を調整する．

予防・指導

❶骨粗鬆症の治療目的は骨折予防である．骨粗鬆症と診断されたら適切な薬物治療を開始し，Ca やビタミン D の十分な摂取，カフェイン摂取制限，運動，禁煙や節酒など骨代謝改善が期待される生活習慣の改善策を行う．

427

骨粗鬆症 (7)

❷骨折を予防するにはその原因となる転倒を予防することも重要.

①背筋，下半身の筋力アップやバランス感覚の維持目的で体の支えになる机や椅子を用意して安全に運動療法を行う.

②転倒の多くは家屋内で生じているため，整理整頓，手すりの設置，段差の解消，など住環境の整備も望まれる.

③睡眠薬，抗不安薬などの使用でふらつき，脱力など転倒につながる副作用が出現していることもあるため注意が必要.

④施設入居高齢者ではヒッププロテクターが転倒による大腿骨近位部骨折の予防に有効.

病院紹介のタイミング

❶骨折が疑われる場合.

❷続発性骨粗鬆症や骨粗鬆症類縁疾患の原因となる内分泌疾患や血液疾患，悪性腫瘍などが疑われる場合.

（加藤なつ江）

文　献

1) 日本骨粗鬆症学会：骨粗鬆症の予防と治療ガイドライン 2015 年度版. ライフサイエンス出版, 2015

📝 **memo**

糖尿病 (1)

ポイント

❶ 高血糖は糖尿病細小血管症，大血管症，認知症，うつなどの危険因子であり，高齢糖尿病患者でも治療により非糖尿病高齢者と同等のQOLの維持が目標となる．

❷ 年齢，罹病期間，合併疾患，ADL等個々の状態に応じた治療目標設定が必要である．特に低血糖に注意．

❸ 高齢初発の血糖異常や糖尿病の急激なコントロール不良では，GAD抗体陽性の1型糖尿病発症や悪性腫瘍の除外が必要．

高齢者における糖尿病の特徴

❶ 加齢による耐糖能低下の機序としては以下のようなものがある．

①骨格筋減少と内臓脂肪の相対的増加によるインスリン抵抗性の増大

②膵 β 細胞の疲弊に基づくインスリン初期分泌の遅延・低下

③ミトコンドリア機能低下に伴うインスリン抵抗性

❷ 診断時は若・壮年者と同様の手順，基準値を用いて行う（**図1**）が，高齢者では空腹時血糖値の上昇より食後血糖値の上昇が顕著になる傾向があるのでブドウ糖負荷試験が必要になる．しかし，在宅医療では適応は限られるためHbA1cの上昇確認が望ましい．

❸ 食後高血糖や低血糖を起こしやすく，低血糖に対する脆弱性を有する．

❹ 腎機能低下，多剤併用等で薬物有害事象が出やすい（高齢者では筋肉量が減少するため，血清クレアチニン値での腎機能評価には注意が必要）．

❺ 動脈硬化性疾患の合併症が多い．

❻ フレイル，サルコペニア，認知症・認知機能障害，ADL低下などの老年症候群の合併頻度が高い．

糖尿病 (2)

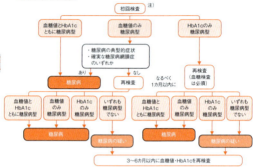

図1 糖尿病の臨床診断のフローチャート（文献1より）

注）糖尿病が疑われる場合は，血糖値と同時にHbA1cを測定する．同日に血糖値とHbA1cが糖尿病型を示した場合には，初回検査だけで糖尿病と診断する．

問診・診察

❶問診
① 高血糖などの代謝異常による症状（口渇，多飲，多尿，体重減少など）の有無
② 合併症を示唆する症状（視力低下，足のしびれ，便秘，下痢，足潰瘍など）の有無
③ 糖尿病歴，治療歴，既往歴（膵疾患，内分泌疾患，肝疾患，胃切除など）
④ 体重歴（20歳時体重，過去最大体重とその年齢），飲酒歴，喫煙歴，家族歴など

❷診察
身長，体重，血圧，一般内科的診察，う歯や歯周病の有無，アキレス腱反射，振動覚，足底の触覚（特

第3章　疾患編　　≪内分泌・代謝疾患≫

表1　糖尿病の病態の指標となる検査

検査名	インスリン依存状態	正常	インスリン抵抗性
空腹時 IRI（μU/mL）		2〜10	≧15
空腹時 CPR（ng/mL）	≦0.5	1.0〜2.7	
尿中 CPR 1 日排泄量（μg/日）	<20	40〜100	≧100
HOMA-R		≦1.6〜2.0	≧2.5

※ HOMA-R＝IRI/（22.5e）＝FPG（mg/dL）×IRI/405

にモノフィラメント 5.07（10 g）），胼胝や鶏眼などの有無，足背動脈触知の有無など.

検査

❶血液検査：血糖，HbA1c，脂質，腎機能，血中 C-ペプチド．抗 GAD 抗体．
❷尿検査：糖，蛋白，ケトン体，尿中微量アルブミン．
❸眼底検査：可能な限り眼科医に依頼．
❹心電図：無症候性心筋虚血に注意．
❺腹部エコー
❻糖尿病の病態の指標となる検査（表1）

治療

❶血糖管理目標：高齢者糖尿病においても合併症予防のための目標は HbA1c 7.0％未満．年齢，認知機能，ADL，併存疾患・機能障害，使用薬剤により目標値を設定（表2）．同時に血圧，脂質の適正化も行うが，高齢者では RCT に基づく明確な結果は報告されていないため，患者の状態を詳細に把握したうえでの，個別的な治療目標の設定が重要（表3，4）．
❷食事療法：高齢者においても糖尿病治療の基本．
①高齢者の食事内容は，蛋白質の比率が減少し炭水化

糖尿病 ⑶

表 2　高齢者糖尿病の血糖コントロール目標（HbA1c 値）（文献 1 より）

		カテゴリーⅠ		カテゴリーⅡ	カテゴリーⅢ
患者の特徴・健康状態		①認知機能正常 かつ ②ADL 自立		①軽度認知障害～軽度認知症 または ②手段的 ADL 低下, 基本的 ADL 自立	①中等度以上の認知症 または ②基本的 ADL 低下 または ③多くの併存疾患や機能障害
重症低血糖が危惧される薬剤（インスリン製剤, SU薬, グリニド薬など）の使用	なし	7.0%未満		7.0%未満	8.0%未満
	あり	65 歳以上 75 歳未満 7.5%未満 (下限6.5%)	75 歳以上 8.0%未満 (下限7.0%)	8.0%未満 (下限7.0%)	8.5%未満 (下限7.5%)

※治療目標は，年齢，罹病期間，低血糖の危険性，サポート体制などに加え，高齢者では認知機能や基本的 ADL，手段的 ADL，併存疾患なども考慮して個別に設定する．ただし，加齢に伴って重症低血糖の危険性が高くなることに十分注意する．

物の比率が増加，味覚の低下から塩分過剰，咀嚼能力低下により食べられる食材に偏りが生じる，長年の食習慣の変更が困難，などの傾向がある．

②摂取カロリーは標準体重 1 kg あたり 25～30 kcal/日が基本だが，肥満度，血糖コントロール状況，ADL 等を考慮し調節する．低栄養にも注意．フレイル，サルコペニア予防のためにも重度の腎機能障害がなければ十分な蛋白質摂取が望ましい（健康高齢者で 1.0～1.2/kg/体重/日以上，低栄養または低栄養リスク高齢者は 1.2～1.5/kg/体重/日を推奨）．

第3章　疾患編　　　≪内分泌・代謝疾患≫

表3　高齢者および糖尿病患者の降圧目標（文献1より）

	診察室血圧[注1)
前期高齢者患者	140/90 mmHg 未満
後期高齢者患者	150/90 mmHg 未満（忍容性があれば 140/90 mmHg 未満）
糖尿病患者[注2)	130/80 mmHg 未満

注1）家庭血圧は収縮期・拡張期ともに診察室血圧の－5 mmHg を目標値とする.

注2）まず高齢患者の降圧目標達成を目指し，忍容性があれば疾患別目標を目指す.

表4　糖尿病患者の脂質管理目標値（文献1より）

冠動脈疾患	脂質管理目標値（mg/dL）			
	LDL-C	Non-HDL-C	TG	HDL-C
なし	<120	<150	<150	≧40
あり	<100 (<70*)	<130 (<100*)		

LDL-C：LDL コレステロール，Non-HDL-C：Non-HDL コレステロール

TG：中性脂肪（早朝空腹時の採血による），HDL-C：HDL コレステロール

※ LDL-C 値は Friedewald 式（TC－HDL-C－TG/5）または直接法で求める（TC：総コレステロール）.

※ TG 値が 400 mg/dL 以上や食後採血の場合は Non-HDL-C（TC－HDL-C）か LDL-C 直接法を使用する.

③食品の計量や食品交換表の使用が困難な場合は簡易な指導媒体を利用し個々の問題点を重点的に指導する．介護者への栄養指導が必要となることも多い．宅配食の利用も検討する.

433

糖尿病 ⑷

❸運動療法：血糖低下作用だけでなく，生命予後，ADL
の維持，認知機能低下抑制にも有用．在宅患者でも適
応がある場合には，本人に合った運動処方を行う．食
後1時間頃に実施するのが望ましい．運動に敵した衣
服，足に合う靴を勧める．また脱水にならないよう水
分補給の指導も行う．インスリンやインスリン分泌促
進薬で治療中の場合は低血糖に注意（補食やインスリン
投与量の調整等必要）．

①有酸素運動：軽〜中等度の強度にとどめ，20分〜60
分の運動を少なくとも3〜5日/週行うことが有用．
散歩でよい．骨・関節疾患，心疾患，肺疾患，腎障
害，網膜症などの合併時は介護者やヘルパー付き添
いで散歩するなど監視下での運動が望ましい．

②レジスタンス運動：ダンベルなどを用いて週に2〜3
回行う．

❹薬物療法：経口薬と注射薬がある．高齢者では低血糖
に注意しながら病態や患者背景に合わせた薬物を選択
する．できるだけ単純で少量からゆっくり増量するこ
と．また，中止できないかも常に念頭におくこと．

予防・指導

❶患者のADLや理解力，サポート体制などを総合的に
評価し，QOLを損なわないよう療養指導する（**表5**）．

❷治療中は低血糖に注意．自覚症状に乏しかったり，症
状が非典型的であったりするため見逃さないようにす
る．本人だけでなく介護者にも低血糖についてよく説
明しておく．

❸感冒やインフルエンザ等といった感染症などを契機に
糖代謝状態が急激に悪化する場合がある．とくに血糖
コントロール不良の場合は易感染性で重症化しやす
い．インフルエンザや肺炎球菌などの予防接種，手洗
いの励行など予防対策を行う．

第3章 疾患編 ≪内分泌・代謝疾患≫

表5 高齢者総合機能評価に基づいた高齢者糖尿病における教育内容（文献1より）

CGAの領域	CGAの問題領域	糖尿病教育と治療の内容
身体機能・認知機能	・基本的ADL低下 ・手段的ADL低下 ・サルコペニア，フレイル，歩行・バランス能力低下，転倒・骨折リスク，認知機能低下	・介護保険を申請し，認知を受ける ・デイケアや訪問リハビリテーションを利用する ・身体活動を増やす ・有酸素運動を勧める ・レジスタンス運動を勧める ・市町村の運動教室を利用する ・バランス運動を勧める ・転倒予防を行う ・低血糖や高血糖を避ける
心理状態	・うつ ・QOL低下	・傾眠やカウンセリングを行う ・精神科を受診し，必要があれば抗うつ薬を使用する ・訪問看護を利用する ・低血糖や高血糖を避ける ・運動療法を勧める ・糖尿病チームでかかわる
栄養状態	・低栄養 ・サルコペニア	・介護保険を申請し，認定を受ける ・体重が減らないようにする ・十分なエネルギーとタンパク質をとる ・十分なビタミンとミネラルをとる ・宅配総菜食を利用する
	・過栄養	・レジスタンス運動など運動を併用しながら減量する
薬剤	・重症低血糖のリスク	・非典型的な低血糖症状を教育する ・低血糖の対処法を教える ・炭水化物の摂取をほぼ一定にする ・食事摂取低下または下痢・嘔吐の場合に，SU薬中止やインスリン減量などの対処法についてあらかじめ教えておく ・血糖自己測定（SMBG）を利用する
	・服薬アドヒアランス低下 ・インスリン注射のアドヒアランスの低下 ・認知機能低下	・不必要な薬を中止する ・服薬回数を減らす ・服薬タイミングを統一する ・配合薬を利用する ・服薬サポートを介護者などに依頼する ・2型糖尿病の場合，インスリンからの離脱やインスリンの回数を減らすことを試みる ・訪問看護を利用し，インスリン注射の手技を確認する
社会・経済状況	・独居，家族・社会サポート低下，社会ネットワーク低下	・介護保険を申請し，認知を受ける ・デイサービスを利用する ・ヘルパーを依頼する ・訪問看護を利用する ・ケースワーカーに依頼する ・可能ならばコストの低い治療を選択する
	・経済的問題	

糖尿病 (5)

❹足病変のリスクが高い場合（足潰瘍・壊疽の既往，神経障害合併，末梢動脈性疾患合併等）は，毎日素足を観察し，感染徴候，外傷，爪の変形，白癬，胼胝などの異常がみられる時には連絡するよう指導する．足に適合した靴や足底板の指導を行う．爪はストレートにカットし，深爪にならないよう指導する．また，あんかや湯たんぽは低温熱傷のリスクが高いので使用を避けるよう指導する．

❺糖尿病患者では歯周病が重症化しやすく，また歯周病が重症化すると血糖コントロールは不良になりやすいため，必要に応じ歯科との連携をはかり，口腔ケアを行う．

病院紹介のタイミング

❶急性合併症（糖尿病ケトアシドーシス，高浸透圧高血糖症候群，乳酸アシドーシスなど）発症時．
❷重症低血糖が頻発するとき．
❸合併症評価，治療目的のため各専門医（眼科，腎臓内科，循環器内科，整形外科，歯科など）に紹介すべきとき．
❹背景に悪性腫瘍が疑われ精査を必要とするとき．

薬物療法（経口薬）

ポイント

インスリン非依存状態で食事・運動療法を3ヶ月行っても血糖コントロールが目標に達しない場合に投与開始．高齢者では薬物代謝遅延のため低血糖に注意．病態に合わせた薬物を選択する（図2，表6）．

治療

❶ビグアナイド系（インスリン抵抗改善系）

第3章 疾患編 **≪内分泌・代謝疾患≫**

ビグアナイド系血糖降下薬：メトホルミン塩酸塩

メトグルコ錠（250 mg）　1回1錠　1日2〜3回　⊕
　　　　　　　　　　　　　　　　　　食前または食後

※75歳以上では慎重投与．75歳未満でも乳酸アシドーシスの危険因子（腎機能障害，肝機能障害，肺・心機能低下での低酸素血症，大量飲酒者，栄養不良など）がある場合は投与を避けるべき．手術前後，発熱や下痢など脱水のおそれがある時，ヨード造影剤使用前後では休薬する（「メトホルミンの適正使用に関する Recommendation」参照）．
http://www.jds.or.jp/modules/important/index.php?page=article&storyid=20）

❷チアゾリジン系（インスリン抵抗改善系）

チアゾリジン血糖降下薬：ピオグリタゾン塩酸塩

アクトス錠（15 mg）　1回1錠　1日1回　⊕
　　　　　　　　　　　　　　　朝食前または食後

※単独投与では低血糖の危険は少ない．
※心不全またはその既往，重篤な肝・腎機能障害がある場合には禁忌．
※副作用として浮腫，貧血，骨折に注意．

❸スルホニル尿素（SU）薬（インスリン分泌促進系）
以下のいずれか

スルホニル尿素系血糖降下薬：グリメピリド

アマリール錠（0.5 mg）　1回1錠　1日1回　⊕
　　　　　　　　　　　　　　　朝食前または食後

糖尿病 (6)

スルホニル尿素系血糖降下薬：グリクラジド

グリミクロンHA錠(20 mg)　1回1錠　1日1回　内
　　　　　　　　　　　　　　　朝食前または食後

※食前，夜間の低血糖や遷延性低血糖に注意．
※中等度腎機能障害で減量，重度腎機能障害（eGFR 30 mL/分/1.73m^2 未満）では禁忌．
※相互作用により低血糖が起こりやすくなるDPP-4阻害薬やGLP-1受容体作動薬，抗不整脈薬やニューキノロン系抗菌薬などの併用薬に注意．

❹速効型インスリン分泌促進薬（グリニド薬）

速効型インスリン分泌促進薬：レパグリニド

シュアポスト錠(0.25 mg)　1回1錠　1日3回　内
　　　　　　　　　　　　　食直前

※腎機能低下者では遷延性低血糖に注意．

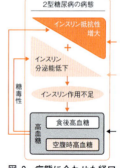

図2　病態に合わせた経口

第3章 疾患編　≪内分泌・代謝疾患≫

※毎食前投与のためコンプライアンスに難あり.

❺DPP-4阻害薬（インスリン分泌促進系）

以下のいずれか.

選択的DPP-4阻害薬・糖尿病用薬：シタグリプチンリン酸塩

　ジャヌビア錠（25 mg）　1回1〜2錠　1日1回　内
　　　　　　　　　　　　　　　　　　　　　　　朝食後

胆汁排泄型選択的DPP-4阻害薬・2型糖尿病治療薬：リナグリプチン

　トラゼンタ錠（5 mg）　1回1錠　1日1回　内
　　　　　　　　　　　　　　　　　　　　朝食後

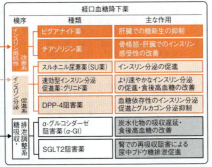

血糖降下薬の選択（文献4より）

糖尿病 (7)

表 6　高齢者で特に慎重な投与を要する薬物のリスト（文献 3 より）

分類	薬物（クラスまたは一般名）	代表的な一般名	主な副作用・理由	推奨される使用法	エビデンスの質と推奨度
糖尿病薬	スルホニル尿素薬（SU薬）	クロルプロパミド，アセトヘキサミド，グリベンクラミド，グリメピリド	低血糖とそれが遷延するリスク	可能であれば使用を控える．代替薬としてDPP-4阻害薬を考慮	エビデンスの質：中推奨度：強
	ビグアナイド薬	ブホルミン，メトホルミン	低血糖，乳酸アシドーシス，下痢	可能であれば使用を控える．高齢者に対して，メトホルミン以外は禁忌	エビデンスの質：低推奨度：弱
	チアゾリジン薬	ピオグリタゾン	骨粗鬆症・骨折（女性），心不全	心不全患者，心不全既往者には使用しない．高齢者では，少量から開始し，慎重に投与する	エビデンスの質：高推奨度：強
	α-グルコシダーゼ阻害薬	アカルボース，ボグリボース，ミグリトール	下痢，便秘，放屁，腹満感	閉塞などの重篤な副作用に注意する	エビデンスの質：中推奨度：弱
	SGLT2阻害薬	すべてのSGLT2阻害薬	重症低血糖，脱水，尿路・性器感染症のリスク	可能な限り使用せず，使用する場合は慎重に投与する	エビデンスの質：低推奨度：強
インスリン	スライディングスケールによるインスリン投与	すべてのインスリン製剤	低血糖のリスクが高い	高血糖性昏睡を含む急性病態を除き，可能な限り使用を控える	エビデンスの質：中推奨度：強

対象：75歳以上の高齢者および75歳未満でもフレイル〜要介護の高齢者．
慢性期，特に1ヵ月以上の長期投与を基本的な適応対象とする．
利用対象は，実地医家で，特に非専門領域の薬物療法を対象とする．
薬剤師，服薬管理の点で看護師も利用対象となる．

第3章　疾患編　　　　**≪内分泌・代謝疾患≫**

持続性選択的 DPP-4 阻害薬・経口糖尿病用薬：オマリグリプチン

　マリゼブ錠（12.5 mg）　1回1〜2錠　⑭

　　　　　　　　　　　　　　　　　　週に1回

　　※血糖依存的にインスリン分泌を促進しグルカゴン分泌
　　　を抑制するため，単独投与では低血糖の可能性低い．
　　　SU薬との併用時は低血糖の可能性あり SU薬を減量す
　　　るのが望ましい．
　　※シタグリプチン，オマリグリプチンは腎機能障害では
　　　用量調節必要．リナグリプチンは腎機能に関係なく使
　　　用可．

❻ α-グルコシダーゼ阻害薬（糖吸収・排泄調節系）

α グルコシダーゼ阻害薬：ミグリトール

　セイブル錠（50 mg）　1回1錠　1日3回　⑭

　　　　　　　　　　　　　　　　　　食直前

　　※単独投与では低血糖の可能性は極めて低い．
　　※食後投与では効果が大きく減弱する．コンプライアン
　　　スに難あり．
　　※副作用として腹部膨満感，放屁，下痢などあり．
　　※高齢者，開腹手術既往例ではイレウスに注意．
　　※本剤内服中の低血糖時は蔗糖（スクロース）ではなく
　　　ブドウ糖を経口投与．

❼ SGLT2 阻害薬（糖吸収・排泄調節系）

選択的 SGLT2 阻害薬：エンパグリフロジン

　ジャディアンス錠（10 mg）　1回1錠　1日1回　⑭

　　　　　　　　　　　　　　　　朝食前または食後

　　※尿糖排泄促進を介した血糖改善及び体重減少効果を有
　　　し，単独投与では低血糖の可能性低い．

441

糖尿病 (8)

※高度腎機能障害と透析例では効果が期待できないので使用しない.

※脱水，尿路・性器感染症，低栄養やサルコペニア，骨量低下など高齢者に有害な副作用が懸念される薬剤であるため，高齢者には慎重投与（「SGLT2阻害薬の適正使用に関するRecommendation」参照）.
http://www.jds.or.jp/modules/important/index.php?page=article&storyid=48）

薬物療法（注射薬）

ポイント

❶GLP-1は血糖値に応じたインスリン分泌促進作用に加え，グルカゴン分泌抑制作用，胃内容物排出抑制，食欲抑制作用など多様な作用を有する．GLP-1のアナログ製剤であるGLP-1受容体動薬はDPP-4による分解・不活化作用を受けにくい．インスリン非依存状態の患者で経口薬で効果不十分な場合に考慮.

❷インスリン治療は適応（**表7**）の他，患者の実行力や，介護環境などを考慮し，1日1〜2回注射を行うか頻回注射を行うか決定する.

❸インスリン製剤はshort actingの面からは超速効型がよく，食事が不安定な患者にも食事量に合わせて食直後投与ができるので使いやすい．患者が自己注射できず家族などの協力が必要な場合はsimpleの面から持効型がよく，空腹時血糖を指標にして低血糖を回避しながら投与量の調節が可能である.

❹デバイスにもそれぞれ特徴があり，患者に合ったものを選択する．場合によっては補助具の使用も検討.

第3章　疾患編　　　**≪内分泌・代謝疾患≫**

表7　インスリンの適応

絶対的適応：1型糖尿病

- 糖尿病昏睡（糖尿病ケトアシドーシス，高浸透圧高血糖症候群）
- 重症肝障害，腎障害
- 重症感染症，外傷，中等度以上の外科手術（全身麻酔施行例など）の時
- 静脈栄養投与時

相対的適応：著明な高血糖

　（例；空腹時血糖値≧250 mg/dL，随時血糖≧350 mg/dL）を認める場合
- 経口血糖降下薬では良好な血糖コントロールが得られない場合（SU薬の一次無効や二次無効など）
- やせ型で栄養状態が低下している場合
- ステロイド投与時に高血糖を認める場合
- 糖毒性を積極的に解除する場合

治療

❶GLP-1受容体作動薬

GLP-1受容体作動薬：リラグルチド

ビクトーザ皮下注(18 mg/3 mL)　1回0.3 mg　1日1回
（皮下）

　　※胃腸障害発現軽減のため1週間以上の間隔で0.3 mgずつ増量，最大0.9 mg.

持続性GLP-1受容体作動薬：デュラグルチド（遺伝子組換え）

トルリシティ皮下注(0.75 mg)アテオス　1回0.75 mg　週に1回
（皮下）

糖尿病 ⑨

※食前，食後両方の血糖低下作用あり．
※食欲抑制，体重減少効果も期待できる．が，高齢者では脱水，低栄養，サルコペニアや骨量減少等の懸念あり注意．
※単独投与では低血糖のリスクはきわめて低い．
※特に投与初期は嘔気，便秘，下痢などの胃腸障害の出現に注意．
※SU薬との併用で低血糖の頻度が高くなるので，併用時はSU薬を減量する．

❷インスリン

インスリンアナログ（超速効型）：インスリンリスプロ（遺伝子組換え）
ヒューマログ注（100単位/mL）　1回2〜3単位　1日3回
（皮下）　毎食直前

インスリンアナログ（持続型溶解）：インスリン デグルデク（遺伝子組換え）
トレシーバ注　1回3単位　1日1回　（皮下）

※開始時のインスリン投与量は実測体重1kgあたり1日0.1〜0.2単位程度．
※自己血糖などを参考にしながら投与量を調節していく．

低血糖

ポイント

❶ 糖尿病治療中にみられる頻度の高い緊急事態で，薬物療法中の患者に起こりうる．

❷ 低血糖が高度になると昏睡に至り，低血糖性昏睡が5時間以上持続すると血糖が回復してもさまざまな後遺症が残ったり，死に至る可能性もある．

❸ 高齢者では自律神経機能低下等で典型的な自覚症状を欠き，無自覚性低血糖や遷延性低血糖をおこしやすい．ふらつき，力が入らない等が低血糖症状で転倒の

第3章　疾患編　　　　≪内分泌・代謝疾患≫

原因となることもある.

❹高齢者では低血糖による異常行動（錯乱，落ち着きがない，虚ろ，人格変化，記銘力低下など）が認知症と間違われやすいので家族や介護者を含めた教育が必要.

❺高齢者における重症低血糖発症因子にはインスリン使用（RR 2.76），SU薬内服（RR 1.23），高齢（RR 1.8），5種類以上の多剤内服（RR 1.3），退院後30日以内（RR 4.5）という報告あり.

問診・診察・検査

❶問診：交感神経刺激症状（冷汗，動悸，手指振戦など），中枢神経症状（頭痛，空腹感，生あくび，意識レベル低下，異常行動，けいれんなど）．低血糖の誘因（薬物の誤使用，食事時間の遅れや摂取量の低下，退院直後など）

❷診察・検査：バイタルサイン，診察と同時に迅速な血糖測定を行う.

治　療

❶経口摂取が可能な場合

ブドウ糖　1回10g Ⓝ

※またはブドウ糖を含む飲料水150〜200 mL を摂取させる.

※ショ糖の場合はブドウ糖の倍量（砂糖で20 g）を摂取させる.

※αグルコシダーゼ阻害薬服用中の患者では必ずブドウ糖を選択.

※約15分後低血糖が持続しているようなら再度同一量を摂取させる.

❷経口摂取不可能な場合

以下の処置を行いつつ主治医に連絡.

①ブドウ糖や砂糖を口唇と歯肉の間に塗り付ける.

②グルカゴンがあれば家族が注射.

糖尿病 ⑽

膵臓ホルモン：グルカゴン

グルカゴン G ノボ注（1 mg/V） 1 回 1 V　㊬

❸医師が対応する場合

①まず直ちに血糖測定（簡易法）し低血糖であること
を確かめ，経口摂取困難時は以下を投与.

栄養補給薬：ブドウ糖

20％ブドウ糖　1 回 40 mL 以上　㊟

※50％ブドウ糖なら 1 回 20 mL 以上. ただし末梢から投
与すると静脈炎をおこすことあり要注意.

※投与後意識の回復と血糖値の上昇を確認. 回復しない
場合は反復投与.

②低血糖が遷延する場合，一時回復しても再発の可能
性が高い場合は，以下処置を行い病院へ搬送.

栄養補給液：ブドウ糖

10％ブドウ糖　1 回 500 mL　�点

予防・指導

❶低血糖時に投与すべきブドウ糖を普段から用意し，対
処法を指導しておく.

❷重症低血糖を防ぐための対策（**表 8**）

病院紹介のタイミング

低血糖が遷延する場合，一時回復しても再発の可能性
が高い場合. 特に長時間作用型の SU 薬によるものは低
血糖の遷延，再発の可能性が高い.

シックデイ

ポイント

❶糖尿病患者が治療中に発熱や下痢，嘔吐などをきた
し，または食欲不振のため食事が摂れない時をシック
デイという.

第3章　疾患編　　　≪内分泌・代謝疾患≫

表 8　重症低血糖を防ぐための対策

1. SU 薬やインスリン治療の場合は HbA1c 6.5％以下，食前血糖値 100 mg/dL 以下の場合は低血糖がないか疑う.

2. 食前血糖値，眠前血糖値 100 mg/dL 以下が連続する場合は早めに SU 薬やインスリンを減量する.

3. できるだけ低血糖を起こしにくい薬剤（DPP-4 阻害薬など）を選択する.

4. 高齢者では SU 薬を極量で使用しない. 特にグリベンクラミドは使用そのものを避ける.

5. 腎機能をモニタリングしながら投与量を調節する.

6. HbA1c の変化の傾きなどに注意し，低血糖を予想し早めに薬の減量などの対応をする.

7. 薬物相互作用（SU 薬とクラリスロマイシンやニューキノロン系抗菌薬など），特にステロイド減量時や退院直後などでは低血糖に注意.

8. 患者や家族，介護関係者に低血糖時の対処法を指導しておく.

9. シックデイ時の経口薬やインスリンの調節法も患者，家族，介護関係者に指導しておく.

❷シックデイには重症低血糖だけでなく，著しい高血糖が起こることもある.

❸予備能の低下のため高齢者はシックデイに陥る頻度が高いので，その対処法を平素より患者と家族に説明しておくことが大切.

対　応

❶シックデイ・ルールとして以下の点に留意する（インスリン非使用者は①と②，インスリン使用者は①～④）.

　①できるだけ摂取しやすい形（粥，麺類，スープなど）でエネルギー，炭水化物を補給. 1 日 100～150 g 以上の糖質摂取がケトーシス回避のために望ましい.

糖尿病 ⑾

②水分は少なくとも 1,000 mL/日以上は摂る．みそ汁や野菜スープなどミネラルを含むものが望ましい．

③血糖自己測定を行い，できれば尿ケトン体測定も行う．

④食事が摂れなくても自己判断でインスリン注射を中断しない．

❷1 型糖尿病のシックデイとインスリン

①食事量に関係なく中間型または持効型インスリン注射は継続する．

②追加インスリンの量は食事量により調節

　ⓐ食事量が通常時の5割以上→インスリンは5割〜通常量

　ⓑ食事量が通常時の5割未満→インスリンは3〜5割

③3〜4時間ごとに血糖自己測定を行い，血糖値≧200 mg/dL なら追加インスリンを増量，80 mg/dL 以下なら減量して調節．

❸2 型糖尿病のシックデイと薬物療法

①α グルコシダーゼ阻害薬：消化器症状が強いときは内服中止．

②DPP-4 阻害薬：消化器症状が強いときは内服中止．

③インスリン分泌促進薬（SU 薬，グリニド系薬）：食事量が 1/2 程度のときは半量，1/3 以下のときは内服中止．

④ビグアナイド薬：シックデイの間は中止．

⑤SGLT2 阻害薬：シックデイの間は中止．

⑥チアゾリジン薬：シックデイの間は中止可能．

⑦インスリン：インスリン分泌能が著しく低下している患者では❶の1型糖尿病のシックデイの対応に準ずる．分泌能がある程度保たれている場合はその分を考慮しインスリン投与量を少なめにする．自己血糖を測定しながら調節する．

第3章　疾患編 ≪**内分泌・代謝疾患**≫

病院紹介のタイミング

❶発熱，嘔吐，下痢が強く，持続するとき．

❷24時間以上にわたり食事摂取不可能または著しく少ないとき．

❸併発症が2日以上軽快傾向をみないとき．

❹尿ケトン強陽性，あるいは高血糖（血糖値≧350 mg/dL）が続くとき．

❺低血糖発作または低血糖発作の可能性が高いとき．

高浸透圧高血糖状態

ポイント

❶著しい高血糖と高度な脱水に基づく高浸透圧血症により循環不全をきたした状態．著しいアシドーシスは認めず，昏睡になることは稀．

❷高齢2型糖尿病患者が感染症，脳血管障害，手術，高カロリー輸液，利尿薬やステロイド投与等により高血糖をきたした場合に発症しやすく，発症まで数日の期間がある．発症前には糖尿病と診断されていないこともある．

❸高齢者では口渇中枢の機能低下や移動能力の低下から飲水行動が減退し脱水状態に陥りやすい．

❹治療の基本は脱水の補正と電解質の補正および適切なインスリン投与，誘因の除去であるが，在宅では血管確保して病院へ搬送する必要がある．

問診・診察

❶問診：さまざまな程度の意識障害と脱水に基づく多飲，多尿，体重減少，倦怠感など．

❷診察：血圧低下，頻脈，皮膚・口腔粘膜の乾燥．脳血管障害の合併がなくても局所神経徴候（片麻痺，錐体路徴候，失語，痙攣，病的反射の出現など）を伴うことあり

449

糖尿病 ⑿

注意.

検 査

❶血液検査：高血糖（≧600 mg/dL），高浸透圧血症（≧320 mOsm/L），腎機能，電解質.

❷血液ガス分析：pH＞7.30，HCO_3＞18～20 mEq/L（アシドーシスは認めないか軽度にとどまる）

❸誘因として感染症が疑われる場合は血液培養.

治 療

❶治療の基本は脱水の補正，電解質の補正，インスリン投与，誘因の除去だが，在宅では可能なら血管確保して速やかに病院へ搬送.

生食　200～500 mL/hr　点

病院紹介のタイミング

原則全例病院へ紹介.

糖尿病ケトアシドーシス

ポイント

❶インスリンの極端な欠乏とインスリン拮抗ホルモン（グルカゴン，コルチゾール，アドレナリンなど）の増加により高血糖（≧300 mg/dL），高ケトン血症（3-ヒドロキシ酪酸の増加），アシドーシス（pH＜7.30）をきたす状態.

❷主に1型糖尿病発症時，1型糖尿病患者のインスリン中断時等にみられ，高齢者では頻度は少ない. 2型糖尿病でも多量の糖質摂取により発症することあり（ソフトドリンクケトーシス）.

問診・診察

❶問診：1～2日の経過で急激な口渇，多飲，多尿，倦怠感が出現. 腹痛，嘔気を伴うことあり.

第3章　疾患編　　**≪内分泌・代謝疾患≫**

❷診察：脱水所見（口腔粘膜乾燥など），意識障害，血圧低下，頻脈，呼気のアセトン臭．

検　査

❶血液検査：高血糖（≧250 mg/dL），高ケトン血症（β-ヒドロキシ酪酸の増加），腎機能，電解質．
※ SGLT2阻害薬投与中では正常血糖でもケトアシドーシスを発症することあり注意．

❷血液ガス分析：アシドーシス（pH≦7.30，HCO_3<18 mEq/L）

❸誘因として感染症が疑われる場合は血液培養．

治　療

❶初期治療は脱水の補正，電解質の補正，インスリンの適切な投与であるが在宅では可能なら血管確保して速やかに病院へ搬送．
生食　200〜500 mL/hr　点

病院紹介のタイミング

原則全例病院へ紹介．

（加藤なつ江）

文　献

1) 日本糖尿病学会・日本老年医学会：高齢者糖尿病治療ガイド 2018．文光堂，2018．
2) 日本老年医学会・日本糖尿病学会：高齢者糖尿病診療ガイドライン 2017．南光堂，2017．
3) 日本老年医学会：高齢者の安全な薬物療法ガイドライン 2015．
4) 日本糖尿病学会：糖尿病治療ガイド 2018-2019．文光堂，2018．
5) Bramlage P, et al.：Cardiovasc Diabetol 11：122, 2012.

✎**memo**

脳血管障害（急性期）(1)

ポイント

❶ 診断および病態に応じた治療のためには画像診断が欠かせない．新規脳血管障害が疑われる場合，早期診断治療が生命および後遺障害に与える効果についての十分なインフォームドコンセントの元に可及的に介入可能な病院へのアクセスを相談する．

❷ 一過性脳虚血への対応は，続発する脳梗塞を防止し，障害の重度化を防ぐうえで重要．

❸ 慢性から亜急性の症状進行には慢性硬膜下血腫は常に念頭に．

問診

❶ 発症の様式：突然（時分単位）・急性（日単位）・亜急性（週単位）・慢性（月単位）ぐらいの区別を．

❷ 既往歴：病前既に血管障害の既往がある場合も多く，今回変化前の状態を介護家族などによく聞く必要がある．「…できていたのが，急にできなくなった」etc.

❸ 転倒・外傷歴：問診の際「病気」と尋ねると「怪我」のことは思い当たらない人もある．

身体診察

❶ バイタルサイン：意識，血圧，呼吸パターン（CheyneStokes，失調性など）

❷ 心音：心房細動の存在を疑ううえで重要．

❸ 頸部血管雑音：陽性なら多少意味があるが感度が低い．

❹ 神経学的所見

　① 主要な神経学的所見をとることが望ましいが，在宅で無駄に時間を浪費しない（＝紹介の場合は急ぐため）．

　② コンパクトにルーティンを決めておく．麻痺・失調・知覚・眼（視野及び眼球運動）・言語・半側無視程度を網羅するよう，それぞれ診察項目を1～2ずつ．

　③ シンシナティ病院前脳卒中スケールやNIHSS（表1）も在宅で活用できる．

第3章 疾患編 ≪神経・筋疾患≫

表1 NIHSS (National Institure of Health Stroke Scale)

1a. 意識水準	□0：完全覚醒　　□1：簡単な刺激で覚醒 □2：繰り返し刺激，強い刺激で覚醒 □3：完全に無反応
1b. 意識障害―質問 （今月の月名及び年齢）	□0：両方正解　　□1：片方正解 □2：両方不正解
1c. 意識障害―従命 （開閉眼，「手を握る・ 開く」）	□0：両方正解　　□1：片方正解 □2：両方不正解
2．最良の注視	□0：正常　　　　　□1：部分的注視視野 □2：完全注視麻痺
3．視野	□0：視野欠損なし　□1：部分的半盲 □2：完全半盲　　　□3：両側性半盲
4．顔面麻痺	□0：正常　　　　　□1：軽度の麻痺 □2：部分的麻痺　　□3：完全麻痺
5．上肢の運動（右） *仰臥位のときは45度 右上肢を挙上 　□9：切断，関節癒合	□0：90度*を10秒保持可能（下垂なし） □1：90度*を保持できるが，10秒以内に下垂 □2：90度*の拳上または保持ができない □3：重力に抗して動かない □4：全く動きがみられない
上肢の運動（左） *仰臥位のときは45度 左上肢を挙上 　□9：切断，関節癒合	□0：90度*を10秒保持可能（下垂なし） □1：90度*を保持できるが，10秒以内に下垂 □2：90度*の拳上または保持ができない □3：重力に抗して動かない □4：全く動きがみられない
6．下肢の運動（右） 　□9：切断，関節癒合	□0：30度を5秒保持可能（下垂なし） □1：30度を保持できるが，5秒以内に下垂 □2：重力に抗して動きがみられる □3：重力に抗して動かない □4：全く動きがみられない
下肢の運動（左） 　□9：切断，関節癒合	□0：30度を5秒保持可能（下垂なし） □1：30度を保持できるが，5秒以内に下垂 □2：重力に抗して動きがみられる □3：重力に抗して動かない □4：全く動きがみられない
7．運動失調 　□9：切断，関節癒合	□0：なし　　　□1：1肢　　　□2：2肢
8．感覚	□0：障害なし　　　□1：軽度から中等度 □2：重度から完全
9．最良の言語	□0：失語なし　　　□1：軽度から中等度の失語 □2：重度の失語　　□3：無言，全失語
10．構音障害 　□9：挿管または身体 　　　的障壁	□0：正常　　□1：軽度から中等度　　□2：重度
11．消去現象と注意障害	□0：異常なし □1：視覚，触覚，聴覚，視空間，または自己身 　　体に対する不注意，あるいは1つの感覚様 　　式で2点同時刺激に対する消去現象 □2：重度の半側不注意あるいは2つ以上の感覚 　　様式に対する半側不注意

脳血管障害（急性期）⑵

在宅で可能な検査

低血糖：神経所見を伴う意識障害であっても，血糖異常（特に低血糖）の否定を行うことを忘れない． ☞p. 444

治　療

❶脳血管障害が原因と思われる何らかの症状が遷延している場合，画像診断無しで有効な治療は不可能．

①本人・家族が生命・障害のリスクとその治療可能性について十分理解したうえで尚在宅での治療完結を望む場合のみ対応する．

②急性期アスピリン内服を勧めたガイドラインは虚血性脳卒中を対象としたものであり病型鑑別の不可能なままの在宅のセッティングでは該当しない．

❷症状が一過性で完全に病前の状態に回復する，一過性脳虚血発作と診断できる場合に限り，できるだけ早い段階でアスピリン投与を考慮する．急性期以降は，通常の再発予防用量へ変更する．

抗血小板薬：アスピリン

バイアスピリン錠（100 mg）1 回 2〜3 錠　内

❸発症 24 時間以内の NIHSS スコア 3 点以下の軽症脳梗塞及び $ABCD^2$ スコア 4 点以上のハイリスク TIA では（表 2，3），21 日間のアスピリン＋クロピドグレルがアスピリン単剤投与に 3 カ月以内の再発予防において優り，出血性合併症を増加させない[2]．

抗血小板薬処方例：2 剤併用

抗血小板薬：アスピリン/クロピドグレル硫酸塩

バイアスピリン錠（100 mg）初回 1〜3 錠，以後 1 錠
1 日 1 回　内

プラビックス錠（75 mg）初回 4 錠（脳梗塞に対する用量としては国内未承認），以後 1 錠 1 日 1 回　内

第3章 疾患編　　　　　≪神経・筋疾患≫

表2　$ABCD^2$スコア・$ABCD^3$スコア

		$ABCD^2$	$ABCD^3$
Age（年齢）	60歳以上＝1点	○	○
Blood Pressure（血圧）	収縮期血圧140 mmHg以上または拡張期血圧90 mmHg以上＝1点	○	○
Clinical Features（臨床症状）	片側の運動麻痺＝2点 麻痺を伴わない言語障害＝1点	○	○
Duration（持続時間）	60分以上＝2点, 10〜59分＝1点	○	○
Diabetes（糖尿病の既往）	あり＝1点	○	○
Dual Events（7日以内のTIAの既往）	あり＝2点	—	○
合計		0〜7	0〜9

(Lancet Neurol 2010；9：1060-9)

表3　スコア別の7日以内の脳梗塞発症率

	$ABCD^2$	$ABCD^3$
低リスク0〜3	0.6%	0%
中間リスク4〜5	2.5%	1%
高リスク≧6	4.3%	3.4%

memo

脳血管障害（急性期）⑶

表4 アルテプラーゼ投与のチェックリスト

(日本脳卒中学会：rt-PA（アルテプラーゼ）静注療法適正治療指針 第二版一部改訂. 2016)

適応外（禁忌）	チェック
発症〜治療開始時刻 4.5 時間超	☐
※発症時刻（最終未発症確認時刻）〔　：　〕	
※治療開始（予定）時刻〔　：　〕	
既往歴	
非外傷性頭蓋内出血	☐
1ヵ月以内の脳梗塞（一過性脳虚血発作を含まない）	☐
3ヵ月以内の重篤な頭部脊髄の外傷あるいは手術	☐
21日以内の消化管あるいは尿路出血	☐
14日以内の大手術あるいは頭部以外の重篤な外傷	☐
治療薬の過敏症	☐
臨床所見	
クモ膜下出血（疑）	☐
急性大動脈解離の合併	☐
出血の合併（頭蓋内，消化管，尿路，後腹膜，喀血）	☐
収縮期血圧（降圧療法後も 185 mmHg 以上）	☐
拡張期血圧（降圧療法後も 110 mmHg 以上）	☐
重篤な肝障害	☐
急性膵炎	☐
血液所見	
血糖異常（＜50 mg/dL，または＞400 mg/dL）	☐
血小板 100,000/mm^{3}以下	☐
血液所見：抗凝固療法中ないし凝固異常症において	
PT-INR＞1.7	☐
aPTT の延長（前値の 1.5 倍［目安として約 40 秒］を超える）	☐
CT/MR 所見	
広汎な早期虚血性変化	☐
圧排所見（正中構造偏位）	☐

疾患

✏ **memo**

第3章　疾患編　　　　　　　　　　《神経・筋疾患》

（表4つづき）

慎重投与（適応の可否を慎重に検討する）	チェック
年齢　81歳以上	☐
既往歴	
10日以内の生検・外傷	☐
10日以内の分娩・流早産	☐
1ヵ月以上経過した脳梗塞（とくに糖尿病合併例）	☐
3ヵ月以内の心筋梗塞	☐
蛋白製剤アレルギー	☐
神経症候	
NIHSS値26以上	☐
軽症	☐
症候の急速な軽症化	☐
痙攣（既往歴等からてんかんの可能性が高ければ適応外）	☐
臨床所見	
脳動脈瘤・頭蓋内腫瘍・脳動静脈奇形・もやもや病	☐
胸部大動脈瘤	☐
消化管潰瘍・憩室炎，大腸炎	☐
活動性結核	☐
糖尿病性出血性網膜症・出血性眼症	☐
血栓溶解薬，抗血栓薬投与中（とくに経口抗凝固薬投与中）※抗Xa薬やダビガトランの服薬患者への本治療の有効性と安全性は確立しておらず，治療の適否を慎重に判断せねばならない．	☐
月経期間中	☐
重篤な腎障害	☐
コントロール不良の糖尿病	☐
感染性心内膜炎	☐

＜注意事項＞
1．一項目でも「適応外」に該当すれば実施しない．
2．一項目でも「慎重投与」に該当すれば，適応の可否を慎重に検討し，治療を実施する場合は患者本人・家族に正確に説明し同意を得る必要がある．
3．「慎重投与」のうち，下線をつけた4項目に該当する患者に対して発症3時間以降に投与する場合は，個々の症例ごとに適応の可否を慎重に検討する必要がある．

457

脳血管障害（急性期）⑷

❹急性期の血圧は，梗塞で収縮期血圧 220 mmHg 以上または拡張期 120 mmHg 以上の場合，大動脈解離・心筋梗塞・心不全・腎不全合併の場合に慎重に降圧検討．出血では原則 140 mmHg 以下に降圧し 7 日間維持．

合併症予防・指導

❶発症後在宅で診る場合
　①発症当初より経時的に症状進行・急変する場合有．
　②肺炎・尿路感染・褥瘡・ストレス潰瘍などの続発症とその予防について介入・説明・指導する．
　③何らかの嚥下評価を行い．経口摂取につき判断する．☞p. 261 摂食・嚥下障害

病院紹介のタイミング

❶脳血管障害の病型診断とそれに基づく治療を希望する場合：すぐでないとだめか，という問いに対しては，「脳血管障害だった場合，少しの遅れで回復可能性が大きく変わる場合がある」と対応すべき．
❷血栓溶解療法やそれに引き続く血栓回収療法を考慮する場合：急性期脳卒中に対するアルテプラーゼ投与の可能なネットワークがある地域では，発症 4.5 時間以内に認可医療機関に搬送し治療開始できる見込みがあるかどうかの判断を優先させる（表4）．
❸めまい発作：脳幹や小脳の小さな病変を神経学的所見だけから否定することはきわめて困難であり，特に初回発作や血圧上昇・頭痛などを伴う場合，病院紹介・画像診断をすすめた方がよい．
❹ABCD$^{2.3}$スコア 4 点以上のハイリスク TIA の場合（表2，3）．

（小林　充）

文　献
1) 日本脳卒中学会：脳卒中治療ガイドライン 2015.
2) Wang Y, et al.：N Engl J Med 369：11-19, 2013.

脳血管障害（慢性期）(1)

ポイント

❶発症時期がいつか，病型が何であったか常に確認する．
❷すべてを自分で評価するのは大変．入院医療機関からの診療情報提供のみならず，リハビリスタッフや看護サマリーも入手し，目を通すことが望ましく効率的．
❸一定の自然回復やリハビリテーションの効果のある疾患である．回復期にリハビリが尽されておらず，機能回復のチャンスが残されたまま在宅となったケースか否かを導入初期評価では留意する．拘縮予防や嚥下訓練は時期を逃さず施行し，介護保険・身体障害者手帳・障害年金など制度利用の橋渡しが行き届いているかチェックする．
❹疾患レベルの評価と対策，心身機能レベルの評価と対策，日常生活動作レベルの評価と対策，参加・社会活動レベルの評価と対策，介護を含む家庭背景や本人の個別的背景の評価と対策という具合に階層を分けて (ICF 分類：図1) 整理するとよい．

評価

❶疾患レベル
　①回復可能性の評価：特に若年例，急性期意識障害が深く遅れて意識が回復してきた例，回復期リハビリ

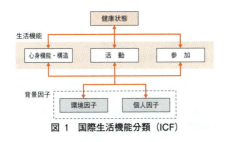

図1　国際生活機能分類（ICF）

脳血管障害（慢性期）(2)

表 1　Brunnstrom stage

ステージ	上肢・下肢	手指
I	動きなし（弛緩麻痺）	動きなし（弛緩麻痺）
II	連合反応	わずかに握る
III	共同運動	握れるが開けない
IV	分離運動の開始	横つまみ・わずかな伸展
V	個別的な関節運動可能	色々なつまみ・伸展可能
VI	全運動可能	全運動可能

テーション病棟を経ていない例，などは回復の余地がある場合あり．また，意識や一般状態がよく上肢の不全麻痺だが実用性が低いレベルの場合は，CI療法（constraint induced movement therapy）等の進んだ機能訓練の適応がある場合がある．

②合併症の評価：肩手症候群，痙縮・拘縮，褥創，症候性てんかん，など．

③病型評価：脳出血か梗塞か．出血の場合，高血圧性か動脈瘤かアミロイドアンギオパチーか出血性梗塞か．梗塞の場合，心原性脳塞栓かラクナ梗塞かアテローム血栓性か．

④危険因子の評価：高血圧，心房細動，糖尿病，脂質異常症，喫煙，（脳出血における）低コレステロール等．

❷心身機能障害レベルでの評価

①麻痺の程度，健側の筋力：Brunnstrom stage（表1），徒手筋力テスト，関節可動域

②痛みや苦痛，知覚障害の存在：拘縮による痛み，視床痛，熱傷・外傷のリスクなど

③認知面含む高次脳機能障害：記銘力障害，失語症，半側空間無視，失行症，など

第3章　疾患編　　　　　　　　　　**≪神経・筋疾患≫**

　④合併内部障害
　⑤本人家族の心理面，障害受容の段階
❸活動（日常生活動作）障害レベルでの評価
　①移動，起き上がり，乗り移り，摂食，排泄，入浴，
　　更衣，整容の自立度　☞p.37
　②Barthel Index，FIM 等の数値化できる標準的な指
　　標を用いれれば有用．☞p.744〜745資料2〜3
❺参加・社会活動レベルでの評価
　①患者間・家族内外・地域社会との交流
　②仕事（以前の含む）　③趣味
❹環境因子・個人因子での評価
　①介護力評価と介護認定の状況
　②身体障害者手帳の取得の有無
　③環境整備と介護保険サービスの利用状況

治療・対応

❶疾患レベルでの治療・対応
　①肩手症候群に対して（不良肢位をとる重度麻痺に対し
　　ては三角巾・スリング，愛護的な可動域訓練，ステロイ
　　ドホルモン関節内注射，NSAIDs 内服，ステロイド内服）

プロピオン酸系 NSAIDs：ロキソプロフェナトリウム/副
腎皮質ステロイド：プレドニゾロン

ロキソニン錠（60 mg）1回1錠　1日2〜3回　内
プレドニゾロン錠（5 mg）1回4〜8錠で開始し漸減
　　　　　　　　　　　　　　　　　　　　　　　　内

　②意欲・自発性低下に対して

ドパミン遊離促進薬：アマンタジン塩酸塩

シンメトレル錠(50 mg)1回0.5〜1錠　1日1回　内
　有効なら1日2回へ増量可だが，蓄積傾向に要注意

461

脳血管障害（慢性期）(3)

③うつ状態に対して

抗うつ薬（SNRI）：ミルナシプラン塩酸塩

トレドミン錠（12.5 mg）1回1錠　1日1回から漸増
内

④症候性てんかんに対して

抗てんかん薬：バルプロ酸ナトリウム

デパケンR錠（200 mg）1回1錠　1日2回　内

②痙縮に対して：筋弛緩薬内服およびA型ボツリヌス
トキシン局所注射　☞p. 190

中枢性筋弛緩薬：バクロフェン

ギャバロン錠（10 mg）1回1錠　1日3回　内

③中枢痛に対して（難治だが，プレガバリン・アミトリプ
チン・ラモトリギン・クロナゼパム・ガバペンチン・カ
ルバマゼピン・メキシレチンが有効とされる報告あり）

疼痛治療薬：プレガバリン

リリカカプセル（25 mg）　1回1 Cap　1日2回　内
（症状に合わせ増減，最大1日600 mg）

④病型と危険因子に基づく再発予防策（血圧・血糖・脂
質異常症・抗血小板薬・抗凝固薬等）

❷心身機能障害レベルでの治療・対応
　①回復可能性の追求：訪問リハビリでの評価依頼.
　②通所リハビリ，訪問リハビリの利用
　③家族や本人によるホームエクササイズ指導
　④本人家族の心理への支持的対応
　⑤CI療法の適応がないか（表2）

❸活動（日常生活動作）障害レベルでの治療・対応
　①移動，起き上がり，乗り移り，摂食，排泄，入浴，

第3章　疾患編　　　　　　**≪神経・筋疾患≫**

表2　CI療法の適応（兵庫医大篠山病院ホームページより）

1. 麻痺している側の手首が，手の甲の側に20度以上動かせること，なおかつ，親指を含めた3本指が10度以上伸ばせること．
2. 日常生活は片手動作（麻痺していない方の手）で自立していること．
3. 基本的なリハビリが終了し，すでに一人で歩いていること．
4. ご自宅で暮らしていること（病院入院中や施設入所中でないこと）．
5. 患者さん自らが，CI療法について理解した上で，希望されていること．
6. 長時間の集中訓練のストレスに耐えられること．
7. 血圧やその他の病気が安定していること．

更衣，整容の自立度をあげるための訓練及び環境整備・補助器具利用．
　②家族の介護負担が大きい場合は介護サービスや介護機器を適宜利用
❺参加・社会活動レベルでの治療・対応
　①患者会家族会等の資源紹介，患者間・家族内外・地域社会との交流
　②仕事への復帰，ないしは新しい社会役割の発見
　③趣味の再開
❻環境因子・個人因子での治療・対応
　①環境整備や補助器具の導入で動作の依存度を減らし実生活の中での機能の使用場面の増加を図る．
　②介護保険サービスの利用
　③身障手帳の取得や手当て年金支給への協力

病院紹介のタイミング

❶更なる専門的リハビリテーションの対象となる可能性

463

脳血管障害（慢性期）(4)

がある場合（CI 療法など）
❷装具や補助器具の不適合・破損
❸合併症の専門的治療の必要性と可能性が生じる場合（褥瘡に対する専門的処置・手術療法，痙縮に対するボツリヌストキシン，など） ☞p.546 褥瘡，☞p.190 COLUMN ボツリヌス療法
❹頻繁な転倒や外傷などの本人の危険及び介護者の疾患・疲労・虐待等の家族者社会的要因（この場合は医療機関以外の選択肢も考慮）

〔小林　充〕

文　献
1) 日本脳卒中学会 編：脳卒中治療ガイドライン 2015.
2) 日本在宅医学会テキスト編集委員会 編：在宅医学．メディカルレビュー社，2008.

memo

認知症・認知症の行動心理症状 (1)

ポイント

❶ 病型を鑑別，病期を判断し，周辺（行動心理）症状と中核症状に区別する．

❷ 介入可能な行動心理症状に対し多様な非薬物治療を優先し，向精神薬を使用したとしても，用量を最小限（small）最短期間（short）できるだけ簡単な用法（simple）にとどめられるよう繰り返し見直す．また，介護サービス担当者や家族から情報収集し，現実的に遵守可能な用法頻度を掌握しておく．

❸ 向精神薬は，認知症の行動心理症状に対し保険適応がなく，また，生存率に関してネガティブな評価が確立されている．それでも本人家族にとって介護継続困難な重症に際してのみ許容されると考えるべきで，副作用と効果のせめぎあいである点を処方前に良くインフォームドコンセントを得る．

チェックポイント

❶ 他疾患による，あるいは誘因のあるせん妄の除外：基礎疾患の治療と誘因の除去を優先．

❷ 病型の鑑別：四大認知症の鑑別（図1）．

❸ 病期の判断：アルツハイマー型における FAST/CDR（表1，2）．

❹ 客観的にみた本人の安全・家族・周辺住民の忍容性：身体合併症の症の重症度，家族との同居形態，周辺環境，地域における認知症啓発やインフォーマル資源の状況，など．

BPSD への対応の考え方

❶ 対象となる行動心理症状の出現状況・時間を掌握し，本人なりの理由がないか検討する．

　①徘徊：自宅をどこだと思って帰ろうとしているのか．

　②不潔行為：かゆみ・不快感・失敗の取り繕い．

　③盗難妄想：置き場所忘れの不安と元々の人間関係

認知症・認知症の行動心理症状 (2)

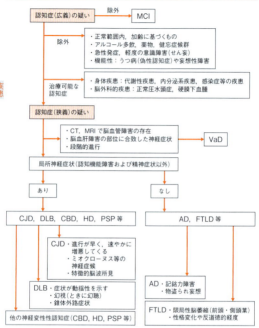

図 1 認知症の病型鑑別フローチャート

AD：アルツハイマー病，CBD：大脳皮質基底核変性症，CJD：クロイツフェルト・ヤコブ病，DLB：レビー小体型認知症，FTLD：前頭側頭葉変性症，HD：ハンチントン病，MCI：軽度認知障害，PSP：進行性核上性麻痺，VaD：血管性認知症

第 3 章　疾患編　　　　　　**≪神経・筋疾患≫**

表 1　FAST（Functional Assessment Staging of Alzheimer's Disease）

ステージ	臨床診断	特　徴
1	正常成人	主観的にも客観的にも機能障害なし
2	正常老化	物の置き忘れ，もの忘れの訴えあり．換語困難あり
3	境界領域	職業上の複雑な仕事ができない．熟練を要する仕事において同僚によって機能低下の指摘がある．新しい場所への旅行は困難
4	軽　度	パーティーの計画，買い物，金銭管理など日常生活における複雑な仕事ができない
5	中等度	状況に合わせた適切な洋服を選べない．入浴させるために説得が必要なこともある
6a	やや重度	独力では服を正しい順に着られない
6b		入浴に介助を要する，入浴を嫌がる
6c		トイレの水を流し忘れたり，拭き忘れる
6d		尿失禁
6e		便失禁
7a	重　度	言語機能の低下（最大約 6 個に限定）
7b		理解し得る語彙は「はい」など，ただ 1 つの単語
7c		歩行能力の喪失
7d		座位保持機能の喪失
7e		笑顔の喪失
7f		頭部固定不能，最終的に意識消失（混迷・昏睡）

認知症・認知症の行動心理症状 (3)

表2 臨床認知症評価法 日本版 (CDR-J)

得点	なし 0	疑わしい 0.5
記憶	記憶障害なし, あるいは, 軽度の断続的な物忘れ.	軽度の物忘れが常に存在. 出来事を部分的に思い出す. "良性" 健忘.
見当識	十分に見当識がある.	時間的前後関係に軽度の困難があることを除き, 十分に見当識がある.
判断力と問題解決能力	日常の問題を解決し, 仕事上および金銭上の問題を十分処理できる. 過去の実績と比較して, 遜色のないすぐれた判断力.	問題解決, 類似点および相違点に軽度の障害がある.
地域社会の活動	仕事, 買い物, ボランティア, 社会集団において, 通常のレベルでは自立して機能する.	左記の活動に軽度の障害がある.
家庭および趣味	家庭生活, 趣味および知的興味の十分な保持.	家庭生活, 趣味および知的興味は軽度に障害されている.
身の回りの世話	自分の面倒は自分で十分みることができる.	

❷了解可能な本人なりの理由に対して仮説が持てればその理由を緩和するための環境や対応を整備してみる.
❸観察や聴き取りを継続し対象となる症状の緩和が得られたかどうか評価し, 次の仮説を準備する.
❹観察と仮説に基づき, 必要ならあるいは緊急性がある

第3章　疾患編　　　≪神経・筋疾患≫

軽度 1	中等度 2	重度 3
中等度の記憶障害. 障害は最近の出来事についてより著しい. 障害は日々の活動を妨げる.	重度の記憶障害. 十分に学習したことのみ保持. 新しいことは急速に記憶から消失.	重度の記憶障害. 断片的なことのみ記憶に残存.
時間的前後関係に中等度の困難がある. 検査の場所についての見当識は正常. 他の場所についての地理的見当識障害があるかもしれない.	時間的前後関係に重度の困難がある. たいていの場合, 時間的見当識は障害され, 地理的見当識もしばしば障害される.	自分についての見当識のみが保たれている.
問題解決, 類似点および相違点に中等度の困難がある. たいていの場合, 社会的判断力は保持されている.	問題解決, 類似点および相違点に重度の障害がある. たいていの場合, 社会的判断力は障害されている.	判断あるいは, 問題解決が出来ない.
左記の活動のいくつかに, まだたずさわっているかもしれないが, 自立して機能出来ない. 通り一遍の検査だと正常そうに見える.	家庭外において, 自立して機能するようには見えない. 家庭外の会合に連れて行ってもらえるくらい健康そうに見える.	家庭外の会合に連れて行ってもらうには, 具合が悪すぎるように見える.
家庭における機能は軽度だが明確に障害されている. より困難な家事はやめている. より複雑な趣味や興味の喪失.	単純な家事のみの維持. 非常に限られた興味が不十分に保持されている.	家庭において, 重要な機能が果たせない.
促すことが必要.	着衣, 衛生, 身の回りの品の保管などに手伝いが必要.	身の回りの世話において, 多くの助けが必要. 頻繁に失禁がある.

場合薬物を少量からトライする.

非薬物的治療・指導

❶現在の薬剤の見直し：行動心理症状を助長している可能性のある薬物がないか

　①抗精神病薬・催眠鎮静薬

認知症・認知症の行動心理症状 (4)

②抗コリン作用を持つ薬物一般
③抗パーキンソン病薬
④抗てんかん薬
⑤副腎皮質ホルモン
⑥循環器病薬（降圧剤・抗不整脈薬・利尿薬・ジギタリス）
⑦抗がん剤・抗菌薬・抗ウィルス薬

❷介護サービス利用
①デイサービス・デイケア：定着すれば本人の満足，生活リズム，介護家族の負担軽減に有効．
②ショートステイ：本人よりは家族への効果．
③なるべく慣れた，ひとつか少数の事業所利用が望ましい（小規模多機能介護事業所などはこの点で優位）．
④導入当初は拒否されしばらく労力要すことあり．

❸家族・スタッフ対応上の指導：行動そのものの修正を図るより本人が機嫌よくすごすことを目標にする．
①徘徊に対して一緒に歩いてみる．
②不潔行為に対しては排泄を時間で促したり，おむつチェックの頻度を上げてみる．
③盗難妄想に関しては一緒に探してみる．
④ちょっとした食べ物や飲み物
⑤ボディタッチや昔の話をする．
⑥徘徊・迷子に対してGPS機能つきの携帯や地域の捜索ネットワークなどを利用．
⑦ケアマネージャーや介護サービス事業所から対応してもらうよう依頼してもよいし，カンファレンスをもってもよい．

❹ユマニチュード：「見る」「触る」「話す」「立つ」を4本柱とする認知症ケアの体系．三つ目の柱までは家族を含めさまざまなケア場面に取り入れやすい．

❺回想法：過去への回想を誘導し，支持的共感的に時に生徒役割を演じて傾聴する．弱いながらエビデンスの

第3章　疾患編　≪神経・筋疾患≫

集積がある.

薬物治療

❶ コリンエステラーゼ阻害薬：DLBの幻視に有効. 抑うつにも有効.

❷ メマンチン：薬剤費が高額になりやすいため他の投薬との優先順位や今後のケアの場面（例えば包括医療の場面など）を想定しての判断要す.

❸ 抑肝散：副作用少ない点から，アルツハイマー型のBPSDに対し，現状第一選択と考えてよい. レビー小体型にも劇的に奏効する場合あり. エキス剤5g分2から始めてもよい.

※偽性アルドステロン症・消化器症状・まれに過鎮静あり.

※血管性認知症には釣藤散や黄連解毒湯も候補.

❹ バルプロ酸ナトリウム，カルバマゼピン：興奮や攻撃性などの行動症状に有効なことあり. バルプロ酸ナトリウム100mg～200mgより開始し漸増300mg/日まで. 非定型向精神病薬より副作用少なく第二選択になりうる. カルバマゼピンは効果強いが副作用の頻度高く，注意要す.

❺ リスペリドン，クエチアピン，オランザピン：行動症状および幻覚妄想などに有効とされるが，用量依存的に錐体外路症状が出現し，虚血性心疾患などのリスクが高まる.

※リスペリドンは0.5mg/日から開始. 1mg/日あたりから副作用のリスクが高まり2mg/日ぐらいまで. クエチアピンは25mg/日から開始し，75～100mg/日が目安.

※クエチアピンの方が錐体外路症状きたす用量が高い一方，催眠作用がリスペリドンよりやや強い. クエチアピン・オランザピンは糖尿病に禁忌. リスペリドンは蓄積しやすい.

❻ SSRI，SNRI：比較的早期の段階では心理症状として

471

認知症・認知症の行動心理症状 ⑸

うつや不安，アパシーの頻度高く，抗うつ薬が有効な場合あり．トラゾドンは，スボレキサントとの組み合わせで夜間せん妄（予防）に有効．

❼新しい睡眠薬：非ベンゾジアゼピンとしてスボレキサント，ラメルテオンなどがある．前者は効果発現が早くBZP依存からの離脱にも使用される．後者は頓用には向かず，連用で効果発現に1〜2週間要す．

❽ベンゾジアゼピン系抗不安薬：不安に対する頓用としてや限定的な睡眠導入目的以外にはなるべく避ける．

病院紹介のタイミング

❶病型鑑別が困難な場合
　①レビー小体型や前頭側頭型が疑われる場合，投薬に対する反応や症状の見通しが変わってくる．
　②意識の変動や薬剤に対する反応が著しく大きい場合
　③記銘力障害がそれほどでないのに行動上の社会常識逸脱が強い場合など診断のための専門機関紹介が望ましい．

❷行動心理症状が著しく，本人・家族・地域社会の安全や平穏が脅かされる場合：
　医師の判断だけでなく本人・家族・ケアマネ・包括支援センターなどがかかわって総合的に判断され，「排除の論理」に陥らないようなプロセスを踏むことが望ましい．

（小林　充）

文　献

1）日本神経学会 編：認知症疾患診療ガイドライン2017，医学書院，2017．
2）日本認知症学会 編：認知症テキストブック．中外医学社，2008．
3）平原佐斗司：認知症ステージアプローチ入門．中央法規出版，2013．
4）本田美和子，ロゼット・マレスコッティ，イヴ・ジネスト：ユマニチュード入門．医学書院，2014．

パーキンソン病・レビー小体病・パーキンソン症候群（1）

ポイント

❶ パーキンソン病は薬物治療が症状改善に大いに有効な数少ない神経難病．在宅で初めて治療につながり福音をもたらすケースもあり未診断の場合は慎重かつ積極的にドパミントライ．

❷ 似て非なるもの，「病」と「症候群」治療上はきちんと区別してあたる．
　　①「病」の場合は，投薬調整による症状の改善追求．
　　②「症候群」の場合は，薬効限定的．副作用の方が怖いのでリハビリや指導を中心に．

❸ 「病」の場合，進行性疾患ながら予後は多様で，診断10年後で1割が寝たきりになるが1割は何の生活制限もないまま．
　　①進行する場合の想定を先取りして伝えながら，経管栄養・人工呼吸器・気管切開などの可否につき ACP を図る．☞p. 12
　　②進行期には，奇異性声帯運動による呼吸障害や窒息による急変が起きうることを本人・家人に予め説明し備える．

❹ 合併症を予防し，残存機能を活かすリハビリテーションと，難病制度・介護保険サービス・身体障害者制度を活用し，多職種で包括的に支援する．その際，独特の運動・非運動症状について家族・スタッフの理解が重要．

❺ 似て同じもの，パーキンソン病とびまん性レビー小体型認知症とは，ともに α シヌクレインという異常蛋白の凝集体であるレビー小体の脳内での蓄積を共通の病理とする疾患（レビー小体病）．両者を臨床的に分けるのは認知症とパーキンソニズムの出現順位．

パーキンソン病・レビー小体病・パーキンソン症候群 (2)

問診・身体所見上のチェックポイント

❶ 家族歴, 既往歴, 発症時期, 症状進行時期など確認.

❷ 診断がついていれば病型と治療歴, 特にどこまで抗パーキンソン病薬を用いたことがあるか確認.

❸ 現在の重症度 (Hohen-Yahr 分類, 生活証度分類：**表1**) と日内変動の状態.

❹ 両上肢固縮, 振戦の程度, 幻視・見当識障害, ジスキネジア, 自律神経障害などの有無.

❺ 介護認定, 特定疾患治療制度, 身体障害者手帳等の取得利用状況.

❻ 介護家族と関連支援職種の疾患理解の状況.

診断・病型

❶ パーキンソニズム：動作緩慢に, 4〜6 Hz 静止時振戦・筋強剛・姿勢保持障害のいずれか一つを認めること.

❷ パーキンソン病：パーキンソニズムに加えて以下のうち2つ以上に該当.
　①ドパミン補充療法に反応
　②L-ドパ誘発性ジスキネジア
　③四肢の静止時振戦診察上確認可能
　④嗅覚喪失又は年齢・性を考慮した明らかな嗅覚低下
　⑤MIBG 心筋シンチグラフィーによる集積低下

❸ レビー小体型認知症 (DLB)：認知症に加えて以下の内二つあれば Probable DLB, ひとつなら Possible DLB
　①注意や明晰さの著名な変化を伴う認知の変動
　②典型的には, 構築された具体的な繰り返される幻視
　③特発性のパーキンソニズム

❹ パーキンソン症候群：パーキンソニズムを呈すが, パーキンソン病でないもの
　①他の病因の明らかなもの
　②ドパミン補充慮法に反応しないもの

第3章　疾患編　　　　　　　　**≪神経・筋疾患≫**

表1　パーキンソン病の重症度ステージと生活機能症度分類

Hoehn & Yahr の重症度ステージ		生活機能症度	
Stage I	一側性障害のみで，片側上下肢の静止振戦・固縮のみ．通常，機能障害は軽微または無し．	I度	日常生活，通院は1人で可能．労働能力もかなり保たれる．
Stage II	両側性障害で，四肢・体幹の静止振戦・固縮と姿勢異常・動作緩慢（無動がみられる）．		
Stage III	歩行障害が明確となり，方向変換や押された時の不安定さなど姿勢反射障害がみられる．身体機能はやや制限されているものの，職業の種類によっては，ある程度の仕事も可能である．身体的には独立した生活を遂行できる．その機能障害度はまだ軽度ないし中等度にとどまる．	II度	ⓐ身の回りの事などは，なんとか一人で可能．細かい手指の動作，外出，通院などには部分的介助が必要．労働能力はかなり制限．
Stage IV	無動は高度となり，起立・歩行は出来ても障害が強く，介助を要することが多い．姿勢反射障害は高度となり，容易に転倒する．		ⓑ日常生活の大半は介助が必要となり，通院は車で運んでもらわないと困難．労働能力はほとんど失われる．
Stage V	1人では動けないため，寝たきりとなり，移動は車椅子などによる介助のみで可能．	III度	全ての日常生活は介助が必要で，労働能力は全くない．

475

パーキンソン病・レビー小体病・パーキンソン症候群 (3)

運動症状の理解

❶無動：開始遅延・運動減少・運動緩慢の三側面．家族やスタッフに「やる気がない」等と捉えられやすい．

❷姿勢保持障害：Pull Test（立位で両肩を検者の方へ引っ張る）で倒れてきてしまう．

❸姿勢異常：歩行時体幹前屈・頸部後屈・肘膝軽度屈曲，腰曲がり，Pisa症候群

❹すくみ現象：加速現象，すくみ足，加速歩行．横線などの視覚刺激やリズム音などの聴覚刺激で改善．

非運動症状の理解 （表2）

❶ほとんどの患者で何らかの非運動症状を伴う．

❷症状が変動するもの，L-ドパ治療に反応するもの，逆にL-ドパ治療に関連して出現するものとあり．

❸先行期から出現しているものとして，嗅覚障害・レム睡眠行動障害（RBD）・便秘・気分障害が確実視されている．

薬物治療

❶副作用の発現率が高いものが多く，薬効と副作用をその都度評価して増減する薬物が多種類存在する．
　①病期の進行に伴いプライマリケア医の常識から外れたポリファーマシーになっていくことが多い．
　②信頼関係のないところでは「薬の試験台にされている」などと被害的になられることもある．
　③長年積み重ねられた処方を一気に大きくいじると著明な症状増悪や悪性症候群を招くことがある．
　④有害事象が強く疑われる場合は，最後の処方変更を元に戻してみることが原則．

第3章　疾患編　　　　　　　　≪神経・筋疾患≫

表2　パーキンソン病の非運動症状（文献1より改変）

1．睡眠障害
　①覚醒障害：日中過眠，突発的睡眠
　②夜間の睡眠障害：夜間不眠，レム睡眠行動異常，下肢
　　整肢不能症候群，周期性四肢運動障害，睡眠時無呼吸
　　症候群
2．精神・認知・行動障害
　①気分障害：うつ，不安，アパシー（無感情），アンヘ
　　ドニア（快楽の消失）
　②幻覚・妄想：
　　（ア）幻覚─幻視・幻聴・体感幻覚
　　（イ）妄想・せん妄
　③行動障害：
　　（ア）衝動制御障害─病的賭博・性欲亢進・買いあさ
　　　　り・無茶食い・常同反復動作
　　（イ）ドパミン調節障害
　④認知機能障害：遂行機能障害・注意障害・視空間認知
　　障害・記憶障害
3．自律神経障害
　①心血管系症状：起立性低血圧・食事性低血圧
　②排尿障害：頻尿・尿意切迫・切迫性尿失禁
　③消化器症状：消化管運動障害（便秘）・流涎・嚥下障
　　害
　④性機能障害：勃起障害
　⑤発汗障害その他：発汗発作（発汗過多）・発汗低下・
　　脂漏
4．感覚障害
　①嗅覚障害
　②痛み：筋骨格性疼痛・末梢神経─根性疼痛・ジストニ
　　ア関連痛・中枢性疼痛・アカシジアに関連した不快感
　③視覚異常
5．その他
　①体重変化：体重減少・体重増加
　②疲労

疾患

477

パーキンソン病・レビー小体病・パーキンソン症候群（4）

❷L-ドパ＋酵素阻害薬合剤が最初に試し，最後まで続ける薬

レボドパ含有製剤：レボドパ・カルビドパ水和物

メネシット配合錠（100 mg）1 回 0.5〜1 錠

1 日 1 回　内

上記より開始し，1 日 2 回から 3 回まで 2 週間ごと副作用が許容範囲である限り増量．

※増減量で明らかに症状が改善増悪すれば診断は確定．
※この際，消化器症状・幻視・見当識障害・ジスキネジアなどの副作用出現可能性について予告しておく．
※明らかに DLB の診断基準を満たす場合必須ではない．運動症状に対する有効性の検証としてのみ適応．

その他の治療

❶リハビリテーション：通所・訪問リハビリなどの資源以外に，セルフストレッチなど．
❷環境整備：手すりやベッド・いす設置の効果大．
❸手術治療：70 歳未満，左右差大，薬効あるが副作用強く増やせない場合，脳深部刺激療法（DBS）の対象となる場合あり．

家族・関連スタッフへの指導

❶進行期で一見寝たきりでもたってしまえば，あるいは薬効のよい時に限り歩ける場合もある．
❷家族が十分理解できず本人のきもちの問題に帰着させていたり，施設や病院などでは寝たきりだと誤解されて本当に寝たきりになってしまう危険がある．
❸摂食嚥下障害が進行した際は経管栄養導入の是非を検討する．「病」の場合，内服投与の継続必要性も勘案し経管栄養導入するが，この際，老年医学会の非経口的栄養法導入に関するガイドライン[3]等を参考に倫理的検討とプロセスを経ることが望ましい．☞p. 58, ☞p.

第3章　疾患編　≪神経・筋疾患≫

665

❹合併する感染と前述の上気道のトラブルが最期となる
ケースが多く，終末期に在宅で人工呼吸器が問題にな
る場合はあまり多くないが，気管切開について ACP
を図っておいた方がよい．

病院紹介のタイミング

❶症状の進行で在宅生活の維持が困難で，より多種類の
薬物選択肢の中から投薬調整を短期に図ることが必要
な場合．

例：独居の方が，繰りかえすウェアリングオフ現象で日に
　　何度もほとんど動けなくなる場合．

❷手術適応を判断する場合．

❸非運動症状や合併症状の管理が困難で病院での対応や
入院を要する場合．

例：起立性低血圧による失神を日に何度も反復する場合．

例：嚥下障害で栄養摂取不良な場合・肺炎が疑われる場合．

（小林　充）

文　献

1) 日本神経学会：パーキンソン病診療ガイドライン 2018．医学書
院，2018．
2) 日本神経学会：認知症疾患ガイドライン 2017．医学書院，2017．
3) 日本老年医学会：高齢者ケアの意思決定プロセスに関するガイ
ドライン―人工的な水分・栄養補給の導入を中心として．2012．

✎ memo

479

その他の神経変性疾患
（進行性核上性麻痺・多系統萎縮症・脊髄小脳変性症等）（1）

ポイント

❶ 慢性進行性の経過で ADL が低下したり，認知面が低下する原因不明の病態の中にはこれら疾患が未診断で埋もれている可能性を意識する．

❷ 診断が確定したら，それぞれの固有の症状・経過・予後について本人・家族スタッフ間で共有する．

❸ 疾患受容の支援や心理的支持，対症療法と合併症予防，難病医療制度・介護保険・身体障害者制度など使い切り最期まで寄り添う．

問診・身体診察上のチェックポイント

❶ 薬剤性の可能性についての除外．

❷ 家系内に ADL 低下や認知機能障害の集積はないか．

❸ パーキンソニズム：進行性核上性麻痺・多系統萎縮症・その他のパーキンソン症候群

❹ 失調症：多系統萎縮症・遺伝性脊髄小脳変性症（MJD/SCA3・SCA6・歯状核赤核淡蒼球ルイ体萎縮症（DRPLA）・SCA31）

❺ 対麻痺：家族性痙性対麻痺

進行性核上性麻痺（PSP）

❶ パーキンソニズムに，垂直性核上性眼球運動障害・初期よりの易転倒性・頸部後屈・皮質下性認知症または前頭側頭型認知症を伴う．

❷ 4 Repeat Tau の蓄積による Tauopathy であることが明らかとなっており，典型的な特徴を呈する Richardson 症候群から，症状に左右差あり L–ドパにやや反応する PSP-P，すくみ足を伴う純粋無動症（PAGF），認知機能低下の先行する PSP-PNFA，臨床的には皮質基底核症候群に属する PSP-CDS，小脳型の PSP-C 等の病型が次々追加されている．

❸ 拍手兆候：3 回素早く続けて手を叩いて模倣するよう指示すると PSP 患者の場合，4 回以上叩いてしまうこ

第3章　疾患編　　　　　　　　**≪神経・筋疾患≫**

とが多いとされる.

❹有効な治療法はないが, パーキンソニズムに対してL-ドパ合剤, 頸部後屈に対してトリヘキシフェニジル塩酸塩などがやや有効な場合があるとされる.

❺平均罹病期間:Richardson 症候群 5.9 年, PSP-P 9.1 年とされる. 死因は, 誤嚥性肺炎・窒息・栄養失調・外傷の頻度が高い.

❻発症 1 年以内の転倒, 早期の嚥下障害, 尿失禁は予後不良因子.

多系統萎縮症（MSA）

❶孤発性脊髄小脳変性症のうち, 従来の, オリーブ橋小脳萎縮症（OPCA）・黒質線条体変性症（SND）・Shy-Drager 症候群の三者が, αシヌクレインの蓄積沈着を主要病理とする単一疾患として, 多系統萎縮症とされた.

❷孤発性脊髄小脳変性症の 2/3 を占める.

❸当初は, 小脳症状（MSA-C）・パーキンソニズム（MSA-P）・自律神経症状（Shy-Drager 症候群）などそれぞれの症状が先行するが, 三系統の症状が出そろってくるため, 経過を追って診断せざるを得ないことも多い.

　※Probable MSA:孤発性・進行性・成人（30 歳以降）発症の疾患で, 自律神経障害に加えて L-ドパの効果に乏しいパーキンソニズムまたは小脳性運動失調を呈するもの.

❹勃起障害は当初より合併する頻度が高く, 感度は低いものの, 勃起が保たれている場合は, MSA の可能性は低下すると考えてよい.

❺治療は対症的な範囲に限られる.
　起立性低血圧に対しては以下を.

481

その他の神経変性疾患
（進行性核上性麻痺・多系統萎縮症・脊髄小脳変性症等）(2)

ノルアドレナリン前駆物質：ドロキシドパ/低血圧治療薬：ミドドリン塩酸塩

ドプスカプセル（100 mg）1回 1～2Cap

　　　　　　　　　　　　　　　　1日 1～3回　内

メトリジン錠（2 mg）1回 1～2錠　1日 1～2回　内

❻進行期に種々の呼吸障害を伴い，突然死が相当数ある．
　①中枢性および閉塞型睡眠時無呼吸症候群
　②声帯開大障害（声帯外転筋麻痺）
　③喉頭蓋軟化症（Floppy epiglottis）・披裂部軟化症（Floppy arytenoid）
　④CPAP や気管切開，気管切開下機械呼吸は，これら呼吸障害に有効な可能性があるが，それでも突然死は起こる．

❼発症から介助歩行・車いす移動・寝たきり状態・死亡に至る期間の中央値は，それぞれ 3年・5年・8年・9年とされる．特に，排尿障害・声帯運動障害顕在化例が予後不良．

遺伝性脊髄小脳変性症

❶日本で最も多いのは MJD/SCA3
　①常染色体優性遺伝
　②Ⅰ型：10～30歳代発症，進行性の錐体路＋錐体外路症候（主にジストニア）
　③Ⅱ型：20～50歳代発症，小脳失調＋錐体路徴候が前景．
　④Ⅲ型：40～70歳代発症，小脳失調＋末梢神経障害．
　⑤Ⅳ型：発症年齢は様々，パーキンソン症状＋末梢神経障害．
　⑥進行性外眼筋麻痺，注視方向性眼振，衝動性眼球運動障害，びっくり眼，動作誘発性顔面・舌線維束性収縮様運動．

第3章　疾患編　　　　　≪神経・筋疾患≫

❷SCA6：純粋小脳失調型
　①常染色体優性遺伝
　②平均48歳前後発症
　③注視方向性眼振（水平性・下眼瞼向き）
　④頭位変換時の回転性めまい・動揺視
　⑤発作性または間歇性の小脳症状増悪
　⑥発症から車いすが必要になるまでの中央値24年

❸DRPLA
　①常染色体優性遺伝
　②発症1〜62歳，中央値30歳.
　③小脳性運動失調に舞踏・アテトーゼなどの不随意運動
　④認知機能障害・性格変化
　⑤20歳以下発症例では，ミオクローヌス・てんかん発作も

❹SCA31：SCA6より高齢で発症する純粋小脳型
　①常染色体優性遺伝
　②発症40歳代から70歳代，平均50歳代後半
　③SCA6より進行緩徐で眼振少ない.

❺治療と対応：リハビリテーションと環境整備や補助器具を中心に，薬物療法を対症的に.
　①失調症状に対して：バランスや歩行の集中的な機能訓練が有効. 転倒による外傷予防の防具装着や手すり・補助器具

脊髄小脳変性症治療薬：タルチレリン

セレジスト錠（5 mg）　1回1錠　1日2回　㋑

　②ジストニアに対して
　A型ボツリヌストキシン局所注射，L-ドパ

❻遺伝子診断の実施：あくまで本人の自由意思に基づいて行われるべきであり，神経疾患の遺伝子診断ガイド

疾患

483

その他の神経変性疾患
(進行性核上性麻痺・多系統萎縮症・脊髄小脳変性症等) (3)

ラインなどに則り最大限慎重を期する．遺伝カウンセリングなどの体制がないままに安易に行うべきではない．

遺伝性痙性対麻痺

❶緩徐進行性の両下肢の痙縮と筋力低下
❷両下肢の腱反射亢進・病的反射
❸常染色体優性遺伝が多く，劣性はまれ．
❹対麻痺のみの純粋型とその他の症状伴う複合型（末梢神経障害・精神発達遅滞・小脳失調・てんかん・骨格異常・視神経萎縮・網膜色素変性・魚鱗癬など）
❺遺伝子診断により病型確定．
❻治療
　①薬物：筋弛緩薬

中枢性筋弛緩薬：バクロフェン
ギャバロン錠（10 mg）1回1錠　1日3回　内

　②A 型ボツリヌストキシン局所注射
　③バクロフェン持続髄注療法
❼経過・予後：若年発症する型と成人発症する型とあり，発症後 22 年で半数が歩行補助具を要し，37 年で1/4が車いすを必要とする．生命予後は良好．

難病指定

ここにあげた疾患は，一定以上の重症度ではいずれも厚労省指定難病となっている．

　※ modefied Rankin Scale 3（「何らかの介助を要するが歩行は自立」）以上または，脳卒中学会版重症度「食事・栄養」「呼吸」のいずれかが3（「食事・栄養摂取に何らかの介助を要する」「呼吸症状が睡眠の妨げになる，あるいは着替えなどの日常生活動作で息切れが生じる」）以上の重症度を対象．

第3章　疾患編　　　　　　　　**≪神経・筋疾患≫**

病院紹介のタイミング

❶ 画像診断による補助所見を期待する場合（頭部 MRI，MIBG 心筋シンチグラフィー，DAT スキャンなど）

❷ 遺伝子診断を含む遺伝相談などを想定する場合

❸ 機能障害のより詳細な評価・指導（嚥下造影・嚥下内視鏡，喉頭ファイバー，呼吸機能，など）

❹ 合併症（肺炎その他の感染・褥瘡・低栄養など）

（小林　充）

文　献

1) 日本神経学会：脊髄小脳変性症・多系統萎縮症診療ガイドライン 2018，南江堂，2018.

2) 厚労省 HP：分野別の健康政策一覧，健康，平成 27 年 1 月 1 日告示の指定難病（1〜110 号）

3) 日本神経学会：神経疾患の遺伝子診断ガイドライン 2009，医学書院，2009.

memo

筋萎縮性側索硬化症（ALS）(1)

ポイント

❶ 医師のみでできることは少なく，早期から経験豊富な訪問看護を中心にした在宅チームの形成を意識する．

❷ 診断が難しく，経過をみなければならないケースも存在するが，経時的に麻痺が進行性であれば救済のためにはどこかで診断確定しなければならない．

❸ 発症後概ね3年で呼吸筋麻痺による呼吸不全で死亡するが，知的側面が保たれるため，人工呼吸器装着下に長期に生存し社会とのコミュニケーションを保ちつづけるケースもある（ただし，こうした方をあるいはそういう風に生存することを希望される方を受け入れる病院は限られており，介護力と経済力が一定以上あり，在宅療養をされているケースがほとんどである）．

❹ 病名と予後の告知から，こうした社会事情を踏まえた意思決定のプロセスを，折に触れて繰り返し行っていく必要がある．

❺ 進行していく病状に対し，早めに次の変化を予告し準備することが重要．

❻ 気管切開・人工呼吸で長期にわたる介護・療養となった場合，死因は感染がほとんどとなる．

問診・身体所見

❶ 診断の確定状態

❷ 本人・介護者の告知・疾患理解の状態と意思

❸ 特定疾患認定の有無

❹ 身体障害者手帳の有無

❺ 症状の確認

　①上位運動ニューロン障害

　・錐体路症状：痙性麻痺など．

　・下肢に優位．

　②下位運動ニューロン障害

　・筋力低下，線維束性収縮，筋萎縮，呼吸障害（呼吸

第3章　疾患編　　　　　　**≪神経・筋疾患≫**

筋麻痺）
・上肢に強く表れ，一側→両側へ進行．
③球麻痺症状
・構音障害，嚥下障害，舌の萎縮・線維束性収縮，顔面神経麻痺　など．

在宅で可能な検査

動脈血ガス分析：二酸化炭素貯留傾向の有無

治療・対応

❶薬物療法の一例としてはリルゾールがある．

ALS 治療薬：リルゾール

リルテック錠（50 mg）1 回 1 錠 1 日 2 回㊇　朝夕前

※ 2011 年までに欧米と日本で実施された四つの二重盲検試験（1,477 例の ALS を対象）で生存期間を優位に延長（延長幅 2～3 カ月）．
※努力性肺活量 60％未満には無効とされ原則開始せず．

❷胃瘻造設 ☞p. 665
①球麻痺症状が目立ち出したらできれば早めに造設し栄養サポートを図る．
②ただし呼吸筋麻痺が切迫してから行うと呼吸不全を誘発することあり注意．
③非経口的栄養法導入に関するガイドラインなどを参考に倫理的検討のプロセスを経ることが望ましい．
☞p. 12 ACP

❸呼吸機能のモニターとサポート
①炭酸ガス貯留が生じたら呼吸筋麻痺までは早い．
②夜間酸素飽和度がモニター指標としてよいとされ，睡眠中 90％未満が 1 分以上出現したら夜間 NIPPV 導入を考慮する．☞p. 688
③早期からの NIPPV が生存期間を延長，カフアシストによる補助が呼吸不全の回避に有用とされる．

筋萎縮性側索硬化症（ALS）⑵

予防・指導

❶コミュニケーションについて
　①四肢の機能が残存しているうちからコミュニケーションエイドを導入しパソコンによるコミュニケーションの確保に備えておく．
　②ただし，制度でバックアップがあるのは最初のセンサーだけなので，センサーを変更していくときに新たに金銭負担が生じることに注意．
　③病状が進んでくるとセンサーによるコミュニケーションさえも困難になる．
❷呼吸器管理について
　①災害や停電などのちょっとした呼吸器トラブルで急変することもあるので細心の注意を要する．
　②ある朝御家族が見に行って亡くなっているという最期も少なからずある．多くの場合家族が自責の念に駆られるので支持的対応に留意する．

病院紹介のタイミング

❶球麻痺症状・去痰困難・呼吸減弱が疑われる場合
　①在宅では炭酸ガス貯留のモニターが困難なため，症状悪化の対応が遅れがちになりやすいため早めの対応を心がける．
　②NIPPVや気管切開人工呼吸管理になってからの方がむしろ在宅管理はしやすい．
❷本人家族が，長期入院療養での人工呼吸器治療を希望される場合
　受け入れ先の病院の選定は可能な限り早いほうがよい．
❸介護者の介護疲労・負担が著しい場合
　難病一時預かり事業を地方自治体が病院に委託して行っている場合などもある．この場合は早い段階から利用を考慮する．

（小林　充）

第3章 疾患編 ≪神経・筋疾患≫

文 献
1) 日本神経学会：筋萎縮性側索硬化症診療ガイドライン 2013．南江堂，2013．

筋ジストロフィー (1)

ポイント

❶ 主なタイプに小児期に発症し青年期に死亡する Duchenne 型・Becker 型と、青年期から比較的緩徐に発症し、不自由はあっても日常生活に大きな支障なく寿命を全うすることの多い筋強直性ジストロフィーがあるが、後者は在宅医療の場面に登場することは稀である.

❷ 一旦歩行まで獲得しながら思春期以降に退行して動作能力を失っていくので、学校社会生活をはじめ本人・両親の心理的社会的サポートが重要.

❸ ALS 同様、予想される次の段階の準備を次々進めることだが❷のような背景のため受容が得られず、なかなか導入が進まないこともある.

❹ 遺伝性疾患のため、同胞の問題、次の子供の問題など悩まれることが多い.

問診・身体所見

❶ 病型（**表1**）、発達歴、家族歴

❷ 主要な筋力の評価・関節可動域・筋短縮萎縮、Gowers 兆候、ミオトニア、知的能力評価、等

❸ ステロイド及び循環器用薬を用いている場合、その副作用の出現の評価.

❹ Swinyard 分類や厚生労働省による機能障害度分類（**表2**）

在宅で可能な検査

①血清CK値（その他の診断確定検査は紹介が必要）、BNP（心不全評価）

②心電図（心伝導系の評価）

③動脈血ガス分析

📝 memo

第3章 疾患編　　　　≪神経・筋疾患≫

表1　主な進行性筋ジストロフィー症の鑑別

	Duchenne型（重症型）	Becker型（軽症型）	LG型（肢帯型）	FSH型（顔面肩甲上腕型）
遺伝型式	X染色体劣性	X染色体劣性	常染色体劣性	常染色体優性
性別	男性	男性	男＝女	男＝女
発症年齢	3～5歳	小児期	小児～成人	小児～成人
主な罹患筋	腰帯部	腰帯部	体幹近位部	顔面，肩甲帯
顔面筋障害	末期に出現	(－)	(－)	(＋)
知能障害	(±)	(－)	(－)	(－)
関節拘縮	進行に従い出現	進行に従い出現	時に出現	まれ
偽性肥大	(＋)	(＋)	(±)	(－)
血清CK	↑↑	↑	↑	正常
進行	速い	遅い	不定	遅い
予後	自然経過：18歳前後で死亡 人工呼吸使用：30歳前後で死亡	20歳でも歩行可能	不定	良好

memo

491

筋ジストロフィー ②

表 2　筋ジストロフィー機能障害度の厚労省分類（新分類）

ステージⅠ	階段昇降可能
	a）手の介助なし
	b）手の膝おさえ
ステージⅡ	階段昇降可能
	a）片手手すり
	b）片手手すり膝手
	c）両手手すり
ステージⅢ	椅子からの起立可能
ステージⅣ	歩行可能
	a）独歩で5m以上
	b）1人では歩けないが物につかまれば歩ける（5m以上）
	1）歩行器　2）手すり　3）手びき
ステージⅤ	起立歩行は不能であるが，四つ這いは可能
ステージⅥ	四つ這いも不可能であるが，いざり這行は可能
ステージⅦ	いざり這行も不可能であるが，座位の保持は可能
ステージⅧ	座位の保持も不能であり，常時臥床状態

治療・対応

❶薬物治療

①Duchennu/Becker型の場合，歩行ができている間はステロイド投与．

副腎皮質ホルモン製剤：プレドニゾロン

プレドニゾロン錠　1mg/kg/隔日　内

②心筋症に対して，拡張型心筋症同様にACE阻害薬やβ遮断薬を使用する．

③筋強直性ジストロフィーの場合，ミオトニアの治療としてフェニトインやカルバマゼピンを用いる．

第3章 疾患編　　≪神経・筋疾患≫

ヒダントイン系抗てんかん薬：フェニトイン
アレビアチン錠（25 mg）　1回1〜4錠　1日2〜3回
（内）

イミノスチルベン系抗てんかん薬：カルバマゼピン
テグレトール錠（100 mg）　1回1〜3錠　1日1〜2回
（内）

❷非薬物治療・対応
　①保健所・訪問看護・リハビリスタッフなどを含むチーム体制の構築．
　②特定疾患や身体障害の認定
　※筋ジストロフィーは成人においては特定疾患に指定されていないが，東京都など一部自治体で独自に対応している場合がある．
　③環境整備
　　・段階に応じて，手すり→杖や装具などの補助具→車いす（手動→電動）など．
　　・パソコンも有用．
　④呼吸機能サポート ☞p. 688
　　・換気能力が低下してきたらNPPVやカフアシスト
　　・人工呼吸器の導入（→病院紹介）

予防・指導
特に非薬物治療・対応についての家人への指導
※家人が比較的若年で認知面の保たれている親の場合が多いのでリフトや昇降機などの大規模な介護機器も検討の対象となることがある．

病院紹介のタイミング
❶十分な診断・病型確定が行われていない場合
　診断のためには筋電図，筋生検，遺伝子診断などが行われる．

筋ジストロフィー (3)

❷心伝導障害についての進んだ評価と治療が必要な場合
❸去痰困難・呼吸減弱が疑われる場合
　①在宅では炭酸ガス貯留のモニターが困難なため，早めに紹介を心掛ける．
　②NIPPVや気管切開人工呼吸管理になってからの方がむしろ在宅管理はしやすい．
❹本人家族が，長期入院療養での人工呼吸器治療を希望される場合
　受け入れ先の病院の選定は，可能なかぎり早いほうがよい．
❺介護者の介護疲労・負担が著しい場合
　難病一時預かり事業を地方自治体が病院に委託して行っている場合などもある．この場合は早い段階から利用を考慮する．

（小林　充）

文献
1) 日本神経学会・他監修：Duchenne型筋ジストロフィー診療ガイドライン2014. 南江堂, 2014.

うつ病・うつ状態 (1)

ポイント

❶ 薬剤性の反応や甲状腺機能障害, 副腎不全, 高 Ca 血症などの一般身体疾患の除外を怠らない.

❷ 若年者と同じく双極性障害, 統合失調症を見逃さない.

❸ 自殺リスクの評価も必ず行う. 高齢者の自殺リスクは高い. 未遂は女性, 既遂は男性に多いのは若年者と同様.

高齢者うつの特徴

❶ 高齢者のうつの診断は, 認知機能や身体機能の障害をはじめ併存疾患や薬剤による副作用など多因子が複雑に絡むため困難であることが多い. またその症状も若年者のものに比べて非定型的であるということが多い (表1). 症状の全般性や持続性を加味して総合的にかつ慎重に診断する.

❷ 一方で高齢者のうつの有病率は 5～10% と高く[1], 認知症があると有病率は 40～50% に上昇するといわれる. 高齢者は身体症状を伴って受診するケースが多く, 見逃されているケースも少なくないことを認識する.

❸ うつ病が認知症のリスクとなることはまだ確かめられてはいないが有力な仮説[3]の1つ (表2).

問診・診察

❶ ベースラインの把握. 基礎疾患・既往歴 (脳卒中, 心筋梗塞の既往, うつや他の精神疾患の既往, 癌, パーキンソン病や多発性硬化症, 認知症などの神経疾患, 他の慢性疾患の存在), うつの家族歴, 嗜好 (アルコール, カフェイン), 薬剤歴 (抗コリン薬, レボドパ, ベンゾジアゼピン系薬, コルチコステロイドなど), 痛みの存在, ADL/IADL, 聴力など.

❷ リスクファクター[3]：女性, 社会的孤立, 離婚や死別, 低い社会経済的地位, 共存する医学的問題, コントロール不良な疼痛, 不眠, 機能障害, 認知障害.

うつ病・うつ状態 ⑵

表1　高齢者のうつ病の症候学（文献4より）

- ・高齢者のうつ病はしばしば非定型
- ・若年者のうつ病と比較して，以下が特徴
  - □ 身体症状の訴え
  - □ 心気傾向
  - □ 悲哀感が目立たない
  - □ 焦燥
  - □ アパシー・集中力の低下・精神運動抑制
  - □ 妄想，錯乱状態
  - □ 主観的な記憶障害や認知機能障害

表2　認知症の初期にみられるうつ状態（文献4より）

- ・主観・客観的に悲哀感が乏しい
- ・深刻感の欠如
- ・病態に無関心・否認の態度
- ・促せば遅滞なく行動するが放置すれば何もしない
- ・症状の動揺があまりみられない
- ・抗うつ薬が奏効しにくい

❸スクリーニングツール：2つの質問法（**表4**），GDS（The Geriatric Depression Score），CSDD（Cornell Scale for Depression in Dementia）など複数存在しそれぞれ特徴あり．いずれのツールも単一で診断するものではない．また本人からの訴えだけでなく実際に行動障害を伴うか（逆も然り）という視点から判定する．陽性と判定したら，DSM-5などの基準を参考にして大うつ病性エピソード（**表3**）の有無を確認する．

❹「うつ対応マニュアル」（厚労省作成，2004）で用いられているスクリーニングシートも有用（**図1**）.

❺2つの質問法（**表4**），すなわち「抑うつ気分」と「興味の消失」（感度97%，特異度67%）は簡便．身体疾患

第3章　疾患編　　　≪精神疾患≫

表3　診断基準（DSM-5）

A. 以下の症状のうち5つ（またはそれ以上）が同じ2週間の間に存在し，病前の機能からの変化を起こしている．これらの症状のうち少なくとも1つは（1）抑うつ気分，または（2）興味または喜びの喪失である．

注：明らかに他の医学的疾患に起因する症状は含まない．

1. その人自身の言葉（例：悲しみ，空虚感，または絶望を感じる）か，他者の観察（例：涙を流しているように見える）によって示される，ほとんど1日中，ほとんど毎日の抑うつ気分．注：子どもや青年では易怒的な気分もありうる．

2. ほとんど1日中，ほとんど毎日の，すべて，またはほとんどすべての活動における興味または喜びの著しい減退（その人の説明，または他者の観察によって示される）．

3. 食事療法をしていないのに，有意の体重減少，または体重増加（例：1ヵ月で体重の5%以上の変化）．またはほとんど毎日の食欲の減退または増加．

注：子どもの場合，期待される体重増加が見られないことも考慮せよ．

4. ほとんど毎日の不眠または過眠．

5. ほとんど毎日の精神運動焦燥または制止（他者によって観察可能で，ただ単に落ち着きがないとか，のろくなったという主観的感覚ではないもの）．

6. ほとんど毎日の疲労感，または気力の減退．

7. ほとんど毎日の無価値感，または過剰であるか不適切な罪責感（妄想的であることもある．単に自分をとがめること，または病気になったことに対する罪悪感ではない）．

8. 思考力や集中力の減退，または決断困難がほとんど毎日認められる（その人自身の言明による，または他者によって観察される）．

9. 死についての反復思考（死の恐怖だけではない），特別な計画はないが反復的な自殺念慮，または自殺企図，または自殺するためのはっきりした計画．

B. その症状は，臨床的に意味のある苦痛，または社会的，職業的，または他の重要な領域における機能の障害を引き起こしている．

C. そのエピソードは物質の生理学的作用，または他の医学的疾患によるものではない．

注：基準A～Cにより抑うつエピソードが構成される．

注：重大な喪失（例：親しい者との死別，経済的破綻，災害による損失，重篤な医学的疾患・障害）への反応は，基準Aに記載したような強い悲しみ，喪失の反芻，不眠，食欲不振，体重減少を含むことがあり，抑うつエピソードに類似している場合がある．これらの症状は，喪失に際し生じることは理解可能で，適切なものであるかもしれないが，重大な喪失に対する正常な反応に加えて，抑うつエピソードの存在も入念に検討すべきである．その決定には，喪失についてどのように苦痛を表現するかという点に関して，各個人の生活史や文化的規範に基づいて，臨床的な判断を実行することが不可欠である．

D. 抑うつエピソードは統合失調感情障害，統合失調症，統合失調症様障害，妄想性障害，または他の特定および特定不能の統合失調症スペクトラム障害および他の精神病性障害群によってはうまく説明されない．

E. 躁病エピソード，または軽躁病エピソードが存在したことがない．

注：躁病様または軽躁病様のエピソードのすべてが物質誘発性のものである場合，または他の医学的疾患の生理学的作用に起因するものである場合には，この除外は適応されない．

うつ病・うつ状態 (3)

『心の健康度自己評価票』

A 項目	1. 毎日の生活が充実していますか	1. はい	2. いいえ
	2. これまで楽しんでやれていたことが, いまも楽しんでできていますか	1. はい	2. いいえ
	3. 以前は楽にできていたことが, 今ではおっくうに感じられますか	1. はい	2. いいえ
	4. 自分は役に立つ人間だと 考えることができますか	1. はい	2. いいえ
	5. わけもなく疲れたような感じがしますか	1. はい	2. いいえ
B 項目	6. 死について何度も考えることがありますか	1. はい	2. いいえ
	7. 気分がひどく落ち込んで, 自殺について考えることがありますか	1. はい	2. いいえ
C 項目	8. 最近ひどく困ったことや つらいと思ったことがありますか	1. はい	2. いいえ

「はい」と答えた方は, さしつかえなければ, どういうことがあったのか, ご記入ください.

[   ]

〈一次スクリーニングテスト判定方法〉

A 項目: 問1〜問5　　　　B 項目: 問6〜問7

C 項目: 問8…自殺の危険性が高くなる項目

〈スクリーニング陰性番号〉

問1: はい　問3: いいえ　問6: いいえ
問2: はい　問5: いいえ　問7: いいえ
問4: はい

陽性番号が, A 項目2つ以上　あるいは　B 項目1つ以上

→　二次スクリーニングへ

C 項目　記載内容により判断する
　　　　配偶者や家族の死亡, 親戚や近隣の人の自殺, 医療機関からの退院等の場合

　　　　→　二次スクリーニングへ

※: 質問票の「最近」とは「最近2週間」を意味する.
※: 問6の「死」とは,「自殺に結びつくような死」を意味する.

図 1　一次スクリーニングテストとその判定票

(厚生労働省:「うつ状態のスクリーニングとその転帰としての自殺の予防システム構築に関する研究」総合研究報告書(主任研究者, 大野裕). 2001)

第3章　疾患編

≪精神疾患≫

表4　2つの質問法

・以下の質問にお答え下さい（当てはまる方に○を）.
1. この1カ月間，気分が沈んだり，憂うつな気持ちになったりすることがよくありましたか.
   A：はい
   B：いいえ
2. この1カ月間，どうも物事に対して興味がわかない，あるいは心から楽しめない感じがよくありましたか.
   A：はい
   B：いいえ

(Whooley MA, et al.：J Gen Intern Med 12：439, 1997)

を有する高齢者には GDS（表5），認知症（MMSE で15点以下）が存在する場合は，CSDD が有用とされる[1].

❻自殺のリスク評価は特に重要（表6）. 医師自身が率直に具体的に（手段，計画の有無，遺書の有無，執行しなかった理由など）問うことが重要.

❼躁病エピソードの既往，家族歴は大切.

❽うつの鑑別として季節性感情障害（SAD），統合失調症，死別反応など.

検 査

甲状腺機能，副腎機能（コルチゾール，ACTH），電解質（Na，K，Ca），ビタミン B_{12}，鉄など

治 療

❶抗うつ薬

①薬物治療の第1選択は SSRI. しかしアパシー（無気力感）をメインとする認知症合併高齢者のうつには効果は少ないとする見方もある. 副作用に注意し，期待された効果が得られないときは専門医に紹介するなど，慎重かつ柔軟な姿勢が患者への害を最小にする.

うつ病・うつ状態 (4)

表5 GDS-S-J：老年期うつ尺度（短縮版）＿日本版

教示：被験者に以下のように教示をしてください.
*このインタビューでは，次に，あなたの感情について質問をいたします. お尋ねする質問のなかには，あなたに当てはまらない質問があるかも知れませんし，また，ある質問はあなたを不快にさせるかもしれません.
今日を含め過去1週間の間に，あなたがどう思ったかに基づいて，各々の質問に対して，"はい"か"いいえ"で答えてください.

はい いいえ

1. ☐ ■ あなたは，あなたの人生に，ほぼ満足していますか?

2. ■ ☐ これまでやってきたことや，興味があったことの多くを止めてしまいましたか?

3. ■ ☐ あなたは，あなたの人生は空しいと感じていますか?

4. ■ ☐ しばしば，退屈になりますか?

5. ☐ ■ あなたは，たいてい，機嫌がよいですか?

6. ■ ☐ あなたに，何か悪いことが起ころうとしているのではないかと，心配ですか?

7. ☐ ■ たいてい，幸せだと感じていますか?

8. ■ ☐ あなたは，しばしば無力であると感じていますか?

9. ■ ☐ 外出して新しいことをするよりも，自宅にいるほうがよいと思いますか?

10. ■ ☐ たいていの人よりも，記憶が低下していると思いますか?

11. ☐ ■ 現在，生きていることは，素晴らしいことだと思いますか?

12. ■ ☐ あなたは，現在のありのままのあなたを，かなり価値がないと感じますか?

13. ☐ ■ あなたは，元気一杯ですか?

14. ■ ☐ あなたの状況は絶望的だと，思いますか?

15. ■ ☐ たいていの人は，あなたより良い暮らしをしていると思いますか?

※網掛けのチェックボックス ■ の答えは「うつ」を暗に示す. 異なる感度と特異度が諸研究を通じて得られているけれども，臨床目的としては，6点以上のときは「うつ」を示唆しており，追跡面接をしなければならない.
11点以上は，ほとんど常に「うつ」である.

Translated and Adapted by Morihiro Sugishita（杉下守弘）and Takashi Asada（朝田隆）(2008) from the Geriatric Depression Scale（GDS）in Clinical Gerontology, 5 (1/2), 165-173, 1986.

第 3 章　疾患編　　≪**精神疾患**≫

表 6　自殺リスクの高いうつ病患者の特徴（文献 3 より）

<基本的特徴>
・男性（5〜10 倍），65 歳以上
・単身者（特に子どもがいない）

<病歴・家族歴>
・自殺企図の既往あり，精神科入院歴あり
・自殺の家族歴あり

<合併疾患>
・アルコール・薬物依存の併発
・パニック障害の併発・不安の強さ
・重症身体疾患の併発

SSRI：塩酸セルトラリン

ジェイゾロフト錠（25 mg）1 回 1 錠　1 日 1 回　㉛
最大量 100 mg/日

SSRI：エスシタロプラムシュウ酸塩

レクサプロ錠（10 mg）1 回 1 錠　1 日 1 回　㉛夕食後
初回 10 mg，1 日最大量 20 mg
20 mg を超えると QT 延長症候群のリスクあり

SNRI：ミルナシプラン塩酸塩

トレドミン錠（12.5 mg）1 回 1 錠　1 日 2 回　㉛
最大 100 mg/日（高齢者は 60 mg/日）
＊増量時は 15 mg，25 mg の規格を使用する．

※トレドミンは CYP の作用を受けないため，高齢者には
　比較的使いやすいといわれるが，特異的に尿閉のリス
　クあり．
※サインバルタカプセル（20 mg）：神経性疼痛を合併し
　ている場合には高頻度に処方される．

うつ病・うつ状態 ⑤

②抗うつ薬の使い方

・導入期：初回は最少単位で開始し，副作用に注意しながら1〜2週間隔で徐々に増量．

・維持期：寛解が得られたなら6〜9カ月，できれば1年は継続．めまい，頭痛，ふらつき，インフルエンザ様症状，混乱，イライラなどの中断・離脱症状の有無（特にパキシル®は要注意）を慎重に評価しつつ徐々に減量中止．

③治療中は不安，焦燥などを呈する賦活症候群（activating syndrome）がでることがあるので注意．またSSRIの導入時，増量時に急に不安，発熱，震えなどが出現した際は，セロトニン症候群も念頭におく．
☞p.505 COLUMN セロトニン症候群について

❷不眠について

不眠は高齢者にとってもうつ共通の症状．不眠を訴える患者の5人に1人がうつ病と言われている．安易な睡眠薬の処方は若年者より副作用がでやすく，転倒のリスクをあげるので，その使用には特に慎重さが求められる．☞p.221 睡眠障害

予防・指導

❶生活習慣の改善（減量，アルコールの適量摂取，禁煙，血圧・コレステロールの管理）

❷社会活動への参加，痛みのコントロール，悲嘆反応のカウンセリングなど．啓蒙書やパンフレットも有効．

❸心血管イベント発症後に発症したうつは心血管イベント再発と死亡リスクを3〜4倍上げるため予防が大切．

❹家族の心理負担（うつの評価）にも気を配る．また家族の支えは重要であるため，患者への関わり方についても一定のガイドを示すための知識が必要（**表7**）．

❺また地域ごとに設置されている精神保健福祉センターの相談窓口や「いのちの電話相談」などの紹介も考慮．

第3章　疾患編　　　　　　　　　　《精神疾患》

表7　うつ病の本人のいる家族の関わり方のポイント

①心配しすぎない
うつ病の人を前にすると，気を使いすぎてかえって言動がぎこちなくなることがある．基本的には，今までどおり普通に接するように話す．

②励ましすぎない
ご家族はつい心配のあまり，本人を励ましてしまいがち．そのように励ましたくなるご家族の気持ちに共感しながら，しかし本人のペースを大切にしながら話をするようにする．

③原因を追求しすぎない
つらいことが続くと，本人はもちろんご家族もその原因を探しがちになる．それが問題解決につながればよいが，往々にして悪者探しになってしまう．「私の性格が悪いんだ」「親の育て方が悪かったんだ」と，誰か悪者を見つけて責めるようになる．こうなるとますますつらくなり，人間関係や家族関係がギクシャクして協力して問題を解決していくことが難しくなる．うつ病などの精神医学的障害は原因がないことも，わからないこともあるので，あまり原因について考え込みすぎないようにすることが大切．

④重大な決定は先延ばしにする
本人も，ときによってはご家族も，あせりすぎてつい仕事をやめることを考えたり離婚を考えたりすることがある．しかし，落ち込んでいるときにはどうしてもマイナス思考が強くなっているので客観的な判断ができない．そのため，重要な決定は症状がよくなるまで先延ばしにするように本人に話してもらう．

⑤ゆっくり休ませる
疲れているときにはゆっくり休むことも大切．まず，心身ともに休んでリフレッシュするように本人に話してもらう．本人の話をゆっくり聞いて，家族が手伝ってあげられることは手伝い，できるだけ本人を心身ともに休ませるようにしてもらう．

⑥薬をうまく利用する
うつ病の治療には休養と周囲の人の温かい理解に加えて，薬による治療が役に立つ．薬としては抗うつ薬が用いられるが，周囲の人はその重要性を理解し，本人が医師の指示を守って薬を服用し続けられるようサポートするように話す．

⑦時には距離をおいて見守る
本人はうつ病の病状のために度重なる甘えや攻撃がでるときがある．そのような時には距離をおいて本人を見守る環境を作る．

（厚生労働省：うつ対応マニュアル．2004）

うつ病・うつ状態 (6)

＜その他＞

❶23のメタアナリシスによれば，人生後期にうつを発症した群は，うつのない群に比べて全認知症のリスク比が1.9倍で，アルツハイマー病と血管性認知症のリスクが高まる[6]．

❷高齢者はうつの治療に消極的であり，薬物治療の際，考慮すべき副作用も多く，効果発現までの時間もかかる．共感的態度でラポールの強化を図りつつ，こまめな評価でリスクを摘み取ることが重要．

❶自殺企図，双極性障害，統合失調症の存在．
❷抗うつ薬への反応に乏しいとき．
❸基礎疾患の存在として癌や心血管イベントの関与が疑われ，疾患の存在を確定する必要がある時．

(玉木千里)

文 献

1) Spoelhof GD, et al.：Am Fam Physician 84：1149-54, 2011.
2) UpToDate"Diagnosis and managements of late life depression"
3) Byers AL, Yaffe K：Rev Neurol 7：323-31, 2011.
4) 三村 將：プライマリ・ケアにおける老年期うつ病の診かた．日本プライマリ・ケア連合学会誌 35（4）付録号．2012.
5) 日本うつ病学会治療ガイドラインⅡ・うつ病（DSM-5）/大うつ病性障害 2016.
http://www.secretariat.ne.jp/jsmd/mood_disorder/img/160731.pdf
6) Diniz BS, et al.：Br J Psychiatry 202：329-35, 2013.

memo

第3章 疾患編　　　　　　　　　　　　≪精神疾患≫

セロトニン症候群について

①セロトニン症候群とは？
　抗うつ薬（特にフルボキサミン，パロキセチン，セルトラリンなどのSSRI）を服用中に出現する副作用で，神経・筋症状（腱反射亢進，ミオクローヌス，筋強剛など），自律神経症状（発熱，頻脈，発汗，振戦，下痢，

表1　セロトニン症候群と悪性症候群の鑑別

	セロトニン症候群	悪性症候群
原因薬物	セロトニン作動薬 ドパミン作動薬（？）	ドパミン拮抗薬 ドパミン作動薬の中断
症状の発現	数分から数時間以内	数日から数週間
症状の改善	24時間以内	平均9日
発熱（38℃以上）	46%	90%以上
意識状態の変化	54%	90%以上
自律神経症状	50〜90%	90%以上
筋強剛	49%	90%以上
白血球増加	13%	90%以上
CK値上昇	18%	90%以上
GOT/GPT値上昇	9%	75%以上
代謝性アシドーシス	9%	しばしば
腱反射亢進	55%	まれ
ミオクローヌス	57%	まれ
治療効果		
ドパミン作動薬	症状悪化	症状改善
セロトニン拮抗薬	症状改善	効果なし

（厚生労働省：重篤副作用疾患別対応マニュアル　セロトニン症候群，2010）

うつ病・うつ状態 (7)

皮膚の紅潮),精神症状の変化(不安,焦燥,錯乱,軽躁)など多彩な症状を呈する.

② 抗うつ薬の開始時や増量時に起こりやすいとされる.また,服薬後数時間以内に症状が現れることが多く,過量投与や他の抗うつ薬の併用がリスクとなる.

③ 診断基準もいくつか提唱されているが,感度・特異度,簡便さ全てに優れたものはない.検査結果は悪性症候群と違い,CKの上昇は認めない.セロトニン症候群では半数近くに発熱が認められる.悪性症候群との鑑別点は表1を参照.

④ 予後は一般によく,服薬を中止すれば70%の症例は24時間以内に改善するといわれている.予後を左右するのは発熱であり,40℃以上の高熱が持続する場合は,横紋筋融解症,腎不全,DICなどの併発の可能性が高くなり,死亡に至る場合もある.

(玉木千里)

memo

小外傷 (1)

ポイント

❶ 創の洗浄は水道水，創部感染症は抗菌薬の内服が基本.

❷ 軟膏やドレッシングの選択は安全第一で家族が混乱しないように簡略化する. ☞p. 748, 752

❸ 局所麻酔の使用量は 10 mL までとし，それ以上必要な場合は病院で処置を行う.

問診・診察

❶ 熱傷は範囲と深さで評価する. 広がりに関して成人では [9の法則] が一般的である. 深さは水疱があれば2度以上の熱傷で感染に注意する.

❷ 鼻出血は繰り返すのか (耳鼻科的な処置が必要な場合が多い)，抗血小板薬，抗凝固薬は使用していないか確認しておく.

治療

❶ 局所麻酔の使用方法：1%キシロカインが標準的. 10 mL 以上麻酔が必要な処置は原則在宅では行わない. 血管内への誤注がない限り 20 mL 以下でキシロカイン中毒が発生することはない.

※アナフィラキシーショックが発生する可能性があり，アドレナリン自己注射製剤 (エピペン® 注射液 0.3 mg) を用意しておく.

❷ 切傷：圧迫止血→水道水洗浄→離れた真皮同士を接するように寄せ，皮膚接合用テープ (ステリストリップテープ™) で固定→アルグネート剤 (カルトスタット®)→ポリウレタンフィルムドレッシング (テガダーム®)

❸ 挫傷：局所麻酔→水道水洗浄→創面をフラットにデブリットメント→圧迫止血→4-0 ナイロンで緩めに縫合 (止血できていればよい. 無理やり皮膚を寄せ合わせない)→カルトスタット®→テガダーム®→翌日洗浄→止血確認→カルトスタット® をポリウレタンフォームドレッシング剤 (ハイドロサイト®) に変更→1 週間後抜糸

507

小外傷 (2)

❹擦過傷：創部が乾燥し，感染徴候がなければ水道水洗浄→ハイドロサイト®→浸出液減少→デュオアクティブ®（ET）に変更→上皮化完成→テガダーム®

❺表皮剥離：水道水洗浄→剥離皮膚が内反しないように無鈎ピンセットで先端を把持し元の位置に戻す→水分をガーゼで拭き取る→ステリストリップテープ®で固定→（浮腫がある場合はその上からハイドロサイト®）テガダーム®でドレッシング.

❻皮膚欠損：水道水洗浄→カルトスタット®で圧迫止血→テガダーム®→翌日は創部を水道水洗浄→（ⓐ浸出液の量が多ければ）精製白糖ポビドンヨード（ネグミンシュガー®）＋メロリンガーゼ．（ⓑ浸出液の量が少なければ）ハイドロサイト®＋テガダーム®．感染徴候がなければ抗菌薬は必要ない.

❼皮下膿瘍（感染性粉瘤含む）：波動がはっきり触れる感染性腫瘤は即日，局麻下に尖刃で切開排膿．排膿が十分であれば，抗菌薬は原則不要.

❽爪周囲炎（陥入爪含む）：痛みが強い．不良肉芽（＋）では，処置（排膿・爪切除）が必要.

＜保存的治療＞
40％硝酸銀溶液（手袋をして耳掻き綿棒を使用し）で不良肉芽を（5〜10秒）焼灼→処置部を水道水洗浄→ネグミンシュガー®塗布.

＜外科的処置＞
オーベルスト麻酔（1％キシロカイン® 5 mL 使用）→不良肉芽を切除→陥入している爪を幅2〜3 mmで根部まで切除→不良肉芽切除後はカルトスタット®で圧迫止血→止血確認→テガダーム®→翌日洗浄→止血確認→ネグミンシュガー®塗布→浸出液がでなくなるまで.

第3章　疾患編　　　　　　　　　　≪外傷≫

表 1　在宅で対応する小外傷セット（用意する物品）

清潔ガーゼ 10 枚程度，洗浄用ボトル，尖刃 11 号，有鉤ピンセット，モスキート鉗子 1 本，イソジン消毒，カルトスタット®（止血デブリ用），フィルムドレッシング，1％キシロカイン® 5 mL×3 本，5 cc シリンジ，針（18 G　23 G　25 G），糸（2-0 絹糸 10 本位入り　4-0 針付きナイロン），弾性包帯

※外科系出身の医師や家庭医で外科のトレーニングをした場合は自宅で上記のような物品を携え，観血的処置をしてもよい．

＜抗菌薬，鎮痛薬，軟膏＞

セフェム系抗菌薬：セフェレキシン（CEX）

ケフレックスカプセル（250 mg）　1 回 2Cap　1 日 2 回　Ⓝ

　　上記後 2 日分，蜂窩織炎がある場合は 7 日分．
　　疼痛時，カロナール（200mg）2 錠．

　　　　※外科的処置の翌日からは洗浄（入浴）後，ネグミンシュガー® を塗布．浸出液が出なくなるまで自宅で対応．

❾熱傷：急性期は痛みが消えるまで冷やす．水泡が破裂していなければテガダーム® でドレッシング．ただし，水疱が緊満（＋）→内容穿刺→ハイドロサイト® →デュオアクティブ（ET）® →上皮化完成．抗菌薬の全身投与は原則不要．低温熱傷は感染対策をしながら長期戦に備える．

❿鼻出血：鼻出血の初期対応は，座位で（無理ならベッドアップして）鼻孔を可能な範囲で 20 分間圧迫．Trotter's 法（座位として頭を下げ，口呼吸させながら人差し指と親指で両鼻翼を 10 分以上強くつまむ．咽頭に流れおちた血は吐き出させる．）

小外傷 ⑶

⓫動物（犬，猫）咬傷

＜軽症の場合＞

セフェム系抗菌薬：セファクロル
　ケフラールカプセル（250 mg）　1回2Cap　1日3回
　　　　　　　　　　　　　　　　　㊔　食後　5日分

＜重症の場合＞

合成ペニシリン製剤：アモキシシリン／βラクタマーゼ阻害
薬配合ペニシリン製剤：アモキシシリン・クラブラン酸
　パセトシン錠（250 mg）　1回1錠　1日3回　㊔
　　＋
　オーグメンチン配合錠250RS　1回1錠　1日3回
　　　　　　　　　　　　　　　　　㊔　食後　5日分

※軽症重症の区別は明確なものはなく，深さ，範囲，自覚症状
で判断．

⓬破傷風対策：傷の性質や汚染度に応じて判断．在宅患
者では刺傷・咬傷の際，配慮．

破傷風トキソイドワクチン
　沈降破傷風トキソイド（0.5 mL/V）　1回1A　㊕
　　2回目：1カ月後，3回目：6カ月後

　　※予防は ☞p. 42 在宅ヘルスプロモーション

＜重症の場合＞
　上記に加えて以下を投与．

抗破傷風ヒト免疫グロブリン
　テタノブリンIH静注（250単位/V）＋生食50 mL　㊣
　30分かけて

第3章　疾患編　　　　　　　　　　　≪外傷≫

病院紹介のタイミング

❶重症度診断や処置に確信がもてないとき.

❷熱傷の場合
　①Ⅱ度熱傷で体表面積の 30％以上
　②Ⅲ度熱傷で体表面積の 10％以上
　③顔面熱傷でⅢ度熱傷または鼻毛が焦げる，痰が黒色
　　（気道熱傷の可能性）
　④基礎疾患の多い高齢者の場合[1] は 10％未満の熱傷で
　　も受診が必要な場合がある. 発熱がある場合は入院
　　管理を検討する.

❸鼻出血：やや下を向かせ，鼻を 20 分間つまみ，止血で
　きない場合

❹局所麻酔中毒・アナフィラキシーショック

　　　　　　　　　　　　　　　　　　　　　　（川島市郎）

文　献
1) 中山雄二郎・他：日本臨床麻酔学会誌 32：223-231；2012.
2) 大滝純司監訳：マイナーエマージェンシー. 医歯薬出版, 2009.

✏ memo

骨　折 (1)

ポイント

❶骨粗鬆症のある高齢者に頻度の高い骨折部位は上腕骨頸部, 橈骨遠位端, 胸腰椎, 大腿骨頸部・転子部.

❷診断と治療方針の決定, 治療経過の観察には専門医との連携が必要. 骨折の部位・形状・重傷度だけでなく, 基礎疾患, 受傷前の ADL, 治療の到達目標など様々な要因を考えながら治療法を選択する.

❸骨粗鬆症が著しいと, 転倒などの外傷歴がなくても骨折することが少なくない. 車イスへの移乗, 体位交換, おむつ交換など, 介護に伴う動作で骨折を生じる例がある.

❹介護者の態度が不自然であれば虐待がないかを疑う.
☞p. 567 高齢者虐待

問診・診察

❶転倒など受傷時の状況, 悪性腫瘍の治療歴, ステロイド内服歴, 抗凝固薬・抗血小板薬内服や血液凝固障害をきたす基礎疾患があれば骨折部の出血につき経時的に観察.

❷受傷歴が不明な場合は, 異常に気付いた時点の前後の経緯を確認する.

❸認知機能低下が強いと骨折部とは異なる部位の疼痛を訴えることがある.

❹局所症状: 胸腰椎圧迫骨折 (棘突起叩打痛), 肋骨骨折 (局所の圧痛・介達痛, 咳や深吸気での痛み), 上腕骨頸部骨折 (肩挙上困難, 腫脹, 皮下出血斑), 橈骨遠位端骨折 (手関節部腫脹, フォーク状変形), 大腿骨頸部・転子部骨折 (大腿近位部の腫脹, 下肢外旋位, 下肢短縮, 運動時痛).

✎ memo

第3章　疾患編　　　　　　　　　　　**≪整形外科疾患≫**

治　療

※頻度の高い骨折について，在宅管理を前提とした対応例
　を示す．骨折を在宅でみる場合には，骨折部の圧痛や運動
　時痛の消失が治療効果の指標となる．

❶**脊椎圧迫骨折**：コルセットによる固定．

カルシトニン製剤：エルカトニン

エルシトニン注 20S　1 回 20 エルカトニン単位
　　　週１回　　㊀

　　※約１カ月の経過で治癒するが，約10％が偽関節化する．

❷**肋骨骨折**：胸部固定帯で約１カ月間の固定．

❸**上腕骨頸部骨折**：三角巾および胸部固定帯で約１カ月
　間の固定．偽関節化しても上肢の使用は可能なことが
　多い．

❹**橈骨遠位端骨折**：転倒して手をついた場合に生じる．
　遠位骨片の背屈転位が多い．前腕から手掌まで4～6週
　間のシーネ固定．

❺**大腿骨頸部・転子部骨折**：転倒による受傷が70％．患
　者の90％以上が手術となり，術後の歩行能再獲得率は
　60～70％．手術以外の方法での固定は困難．大腿骨頸
　部骨折を放置した場合には数週間で偽関節化し，車イ
　ス移乗程度の動作は可能となることが多い．大腿骨転
　子部骨折は1～2カ月間の免荷と安静で変形治癒する．
　1年以内の死亡率は10～30％．

❻**大腿骨骨幹部・遠位部骨折**：大腿から足部まで２カ月
　間のシーネ固定．

❼**脛骨・腓骨骨折**：脛骨近位部・骨幹部骨折は大腿から
　足部まで２カ月間，足関節内果・外果の骨折は下腿か
　ら足部まで６週間ギプスまたはシーネで固定．

❽**転移性骨腫瘍による病的骨折**：がんの既往．軽微な外
　力で受傷．脊椎，骨盤，大腿骨に多い．保存的治療で

513

骨　折 ②

は治癒しないため，全身状態が安定しており，ある程度の余命が期待できる場合には疼痛緩和や ADL の改善を目的に手術や放射線治療を検討する．積極的な治療が困難な場合，体幹部はコルセットで，四肢はシーネや装具により固定．骨転移に対し，ゾレドロン酸．

疾患	ビスホスホネート製剤：ゾレドロン酸水和物		
	ゾメタ注（4 mg）1 回 4 mg　15 分以上かけて	点	
			月 1 回

※ 4 mg を生食または 5％ブドウ糖液 100 mL に希釈し，15 分以上かけて点滴静注する．

予防・指導

❶転倒予防　☞p. 167 転倒

大腿骨頸部・転子部骨折を生じた患者は，対側の骨折のリスクが高い．住環境整備（整理整頓，段差の改修，敷物の固定，照明など），訪問リハビリテーション（歩行指導，片脚起立運動，ストレッチングなど），ヒップ・プロテクターや転倒予防靴下の着用など．

❷骨粗鬆症の治療　☞p. 416 骨粗鬆症

骨粗鬆症に対する薬物療法は，腰椎圧迫骨折や大腿骨頸部・転子部骨折の予防に有効．脆弱性骨折の既往，経口ステロイド（プレドニゾロン換算 5 mg/日以上）を 3 カ月以上使用中または使用予定，骨密度低下（若年成人平均値の 70％未満）に該当すれば治療の対象となる．

病院紹介のタイミング

❶骨折を疑った場合，基本的には専門医による評価と治療方針の決定が望ましい．

❷骨折部周囲の出血により，血圧低下や貧血がみられる場合．

❸呼吸困難や SpO_2 の低下がみられる場合．肋骨骨折に伴う血気胸や胸水貯留，長管骨骨折後の脂肪塞栓，深

第 3 章 疾患編　　≪整形外科疾患≫

部静脈血栓症/肺塞栓症が疑われる.
❹骨折に対する積極的な診断・治療を希望される場合.
❺骨折を 1～2 カ月間程度保存的にみて腫脹や疼痛が改善しない場合.

（河原林正敏）

文　献
1) 岩本幸英編：神中整形外科学. 南山堂, 2013.
2) 日本整形外科学会/日本骨折治療学会監修：大腿骨頸部/転子部骨折診療ガイドライン. 南江堂, 2011.

関節疾患 (1)

ポイント

❶ 退行性変性による変形性関節症の頻度が高い. 膝関節, 股関節, 手指 DIP (遠位指節間) 関節, 母指 CM (手根中手) 関節に多く見られる.

❷ 変形性関節症では, 患者教育, 運動療法, 薬物治療などを組み合わせて行うことが重要.

❸ 関節痛の鑑別上問題となるのは, 関節リウマチおよび類縁疾患, 結晶誘発性関節炎 (痛風・偽痛風), 感染性関節炎など.

問診・診察

❶ 問診

①年齢, 性別, 家族歴, 既往歴, 投薬歴, 外傷歴.

②症状の経過は急性か慢性か.

③単関節罹患か, 多関節罹患か. 症状は左右対称か.

④関節症状：朝のこわばりの有無. 自発痛か, 運動時痛か. 運動により症状の改善・増悪があるか. 痛みは間欠的か持続的か. 夜間痛の有無.

❷ 診察

①関節所見：熱感, 発赤, 腫脹, 関節水腫, 変形, 動揺性, 可動域制限, 轢音.

②関節外所見：発熱, 体重減少, 皮疹, 粘膜病変, 呼吸器症状.

検査

❶ 血液検査：血算, 赤沈, CRP, 抗核抗体, RF, 抗 CCP 抗体, MMP-3, UA, CPK, 腎機能, 肝機能.

❷ 関節液検査：外観, 粘稠度, 細胞数 （WBC 5 万/μL 以上だと化膿性関節炎を疑う）, 結晶分析, グラム染色, 細菌培養検査.

鑑別疾患

❶ 変形性膝関節症：起立動作, 歩行開始時, 階段昇降時の疼痛. 膝の内反変形, 可動域制限, 関節水腫などが

第3章　疾患編　　　　　《整形外科疾患》

みられる.

❷**変形性股関節症**：平均40〜50歳で発症. 肥満や重量物の運搬など股関節への負荷が危険因子. 股関節可動域制限（とくに内旋制限）, 鼠径部痛, 跛行, Trendelenburg 徴候.

❸**肩関節周囲炎**（いわゆる五十肩）：とくに誘因なく肩関節の疼痛と可動域制限をきたすもの. 50歳代をピークに発症. 夜間痛が特徴的.

❹**結晶誘発性関節炎**：痛風（尿酸ナトリウム結晶）と偽痛風（ピロリン酸カルシウム結晶）が多く, ともに急性発症の関節腫脹, 疼痛, 関節水腫で発症.

　①**痛風**：母趾 MTP 関節に初発することが多いが膝関節にも好発. 関節穿刺にて鮮やかな黄色の関節液がみられる. 通常1〜2週間の経過で軽快する. 重症例では全身の関節に多発, 再発を繰り返し, 著しい関節破壊をきたすこともある.

　②**偽痛風**：高齢者に多く, 発熱を伴う. 膝関節に生じる頻度が高いが, 全身の関節に起こり, ときに頸椎環軸関節に生じる例（crowned dens 症候群）もある. 関節穿刺にて黄色〜混濁した関節液がみられる. 数日の経過で自然に軽快することが多いが, ときに多発したり再発を繰り返したりする例がある.

❺**感染性関節炎**：急性発症の膝関節腫脹・発赤・熱感. 強い自発痛. 発熱, 炎症反応の上昇. 関節穿刺にて混濁あるいは膿性の関節液がみられる. 膝周囲の創傷や関節内注射など直接的な感染と, 遠隔部からの血行性感染の場合とがある. 糖尿病・関節リウマチ・膠原病などの基礎疾患, ステロイドや免疫抑制作用のある薬剤の使用, 人工関節置換術後などが危険因子.

❻**関節リウマチおよび類縁疾患**：関節リウマチ（☞p. 521）, 反応性関節炎（Reiter 症候群）, 乾癬性関節炎, SLE,

517

関節疾患 (2)

強皮症，多発性筋炎（PM），線維筋痛症，リウマチ性多発筋痛症（PMR）など．

治療

強い炎症所見を伴わない単〜少関節痛は対症療法で経過観察．

❶外用薬：インドメタシン，ケトプロフェン，フェルビナクなど．

❷痛みが強ければ鎮痛薬を処方する．アセトアミノフェン（カロナール®），セレコキシブ（セレコックス®），ロキソプロフェン（ロキソニン®），ジクロフェナク（ボルタレン®）など．やむを得ず長期間の投与となる場合には消化管潰瘍等の副作用に対する注意が必要．

❸結晶誘発性関節炎の治療
　①発作極期
　（1）NSAIDs

プロピオン酸系消炎鎮痛薬：ナプロキセン

ナイキサン錠（100 mg）　初回 4〜6 錠　内 頓

※疼痛の程度により，次回以降は 1 回 300 mg を 3 時間ごと 3 回まで，または 1 回 200 mg を 1 日 3 回投与．

　（2）ステロイド：NSAIDs 無効例や NSAIDs 使用困難例（腎障害など）などで投与．経口以外に関節内注射もあり．

副腎皮質ホルモン：プレドニゾロン

プレドニン錠（5 mg）　1 回 3〜6 錠　1 日 1 回　内
朝食後

　②痛風であれば
　（1）発作の前兆期：コルヒチンの予防投与．無効なら上記①の治療．

第3章　疾患編　　　　　　　　　《整形外科疾患》

痛風治療薬：コルヒチン
　コルヒチン錠（0.5 mg）　1回1錠　発作予感時　内

（2）急性期を過ぎてから高尿酸血症治療薬投与．以下
　　のいずれか．

尿酸生成阻害薬：アロプリノール
　ザイロリック錠（100 mg）　1回1錠　1日1～3回　内

尿酸排泄促進薬：ベンズブロマロン
　ユリノーム錠（25 mg）　1回1～2錠　1日1～3回　内

　　※肝障害に注意．また，尿酸排泄促進により尿路結石を
　　　生じやすくなるので必要に応じて尿のアルカリ化薬を
　　　併用．

❹漢方薬：桂枝加朮附湯，防已黄耆湯など．
❺サプリメント：変形性膝関節症や変形性股関節症に対
　するグルコサミンやコンドロイチンの有効性について
　一定の見解は得られていない．
❻関節内注射：肩関節周囲炎や変形性膝関節症には主に
　ヒアルロン酸ナトリウムが使用される．疼痛が著しい
　場合や，滑膜炎が強い場合には局所麻酔薬にステロイ
　ド薬を混ぜたものを注射する．感染への注意が必要．
❼非薬物治療：運動療法（五十肩体操などの関節可動域訓
　練，大腿四頭筋訓練などの筋力強化，歩行指導）．変形性
　膝関節症や肩関節周囲炎に対して，保温，温熱療法．
　装具（変形性膝関節症に対する膝関節装具や足底板，関節
　リウマチに対する手関節装具など）．

予防・指導
❶患者教育：疾患についての理解．生活様式の変更（和
　式から洋式へ）．下肢への負荷軽減や減量．杖や歩行器
　の使用．関節装具の使用．

関節疾患 (3)

❷結晶誘発性関節炎の予防：脱水予防などの体調管理．高尿酸血症に対する投薬治療（血清尿酸値を 6 mg/dL 以下にコントロール），生活指導（適正なエネルギー摂取，プリン体や果糖の摂取制限，アルコール摂取制限などの食事指導，肥満の解消，有酸素運動，ストレス解消）．

❸関節内注射，ブロック，鍼灸治療などに伴う医原性感染の予防．

病院紹介のタイミング

❶多発関節炎，強い局所症状や炎症反応を伴う関節炎など，全身性疾患や感染性疾患の鑑別および治療を要すると判断される場合．

❷上記以外で，在宅で治療を行っても疼痛がコントロールできない場合．

（河原林正敏）

文　献

1) 岩本幸英編：神中整形外科学．南山堂，2013.
2) 日本整形外科学会：変形性股関節症診療ガイドライン．南江堂，2008.
3) 日本痛風・核酸代謝学会：高尿酸血症・痛風の治療ガイドライン第 2 版．メディカルレビュー社，2010.

✎ memo

関節リウマチ (1)

ポイント

❶ 診断に分類基準を用いるが除外診断, 全身評価が必要で, 投薬開始時には一度専門家の診察が望ましい.

❷ 在宅では QOL が低下してきていないか, 副作用のモニタリングが大切.

❸ 体調不良時, ステロイドは必ず継続. それ以外の抗リウマチ薬は原則スキップ.

問診・診察

❶ 関節症状：発症時期, 疼痛腫脹圧痛の有無, 朝のこわばり, 持続時間. 手と手指関節 (MCP, PIP) の柔らかい腫れは疑わしい.

❷ 全身症状：発熱, 全身倦怠感, 貧血, 体重減少 (こちらが前面に出ることも)

❸ 関節外症状 (所見)：肺病変 (呼吸困難, 肺副雑音), 皮疹 (紫斑, 下腿潰瘍) など

❹ 疾患活動性の指標に DAS28(disease activity score 28), 身体機能障害の評価に HAQ (health assessment questionnaire) が用いられる.

検　査

<診断時>

❶ 抗 CCP 抗体 (感度 70〜80%, 特異度 90〜95%), RF, MMP-3, 抗核抗体, CRP, 血沈, できれば関節と胸 Xp, 関節エコー.

❷ 一つ以上の臨床的滑膜炎 (腫脹) を有し, 他の疾患では説明できないことが前提 (**表1参照**)

❸ ただし, 高齢発症関節リウマチ (EORA) では, 急性発症例, 大関節中心, 血清学的因子陰性例も多い.

<フォロー時>

①各薬剤の副作用チェック (血算, 肝腎機能, HbA1c, SpO_2モニターなど), ②感染症 (一般感染症の他, 帯状疱疹, カリニ肺炎, 結核, B型肝炎など), ③活動性評

関節リウマチ ②

表 1　2010 年改訂 ACR/EULAR 分類基準

関節病変	1 カ所の大関節（肩，肘，股，膝，足）	0
	2〜10 カ所の大関節	1
	1〜3 カ所の小関節（MCP, PIP, IP, 2〜5MTP, 手）	2
	4〜10 カ所の小関節	3
	11 カ所以上（顎，胸鎖，肩鎖関節も含むが 1 つは小関節）	5
血清学的因子	RF，抗 CCP 抗体のいずれも陰性	0
	RF，抗 CCP 抗体のいずれか低値（正常上限の 3 倍未満）陽性	2
	RF，抗 CCP 抗体のいずれか高値陽性	3
滑膜炎の期間	6 週未満	0
	6 週以上	1
急性期反応物質	CRP，ESR のいずれも異常なし	0
	CRP，ESR のいずれかが異常	1

※スコア合計 6 点以上で関節リウマチとみなす.
※一つ以上の臨床的滑膜炎（腫脹）を有し，他の疾患では説明できないことが前提

価（CRP，MMP-3）

鑑別疾患

❶「難易度高」：ウイルス感染に伴う関節炎，全身性結合組織病，リウマチ性多発筋痛症，乾癬性関節炎

❷「難易度中」：変形性関節症，関節周囲の疾患（腱鞘炎，腱付着部炎，肩関節周囲炎，滑液包炎），結晶誘発性関節炎，血清反応陰性脊椎関節炎，その他（RS3PE 症候群，更年期障害，線維筋痛症）

❸「難易度低」：感染に伴う関節炎，悪性腫瘍，その他（アミロイドーシス，感染性心内膜炎，複合性局所疼痛症候群）

第3章　疾患編　　　　　　　　　　**≪膠原病≫**

治　療

❶薬物治療（各処方欄下の※は主な副作用）

・骨髄抑制では白血球数＜3,000，血小板数＜10万は中止．

・早期 RA では寛解を，長期罹患 RA では低疾患活動性を目標に1～3カ月ごとに治療の調整を行い，目標達成後は3～6カ月ごとに再評価を行う．

　①csDMARDs：効果発現に1カ月程度．少量より開始，副作用確認し増量．無効なら上から順に下記薬剤を併用または下記薬剤に変更．予後不良因子（早期の骨びらん，リウマトイド因子抗 CCP 抗体陽性，高疾患活動性）あり，全身状態評価ができていれば MTX から開始．

潰瘍性大腸炎治療・抗リウマチ薬：サラゾスルファピリジン（SASP）

アザルフィジン EN 錠（500 mg）　1回1錠　1日2回 ㊤

（※皮疹，骨髄抑制，肝障害）

抗リウマチ薬：ブシラミン（BUC）

リマチル錠（100 mg）1回1錠　1日2回 ㊤

（※皮疹，蛋白尿，骨髄抑制，間質性肺炎）

葉酸代謝拮抗薬・抗リウマチ薬：メトトレキサート（MTX）

リウマトレックスカプセル（2 mg）　2～8 Cap（在宅では4 Cap程度）

週に1度＋副作用予防に48 h 後にフォリアミン5 mg
（例：初日朝-初日夕-2日目朝に分け　1-1-0→1-1-1→2-1-1 と増量＋3日目フォリアミン1T 朝）

（※間質性肺炎，骨髄抑制，肝障害，リンパ増殖性疾患；リウマチ学会作成のパンフレットを活用）

関節リウマチ ⑶

免疫抑制剤：タクロリムス（TAC）

プログラフ（1 mg）　1回1～3 Cap　1日1回　⑭
夕食後

（※腎障害，耐糖能異常，振戦，初期の嘔気は制吐剤で対
応）

②NSAIDs：臨床症状改善が目的．早期中止を検討．

非ステロイド性消炎鎮痛薬：セレコキシブ

セレコックス錠（100 mg）　1回1錠　1日2回　⑭

プロピオン酸系消炎鎮痛薬：ロキソプロフェンナトリウム

ロキソニン錠（60 mg）　1回1錠　1日3回　⑭

（※胃腸障害，腎障害）

③ステロイド：他剤が困難な場合や初期の症状改善の
ため使用．内服中断はステロイド離脱症候群をきた
すため，内服困難時は注射で投与．安定すれば漸減，
中止を検討．

副腎皮質ホルモン：プレドニゾロン（PSL）

プレドニン錠（5 mg）　1回1～2錠　1日1回　⑭
朝食後

（※骨粗鬆症，感染症，耐糖能異常）

④生物学的製剤（bDMARDs）：レミケード® は MTX 併
用が必須．エンブレル®，ヒュミラ®，シンポニー®，
シムジア® では MTX 併用で効果増強．

・TNF 阻害薬（レミケード®，エンブレル®，ヒュミラ®，
シンポニー®，シムジア®）

・IL-6 受容体阻害薬（アクテムラ®）

・T 細胞機能調整薬（オレンシア®）

※生物学的製剤や MTX 高用量使用時は，B 型肝炎，結核

第3章　疾患編

≪膠原病≫

の再活性化に注意.

※B型肝炎：HBs抗原のみならずHBs抗体，HBc抗体.
いずれか陽性ならHBV DNA PCRを定期的に確認.
陽転化したら消化器内科紹介.

※結核：T-spot，胸部CT，イスコチン（INH）3週間前
に開始.

⑤低分子化合物（tsDMARDs）：他剤に治療抵抗性の場
合

・JAK阻害薬（ゼルヤンツ®）

❷関節注射：疼痛腫脹関節が少数のとき

副腎皮質ホルモン，眼科手術補助剤：トリアムシノロンア
セトニド/アミド型局所麻酔・不整脈治療薬：リドカイン

ケナコルト-A注（40 mg）	1回20 mg	⎫関節腔内注射
キシロカイン注1%	1回3〜4 mL	⎭

❸手術療法：人工関節置換術，関節形成，固定術，滑膜
切除術.

❹リハビリテーション：筋力強化訓練と関節保護が必要
で，関節の動きを最小限としたまま筋収縮を繰り返す
運動が推奨. 疲労や痛みが翌日も含めて残らない程度
の運動量. 理学療法士，作業療法士の介入. ホームエ
クササイズ指導. 「省エネの生活指導」も大切.

❺ケア：介護サービス導入，家屋改造，自助具.

🔶 **患者指導**

❶高熱，呼吸困難，激しい下痢等あればステロイド以外
は薬を中止して連絡を.

❷できる範囲で体を動かすように.

❸頸部の不安定性がある場合，前屈位で増悪しやすく前
屈をさける. 特に急な前屈をきたしうる転倒，乗り物
に注意. 枕は低めに. 体位変換時には頭部に手を添え
て. 頸椎カラーは疼痛緩和には有効.

関節リウマチ (4)

病院紹介タイミング

❶ 診断時
　①RA と分類するときの鑑別疾患で迷うとき．
　②発症早期から著しい関節炎を有する場合．
　③合併症が多く薬剤選択が難しい場合．

❷ 治療導入後
　①高熱，乾性咳嗽，呼吸困難，激しい下痢，内服が困難な状況．
　②関節症状増悪時や関節外症状出現時．

(川口真弓)

文　献
1) 日本リウマチ学会：メトトレキサートを服用する患者さんへ第2版．2017．
2) 日本リウマチ学会：関節リウマチ診療ガイドライン2014．
3) 今野孝彦：関節リウマチ患者の在宅生活への支援．メディカルトリビューン，2006．

memo

皮膚トラブル総論 (1)

☞p. xiii〜xviii 巻頭カラーアトラスも参照のこと

爪トラブル

ポイント
1. 陥入爪（外的圧迫や深爪が原因），乾癬（原因不明の炎症性角化症），白癬などの原因がある．
2. 爪の turn over は 6 カ月前後であり，治療は長期化することが多い．

問診・診察
1. 爪周囲炎の合併や隣の指趾に損傷を与えることもある．
2. 爪の黒色化は悪性黒色腫を疑う場合もある．
3. 爪の肥厚や変形の有無
4. 皮膚への食い込み具合，周囲の発赤の有無

検 査
細菌感染を疑う場合は血液検査

治 療
1. 細菌感染を疑う場合は抗菌薬を投与する．
2. 白癬を疑う場合は，細菌感染の誘因となることもあるため，抗真菌薬を投与する．☞p. 529
3. 陥入爪は，深爪をしないこと，爪の端を曲線的に切らずに直線的に切ることなどの指導を行う．テープで爪と接する皮膚を牽引することも検討．疼痛が強い場合や爪周囲炎がひどい場合は，部分抜爪も検討．☞p. 507 小外傷

皮膚・爪白癬

ポイント
1. ステロイドを塗って 10〜14 日経過しても改善がない場合，白癬を考慮する．
2. 手，足，爪，体幹などの浅在性白癬と，真皮や皮下に白癬菌が侵入した深在性白癬に分類される．

皮膚トラブル総論 (2)

問診・診察

❶おむつに隠れる部位，腋窩や鼠径部などの摩擦部位，指(趾)間，拘縮した関節の内側で湿潤環境の部位(握ったままの手掌など)や，流涎のある患者の口角などにも注意.

❷体幹部では，円周状に紅斑が拡大し，辺縁の軽い隆起を認め，一方で中心治癒傾向を認めることが多い.

❸陰部で白癬を疑う場合，失禁の程度，おむつ交換の回数，保清の頻度を確認する.

❹皮膚の性状，色調，湿疹の有無，乾燥や湿潤の有無など.

❺増悪・寛解因子の有無.

検査

❶鏡検：真菌の有無（KOH法）

❷血液検査（抗真菌薬内服中の肝機能など）

治療

❶浅在性白癬には，局所の清潔とイミダゾール系抗真菌薬の外用を行う.

❷踵や足底などのカサカサした角質増殖型には軟膏，趾間や陰部には液体，それ以外にはクリームが多く使われている.

❸深在性白癬と，浅在性でも有毛部や難治例の場合，イトラコナゾールのパルス療法や塩酸テルビナフィンの連日内服を行う.

❹治療の目安は，体部・股部では1カ月，手足では3カ月，爪では6カ月.

❺再発予防のために，治ったと思っても中断せずに，1〜2カ月は継続する.

✍ memo

第3章　疾患編　　　　　　　　　≪皮膚疾患≫

＜外用薬＞

トリアゾール系抗真菌薬：エフィナコナゾール

クレナフィン爪外用液10％　1日1回　㊗塗

アリルアミン系抗真菌薬：テルビナフィン塩酸塩

ラミシールクリーム1％　1日1回　㊗塗

＜内服薬＞

肝機能障害に注意し，1カ月に1回程度採血する．

トリアゾール系抗真菌薬：イトラコナゾール

イトリゾール Cap（50 mg）1回1〜2Cap　1日2回
　　　　　　　　　　　　　　　　　　㊅　食直後

　パルス治療は1回200 mg 1日2回食直後を1週間内服
　3週間休薬を3サイクルくり返す

アリルアミン系抗真菌薬：テルビナフィン塩酸塩

ラミシール錠（125 mg）1回1錠　1日1回　㊅

予防指導

腋下，陰部などを含む全身の清潔を保持する．

陰部トラブル

ポイント

❶おむつかぶれ，排泄物による汚染，細菌感染，真菌感染，帯状疱疹，褥瘡，疥癬などが考えられる．

❷掻痒感，皮膚の発赤などトラブルの原因が感染症によるものか，かぶれによるものか判断する．

❸ステロイド外用は2週間程度までとし，長期塗布はできる限り避ける．

皮膚トラブル総論 ⑶

問診・診察
①失禁の程度，おむつ交換の回数，保清の頻度．
②皮膚の性状，色調，湿疹の有無，乾燥や湿潤の有無など．
③増悪・寛解因子の有無．
④掻き壊しの有無，爪の性状．
⑤トンネル（虫穴），感染の有無．
⑥施設入所などの有無．
⑦家族や介護者，医療者に同じ症状の有無．
⑧糖尿病など易感染性の可能性がある基礎疾患の有無．
⑨関節リウマチに対するステロイドや免疫抑制剤など免疫力を低下させる可能性のある薬剤の有無．
⑩不正性器出血，帯下異常を伴う場合は原因を探る．
　　☞p.256 不正性器出血・帯下異常

検査
鏡検：真菌や疥癬の有無（KOH法）

治療
❶おむつかぶれでは接触源を絶つことを基本とし，局所の清潔保持，摩擦や乾燥を防ぐ．びらんがあれば亜鉛華軟膏やアズノール軟膏などを，また，必要に応じてステロイド外用を塗布する．掻痒感に対しては抗ヒスタミン薬の全身投与を検討するが眠気の副作用に注意．
❷汗疹（あせも）は，清潔を保つことと対症療法を行う．
❸白癬やカンジダ感染の場合は，抗真菌薬を投与する（☞p.527 白癬）．ステロイドで増悪するので注意を要する．
❹皮膚や軟部組織の感染では抗菌薬を投与するが，対応を急ぐケースもあるので注意が必要である．☞p.374 痔

病院紹介のタイミング
❶ステロイド外用薬で改善がみられない場合．
❷乳房外Paget病など確定診断のために皮膚生検が必要な場合．

第3章　疾患編　　　　　　　　　　　《皮膚疾患》

老人性乾皮症

ポイント

❶ 乾皮症（Xerosis, dry skin）；先天性の角化異常症や炎症症状のない皮膚が乾燥によってわずかな鱗屑や亀裂を生じ，触ると粉を吹いたようにザラザラした状態．

❷ 湿度が高く，汗をかきやすい夏季は症状が軽くなる．

❸ 好発部位は，下腿伸側，側腹部から腰部にかけて，肩，大腿，腕などだが，角層の厚い足底や手掌にも生じる．

❹ 皮膚を掻破すると亀裂の部位を中心として乾皮症性皮膚炎，乾皮症性湿疹（皮脂欠乏性湿疹）を生じ，次第に貨幣状湿疹を生じてくる．

背景

❶ 加齢に伴い男性ホルモンが低下して下半身を中心に皮脂分泌が減ることと，角層のアミノ酸量が低下した結果生じる．

❷ 秋から冬にかけて外気の乾燥と共に皮膚表面がザラザラして浅いひび割れが生じる．ひどくなると表面に白い粉をふいたように細かい粃糠様鱗屑が見られ，触れるとボロボロ落ちる．

❸ 皮膚の最表面の角層は 10〜20 ミクロンの薄い膜だが，体内の水分の放出を抑える水分保持機能と外部の刺激から守るバリア機能を有する．

❹ 高齢者の角層は乾燥しているため，エアコンなどで室内の相対湿度が 50％以下になったり，掻くなどの物理的刺激でひび割れを生じ，バリア機能を損ないやすい．

問診・診察

❶ 問診で掻痒感の有無を確認する（無意識に掻いていることが多い）．

❷ 視診で，乾燥部位，掻破の痕，炎症の程度，感染の有無などを確認する．

531

皮膚トラブル総論 ⑷

検 査
真菌感染や疥癬を否定する

治 療
❶外用薬
　①保湿を目的として，1日2〜3回塗る.
　②入浴後や手を洗った後などに塗ると保湿成分が染み込みやすい. ☞p.748 皮膚外用薬のまとめ
❷掻痒感を伴う場合
　①ステロイドを含む外用薬を検討する. ☞p.748 皮膚外用薬のまとめ
　②抗ヒスタミン薬の内服検討（眠気による転倒注意）. ☞p.231 掻痒感

予防指導
❶室内湿度：60%以上に保つ.
❷入浴方法：過度の洗浄は角層のバリア機能を低下させるため，洗浄剤は低刺激のものを使用する. アルカリ性石鹸は使用せず，ゴシゴシと洗わないようにして，木綿などの柔らかい素材のものを使用する. 湯船の湯がさら湯の場合は角層から保湿成分が流失するため，入浴剤の使用が望ましい.
❸保湿剤：クリームやローションの脂質や保湿成分を吸収しやすい入浴直後にスキンケアを行う.
❹手足の爪のケアをして，掻き壊しの予防をする.

病院紹介のタイミング
皮膚の感染を認め，在宅での治療が困難な場合

✎ memo

第3章　疾患編　　　　　　　　　　　　　　《皮膚疾患》

脂漏性湿疹

ポイント

❶ 乳幼児期や思春期以降に多いが高齢者でも見られる.

❷ 皮脂分泌の活発な部位（頭部，顔面，腋窩，頸部，陰部など）や間擦部に出現する.

❸ 慢性で再発性，とくに秋から冬にかけて増悪しやすい.

背　景

❶ HIV 感染者の初期症状や AIDS 発症時，アルコール性膵炎，顔面神経麻痺，脊髄損傷などでもみられやすい.

❷ 皮膚常在菌（Malassezia など）が皮脂中のトリグリセリドを分解した結果，産生された遊離脂肪酸が皮膚に刺激を与えることが原因の1つだが，ビタミン欠乏，ストレス，アルコール依存，糖尿病，肝疾患など，複数の原因が考えられている.

❸ 黄色調の鱗屑を伴う紅色局面が特徴で，掻痒感は軽微な場合が多い. 成人では，頭部の粃糠様鱗屑（ふけ）の増加，眉毛や鼻唇溝部に鱗屑を伴った紅色局面形成がみられることが多い.

問診・診察

❶ 問診で掻痒感の有無，既往歴，アルコール歴などを確認する.

❷ 視診で，乾燥部位，掻破の痕，炎症の程度，感染の有無などを確認する.

検　査

❶ 鏡検：真菌の有無（KOH 法）

❷ 血液検査（血糖，肝機能，ビタミン B_2，ビタミン B_6 など. また，必要に応じて HIV 検査）

鑑別診断

アトピー性皮膚炎，SLE，皮膚白癬，皮膚カンジダ症（浸潤部位），尋常性乾癬（乾燥部位）など.

533

皮膚トラブル総論 ⑸

治療
❶ ビタミン薬（B_2, B_6）内服.
❷ ステロイド外用薬塗布.
❸ 抗真菌薬外用薬塗布, 抗真菌薬入りシャンプーで洗髪.

予防指導
❶ 石鹸やシャンプーを用いた適切な洗顔, 洗髪を行い, 脂漏部を清潔に保つ.
❷ 生活リズムを整える.

病院紹介のタイミング
❶ ステロイド外用薬, 抗真菌薬外用などを用いても悪化傾向の場合.
❷ 基礎疾患の増悪を認めた場合.

蕁麻疹

ポイント
❶ 掻痒を伴う一過性, 限局性の紅斑や膨疹で, 血管透過性が亢進し, 真皮上層に浮腫が形成される.
❷ アナフィラキシーショックに注意する.
❸ 膨疹は通常数十分以内に治まり, 長くても24時間以内に治まるが, 数日間持続する場合もある.
❹ 症状が6週間以内に治まる急性蕁麻疹と, それ以上続く慢性蕁麻疹とに分けられる.

原因と治療
❶ 詳細な検査を行っても90%近くが原因不明である.
❷ 食物, 環境, 生活用品, 薬物など原因と考えられるものを除外する.
❸ 治療は抗ヒスタミン薬, ステロイド外用薬などであるが, 難治の場合はステロイド内服も検討するか, 専門医へ紹介する. ☞p.231 掻痒感

第3章　疾患編　　　　　≪**皮膚疾患**≫

尋常性乾癬

ポイント

❶ 炎症性角化症の1つで原因は不明.

❷ 5つに分類される乾癬のうちの一病態.

❸ 厚い銀白色の鱗屑を伴った紅斑, 丘疹が出没する.

❹ 表皮細胞増殖の亢進に伴い, 基底細胞が角化により角質細胞として脱落するまでの時間が通常28日に比べて, 4～7日と著しく短縮している.

治療

❶ 臨床症状が特徴的であり, 診断は容易だが, 鑑別診断のために生検を要する場合もある.

❷ 活性型ビタミンD_3軟膏（マキサカルシトール：オキサロール軟膏®など）やステロイド外用, 生物学的製剤などでの治療が多いが, まずは専門医に診断を依頼.

水疱性類天疱瘡

ポイント

❶ 高齢化のためか発症するケースが増えている.

❷ 破れにくい緊満性水疱であることが多いが, 皮膚が火傷のように剝けていくこともある.

❸ 全身状態は良好であることが多いが, 内臓腫瘍を合併することがある.

診断と治療

❶ 自己免疫性疾患で, 血液検査（BP 180抗体）や生検で診断される.

❷ ステロイド治療となるが, 重症例では免疫抑制剤や血漿交換を行うため入院が必要となることもある.

❸ 診断や治療が難しいことも多く, 早めに専門医へ紹介.

皮膚トラブル総論 ⑥

軟部組織感染

ポイント

❶ 蜂窩織炎（真皮深層から皮下組織の広範囲に境界不明瞭な紅斑）や丹毒（真皮を中心に境界明瞭な浮腫性紅斑）などが多い.

❷ 壊死性筋膜炎，ガス壊疽，ビブリオバルニフィカス（HBV 感染者など）などは短時間で死に至るため，本人，家族へ十分な説明が必要となる.

❸ ブドウ球菌，連鎖球菌などが原因菌であることが多いが，高齢で免疫力が低下している場合は，MRSA なども考慮する必要がある.

検 査

❶ 血液検査（一般的な検査の他に ASO，ASK などの抗体）
❷ 培養（血液，膿瘍があれば膿も）

治 療

ペニシリン系抗菌薬：アモキシシリン

パセトシンカプセル（250 mg）1 回 1Cap　1 日 3 回
　　　　　　　　　　　　　⊗　毎食後　10 日間

セフェム系抗菌薬：セファクロル

ケフラールカプセル（250 mg）1 回 1Cap　1 日 3 回
　　　　　　　　　　　　　⊗　毎食後　10 日間

セフェム抗菌薬：セフトリアキソンナトリウム（CTRX）

ロセフィン注　1 回 1〜2 g　1 日 1 回　⊗

病院紹介のタイミング

❶ 抗菌薬で 3 日間治療しても改善がない場合.
❷ 緊急対応が必要な場合や経過が早いことが予想される場合.

第3章　疾患編　　《皮膚疾患》

帯状疱疹

ポイント

❶ 神経節に潜んでいた水痘帯状疱疹ウイルス（VZV）が再活性化し，一定の神経支配領域に一致した部位で帯状に小水疱の集簇を形成するため，神経に沿った疼痛を生じる．

❷ 疼痛のピークは湿疹が出現してから7〜10日後が多い．

❸ 湿疹が出現するまでの期間は，数日〜1週間程度であるが，もっと時間がかかる場合もある．

❹ 両側に生じることもある．

経　過

❶ 免疫力低下状態にあると，神経領域に関係なく水疱が散発することもある．

❷ 湿疹の治癒後も疼痛が残ることがある（帯状疱疹後神経痛；PHN）．

❸ 湿疹が出現する前から，前駆症状として，神経痛や知覚異常が生じることが多い．

❹ 水痘のように新旧の水疱が混じることはなく，どの水疱もほぼ同じ経過をとる．

❺ 水疱が破れて痂皮形成し，2〜3週間で治癒する．

❻ 抗ウイルス薬は高価であるとともに，薬剤によっては意識障害などの副作用がある．

❼ 水痘未感染の乳幼児が近くにいる場合は，感染のリスクがあるので隔離などを検討する．

問診・診察

痛みの性状，痛みの部位．

検　査

Tzanck 試験

治　療

急性期の疼痛の緩和と帯状疱疹後神経痛や運動麻痺な

皮膚トラブル総論 (7)

どの後遺症を残さないために，早期の抗ウイルス薬の投与を行う（皮疹出現から 72 時間以内が望ましい）．

＜内服薬＞

抗ヘルペス薬：アメナメビル

アメナリーフ（200 mg）1 回 2 錠　1 日 1 回　内
　　　　　　　　　　　　　　　　　　　　7 日分

　※クレアチニンクリアランスに応じた投与量調整は不要．

抗ヘルペスウイルス薬：バクシクロビル塩酸塩

バルトレックス錠（500 mg）1 回 2 錠　1 日 3 回　内
　　　　　　　　　　　　　　　　　　　　7 日間

　※腎障害のリスクもあるため採血フォローが必要．また，
　　腎機能低下例では意識障害の副作用が生じる可能性も
　　あり，投与前に本人，家族への説明が必要である．

アニリン系鎮痛解熱薬：アセトアミノフェン

カロナール錠（200 mg）1 回 2〜3 錠　頓　疼痛時

　※肝機能を考慮して用量を調整する．

＜外用薬＞

非ステロイド抗炎症外用薬：ベンダザック

ジルダザック軟膏 3%　1 日数回　塗

皮膚潰瘍治療薬：ジメチルイソプロピルアズレン

アズノール軟膏 0.033%　1 日数回　塗

抗ウイルス薬の外用薬のエビデンスは乏しい．

指　導

治療に際して，以下の点を指導する．
❶内服を飲みきることが帯状疱疹後神経痛を起こさないために必要である．

第3章 疾患編　　　　　　　　**≪皮膚疾患≫**

❷内服による意識障害などの副作用が生じた場合は，早急に連絡をする．

❸入浴はシャワーのみが望ましい．湯船に入る場合は家族の最後に入り，長湯せず，皮疹も強く擦らないようにし，タオルは分ける．細菌などによる二次感染に注意する．

予防

　50歳以上であれば，帯状疱疹ワクチンによる予防が可能である．

病院紹介のタイミング

❶発熱を伴い，全身状態が悪い場合．

❷眼部帯状疱疹の場合（失明リスクを考慮して）．

❸抗ウイルス薬内服中に意識障害が生じた場合．

単純ヘルペス

ポイント

❶繰り返すことも多い．

❷口唇や陰部以外にもできることがある．

❸痒みや痛みを伴うこともあり，水疱を掻破して二次感染を起こさないように注意する．

治療

　2週間程度で自然治癒することが多いが，易感染性や高齢な場合，また難治例や繰り返す場合は，外用薬や内服薬を検討する．

抗ヘルペスウイルス薬：ビダラビン

アラセナА軟膏3%　1日1～4回　塗

抗ヘルペスウイルス薬：バラシクロビル塩酸塩

バルトレックス錠（500 mg）1回1錠　1日2回　内
　　　　　　　　　　　　　　　　　　　7日間

539

皮膚トラブル総論 (8)

病院紹介のタイミング
❶口腔内に水疱が形成され,経口摂取が困難な場合.
❷発熱を伴い,二次感染のコントロールが不良の場合.

疥癬

ポイント
❶ヒゼンダニ(体調 0.4 mm 以下)によるヒトの皮膚の角層への感染が原因.
❷痒みが主訴で,夜間に強いことが多い.
❸感染成立後の 1〜2 カ月は無症状だが感染力がある.
❹治癒と思っても 2〜4 カ月後に再燃することがある.

背景と注意点
❶1980 年代より高齢者施設を中心に集団発生がある.
❷湿疹や皮膚炎と診断した後も,常に疥癬の可能性を念頭に置いて,漫然とステロイドの外用薬を続けない.
❸ヒゼンダニが皮膚を歩いて感染するため,感染者と直接接触しなければ,理論上は感染しない.
❹全身状態が悪い患者や衛生的に不潔である場合は,重症型である「角化型疥癬」となり,剥がれた皮膚(鱗屑)の中にも多くの虫体が潜んでいる.そのため,家族,医療者,介護者にも感染する可能性が高い.

問診・診察
❶寝たきりや体動困難なケースが多いが,頑張って全身の診察をして,疥癬トンネルを見つける.「疥癬トンネル(幅 0.4 mm,長さ 5 mm 程度,白っぽく,蛇行した線状の皮疹)」
❷手首,掌,手背,指などをよく観察する.水尾徴候(wake sign,鱗屑が人字型に形成された疥癬トンネル)を認めることもある.

第3章　疾患編　　　　　　　　　　　　　≪皮膚疾患≫

❸男性の外陰部を中心に腋窩，肘頭部，臀部などに，小豆大，赤褐色の結節を認めることがあり，虫体が検出されやすい．

❹施設入所，ショートステイなどの経歴の有無．

❺家族や介護者，医療者に同じ症状の有無．

❻感染成立1～2カ月後に強い痒みを伴った紅色丘疹が腹部，腋窩，前腕，大腿に増えてくる．

❼1つひとつの丘疹が健常な皮膚の上に散在性に生じる点が，一般の湿疹や皮膚炎とは異なる点である．

❽掻破により丘疹の頂上が小さな痂皮となっている場合もあり，その場合は周囲に掻破痕があることが多い．

角化型疥癬（ノルウェー疥癬）のポイント

❶角化増殖が顕著．

❷増殖した角質の落屑が顕著．

❸ステロイド外用薬によって通常型から角化型に移行することもある．

❹痒みがない場合もある．

❺紅皮症や爪白癬に類似することもある．

❻水疱を伴う場合もある．

検　査

❶鏡検（KOH法）：疥癬トンネルから虫体やその卵を検出すれば確定診断となるが，検出率は60％程度と難しい．

❷ダーモスコピー（保険算定はできない）：疥癬トンネルの先端部に，ヒゼンダニが白色の胴体と黒い三角黒点として確認できる．

✎memo

541

皮膚トラブル総論 ⑼

表 1　疥癬流行時の対応

	通常型	角化型
隔離	必要なし	必要 1〜2週間が目安
身体介護	長時間の肌と肌の直接接触を避ける	予防着，手袋が必須
寝具・衣類など	通常通り	毎日交換 ビニール袋に入れて別に扱う
洗濯	通常通り	殺虫剤を使って24時間密閉か，50℃以上のお湯に10分以上浸してから洗濯 アイロンや乾燥機などの熱処理も有効
住環境	通常通り	患者専用を用意 殺虫剤を使用する 落屑はこまめに丁寧に掃除機で掃除する
入浴	患者専用のタオルを用意	一番最後に入浴する 角質をブラシやナイロンタワシで落とす
薬の塗り方	首から下の全身 高齢者は顔や頭にも塗る 家族同居人は症状がなくとも首から下の全身に塗る	全身くまなく塗る 陰部なども忘れない
介護サービス利用	通所サービスは自粛 居宅サービスは可能	原則入院であり，利用不可

（マルホ Web ページ　http://www.scabies.jp/prevention/infectionctrl/summary.html）

第3章　疾患編　　　　　《皮膚疾患》

治　療

感染しているヒゼンダニを全滅させること.

<外用薬>

鎮痒薬：クロタミトン

オイラックスクリーム 10%　1日数回　塗

　※保険適用外だが適応外使用が認められている.
　・安息香酸ベンジル外用：国内未承認
　・γ-BHC (benzene hexachloride)：保険適用外であり
　　最近は使われない傾向にある.

<内服薬>

抗線虫薬：イベルメクチン

ストロメクトール錠（3 mg）1回 200 μg/kg　内
　　　　　　　　　　　　　　　　　　　　空腹時

　※高齢者に対しては安全性が確立していないため, 用量
　　用法を守ること.

予防・指導

❶ 衣服, 寝具を天日に干す.

❷「1処置1手洗い」や「1処置1手袋」を徹底する. 使用後の手袋・ガウンなどは袋に入れて密封して廃棄.

❸ 疥癬患者が発生した場合は, 接触した可能性があるヒトへの治療を行うことが感染拡大を防ぐ意味でも重要であるが, 確定診断前の治療は保険適用外であり, インフォームドコンセントが必要となる.

❹ デイサービスなど多数の人が出入りする場への参加は自粛が望ましいが, 治療中の在宅介護のサービス調整が必須となる. また, 施設や在宅介護サービスを担うスタッフへの指導も必要となる.

病院紹介のタイミング

❶ 確定診断は必要であり, 専門医受診が望ましい.

❷ 通常疥癬の場合は, 家族や介護者に理解があり, 十分

543

皮膚トラブル総論 ⑽

な対応が可能であれば，自宅での対応を検討する．
❸角化型疥癬は原則，入院を検討する．

イボ（尋常性疣贅）

ポイント
❶原因はヒトパピローマウイルス（2, 4, 7, 26, 27 型）が微小外傷から侵入して表皮基底細胞に感染する．子宮頸がんの原因ウイルスとは型が異なる．
❷指趾や手足背に好発し自覚症状はないことが多いが，足底に形成された場合などは，歩行の妨げとなることもあり，結果，ADL 低下につながることもある．
❸潜伏期間は 3〜6 カ月で，小丘疹として初発し，増大すると隆起して数 mm〜数 cm 大まで大きくなる．

診断と鑑別
❶押すだけでなく，つまむことでも疼痛がある．
❷足底は刺激部ではない部位にも形成され，時に点状出血を認める点が，胼胝との鑑別点である．

治療
・自然治癒もある．
・液体窒素による凍結療法
・ブレオマイシン局所注射（保険適応外）
・5-FU 外用薬塗布（保険適応外）
・電気メスやレーザーによる焼却術

生薬製剤：ヨクイニン
ヨクイニンエキス錠　1回3〜6錠　1日3回　㊂
　　　　　　　　　　　　　　　　　　毎食前

・ダクトテープ（市販）を患部に貼付する（医薬品ではない点に留意する）

第3章 疾患編　　《皮膚疾患》

タコ（胼胝）

ポイント

❶ 機械的な刺激によって，限局的に角質の肥厚をきたしたもので，靴を履くことで足（趾）にできやすい．

❷ 肥厚するだけで真皮へは侵入しないため，圧痛はほとんどない．

❸ 治療は原因となる刺激を避けること，角層を削る，スピール膏®（サリチル酸）の貼付など．

うおのめ（鶏眼）

ポイント

❶ 機械的な刺激によって，限局的に角質の肥厚をきたすが，胼胝と異なり，肥厚した角質の中心が芯のようになって真皮へ深く侵入するため，圧痛を伴う．

❷ 治療は胼胝に準ずる．

(髙木　暢)

文　献

1) 清水宏：あたらしい皮膚科学．中山書店，2011.
2) 日本在宅医学会：在宅医学．メディカルレビュー社，2008.
3) マルホ Web ページ「疥癬対策マニュアル」
http://www.scabies.jp/prevention/infectionctrl/summary.html

✎memo

褥瘡 (1)

ポイント

❶ 褥瘡は体のいかなる部位にも生じる.

❷ 予防・治療は，同じ部位の圧迫を避ける（除圧する）ことと，患部のずり応力を減らすこと.

❸ 創部だけではなく，創部の周辺も清潔にする.

❹ 難治例と思われるケースでは，地域にいる看護認定看護師（WOCナース）に早めに相談する.

背景

❶ 褥瘡のサイズや深さによって異なるが，多くの時間，労力，コストがかかることが多く，予防が重要である.

❷ 基礎疾患，栄養状態など全身状態が良くなければ，いくら除圧しても，褥瘡は増悪する.

❸ 褥瘡の発生は，「患者自身の抵抗力と周囲の介護環境とのバランスの破綻」を意味しており，基本的に介護力がなければ在宅での治療は難しく，生活環境への配慮も必要である.

❹ 以前は創部の消毒とガーゼ保護を中心とする意見と，創部の洗浄と非医療材料である食品用ラップによるラップ保護を中心とする意見（湿潤療法，Open Wet-dressing Therapy：OpWT）とで，専門家のなかでも意見が分かれていた．食品用ラップは安価だが，エビデンスに乏しく，褥瘡の治癒までに時間を必要とする.

　近年では瘡にあわせて外用薬やドレッシング材などを適切に使用することで短期間で改善し，経済的にも負担が少ないことが報告されている．ただし，この理論は褥瘡に対しての理論であり，閉塞性動脈硬化症などに対しては効果に乏しいことが多いので，注意が必要である.

問診・診察

❶ 褥瘡部位の表面の色調，深さ，周囲の熱感の有無（感染徴候の有無），滲出液の量などを評価する（**表1, 2**）.

第3章 疾患編　　　≪皮膚疾患≫

表 1　深達度による褥瘡分類

Ⅰ度	圧迫を除いても消退しない発赤，紅斑
Ⅱ度	真皮にとどまる皮膚障害（水疱，びらん，浅い潰瘍）
Ⅲ度	障害が真皮を越え，皮下脂肪層にまで及ぶ潰瘍
Ⅳ度	障害が筋肉や腱，関節包，骨にまで及ぶ潰瘍

表 2　褥瘡の色調による褥瘡分類　☞p. xiv 巻頭カラーアトラス

黒色期	創面は表皮・真皮が壊死に陥り，黒く乾燥したもの（黒色壊死組織）で覆われる
黄色期	上層の壊死組織が脱落しても，さらに深部の組織（例えば皮下脂肪層や筋層）も壊死し汚い黄色調を呈している
赤色期	創面からは鮮紅色で細顆粒状の肉芽組織が盛り上がるようになる
白色期	表皮細胞が創周囲から肉芽組織の上に遊走し新たな白色調が強い上皮を形成する

褥瘡そのものの評価は DESIGN 分類（**表3，4**）で，褥瘡の進行度は深達度の面から，治療に関しては Shea 分類，予防に関しては NPUAP 分類が用いられることが多い．

❷自力体位変換，病的骨突出，浮腫，関節拘縮，知覚の認知，皮膚湿潤，栄養状態低下などの危険因子の評価をする．

❸患者の病状の評価（末期癌や老衰など治癒が期待しにくいのか否かも含めて）．

❹ケアの内容の評価（介護体制，経済問題，介護や看護の介入，ケア用品の内容など）．

褥　瘡 ②

表 3　DESIGN（褥瘡重症度分類用）

D：Depth—深さ（創内の一番深いところで評価する）			
d	真皮までの損傷	D	皮下組織から深部
E：Exudate—浸出液（ドレッシング交換の回数）			
e	1 日 1 回以下	E	1 日 2 回以上
S：Size—大きさ（創の長径〔cm〕×短径〔cm〕*）			
s	100 未満	S	100 以上
I：Inflammation/Infection—炎症/感染			
i	局所の感染徴候なし	I	局所の感染徴候あり
G：Granuration tissue—肉芽組織（良性肉芽の割合）			
g	50％以上（真皮までの損傷時も含む）	G	50％未満
N：Necrotic tissue—壊死組織（壊死組織の有無）			
n	なし	N	あり
P：Pocket—ポケット（ポケットの有無）	-P	あり	

＊：褥瘡全体で最も長い部分を長径，それと直行する最長の部分を短径と定義する．

（日本褥瘡学会 web ページより一部改変）

検　査
❶血液検査（血算，CRP，フェリチン，Alb，Zn など）
❷培養（創部，発熱があれば血液）

治　療
　患者の病状，ケアの量や手段のバランスを元に戻す
❶除圧のための頻回な体位変換（集中的な介護が必要）．
❷除圧のための体圧分散寝具（マットレス）の導入・再評価（表5, 6）が必要となるため，介護保険の利用に関

第3章　疾患編　　　≪皮膚疾患≫

表4　DESIGN-R（褥瘡経過評価用）

D*[1]：創内のもっとも深い部分，軽快に伴い浅くなった場合，これと相応の深さとして評価する

d	0	皮膚損傷・発赤なし	D	3	皮下組織までの損傷
	1	持続する発赤		4	皮下組織を越える損傷
	2	真皮までの損傷		5	関節腔・体腔にいたる損傷
				U	深さ判定が不能の場合

E：浸出液の量（ドレッシング交換の頻度で判定）

e	0	なし	E	6	1日2回以上の交換を要する
	1	少量：毎日の交換を要しない			
	3	中等量：1日1回の交換を要する			

S：大きさ（皮膚損傷範囲の長径×短径*[2]）

s	0	皮膚損傷なし	S	15	100 以上
	3	4 未満			
	6	4 以上 16 未満			
	8	16 以上 36 未満			
	9	36 以上 64 未満			
	12	64 以上 100 未満			

I：炎症/感染

| i | 0 | 局所の炎症徴候なし | I | 3 | 局所の感染徴候あり（炎症徴候＋排膿・悪臭） |
| | 1 | 局所の炎症徴候あり | | 9 | 全身的影響あり（発熱など） |

G：肉芽組織（良性肉芽が創面に占める割合）

g	0	治癒あるいは創が浅いため評価できない	G	4	良性肉芽が10%以上 50%未満
	1	良性肉芽が90%以上		5	良性肉芽が10%未満
	3	良性肉芽が50%以上 90%未満		6	良性肉芽がまったく形成されていない

N：壊死組織

| n | 0 | なし | N | 3 | やわらかい壊死組織あり |
| | | | | 6 | 硬く厚い密着した壊死組織あり |

P：ポケット（同一体位でポケットを含む創の長径×短径からSの数字を引いたもので評価

p	0	ポケットなし	P	6	4 未満
				9	4 以上 16 未満
				12	16 以上 36 未満
				24	36 以上

*[1]：深さ（D）の得点は合計に加えず，滲出液（E）以降を合計する．
*[2]：褥瘡全体で最も長い部分を長径，それと直行する最長の部分を短径と定義する．
（日本褥瘡学会webページより一部改変）

褥　瘡 ③

表5　体圧分散寝具（マットレス）の分類

素材	ウレタン，ゲル，ウォーター，エア
圧	圧切り替え型，静圧型
使用しているマットレスの上に	上敷き型，交換型

※体圧分散性能は，圧切り替え型の交換型マットレスが優れている．しかし，体圧分散を強めるとマットレスに埋まってしまうこととなり，寝返りなどの自力体位交換が難しくなり，かえって，褥瘡形成を進めてしまったり，廃用が進んでしまうこともある．

表6　マットレスの選択

		自力で寝返りが	
		できる	できない
45度以上のジャッキアップを	行う	交換型ウレタンマットレス	交換型エアマットレス
	行わない	上敷き型ウレタンマットレス	上敷き型エアマットレス

　してケアマネジャーと相談する．
❸創部や創部周囲の洗浄と清潔保持（入浴をためらう必要はない）．

＜局所治療＞
❶湿潤環境の維持：O_PWT では創を乾燥させるよりも，湿潤した状態を保つ方が，創の治癒が早いと考えられている．
❷滲出液と壊死物質の除去

第3章　疾患編　　　　　　　　《皮膚疾患》

❸消毒より洗浄：O$_P$WT では消毒は創の治癒を遅らせる
　と考えられている．
　①感染を疑う場合
　　・創部の培養を提出して，経験的に全身への抗菌薬
　　　治療を開始する．
　　・創部の消毒や抗菌薬の塗布は，表面の菌に対して
　　　の効果しかなく，深部の菌には効果がないことが
　　　多い．
　　・膿瘍があれば，切開排膿してもよいが，出血のリ
　　　スクもあるので，病院への紹介を検討する．
　②ポケットを形成した場合
　　・滲出液が出て行かず，壊死物質の貯留もあるため，
　　　治癒までさらに時間がかかる傾向にある．
　　・ポケット内部をこまめに水道水などで洗浄する．
　　・壊死物質の排出促進のために切開開放することも
　　　ある．
　③色調ごとの対応　☞p. xiv 巻頭カラーアトラス
　　ⓐ黒色期：ラップ貼付（テープによる皮膚のかぶれに
　　　注意）や，以下の外用薬の塗布．

皮膚潰瘍治療薬：スルファジアジン銀
ゲーベンクリーム1%　1日1回　塗

皮膚潰瘍治療薬：ジメチルイソプロピルアズレン
アズノール軟膏 0.033%　1日数回　塗

　　ⓑ黄色期：ドレッシング材による壊死組織のさらな
　　　る除去

ハイドロジェルドレッシング
グラニュゲル　2日1回　塗

551

褥　瘡 ⑷

ⓒ赤色期：肉芽形整形促進剤の使用

皮膚潰瘍治療薬：トラフェルミン

フィブラストスプレー　1日1回　（噴霧）

潰瘍最大径が6cm以内の場合は潰瘍面から約5cm離して5噴霧，6cm以上の場合は同様操作をくり返す

※添付の溶液で用時溶解．溶解後は10℃以下の冷暗所で保存し，2週間以内に使用．

皮膚潰瘍治療薬：アルプロスタジルアルファデクス

プロスタンディン軟膏0.003%　1日2回　（塗）

ⓓ白色期：ドレッシング材による皮膚の保護

ハイドロコロイドドレッシング

デュオアクティブET　1週間に1回　（貼布）

※ドレッシング材がかえって創部へ圧をかけることもあるので，部位と貼り方に注意を要する．

予防指導

❶毎日の皮膚観察を行う（褥瘡予防・管理のアルゴリズム[3]参照）．

❷ずり応力に注意しながら体位変換をこまめに行う．引きずるなどの軽微な外力で新たな褥瘡を形成する点に注意する．

❸布団，抱き枕やクッションなどで褥瘡が形成されないように注意する．

❹簡易栄養状態評価表（MNA）などを用いて，栄養状態を維持する．☞p.51

病院紹介のタイミング

本人や家族の意思，介護力，経済力などを加味した総合的な判断が求められる．

❶適切な対応をしても，発熱，創部でのポケットや膿瘍

第3章　疾患編　　≪皮膚疾患≫

の形成など，増悪傾向を認める場合．
❷外科的処置が必要と考えられる場合．
❸相談している WOC ナースから入院が望ましいと判断された場合．

(髙木　暢)

文献/web
1) 鳥谷部俊一：褥創治療の常識非常識．三輪書店，2005．
2) 鳥谷部俊一：これでわかった！褥創のラップ療法．三輪書店，2007．
3) 日本褥瘡学会編集：褥瘡予防・管理ガイドライン第3版，2009．
4) 日本褥瘡学会 Web ページなど．
   http://www.jspu.org/

 memo

在宅における眼疾患 (1)

ポイント

❶ 在宅で非専門医が眼科診察を行う場合はペンライトと直像鏡を用意しておく．平素より直像鏡の扱いに慣れておくことが望ましい．

❷ 在宅以前に眼科医から受けていた処方を漫然と継続しがちだが，眼科医との連携や紹介のタイミングを逃さないことが大切．

問診・診察・検査

❶ 眼症状だけでなく眼科手術の既往，使用していた点眼薬の確認，全身疾患の有無（糖尿病，高血圧症，甲状腺疾患等）も重要．

❷ 視力検査：患者の片眼を手で覆い，簡易的に物体が見えるか検査．

❸ 視野検査：患者に正面を固視させ，片眼を覆い，周辺部から中心部へ検者の指などの指標を移動させ大まかに確認．

❹ 眼位，眼球運動，瞳孔検査：ペンライトで眼を照らし，光の反射が角膜の瞳孔領に位置すればほぼ正位．次いで片眼を遮蔽し解除した時の眼球運動を確認．瞳孔は径，形，左右差，対光反射，近見反応等を確認．

❺ 前眼部診察：眼瞼下垂，眼球突出，眼瞼腫瘍，角膜混濁，結膜充血，毛様充血等を確認（図1）．

❻ 眼底部診察：直像鏡を用いて視神経乳頭の陥凹や色調，網膜血管の様子，眼底出血の有無，黄斑部の観察を行う．

主な疾患と治療

❶ 眼瞼内反症（図2）：加齢による眼瞼皮膚弛緩などで眼瞼が内側に向き，睫毛が角膜に接触．充血，流涙，羞明，眼脂など．角膜保護剤の点眼，軟膏で対応するが症状が強い場合は手術．

❷ 眼瞼炎：眼瞼縁のブドウ球菌感染による炎症．眼瞼縁

第3章 疾患編 ≪眼疾患≫

強膜周辺にみられる結膜細血管の充血　　角膜縁全周にみられる主として上強膜血管の充血

図 1　結膜充血（左）と毛様充血（右）

の発赤腫脹を認める．点眼薬の防腐剤に対するアレルギー反応で眼瞼皮膚炎がおこることもある．細菌性の場合は抗菌薬の点眼，アレルギー反応の場合は原因の除去とステロイドまたは抗ヒスタミン薬の点眼．

❸**麦粒腫（図2）**：通称ものもらい．眼瞼分泌腺の細菌感染による炎症．睫毛根部を中心に発赤，腫脹，疼痛を生じる．数日で膿点を生じ，自壊排膿して治癒に向かうことが多い．治療は抗菌薬の点眼，場合により内服併用，膿点が分かれば穿刺してもよい．

❹**霰粒腫（図2）**：マイボーム腺の梗塞による慢性炎症性肉芽腫．眼瞼皮下に半球状の腫瘤が生じる．通常発赤や疼痛はないが，細菌感染がおこると麦粒腫との鑑別は困難になる．感染あれば抗菌薬の点眼，場合により内服併用，感染なければ自然吸収を待つが，改善しない場合根治には切開，摘出が必要．

❺**睫毛乱生**：睫毛の一部が正常と反対の内側向きに生えた状態．角膜上皮障害をおこし，疼痛，異物感の訴えあり．一時的対応は睫毛抜去．根治は毛根の電気分解など．

❻**翼状片（図3）**：鼻側結膜から角膜へ侵入する結膜組織．紫外線により増悪．角膜への侵入が大きくなると角膜乱視による視力低下をきたすため手術が必要．

❼**結膜下出血（図4）**：結膜下の小血管の破綻による出

在宅における眼疾患 (2)

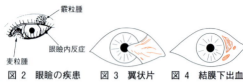

図2 眼瞼の疾患　図3 翼状片　図4 結膜下出血
（結膜下に出血斑が出現）

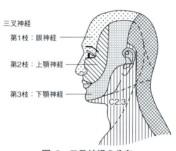

図5　三叉神経の分布
（Mayo Clinc, Clinical Examinations in Neurology より）

血．血圧や血液凝固異常などの全身疾患とは関係ない．自然吸収を待つのみでよい．

❽細菌性結膜炎：結膜充血，眼脂．黄色ブドウ球菌，肺炎球菌等による．MRSAにも注意．

広範囲抗菌点眼薬：レボフロキサシン水和物
クラビット点眼液　1回1滴　1日3回　点眼

❾眼部帯状疱疹：片側の三叉神経第一枝領域（図5）に小水疱を伴った有痛性の発疹が出現．角膜炎の合併に

第3章　疾患編　　　　　　　　　　　　**≪眼疾患≫**

注意．眼科へ紹介する．☞p.537 帯状疱疹

抗ウイルス薬：バラシクロビル塩酸塩

バルトレックス錠(500 mg)　1回2錠　1日3回　(内)
　　　　　　　　　　　　　　　　　　　　　　　7日間

　　※腎機能により投与量調節．

❿ドライアイ：涙液の量的または質的異常により角膜・結膜に障害が起こる．眼乾燥感，異物感，羞明など．シェーグレン症候群など自己免疫疾患に伴うものや糖尿病に伴うもの，内服薬の副作用等がある．
　治療は人工涙液の点眼や涙点プラグによる涙点閉鎖．

人工涙液製剤：ホウ酸・無機塩類配合薬

マイティア点眼　1回1～2滴　1日5～6回　(点眼)

⓫白内障：ペンライトで瞳孔領から水晶体の白濁を観察．
　①保存的治療：進行予防の可能性だけで根本的ではない．

白内障治療薬：ピレノキシン

カリーユニ点眼液　1回1～2滴　1日3～5回　(点眼)

　②手術療法：水晶体囊内眼内レンズ療法が主流．

⓬緑内障：眼底の視神経乳頭における緑内障性変化（図6）の観察．視野検査．急性緑内障発作では，通常片眼性で眼痛，頭痛，嘔吐，視力低下，毛様充血，瞳孔散大，角膜混濁，対光反射減弱を認める．慢性では広範な視野欠損を生じるまで自覚症状に乏しい．
　治療は眼圧下降療法だが開放偶角緑内障では薬物療法が，閉塞偶角緑内障ではレーザー治療や手術療法が主．
　①薬物療法

在宅における眼疾患 (3)

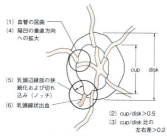

図 6 視神経乳頭の緑内障性変化

(1) 血管の屈曲
(2) 陥凹の垂直方向への拡大
(5) 乳頭辺縁部の狭細化およびぎれ込み（ノッチ）
(6) 乳頭線状出血
(2) cup/disk＞0.5
(3) cup/disk 比の左右差＞0.2

プロスタグランジン F2α 誘導体緑内障・高眼圧治療薬：ラタノプロスト

キサラタン点眼液 0.005%　1回1滴　1日1回　(点眼)

※長期投与で眼瞼色素沈着，睫毛の増加あり．

緑内障・高眼圧症治療薬：チモロールマレイン酸塩

チモプトール XE 点眼液（0.25%）　1回1滴　1日1回　(点眼)

※気管支喘息，コントロール不十分な心不全，洞性徐脈，房室ブロック，心原性ショック例では禁忌．

炭酸脱水酵素阻害薬：ドルゾラミド塩酸塩

エイゾプト懸濁性点眼液（1%）　1回1滴　1日2回　(点眼)

※重篤な腎機能障害では禁忌．

②レーザー治療：レーザー虹彩切開術（LI），レーザー線維柱帯形成術（LTP）など．

第3章　疾患編　　　　　　　　　　**≪眼疾患≫**

③手術療法：濾過手術（線維柱帯切除術など新たな房水流出路作製術），流出路再建手術など．また，白内障合併例では白内障手術により隅角開大効果あり．

🟠 眼科医紹介のタイミング

❶眼科救急疾患：眼化学熱傷，網膜中心動脈閉塞症は直ちに紹介．眼化学熱傷は，直ちに生食で持続的に洗浄をしつつ紹介する．網膜中心動脈閉塞症は急激な視力低下をきたし，眼底は黄斑部以外が白濁して"cherry red spot"を呈する疾患．感染性眼内炎（充血，眼痛，視力低下が主症状で体の他部位からの転移によるものと，眼科術後によるものあり）も疑えば早急に紹介．眼外傷（穿孔性眼外傷，眼球打撲，眼瞼裂傷等）や急性緑内障発作，急性ぶどう膜炎発作，角膜潰瘍などは数時間以内に紹介．角膜炎，角膜ヘルペス，涙嚢炎などは急ではないが紹介必要．

❷結膜炎や眼瞼炎，麦粒腫，霰粒腫，睫毛乱生などは在宅医が治療を行い，改善が認められない場合紹介．

❸白内障は進行すると時に緑内障やぶどう膜炎を合併することがあり，ペンライトで水晶体の肉眼的白濁が認められたら可能なら紹介して手術が望ましい．

❹慢性緑内障は可能ならば，定期的な眼科医の診察が望ましい．

（加藤なつ江）

文　献

1) 所　敬監修：現代の眼科学 改訂第13版．金原出版，2018.
2) 本田孔士：目でみる眼疾患．文光堂，2004.
3) 日本在宅医学会テキスト編集委員会：在宅医学．メディカルレビュー社，2008.
4) 管　謙治：眼疾患—説明の仕方と解説 改訂第3版．金芳堂，2012.
5) 日本緑内障学会：緑内障診療ガイドライン（第4版）．2018.

老老介護 (1)

ポイント

❶ 要介護者等と同居している介護者のうち老老介護の割合は半数以上 (54.7%).

❷ 老老介護では単独での介護が多く, 共倒れになりやすい.

❸ 被介護者に加えて介護者の状態にも注意を払い, 必要なサービスの導入を行う.

❹ 老老介護への介入では多職種での連携が肝要.

定義

　高齢者の介護を高齢者が行うこと. 主に65歳以上の高齢の夫婦, 親子, 兄弟などがそれぞれ介護者・被介護者となるケースを指す.

疫学

　超高齢化社会の到来とともに介護者側の年齢も上昇, 2016年時点で要介護者等と同居の主介護者が65歳以上 (老老介護状態) である割合は54.7%, 共に75歳以上である割合は30.2% (図1).

問題点

❶ 被介護者の高齢化に伴い要介護度は上昇し, 介護負担が大きくなる.

❷ 独力での介護になる割合が高く, 他人を頼ることへの抵抗から単独での介護となり介護者の精神的負担は大きくなりやすい.

❸ 介護者側も何らかの疾病を抱えている場合が多い.

❹ 介護者の身体的精神的負担が大きいために共倒れとなる危険がある.

❺ 介護者及び家族のみでは解決困難な問題が生じやすい.

主介護者の介護負担感を高める生活要因

①睡眠時間

②主観的健康

③1日の介護時間

第4章 ≪在宅イベント≫

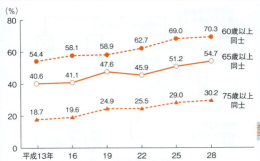

図1 要介護者と同居の主な介護者の年齢組合せ別の割合の年次推移[1]

注：平成28年の数値は熊本県を除いたものである．

④別居家族からの支援

負担の高い介護項目
①排尿コントロール
②食事介助
③排便コントロール
④トイレ動作・入浴

介 入

※主介護者が在宅介護を継続できるよう，主介護者を対象とした健康促進，介護時間の軽減や睡眠時間の確保，要介護者の排泄動作の介助量軽減に繋がる支援が必要．

❶被介護者及び家族全体の背景情報を収集し，多職種と連携して情報共有．☞p.75 家族・医療・多職種との連携
❷集めた情報から各事例に必要な医療及び介護サービスを提供．
❸介護負担軽減のため，介護者の休息や通院などの時間

老老介護 (2)

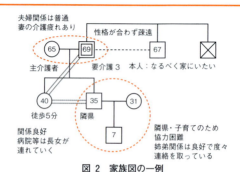

図2 家族図の一例

を介入側として意識的に確保.

介入する上でのチェックポイント

老老介護への介入を始める段階で把握しておきたい主な項目は以下のとおり.
① 被介護者の ADL ☞p. 37
② 被介護者の認知機能,周辺症状 ☞p. 465
③ 要介護認定申請の有無,必要に応じた区分変更 ☞p. 26
④ 身体障害者手帳交付の対象となる障害の有無 ☞p. 94
⑤ 介護者の ADL
⑥ 家族図を作成し,家族背景の理解(図2)
⑦ 事例ごとの介護における問題点確認
⑧ ケアマネジャーの把握,適切な連絡(居宅療養管理指導等の利用)
⑨ 利用可能・利用中のサービスの把握

利用可能なサービス

老老介護を支援していく上で利用可能なサービスや連絡先として代表的なものは以下のとおり.

第4章　　　　　　　　　　　≪在宅イベント≫

①地域包括支援センター，民生委員
②ケアマネジャー
③訪問看護，薬剤師訪問，訪問介護，訪問入浴，訪問リハ
④デイケア，デイサービス
⑤ショートステイ，レスパイト入院
⑥グループホーム，特別養護老人施設等の入居施設
（※被介護者が要支援の場合でも地域包括支援センターに依頼することでケアマネジャーをつけられることもある）．

病院紹介のタイミング

❶介護者負担が限界（レスパイト入院検討）
❷認認介護や高齢者虐待などより困難な状況の際における状況打開検討時☞p.564 認認介護，p.567 高齢者虐待
❸入院によって解決可能な医学的問題がある時

（兒玉征也）

文　献
1）厚生労働省：平成29年国民生活基礎調査の概況.
2）堀田和司・他：日本プライマリ・ケア連合学会誌 33：256-265, 2010.

✎ memo

認認介護（1）

ポイント

❶ 高齢化社会が進行する日本においては認認介護の問題は比較的頻回に遭遇．☞p. 560 老老介護

❷ 様々な問題が生じるが，当事者はしばしば自覚に欠ける．医療者はその問題に気付きやすい立場でもあり，各々のケースに対して適切なセーフティネットの形成が必要．

❸ 認認介護は予防が大切．各所とつながりを持ち続けることが必要．

概　要

　認認介護とは介護者，要介護者がともに認知症を罹患しているケースのこと．老老介護のうち7〜10.4％（11組に1組）が認認介護[1]．

問題点

・被介護者が認知症だと，介護者も認知症発症率が6倍とされ，その特性から認認介護では双方の認知症を悪化させてしまう負のスパイラルが問題[2]．

・老老介護で生じうる介護時間の増加，社会的な接点の減少，介護者の体力的な限界などに加えて，以下のような問題点が生じてくる．また老老介護よりも共倒れや孤独死となる危険性が高い．

❶ 体調管理
・寒暖感覚の低下や口渇中枢の低下など
・病歴説明不能，適切な自己処置不能

❷ 服薬管理
・薬剤の飲み忘れや過量内服，それに伴う症状

❸ 食事管理，栄養管理
・過食や低栄養，栄養の偏り

❹ 金銭管理
・水道光熱費など生活に必要な費用の未払い
・暗証番号がわからず，カードが使用不能

第4章　　　　　　　　≪在宅イベント≫

・お金の使い込み
・悪徳商法や詐欺の対象化

❺問題行動
・火の不始末，虐待，時には介護殺人に至った事例も
あり．認知症の介護者は自身の行動を認識できない
まま，加害者化．
・緊急事態に気付かなくなったり，対応の仕方がわか
らなくなったりする．

介入・対策

・各ケースに症状/問題点が異なるため個別対応が必要．
各介入は事前対策を講じることが肝要．
・介入の際には在宅医が認知症の症状（暴力，被害妄想な
ど）の対象とならないように，慎重に介入する必要が
あり介入は強行しないよう注意．

❶認知症・MCI 早期発見，早期からの治療的な介入．
☞p. 465 認知症

❷体調不良の状況に応じて対応（例：脱水症に補液）

❸家族図整理，関係者やキーパーソン整理☞p. 562 老老介
護／図2
　　キーパーソンとはすぐに連絡が取れるようにしてお
　　くことが必要．

❹行政やキーパーソンなどに相談
　　認認介護の場合，当事者に自覚がないことも多く，
　　リスクケースでは事前，あるいは早期の医療以外の介
　　入が望ましい．
　例）・地域包括支援センター：介護認定申請，ケアプラン作
　　　　成，そのほか各種相談受付
　　　・社会福祉協議会：金銭管理や定期訪問を主とする日常
　　　　生活自立支援事業

❺介護環境を整理[3]
　例）・内服薬の整理や一包化，服薬管理カレンダーや服薬支

565

認認介護 (2)

　　援ロボの使用
- 介護方法などをわかりやすく，目に入る場所に記載
- 訪問看護師や訪問薬剤師などの定期的訪問
- 事前に ACP の確認 ☞p.12 ACP

❻ 成年後見制度を利用

　金銭管理に問題が生じた際に，早急な法定後見制度の導入は難しく，事前に任意後見制度を利用する方法もある．☞p.87 成年後見制度

❶ 医学的な適応（例：脱水，感染症等）が必要なとき
❷ 緊急で介護者と要介護者を引き離す必要があるとき（虐待等）

（田丸　大）

文献／web

1) 岩本　晋・他：在宅介護における認認介護の出現率 組合員2万人及び介護事業所507ヶ所調査結果．山口県本部/山口県地方自治研究センター紀要．2011.
2) Maria C, et al.：J Am Geriatr Soc 58：895-900, 2010.
3) 医療法人高見台クリニックHP：高齢者が地域で暮らすには (22) 認認介護 http://takamidai-clinic.com/?p=13173

memo

高齢者虐待 (1)

ポイント

❶医療関係者は虐待の早期発見・通報に努める.

❷地域や多職種でネットワークを作り,チームでの対処を行う.

定 義

　65歳以上の高齢者に対し,①養護者(高齢者の世話をしている家族,親族,同居人等),または②養介護施設従事者等が(**表1 a〜e**)の行為を行うこと.

　虐待の頻度は身体的,ネグレクト,心理的,経済的,性的の順に高い.

疫 学

❶平成28年度の高齢者虐待件数は16,836件,相談・通報件数は29,663件.共に年々増加傾向[1].

❷養護者による虐待件数は,養介護施設従事者によるこれの約35倍に及ぶ[2].

❸養護者による虐待において,被虐待者からみた虐待者の続柄は息子が最も多く,次いで夫,娘の順.

❹生命・身体・生活に関する重大な危険を伴う虐待が約8%存在[2].

公的制度・組織

❶平成18年4月1日から「高齢者に対する虐待の防止,高齢者の養護者に対する支援等に関する法律」が施行.

❷市町村に対し,「高齢者に対する虐待の防止及びその早期発見のための事業その他の高齢者の権利擁護のための必要な援助を行う事業」(介護保険法第115条の38第1項第4号)の実施が義務づけられている.

虐待の徴候

❶身体的虐待

　・不自然な部位の皮膚の傷,やけど,打撲痕

　・骨粗鬆症による事故的な骨折:不自然な長管骨のらせん骨折,腰部・手首・脊椎以外の場所の骨折

高齢者虐待 (2)

表1 高齢者虐待の類型

分類	法律上の定義	例
a. 身体的	高齢者の身体に外傷が生じ,又は生じるおそれのある暴力を加えること.	殴る,蹴る 身体拘束
b. ネグレクト	高齢者を衰弱させるような著しい減食,長時間の放置,養護者以外の同居人による虐待行為の放置など,養護を著しく怠ること.	入浴させない 水分・食事を与えない
c. 精神・心理的	高齢者に対する著しい暴言又は著しく拒絶的な対応,その他の高齢者に著しい心理的外傷を与える言動を行うこと.	暴言 無視
d. 性的	高齢者にわいせつな行為をすること,又は高齢者をしてわいせつな行為をさせること.	裸にして放置 性器に接触
e. 経済的	養護者又は高齢者の親族が当該高齢者の財産を不当に処分すること,その他当該高齢者から不当に財産上の利益を得ること.	必要な金銭を渡さない 本人の貯金を無断使用する

memo

第4章　　　　　≪在宅イベント≫

❷ネグレクト
  ・服薬の中断
  ・栄養失調や脱水
  ・褥瘡（通常も見られ，必ずしも虐待を示唆しない）
❸性的虐待
  ・会陰部～肛門の痛みや出血
  ・性感染症の存在
❹経済的虐待
  ・栄養失調や脱水

介入

※現場で高齢者虐待に遭遇した場合，即座に行動を起こす．
❶早期発見の努力：医療従事者は虐待に気付きやすい立場にある．日頃から訪問看護師，ヘルパー，ケアマネジャー等の他職種と連携を取り情報収集を怠らない．
❷通報：高齢者虐待を発見した場合は，市町村または地域包括支援センターに通報．守秘義務はこれを妨げるものではない．
❸保護：生命の危険がある場合，医療が必要な場合は入院措置をとる．また，他に施設入居，ケアプランの見直しなどの保護の手段がある．
❹財産管理：成年後見制度にも留意．☞p. 87

予防

❶啓発：養護者等に認知症や介護に対する正しい知識を周知．介護保険の利用促進．
❷養護者の支援：虐待の発生には養護者の介護疲れやストレス，経済的困窮などが関わっており，養護者への支援が必要である事例が少なくない．
❸チーム対応：日頃から病院，事業所，地域に多職種のネットワークを作り，事例を共有しておくことが大切である．チームで高齢者や養護者を支援する体制を構築．

（八坂亜季）

569

高齢者虐待 (3)

文　献
1) 厚生労働省：平成28年度 高齢者虐待の防止，高齢者の養護者に対する支援等に関する法律に基づく対応状況等に関する調査結果.
2) 認知症介護研究・研修仙台センター：高齢者虐待の要因分析及び高齢者虐待防止に資する地方公共団体の体制整備の促進に関する調査研究事業報告書, 2018.
3) 総合診療 vol. 27 No. 11：1502-1506, 1511-1515, 2017.
4) Up to Date "Elder mistreatment：Abuse, neglect, and financial exploitation"

そのほか高齢者虐待に準じた対応が必要なもの

　法に定義された高齢者虐待以外で高齢者の身体や財産を脅かすとして対応が求められるもの.

＜セルフ・ネグレクト＞

　"自己放任"と訳されることもある. 介護・医療サービスの拒否などにより, 社会から孤立し, 生活行為や心身の健康維持が出来ない状態に自らを置くこと. 具体的には, 入浴や洗濯による保清, 清掃や手入れなどによる住環境の整備が出来ない状態に陥る. 認知症のほか, 精神疾患・障害, アルコール関連の問題を背景とすることも多い.
☞p. 577 ゴミ屋敷（Hoarding disorder 含む）

＜高齢者の消費者被害＞

　健康食品, 住宅の点検・リフォーム, 高級布団, 未公開株など投資関連, 押し買いなどの強引な勧誘・販売などいわゆる悪質商法で高齢者の財産に重大な危険が生じる恐れがある. 高齢者の判断能力の低下, 不安, 被害を認めたくない気持ちなどが背景にある. 消費生活センターなどへの相談が必要になることもある.

（乗井達守・奥永　綾）

ひきこもり対応 (1)

ポイント

❶本人にとって安定した人間関係そのものが治療的な意味をもつ.

❷家族との持続的な関係作りを支援の基盤とし，本人や家族を社会的資源とつなげていくことが重要.

❸本人への訪問はときに侵襲的になりうるため，慎重な姿勢が必要.

定 義

さまざまな要因によって社会的な参加の場面がせばまり，就労や就学などの自宅以外での生活の場が6カ月以上にわたり失われている状態．単一の疾患や障害の概念ではない.

実 態

❶満15歳から36歳の調査では約54万人のひきこもりがいると推定[1].

❷55％は何らかの精神障害を経験[2].

❸近年ひきこもりの平均年齢が30歳を超え，高年齢化傾向が深刻[3].

アセスメント

❶適切な初期対応を進めるためには，次の2点を見逃さないこと.

　①生物学的な治療（薬物治療）が必要か

　②暴力などの危険な行為のため，緊急対応が必要か

❷評価点

　①一般的な病歴

　②発達歴・生育歴

　③集団場面での適応

　④睡眠覚醒リズム

　⑤食事摂取状況

　⑥清潔・不潔などの身辺の整え方

　⑦本人と家族の関係性，など

ひきこもり対応 ⑵

❸精神疾患の評価（**表1**）

支援の概要

❶ひきこもりは，家族自身が支援の対象.

❷目標は再登校や復職ではなく，本人や家族の生活の質が改善すること.

❸支援者にも地道な働きかけと粘りが必要で，解決を焦らなくてよい.

❹全ての事例に明確な医学的診断がつくわけではなく，また診断がなければ支援が先に進まないわけではない.

家族支援

持続的な家族との関係作り，そして家族に備わる力を最大限に活かし自主的な行動を引き出すことは，援助活動の基盤となる.

＜家族支援のポイント＞

①本人が安心できる環境調整

②本人が安心できる関係調整：会話を通じて本人に関心を向け，共感に基づいたコミュニケーションを増やすこと. まずは「あいさつ」から試みる.

③両親それぞれが自身の生活・楽しみを確保

④交渉に基づいてルールを導入（一例：お小遣いの額など）.

⑤あと一番社会復帰をしたいと思っているのは本人であることを忘れない.

本人支援

❶治療者は本人と良好な関係を築くこと，その関係を維持することが重要.

❷本人にとって他者に会うことは不安や緊張感を伴い，時に侵襲的になりうる.

❸本人が訪問を受け入れていない場合は効果的でないことが多い. 本人への訪問は少なくとも家族と十分な関係作りができてから始めることを勧める.

第4章　≪在宅イベント≫

表1　ひきこもりと関係の深い精神疾患と各特徴

適応障害	いじめなどの出来事を契機に不安や抑うつ気分が出現
社交不安障害	人前で行動するなどの社会的活動に対する回避傾向
全般性不安障害	失敗や挫折を恐れるあまり緊張の強さが目立つ傾向
パニック障害	発作様の不安・恐怖状態の頻発による外出への恐れ
気分障害	うつ病(気分の落ち込みや興味の喪失など)や双極性障害
強迫性障害	強迫症状に縛られ，日常生活の習慣的行動が困難
パーソナリティ障害	特に，回避性，依存性，自己愛性，境界性が関連
統合失調症	幻覚，妄想，自我障害などの陽性症状や意欲の低下などの陰性症状
広汎性発達障害	社会性の欠如やコミュニケーション障害から仲間集団より孤立
注意欠如・多動性障害	不注意，多動性，衝動性のため，仲間集団からの孤立傾向
知的障害・学習障害	IQ70未満で，保護的な環境でなければ社会的活動の場を回避
対人恐怖的な妄想障害	醜形恐怖，自己臭恐怖，自己視線恐怖などを含む

在宅

memo

573

ひきこもり対応 ③

❹訪問する際は事前に本人に日時を伝えておく方が侵襲は少ない．定期的に訪問し，数分程度滞在して，最後に一言声をかけて退出する，という行為の繰り返しでも十分．

❺初回対面では以下のような配慮が必要．
① 本人にとって疲れるものであり，最長20分程度で切り上げる．
② 無口な方との面談では，沈黙を恐れない．
③ 過去や未来についてではなく，本人がすでにできていることなど，「今・ここ」の話題を扱う．
④ また会いにきてもいいかを尋ね，可能であれば次回に会う約束をする．

資源の紹介（ネットワーキング）

❶家族や本人を資源とつなげていくことは援助者の大きな仕事．

❷教育機関，保健機関，児童福祉機関，福祉機関，医療機関，NPO団体などの複数の専門機関による多面的な支援が必要．

❸在宅医として，学校，保健所，市町村の担当部門，専門医との連携は多いに有効．各都道府県に設置された精神保健福祉センターも様々な相談に応じている．

❹経済的公的支援として，精神疾患の診断がつき，精神医療を継続する必要がある方には精神障害者保健福祉手帳，自立支援医療制度などがある．ただし，本人が医療機関にかかり，治療を受けていることが前提．

緊急時対応 （図1）

❶緊急事態例
① 本人に自傷の恐れがある場合
② 深刻な家庭内暴力をコントロールできない場合
③ 近隣に対して攻撃的行動をとったり，重大な攻撃行動をほのめかす場合

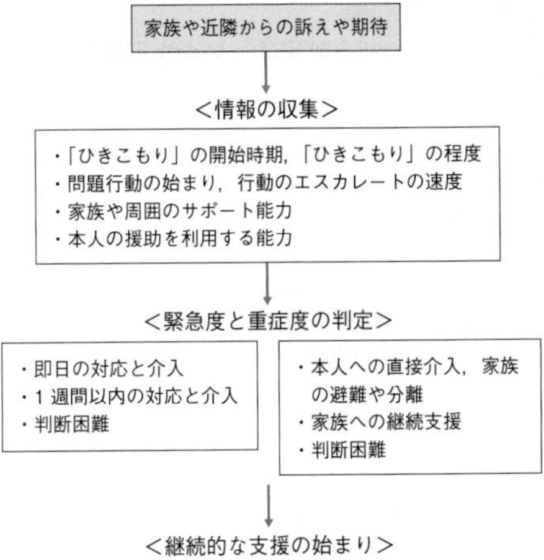

第4章　　　　　　　　≪在宅イベント≫

```
┌─────────────────────┐
│  家族や近隣からの訴えや期待  │
└─────────────────────┘
           ↓
       <情報の収集>

・「ひきこもり」の開始時期，「ひきこもり」の程度
・問題行動の始まり，行動のエスカレートの速度
・家族や周囲のサポート能力
・本人の援助を利用する能力

           ↓
   <緊急度と重症度の判定>
```

・即日の対応と介入 ・1週間以内の対応と介入 ・判断困難	・本人への直接介入，家族の避難や分離 ・家族への継続支援 ・判断困難

```
           ↓
   <継続的な支援の始まり>
```

図1　第一線機関の役割

在宅

❷1次機関である医療機関は情報収集をし，緊急度と重症度の判断．

❸判断が困難な場合は保健所，精神保健福祉センター，児童相談所などの2次機関のコンサルテーション．

❹家族が本人をつれて受診できない場合は，訪問により直接本人を評価した上で方針が決定される必要がある．緊急時の訪問は，精神保健福祉法に基づいて実施されるべきで，対応の主たる担い手は保健所となり，精神保健指定医を含むメンタルヘルス担当者らによるチームの訪問が必要．

❺入院は最後の選択肢であり，とりわけ強制的な入院は慎重に方針を決定．

575

ひきこもり対応 ⑷

家庭内暴力の対応

❶ 暴力に対する枠組み設定は,「いかなる暴力も 100% 拒否する」こと.

❷ 対応法
　①第三者の介入　②警察への通報　③避難

❸ 被害者である家人(主に母が多い)はあらかじめ暴力があれば避難する旨を本人に予告しておく方法がある. その場合は,暴力がおこったらその日のうちにその通りに実行することを勧める.

専門医・病院紹介の適応

❶ 統合失調症や薬物療法が必要な感情障害(躁うつ病など)

❷ 治療コントロールが困難,あるいは入院適応のある精神疾患

❸ 精神障害のために自傷あるいは他害の恐れがある場合

❹ 中等度以上の精神発達遅延(知的障害)

(永嶋有希子)

文　献

1) 内閣府:若者の意思に関する調査(ひきこもりに関する実態調査)2015 年.
2) わが国における「ひきこもり」の実態と関連要因:世界精神保健日本調査より.
3) KHJ 全国ひきこもり家族会連合会:平成 29 年度家族実態調査
4) 厚生労働省:ひきこもりの評価・支援に関するガイドライン
5) 厚生労働省:10 代・20 代を中心とした「ひきこもり」をめぐる地域精神保健活動のガイドライン　—精神保健福祉センター・保健所・市町村でどのように対応するか・援助するか—
6) 斎藤　環:「ひきこもり」救出マニュアル　実践編. ちくま文庫.
7) 斎藤　環:ひきこもりはなぜ「治る」のか?　ちくま文庫.

✎ **memo**

ゴミ屋敷 (Hoarding disorder 含む) (1)

ポイント

❶ セルフ・ネグレクトの可能性がないか留意し，生命が脅かされている状況でないかに着目.

❷ 「ため込み症（Hoarding disorder）」や，他の治療可能な疾患が併存していないか検討.

❸ 「多職種とのチーム連携」で解決を目指す.

ゴミ屋敷とは

❶ 現時点では一般的定義や法律上の定義はなく，広辞苑（第7版）への収載もない.

❷ 「所有者の意思に関わらず通常人が見て"ゴミ"と判断される物が居住用地の内外に溢れ，衛生上・防災上・防犯上，不適切な居住環境となり，居住者や周辺住民に悪影響を及ぼしている家」がいわゆる「ゴミ屋敷」として一般に認識されることが多い.

❸ 財産権等の問題があり第三者の介入が困難な事例が多いが，各自治体にて「ゴミ屋敷」に対する条例の制定や専門部署の設置が進められつつある（例：京都市不良な生活環境を解消するための支援及び措置に関する条例（2014年），など）.

ゴミ屋敷の成因

❶ 「ため込み症（Hoarding disorder）」や，病的疾患（脳損傷など）や精神疾患に伴う二次性のため込み症状.

❷ 甲状腺機能低下症や副腎皮質機能低下症，うっ血性心不全，肝硬変，COPD，貧血など，全身倦怠感をきたす器質的疾患.

❸ 視力低下・嗅覚障害，腰痛・膝関節痛，四肢麻痺といった身体機能低下.

❹ セルフ・ネグレクト.

❺ 経済的な問題で処分・処置が困難.

※以上の項目が，一つだけでなく複合的に関与している可能性がある.

577

ゴミ屋敷 (Hoarding disorder 含む) (2)

ゴミ屋敷の一因としてのセルフ・ネグレクト

❶ セルフ・ネグレクトとは, 法律上正式な定義はないが, 「自分自身の健康や安全を脅かす行為」で, 「本人の人権が侵害されている」状態と解釈されうる.

❷ 「ゴミ屋敷」のような不衛生な住環境と同時に, 以下の問題を抱えていることもある.
　① 病気の治療 (服薬・処置) の中断
　② 適切な食生活や衛生維持が困難
　③ 金銭や財産管理が困難
　④ 地域社会からの孤立
　⑤ 同居人による他の虐待 (身体的, 精神的等)
　※ 本人だけでなく同居人にも支援が必要なケースがある.

❸ 2006年4月に施行された「高齢者虐待防止法」によって, 国や地方公共団体, 都道府県, 市町村の責務として様々な事業が展開されつつあり, セルフ・ネグレクトは法の対象外とはいえ, 準じた対応が行われるよう配慮されている.

確認事項

まず「生命が脅かされていないか」に着目するべく, 以下の有無を確認.
　① 低栄養や脱水
　② ライフライン (電気・水道・ガス) の停止
　③ 家電 (エアコン等) の稼働
　④ 外部との緊急連絡手段 (電話, 緊急ベルなど)
　⑤ 家屋倒壊や火災・落下物のリスク
　⑥ 必要な治療の中断
　⑦ アルコールや薬物の乱用

ゴミ屋敷への対応

❶ 治療可能な疾患が背景にある場合, それぞれに対する評価・治療を行う.

❷ 訪問時, 二次災害 (落下物や火災等) に巻き込まれない

第4章　　　　　　　　　≪在宅イベント≫

表1　ため込み症（Hoarding disorder）の定義

- 実際の価値には関わらず，所有物を捨てたり手放すことが持続的に困難であること．
- 物を所有していたいという欲求と物を捨てることに関連した苦痛のため捨てられない．
- 生活空間が物で溢れて散らかり，本来意図されたように使用できない（第三者の介入でのみ片付く）．
- ため込みによって，臨床的に有意な苦痛や社会的・職業的・他の重要な分野での機能障害がもたらされる．

※ただし，「脳損傷や脳血管疾患，Prader-Willi症候群といった他の医学的疾患」によるため込みや「強迫性障害の強迫観念，大うつ症状によるエネルギー減退，統合失調症その他による妄想，神経認知障害（認知症）による認知機能欠如，自閉症スペクトラム障害による限定的興味といった他の精神疾患で説明されうる」ため込みは，「ため込み症」からは除外．　　　（文献1を参照．詳細は成書を）

よう身体的安全確保が必要．

❸対応困難事例が多いため，医療者や行政（地域包括支援センターなど），地域住民等々による多職種によるチームでの対応が肝要．

❹支援者に陰性感情が生まれることも多く，適切にチームで振り返りやデブリーフィングを行って支援し合う．

ため込み症（Hoarding disorder）

❶アメリカ精神医学会が2013年に出版したDSM-5（「精神疾患の診断・統計マニュアル」第5版）にて，新たな診断概念として提示（表1）．

❷発症は10代前半，年を重ねるごとに重症化，30代半ばには臨床的に著明な障害を認め，慢性進行が多い．成人の2〜6％が罹患しているとの報告あり．

579

ゴミ屋敷（Hoarding disorder 含む）(3)

❸ ため込み例としては新聞紙，古い衣服，鞄，本や紙類が多いが，動物の多頭飼育もあり．

❹ 生活の質低下や人間関係崩壊だけでなく，不衛生さや火災・落下物・転倒等の危険性にて患者やその同居人，周辺住民の生命を脅かすこともある．

❺ 重症度や治療反応の軌跡を評価する系統立った質問がある．SI-R（Saving Inventory-Revised）やHRS（Hoarding Rating Scale）など．

※ SI-RやHRSには日本語版あり．

❻ 新しい疾患のためエビデンスの確立した治療は限られているが，ため込み症に特化した認知行動療法（Level 2）やSSRI・SNRIといった薬物療法（Level 3）が治療として挙げられている．

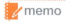

明らかな入院適応の精神疾患や器質的疾患を背景に有する場合．（ただし，複雑な状況ゆえ，単純な入院には至りづらいことも留意）．

〈清水真由〉

文　献

1) 日本精神神経学会（監）：DSM-5 精神疾患の診断・統計マニュアル．医学書院，2014．
2) 岸恵美子・他：セルフ・ネグレクトの人への支援　ゴミ屋敷・サービス拒否・孤立事例への対応と予防．中央法規出版，2015．
3) Dynamed "Hoarding disorder"

/ memo

検案・異状死対応 (1)

ポイント

❶ 検案の最大の目的は，死因の推定．

❷ 犯罪性の有無の判断は警察の責任で行われる．

❸ 不詳な点が多い場合は，専門家による検案・解剖が必要．

はじめに（ここで取り扱う事例）

❶ 一般臨床医（法医専門医や監察医等以外）が委託される事例を想定．どのような事例が委託されるかは，地域の事情により異なる（特に監察医設置地域か否かなど）．

❷ 想定される代表例（図1）

　①訪問診療患者：診療中の傷病以外の傷病により死亡した可能性がある事例．

　②定期診療していない患者：警察から依頼を受けた事例．

検案への流れ（図1も参照）

❶ 犯罪の嫌疑の有無が判然としない死体（変死体）に対して，警察等が嫌疑の有無を確認することを検視と呼ぶ．

❷ 検視を受けて検案が行われる．検案とは，死因や死亡時期などを検討するために，医師が死体を検分すること．病歴，外表（検死），検体検査により，死因や死亡時刻，感染等の影響，異状死の判断を行う．家族の承諾は不要．

❸ 死因が判然としない場合，専門医による検案に移行も．

❹ 犯罪性の有無の判断は警察の責任．

異状死

❶ 異状死の定義（異状死ガイドライン）

　・病気になり診療を受けつつ診断されているその病気で死亡する「ふつうの死」以外の死．

　（例：外因死とその続発症による死，診療行為による予期しない死，死因不明の死，これらを疑う死など）

検案・異状死対応 (2)

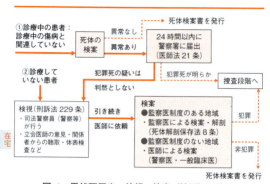

図 1 異状死届出・検視・検案（検死）の流れ
(第 7 回死因究明等検討会参考資料．2007 より改変)

❷届出義務のある異状死体
　①死体を検案して異状を認めた時は，24 時間以内に所轄警察署に届け出る（医師法 21 条．同 33 条に罰則規定）．
　②届出義務があるのは異状死すべてではなく死体の外表を検査して異状のある場合との解釈もある（広尾病院事件最高裁判例から）．
　③しかし，死体外表に異常のない異状死も，犯罪性や必要性が疑われる際には届け出るように厚労省から通知されている．

検案の実際（SOAP に準じる）
❶準備：必要物品（ライト，防具，検体採取器具等）は警察で準備済みなことが多い．ただ向かう前に予め確認．
❷病歴聴取（S）：通常の診療と同様に重要．遺族，警察官（検視に引き続き実施の場合）から下記を聴取する．
　・現病歴（発見/死亡状況等），既往歴，服薬歴など．場

第 4 章 　　　　　　　　≪在宅イベント≫

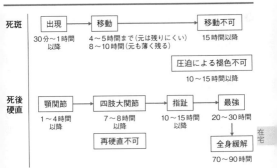

図 2　死斑・死後硬直

合により主治医等に診療情報提供依頼をする.

❸検死（O）：以下に手順と主な確認ポイントを示す.

検死とは死体を外表から検査する行為. 警察からの依頼の場合, 検視に引き続き行われる.

①概観：体位の違和感, 体格体型・栄養状態, 皮膚色調, 浮腫, 皮下出血, 末梢チアノーゼ, 損傷有無, その他現場の観察（血痕など：30 cm 四方で 100 mL 程度）

②死斑・死後硬直（図2）

③脱衣（死斑・死後硬直・直腸温は, 脱衣で変化. 警察が既にこれらを観測・解釈し, 脱衣済であることも多い）

④頭頸部：口腔内異物, 瞳孔径・左右差, 結膜溢血点, 黄疸, 皮下出血（パンダの目, バトル徴候）

⑤胸背部：皮下気腫/出血（Grey Turner 等）, 腹部膨隆（腹水, 腹腔内出血：携帯エコー）, 骨盤動揺性, 褥瘡

これらで所見がない場合は, 病死の可能性が高まる.
（ただし中毒死に注意. 疑われれば法医解剖へ）

検案・異状死対応 ⑶

❹検査（O）：警察署長の許可で可能（死因・身元調査法）．

①心臓穿刺などの採血
- 方法：第3,4肋間胸骨左縁からやや内側に向け穿刺.
- 死後経過の影響に注意. 血糖値や心マーカー（トロポニンT迅速検査）は死後変化・心肺蘇生の影響大.

②髄液採取
- 後頭下穿刺の方法：側臥位・頭部前屈. 外後頭隆起から下にたどり, 後頭骨下縁と軸椎棘突起との間の窪みからアプローチし, 眉間を目がけて穿刺. 腰椎穿刺でも.
- 血性髄液であっても解剖で頭蓋内出血を認めないこともある. 剖検できない場合の参考所見程度の意味.
- 吸引する過程で徐々に血性が増すのが通常. 当初から血液の場合は血管穿刺が疑われる.

③死亡時画像診断 Ai（Autopsy imaging）：有用だが地域の実情による.

❺診断（A）

①死亡時期：病歴・死斑/硬直など警察の見解も参考に.

②死因：外因死か病死かが最大の判断ポイント. 外因死か否かで生命保険金なども異なる（例：熱中症は外因死）.

- 病死：7割が該当. 外表所見なしのとき病死を疑う（疾患特異的な所見は通常ない）. つまり検案ではあくまで除外診断（外因死の特徴を除外する作業. 中毒死に注意）.

- 死因推定の例：外気温（熱中症・低体温症）, 栄養不良（低栄養状態, 悪性腫瘍）, 若年（致死性不整脈, 心筋症）, 血管リスク（ACS, 心不全増悪, 大動脈解離等, 脳卒中, 血糖異常）, 喀血（気管支拡張症, 肺癌, 肺結核）, 吐血（上部消化管出血）, 血便（下部消化管出血, 大腸癌）

第4章 　　　　　　　　　　**≪在宅イベント≫**

・専門家による検案・解剖の重要性：検案のみからの
正確な判定は本来困難．不明点が多く必要な時は，
専門家による検案をと助言可．ただ行政解剖（犯罪
性なし）が可能な地域は限定的（一般医が推測で行う
現状がある）．

❻検案後に行うこと（P）
　①遺族への説明：検案結果（死因・死亡時刻）を伝え
　　る．受容状況，自責の念などの観点から十分な説明
　　が必要．
　②異状死の届出有無の判断（上記参照）
　③死亡診断書/死体検案書の執筆 ☞p. 651

その他の注意事項

❶検案に協力できなくても情報提供だけでも重要．適法
行為であり個人情報保護法や守秘義務違反には問われ
ない．
❷診療時間中や深夜の検案/情報提供依頼については，
待ってもらうなど相談可能．
❸警察から支払われる費用に加えて，家族に検案料や文
書料は請求する（自費診療．目安は地元医師会に照会）．
❹日頃からもしもの際には主治医に声掛けするよう説明
することが大切（検案の際に主治医に連絡がくるように）
　　　　　　　　　　　　　　　　　　　　　（大竹要生）

文 献
1) 的場梁次・他編：死体検案ハンドブック改訂3版．金芳堂, 2014.
2) 村上 光・他：松山赤十字医誌 38：3-9, 2013.

✎memo

在宅におけるオンコロジー (1)

ポイント

❶ 40歳以上の末期がん患者には介護保険を有効に活用する.

❷ 緊急時の対応（急変時の救急要請や，心肺蘇生など）が決定されていない場合には，在宅への移行後できるだけ速やかに決定することが望ましい. ☞p. 12 ACP

❸ 在宅療養で患者及び家族が不安に思う点を明らかにして，具体的な対応策を決定する. それは栄養療法（経口摂取，経管栄養，中心静脈栄養，大量皮下注射など），排泄（ストマを含む），入浴・清拭などから，在宅酸素療法，介護者の肉体的・精神的負担，経済的な負担まで多岐に及ぶため，医師，看護師，薬剤師，管理栄養士，理学療法士，MSW など多職種によるチーム医療が重要となる.

❹ 在宅医療における治療は緩和ケアの側面が強くなるため，オピオイドなどによる疼痛コントロール，呼吸困難への対処，輸液療法，ステロイドの使用法などについて知識を深めておく必要がある.

背景

❶ がん罹患率の上昇と共に，積極的抗がん医療の場として，また，緩和医療，看取りの場として在宅医療のニーズが高まってきている.

❷ 在宅療養により入院に比してストレスが軽減され，残された時間をよりよく穏やかに暮らせる傾向にある.

がんの告知および精神症状

❶ 在宅移行時に，患者が病気に対する正しい認識をもっている場合には比較的スムーズな移行が可能となるが，わが国では正しい病名や病期について，終末期であっても知らされていない患者も存在する. そのため，在宅医は患者が病状をどこまで知りたいのかについて，症状緩和を行うと共に，常にその心理的背景に

第5章　　　　　　　　　　　　　　　　《緩和ケア》

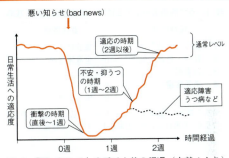

図1　「悪い知らせ」を受けた後の経過（文献4より）

ついても配慮が必要である．
❷「がんの告知」の要否については，在宅医が患者の意向を汲み取り，無理な告知は行わずに患者自身が折り合いをつけられる範囲内でケアを行うことが現実的である．
❸「がんの告知」はがん患者にとって最初の「悪い知らせ(Bad News：人生を根本からくつがえすような知らせ)」となるため，在宅医が告知を行う場合はもちろん，専門病院で告知を受けた在宅患者に対しても精神腫瘍学的観点からのフォローが必要である．通常は，図1のように「衝撃の時期」が1週間程度続いた後に，「不安・抑うつの時期」がさらに1週間程度続き，最終的には「適応の時期」となりがんと向き合い治療を行うようになるが，高度の適応障害（がん患者の抑うつ状態の大半を占め，治療は十分な病状説明による不安の解消，などの問題解決が必須）やうつ病（表1の基準を満たす場合，抗うつ薬投与は必須である）を呈する場合には精神科専門医による診療が必要となる．☞p.97，☞p.495

在宅におけるオンコロジー (2)

表 1　うつ病患者が呈する精神・身体症状と診断基準

精神症状	身体症状
1．抑うつ気分*	5．食欲低下
2．興味・意欲の低下*	6．全身倦怠感
3．自責感	7．制止
4．希死念慮	8．不眠
	9．集中困難

診断の要件*：基準 1，2 のどちらかは必須，上記 9 項目のうち，5 項目以上が 2 週間以上にわたって存在する

❹がん患者の精神症状として適応障害，うつ病と並んで多いものにせん妄が挙げられる（☞ p. 213 せん妄），が，原因として重要で常に念頭に置くべき事項を表2に示す．

抗がん治療中の在宅移行

がんサバイバーとは，「がんと診断された人が，その生涯を全うするまで」，即ち，がんと診断直後の人，まさに積極的抗がん治療中の人，治癒したと考えられる人，そして終末期にいる人たち全てを含み，「がんと診断された時から死ぬ瞬間まで，がんと向き合いながらいかに自分らしい生き方をするか」というがんサバイバーシップの概念が重要とされる．がん治療後の生存率向上に伴い，積極的抗がん治療が終了した段階で，脳血管疾患などを発症して通常の生活を営めなくなり在宅に移行する患者も含むことに留意する必要がある．抗がん治療における，がん専門医と在宅医との連携には，①引継ぎ型（sequential），②並行型（parallel），③協働型（shared）の3パターンがある．引継ぎ型では，抗がん治療，ケアの全てをがん専門医から受け（在宅患者の場合は多くは全行程が入院でなされる），治療が終了した段階で完全に在宅医に委ねられる．並行型では「がん」と診断後は在宅医

第5章　　　　　　　　　　　　　　　　≪緩和ケア≫

表2　がん患者に於けるせん妄の原因

原　因	例
頭蓋内病変	脳転移, がん性髄膜炎, 症候性てんかん
代謝性脳症 （臓器不全に伴う）	肝不全, 腎機能低下（脱水を含む）, 呼吸不全（低酸素, 高炭酸ガス）, 甲状腺
電解質異常	高Ca血症, 低Na血症など
治療の有害事象	手術, 放射線療法, 化学療法
薬剤性	オピオイド, 抗うつ薬, 抗不安薬, 睡眠導入剤, 抗コリン性薬剤, ステロイド
感染症	敗血症, 髄膜炎, 脳炎
血液学的異常	貧血, 凝固異常
栄養障害	低血糖, 高血糖, 全身性栄養障害（低たんぱく血症）, サイアミン欠乏, 葉酸欠乏, ビタミンB_{12}欠乏
腫瘍随伴症候群	ホルモン産生性腫瘍, 遠隔効果

が慢性疾患の治療を行いながら，がん専門医のもとに通院して抗がん治療を受ける．協働型では，在宅医ががん専門医と共に，現在の在宅医療状況で推奨される抗がん治療の目標及び選択肢を話し合い，在宅医も緩和ケアやがんのリハビリテーションなどを含めた抗がん治療に参画する．

　一般には，協働型が望ましいとされ，在宅医の経験などに応じて並行型も許容されるが，引継ぎ型は患者・家族との「継ぎ目のない治療」とはかけ離れており，推奨されない．

　並行型もしくは協働型においては，@抗がん剤による化学療法中の有害事象，ⓑがん救急（Oncologic Emer-

在宅におけるオンコロジー (3)

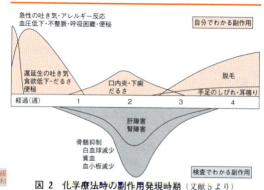

図2 化学療法時の副作用発現時期（文献5より）

gency）についての知識も必須となり，在宅医は適切な初療，及び必要に応じてがん専門医への速やかな紹介を行う必要がある．

＜化学療法中の有害事象＞（図2）

❶悪心・嘔吐

化学療法による嘔吐は，①急性（24時間以内），②遅延性（24時間以降），③予期性の悪心・嘔吐に分類．抗がん剤の種類により急性・遅発性の両者ともに催吐頻度90％以上の「高度催吐性リスク（HEC：Highly Emetogenic Chemotherapy）」，急性が30〜90％で遅発性も問題となりうる「中等度催吐性リスク（MEC：Moderately Emetogenic Chemotherapy）」，急性が10〜30％で遅発性は問題とならない「低催吐性リスク」，急性が10％以下のために遅発性は問題とならない「最小度催吐性リスク」に分類．食思不振などが持続する場合もあり，適宜，補液，制吐薬の投与を行う．

第5章 ≪緩和ケア≫

ソルデム 3 A 500 mL ＋

ドパミン受容体拮抗薬：メトクロプラミド
プリンペラン注（10 mg）　1回10 mg　1日1～2回　点

❷下痢
　　イリノテカン塩酸塩などで重症化した場合（24時間以上持続）は大量ロペラミド療法とニューキノロン薬の投与を行い，更に24時間以上改善がない場合は入院の上でオクトレオチド塩酸塩投与も考慮が必要．

腸運動抑制薬：ロペラミド塩酸塩
ロペミンカプセル（1 mg）　1回2Cap　内　2時間毎

ニューキノロン系薬：レボフロキサシン水和物
クラビット錠（500 mg）　1回1錠　内　24時間毎

❸便秘
　　ビンカアルカロイドでは麻痺性イレウスに注意を払いつつ，緩下剤など通常の対処を行う．

❹脱毛
　　アンスラサイクリン系，タキサン系で特に高率に認めるため，ウィッグを予め用意する．

❺口腔乾燥・口腔粘膜炎
　　予防が重要であり，齲歯の除去，義歯による圧迫の解除などの口腔ケア（☞p. 659 口腔ケア）が中心となり，化学療法前の歯科受診が望ましい．早期の介入が重要で，びらん形成，潰瘍形成に至ると難治性となる．口腔内の保湿剤とキシロカイン含有嗽などで対処．

＜処方例＞
　　※なお，オーラルバランスシリーズは「医薬品」ではなく「口腔化粧品」に分類されているため，処方せんによる調剤はできない．

緩和

在宅におけるオンコロジー ⑷

口内炎等治療剤：トリアムシノロンアセトニド

アフタッチ口腔用貼布剤（25 μg）　1回1錠
　1日1～数回

口内炎等治療剤：デキサメタゾン

デキサルチン口腔用軟膏（2 g，5 g）
　1回適量　1日1～数回

含嗽用液

含嗽用ハチアズレ（10 g）　┐混合し蒸留水に
グリセリン60 mL　　　　　├て500 mLとする
4%キシロカイン液5～15 mL┘（遮光にて保存）
　　　　　　　1回適量　2分間かけて含嗽

なお，重度の場合は

口腔内塗布液

2%キシロカインゼリー（30 mL）┐混和20 gずつ
アズノール軟膏0.033%（150 g）┘分注し保存
　　　　1回適量　口腔内・頬粘膜に綿棒で塗布

❻血液毒性

　　白血球減少は投与後7～10日にNadirを迎えることが多いが，化学療法を繰り返している場合や腫瘍の骨髄浸潤などがある場合は重篤かつ遷延するので注意を要する．CTCAE ver. 4のGrade 4（好中球数500/μL以下）およびGrade 3（好中球数1,000/μL以下）で発熱を伴う場合にはG-CSF（Granulocyte-Colony Stimulating Factor）の使用を検討する．血小板数25,000～20,000/μL以下で出血傾向を認める場合に輸血を考慮する．通常は8～10単位を輸血し（1/3は脾臓に取り込まれ，末梢に循環するのは2/3とされる），採血フォロー．赤血球減少（貧血）は，通常の抗がん剤治療では緩やかに

第 5 章　　　　　　　　　　　　　　**≪緩和ケア≫**

進行し，徐々に自然改善する場合が多く，Hb 7〜8 g/dL 以下で輸血を考慮．☞p. 405 貧血，p. 707 在宅における輸血

❼末梢神経障害

　ビンカアルカロイド，パクリタキセル，シスプラチン，オキサリプラチンなどで注意を要するが，治療抵抗性であり種々の薬剤を併用して治療に当たる．下記を適宜併用．

ビタミン B$_{12}$製剤：メコバラミン

　メチコバール錠（500 µg）　1回1錠　1日3回　内

漢方製剤：牛車腎気丸

　ツムラ牛車腎気丸エキス顆粒（2.5 g）
　　1回1包　1日3回　内　食前

神経性疼痛緩和薬：プレガバリン

　リリカカプセル（75 mg）　1回1〜2Cap　1日2回　内
　　　　　　　　　　　　　　　　　　　　（漸増する）

モルフィナン系オピオイド：オキシコドン塩酸塩水和物徐放剤

　オキシコンチン錠（5 mg）　1回1錠　1日2回　内
　　　　　　　　　　　　　　　　　　　12 時間ごと

❽肺毒性（薬剤性肺障害）

　ほぼ全ての抗がん剤は薬剤性肺障害を引き起こし，抗がん剤投与中のみならず，投与終了後の発生もあるため，注意深い経過観察が必要である（**表3**）．

　発症が疑われる場合は，病院紹介が望ましい．

❾心毒性

　心毒性の高リスク群として，70歳以上の高齢者，縦隔照射の既往（放射線心筋障害），虚血性心疾患，サイクロフォスファマイドとの併用などが挙げられる．心

593

在宅におけるオンコロジー ⑸

表 3　各薬剤の間質性肺炎の発生頻度

薬　剤	間質性肺炎の発症頻度（%）
Irinotecan（カンプト®）	0.9%
Gemcitabine（ジェムザール®）	1.0%
Amrubicin（カルセド®）	0.1〜5%未満
Paclitaxel（タキソール®）	0.5%
Docetaxel（タキソテール®）	0.6%
TS-1（ティーエスワン®）	0.3%
Pemetrexed（アリムタ®）	3.6%
Vinorelbine（ナベルビン®）	1.4%
Everolimus（アフェニトール®）	11.7%
Bleomycin（ブレオ®）	10%
Gefitinib（イレッサ®）	5.8%
Erlotinib（タルセバ®）	4.5%
Cisplatin（ランダ®）	0.1%未満
Carboplatin（パラプラチン®）	0.1%
Etoposide（ラステット®）	0.1%未満
Imatinib（グリベック®）	5.0%未満

不全は最終投与から 2 カ月以内に進行することが多く，心不全を呈すると 40%以上の致死率とされ，疑われる場合は病院紹介が望ましい．

＜がん救急＞

❶発熱性好中球減少症（Febrile Neutropenia：FN）

　好中球減少時に多い原因微生物は緑膿菌を含むグラム陰性桿菌と黄色ブドウ球菌，腸球菌などのグラム陽性球菌で，感染の多い部位として，口腔内，呼吸器，腹腔内，皮膚軟部組織感染などがあり，身体診察における注意点を表 4 に示す．腹部触診では特に好中球減少性腸炎，C. difficille 感染症の鑑別のために右下腹部

第5章　　　　　　　　　　　　≪緩和ケア≫

表4　身体診察で注意する点

①口腔内：歯肉炎，扁桃周囲膿瘍など
②カテーテル（中心静脈カテーテル，尿道カテーテル）挿入部：発赤，圧痛，膿瘍など
③胸部聴診：湿性ラ音，胸膜摩擦音，呼吸音減弱，新規の心雑音出現など
④腹部：腸蠕動音の変化，圧痛，筋性防御など
⑤肛門周囲：肛門周囲膿瘍など
⑥皮膚：薬疹，単純ヘルペス・水痘帯状疱疹ウイルス再活性化，グラム陰性菌による壊死性病変など

の圧痛に注意.
　明らかな感染巣が認められない場合は，MASCC Risk-Index Score（表5）に従い，低リスク群の場合は在宅医による診療が可能である（図3）. 下記を併用する.

ニューキノロン系薬：シプロキサン

シプロキサン錠（200 mg）　1回1錠　1日2回　㊎

β-ラクタマーゼ阻害薬配合剤：アモキシシリン・クラブラン酸カリウム

オーグメンチン錠（250 mg）　1回1錠　1日3回　㊎

❷脊髄圧迫症候群
　疑われる場合は病院紹介が望ましい. 在宅で処処する場合は，ステロイド投与による対症療法となる.

副腎皮質ステロイド：デキサメタゾン

デカドロン注射液 10 mg
生理食塩水 100 mL ｝1時間で　㊁
　以降デカドロン注射液（8 mg）　㊁
　3日程度でデカドロン注射液（4 mg）へと漸減

緩和

595

在宅におけるオンコロジー (6)

表5 MASCC Risk Index Score（文献11より）

項目	スコア
臨床症状により以下のうち一つを選択	
・症状がないか軽度	5
・中等度の症状がある	3
・重い症状がある	0
低血圧がない（収縮期圧 90 mmHg 以下）	5
慢性閉塞性肺疾患がない	4
真菌感染の既往のない固形腫瘍あるいは造血器腫瘍	4
補液が必要な脱水がない	3
外来患者	3
年齢が60歳未満	2

MASCC スコア21未満：高リスク，21以上：低リスク．
MASCC：Multinational Association for Supportive Care in Cancer

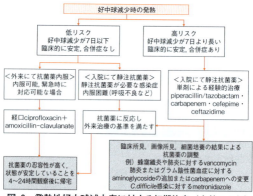

図3 発熱性好中球減少症に対する初期治療（文献6より）

第5章　　　　　　　　　　　　　　**≪緩和ケア≫**

❸頭蓋内圧亢進

　がんの脳転移，がん性髄膜炎などで起こり，症状は，頭痛（特に早朝起床時），悪心・嘔吐，痙攣発作，転移巣に一致した巣症状，精神異常などで，肺癌，乳癌，悪性黒色腫などの頻度が高い．疑われる場合は病院紹介が望ましい．

　すでに脳転移が判明している患者を在宅で対処する場合は，ステロイド・浸透圧利尿剤投与による対症療法となる．予後は極めて不良で看取りへの備えも行う．

浸透圧利尿薬：D-マンニトール

マンニトール注射液20%　300 mL

　1日1～2回　1時間で　点

副腎皮質ステロイド：
デキサメタゾン酸エステルナトリウム

| デカドロン注射液（8 mg） | 1日1～2回　点 |
| 生理食塩水 100 mL | 1時間で |

❹上大静脈症候群・気道狭窄・閉塞

　疑われる場合は病院紹介が望ましい．在宅で対処する場合は，ステロイド投与による対症療法となるが，予後は極めて不良であり看取りへの備えも行う．

副腎皮質ステロイド：
デキサメタゾン酸エステルナトリウム

| デカドロン注射液（10 mg）点 | 点　1時間で |
| 生理食塩水 100 mL | |

❺心タンポナーデ

　がん患者では，癌性心膜炎，放射線性心膜炎，感染などがあり，癌性心膜炎が30～50%を占め，その80%を肺癌，乳癌，白血病，悪性リンパ腫が占める．平均

597

在宅におけるオンコロジー (7)

生存期間は 2～3 カ月と予後不良である.

心囊ドレナージが第一選択となり，疑われる場合は病院紹介が望ましい．在宅で対処する場合は，2 cm 以上の Echo free space を確認した上で，Larry 点から左肩に向けて 45°の角度で中心静脈ラインキットを用いて穿刺，排液を行う.

❻癌性胸膜炎（大量胸水貯留）

疑われる場合は病院紹介が望ましい．在宅で対処する場合は，エコーにより安全を確認した上で，エラスターなどによる単回穿刺排液（1 回 1,000～1,500 mL 程度）を行う．頻回となる場合は胸膜癒着術も検討する.

❼喀血

程度により，急激に呼吸不全が進行する場合もあり，特に 24 時間以内の 600 mL 以上の大量喀血は緊急処置が必要とされ，病院紹介が望ましい．在宅で対処する場合は，止血剤投与による対症療法となる.

抗プラスミン薬：トラネキサム酸
トランサミンカプセル（250 mg） 1 回 2Cap 1 日 3 回 ㊄

❽癌性リンパ管症

がん患者が咳嗽，呼吸困難などを訴え，乾性ラ音を聴取する場合に疑う．診断は高分解能 CT が必須であるが，在宅では施行できないため，呼吸困難などを訴えた場合にステロイド投与による対症療法を行う.

副腎皮質ステロイド：ベタメタゾン
リンデロン錠（0.5 mg） 1 回 4 錠 1 日 2 回 ㊄ 朝・昼食後

❾高カルシウム血症

約 10％の担癌患者で認められ，扁平上皮癌（肺癌，

第5章　≪緩和ケア≫

食道癌, 頭頸部癌など), 乳癌で 40〜60% と高頻度. 血清カルシウム濃度 (アルブミン補正値) で 12 mg/dL を超えると症状が出現し, 多尿, 多飲, 食思不振, 便秘, 意識障害, 心電図での QT 間隔の短縮が特徴.

　本態は脱水で, 脱水補正のための大量補液 (200〜300 mL/hr) と利尿薬によるカルシウム排泄促進に加えて, 骨吸収をゾレドロン酸点滴およびその効果発現までの間のエルシトニン筋注で補う.

ループ利尿薬：フロセミド

生食　　　200〜300 mL/hr　点

ラシックス注 (100 mg)　1日2A　静 (側管から)

　1日1〜2回尿量により増減

ビスホスホネート製剤：ゾレドロン酸水和物

ゾメタ　注　　4 mg
生食　　　　　100 mL ｝30分かけて　点　3〜4週間ごと

エルシトニン製剤：エルカトニン

エルシトニン注 40 単位　1日2回　筋 (1週間)

---

❿低ナトリウム血症

　原因の多くは甲状腺機能低下症や糖尿病などによる塩分喪失や塩分の摂取不足が原因で 2/3 を占め, 残りが抗利尿ホルモン分泌異常症候群 (SIADH).

　軽度 (120 mEq/L 以上) は在宅での治療 (塩分補給に加えて, SIADH では水制限 (500 mL/日以下) も) も可能だが, 高度 (110 mEq/L 未満) では傾眠, 痙攣, 意識障害などもきたすため病院紹介が望ましい.

　在宅で対処する場合は, 3%高張食塩水 500 mL (513 mEq/L) を 50〜100 mL/hr で投与した後に生理食塩水を 100〜250 mL/hr で投与する.

599

在宅におけるオンコロジー ⑧

❶腫瘍崩壊症候群・播種性血管内凝固症候群

　　原疾患の進行に伴う場合，根本的治療は行えないことが多く，予後は極めて不良である．在宅で対処する場合は看取りへの備えも行う．

❷尿路閉塞

　　進行悪性腫瘍患者の5%で認められ，閉塞部位により，腎臓から尿管までの上路と，膀胱から尿道の下路に分類．上路は転移性腫瘍，下路は前立腺癌，膀胱癌が主体となり両側水腎症を経て腎後性腎不全に至る．疑われる場合は病院紹介が望ましいが，在宅で対処する場合は，下路の閉塞に対する膀胱穿刺が可能．

緩和 完全な緩和ケアに移行した状態

　　慢性疾患で在宅フォロー中に発見されたがん患者，抗がん治療中に在宅移行となったいずれの場合もその後に訪れる状況であり，在宅緩和ケアで必要となる精神的・身体的症状緩和の知識を持つ必要がある．また，高齢化が急速に進行している日本においては介護者の負担軽減についても配慮が必要となる．

　　ある程度元気なうちから自分が終末期になった際に，自分が望む医療，してほしくない医療について家族と話し合いをもち，Advance directives や ACP（Advanced Care Planning）として予め準備しておくと，急変時にも混乱が最低限に留められる．

　　終末期の呼吸困難，急変時に心肺蘇生術を行わないでほしい（DNAR：Do not attempt resuscitation, DNI：Do not intubate）かどうかも，本人に意思決定能力が残っている時期に折をみて問うておく必要がある．☞p. 12 ACP

　　多くのがん患者は，最終的には「悪液質」による衰弱を経てなくなることを伝えると共に，消化器がんにおける吐下血，肺がんにおける喀血なども，特別な場合として起こりうることを説明し，予期せぬ事態に遭遇しても

第5章　　　　　　　　　　　《緩和ケア》

表6　Karnofsky Performance Status（KPS）（文献12より）
（Palliative Prognostic Score 算出にも使用）

	スコア	患者の状態
正常の活動が可能. 特別な看護を要さない.	100	正常. 疾患に対する訴えがない. 臨床症状なし
	90	軽度の臨床症状を認めるが, 正常活動が可能
	80	ある程度の臨床症状を認めるが, 努力して正常活動が可能
労働することは不可能. 自宅で生活可能で, 看護はほとんど個人的要求による. 様々な程度の介助を要する.	70	自分自身の世話はできるが, 正常の活動・労働することは不可能
	60	自分に必要なことはできるが, ときどき介助が必要
	50	病状により相当な看護および頻繁な医療行為が必要
身の回りのことを自分でできない. 施設あるいは病院の看護と同等の看護を必要とする. 疾患が急速に進行する可能性がある.	40	動けず, 適切な医療および看護が必要
	30	全く動けず, 入院が必要だが死は差し迫っていない
	20	非常に重症, 入院が必要で精力的な治療が必要
	10	死期が切迫している
	0	死

家族が慌てないように指導しておくことが必要となる.
　なお, 緩和ケアにおける全身状態の評価には, Karnofsky Performance Status（KPS：表6）とそれを modify

在宅におけるオンコロジー ⑼

表 7 Palliative Prognostic Scale（文献 13 より）
（Palliative Prognostic Index の算出にも使用）

	起　居	活動と症状	ADL	経口摂取	意識レベル
100	100％起居している	正常の活動・仕事が可能 症状なし	自立	正常	清明
90		正常の活動が可能 いくらかの症状がある			
80		何らかの症状はあるが 正常の活動が可能			
70	ほとんど起居している	明らかな症状があり 通常の仕事や業務が困難	ときに介助	正常もしくは減少	清明もしくは混乱
60		明らかな症状があり 趣味や家事を行うことが困難			
50	ほとんど座位もしくは臥床	著明な症状がありどんな仕事もすることが困難	しばしば介助		
40	ほとんど臥床	著明な症状がありほとんどの行動が制限される	ほとんど介助		清明もしくは傾眠±混乱
30	常に臥床	著明な症状がありいかなる活動も行うことができない	全介助		
20				数口以下	
10				マウスケアのみ	

（表左端に「緩和」の縦書き表記）

した Palliative Performance Scale（PPS：**表7**）が用いられる．

　また生命予後の予測は患者の意向を汲み取った治療選択決定で重要であり，Palliative Prognostic Index（PPI：**表8**；得点が6より大きい場合，3週間以内に死亡する確率は

第5章　　　　　　　　　　　　　　≪緩和ケア≫

表 8　Palliative Prognostic Index（文献 14 より）

Palliative Performance Scale	10〜20	4.0
	30〜50	2.5
	≧60	0
経口摂取*	著明に減少（数口以下）	2.5
	中程度減少（減少しているが数口よりは多い）	1.0
	正常	0
浮腫	あり	1.0
	なし	0
安静時の呼吸困難	あり	3.5
	なし	0
せん妄	あり**	4.0
	なし	0
合計		0〜15

* 消化管閉塞のために高カロリー輸液を受けている場合は「正常」とする.

**薬剤が単独の原因となっているもの，臓器障害に伴わないものは除外する.

（PPI：得点が 6 より大きい場合，3 週間以内に死亡する確率は，感度 80％，特異度 85％，陽性反応適中度 71％，陰性反応適中度 90％）

感度 80％，特異度 85％，陽性反応適中度 71％，陰性反応適中度 90％）や Palliative Prognostic Score（PaP Score：**表 9**）；得点が 0〜5.5，5.6〜11，11.1〜17.5 の場合，「30 日生存確率」と「生存期間の 95％信頼区間」はそれぞれ，＞70％/67〜87

603

在宅におけるオンコロジー ⑩

表 9 Palliative Prognostic Score（文献 15 より）

臨床的な予後の予測	1〜2 週	8.5
	3〜4 週	6.0
	5〜6 週	4.5
	7〜10 週	2.5
	11〜12 週	2.0
	>12 週	0
Karnofsky Performance Scale	10〜20	2.5
	≧30	0
食思不振	あり	1.5
	なし	0
呼吸困難	あり	1.0
	なし	0
白血球数（/mm^3）	>11,000	1.5
	8,501〜11,000	0.5
	≦8,500	0
リンパ球%	0〜11.9%	2.5
	12〜19.9%	1.0
	≧20%	0
合計		0〜17.5

（PaP Score：得点が 0〜5.5、5.6〜11、11.1〜17.5 の場合、「30 日生存確率」と「生存期間の 95% 信頼区間」は、それぞれ、>70%/67〜87 日、30〜70%/28〜39 日、<30%/11〜18 日）

日、30〜70%/28〜39 日、<30%/11〜18 日）、などのツールもあり用いられている．

しかし、これらのツールを用いても予後 11〜30 日の確率推定までの予測が限界であり、それ以降については、きめ細やかな状態把握、病状アセスメントによって、正

第 5 章　　　　　≪緩和ケア≫

確度を増した予後予測を行うと共に，家族への適切な情報提供が必要となる.

※これらに関しては，以下を参照のこと

☞p. 75 家族・医療・多職種との連携，p. 606～626 緩和ケア関連項目，☞p. 638 在宅看取り，☞p. 647 エンゼルケア，☞p. 655 グリーフケア

（竹田隆之）

文　献

1) Temel JS, et al.：N Engl J Med 363：733-742, 2010.
2) 厚生労働省：平成 20 年「終末期医療に関する調査」の結果.
   http://www.mhlw.go.jp/shingi/2008/10/dl/s1027-12e.pdf
3) Saunders CM, et al.：The Management of Terminal Illness, 2nd ed. Edward Arnold, 1985.
4) Onishi H, et al.：Jpn J Cancer Chemotherapy 39：331-336, 2012.
5) 国立がん研究センター　がん対策情報センター「がん情報サービス：化学療法全般について」
   http://ganjoho.jp/public/dia_tre/attention/chemotherapy/about_chemotherapy.html
6) Freifeld AG, et al.：Clin Infect Dis 52（4）：427-431, 2011.
7) Oken MM, et al.：Am J Clin Oncol 5：649-655, 1982.
8) 国立がん研究センターがん対策情報センター「全国がん罹患モニタリング集計 MCIJ2007　2007 年罹患数・率報告」. 2012 年 3 月.
9) Jones R, et al.：BMJ 334：1040, 2007.
10) がん研究振興財団　「がんの統計 '12」平成 24 年 12 月.
11) Klastersky J, et al：J Clin Oncol 18：3038-3051, 2000.
12) Karnofsky DA：Clin Pharmacol Ther 2：709-12, 1961.
13) Anderson F, et al：J Palliat Care 12（1）：5-11, 1996.
14) Morita T, et al：J Pain and Symptom Manage 18：2-3, 1999.
15) Maltoni M, et al：J Pain and Symptom Manage 17：240-247, 1999.
16) 日本医師会監修：新版 がん緩和ケアガイドブック. 青海社, 2017.

✎ **memo**

在宅緩和ケア (疼痛コントロール) (1)

ポイント
1. 進行がん患者の 2/3 以上に疼痛が存在するといわれ, それが患者の QOL を低下させる. そのために疼痛のコントロールが重要な課題となる.
2. 疼痛の評価を行い, 細やかな方針の修正が必要とされる.
3. 薬物療法は WHO 除痛ラダーに沿う (表4, 図2：後述).

疼痛の定義
組織の実質的あるいは潜在的な傷害に結びつくか, この様な傷害を表す言葉を使って述べられる不快な感覚, 情動体験.

疼痛緩和の目標
痛みによる行動上の制約を少なくし, 患者が有意義な時間を過ごせること.
第一目標：痛みに妨げられない夜間の睡眠
第二目標：安静時の痛みの消失
第三目標：体動時の痛みの消失

疼痛の原因と評価法
1. 疼痛の原因と強さをアセスメントする.
2. 痛みの原因 (表1〜3, 図1) によって対処が変わることもあるのでできる限り疼痛の原因を検索する.
3. 痛みを和らげるケアとして罨法 (マッサージ) やアロマなどを取り入れることも考える.

疼痛評価ツール＜痛みの強さの評価＞
痛みは主観的なものであり, 評価が難しい. 一般的には下記ツールで痛みの強さを評価する.

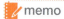

第5章　　　　　　　　　　　　　　　　　　≪緩和ケア≫

表1　痛みの原因

腫瘍による痛み	骨転移，内臓転移，管腔臓器の閉塞，神経への浸潤，圧迫
がん治療に起因した痛み	手術後，化学療法後，放射線治療後
全身衰弱に起因した痛み	褥瘡，リンパ浮腫
がんに関連のない痛み	帯状疱疹後神経痛，肩関節炎の痛みなど

表2　急性痛・慢性痛・突出痛

急性痛	術後の痛み，放射線療法に伴う痛み（口内炎など），感染よる痛み（帯状疱疹など）
慢性痛	骨痛，神経根傷害，内臓痛，慢性術後疼痛
突出痛	持続痛の有無，程度にかかわらず発生する一過性の痛みの増強

表3　オピオイドの奏効する痛み

	痛みの機序	オピオイド
がん性疼痛	侵害受容性疼痛 体性痛　内臓痛	オピオイドが奏功する
神経障害性疼痛	神経・脊髄の圧迫，神経損傷	オピオイドが効きにくい，鎮痛補助薬が有効

memo

607

在宅緩和ケア (疼痛コントロール) (2)

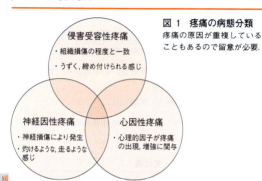

図 1 疼痛の病態分類
疼痛の原因が重複していることもあるので留意が必要.

❶VAS (Visual Analogue Scale)
「今の痛みはどのあたりですか? 印をつけて下さい」

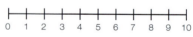

❷NRS (Numerical Rating Scale)
「10 を最大の痛みとした場合, 今の痛みはどのあたりですか?」

❸Wong-Baker Face Rating Scale (フェイススケール)
「今の痛みに最も当てはまる顔の表情はどれ?」

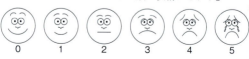

第5章　　　　　　　　　　　　　　　　≪緩和ケア≫

表4　WHOの5原則

- 経口投与で（by mouth）
- 時刻を決めて規則正しく（by the clock）
- ラダーに沿って効力の順に（by the ladder）
- 患者ごとの個別容量で（for the individual）
- その上で細かい配慮を（attention to detail）

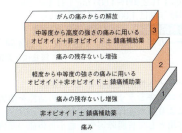

図2　WHOの除痛ラダー

がん性疼痛薬物療法の実際

WHO除痛ラダーに沿った鎮痛薬の使用を心がける（表4，図2）．☞p.610 在宅緩和ケア（鎮痛のための薬剤使用）

(中務博信)

文献
1) 日本ホスピス緩和ケア研究振興財団：がん緩和ケアに関するマニュアル．2005．

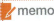

在宅緩和ケア （鎮痛のための薬剤使用） (1)

第1段階：非オピオイド鎮痛薬

❶アセトアミノフェン
①アスピリンと同等の鎮痛，解熱作用をもつ．
②抗炎症作用は弱い．
③消化管・腎機能・血小板機能には影響は少ないと考えられる．肝機能障害のある場合は注意が必要．
④用法：1日2,400～4,000 mg 1日4回程度に分ける，1回投与量は1,000 mgを超えない．

アニリン系鎮痛解熱薬：アセトアミノフェン

カロナール錠（200 mg）	1回3錠	1日4回	内
		毎食後・眠前など	

❷非ステロイド性消炎鎮痛薬（NSAIDs）
①シクロオキシゲナーゼ（COX）の活性を阻害することにより抗炎症作用を示す．
②副作用として胃腸障害や，血小板機能の障害などがあり，腎機能低下例では注意を要す．胃潰瘍予防目的でPPI（ランソプラゾール®）など併用する．COX－Ⅱ阻害薬（セレコックス®）では胃腸障害の頻度は低いといわれている．

第2段階：弱オピオイド

❶トラマドール塩酸塩
①非麻薬扱い．
②神経障害性疼痛にも一定の効果をもつといわれている．（製剤としては50 mgカプセルもあり）
③レスキューとして1/8～1/4量を投与．
④一日定期量が300 mgでも鎮痛効果不十分と考えられれば強オピオイドに変更する．
⑤副作用としてはモルヒネと同様，吐き気，嘔吐，傾眠など．

第5章　≪緩和ケア≫

非麻薬性がん疼痛治療薬：トラマドール塩酸塩

トラマール OD 錠（25 mg）　1回1錠　1日4回　内
6時間ごと

第3段階：強オピオイド

経口が原則ではあるが他に坐剤，貼付剤，注射剤などがあり状況によって使い分ける．最小量から開始し，適宜，増減する．

変更するときは図1の換算表を基に行う．

＜モルヒネ＞

モルフィナン系オピオイド：モルヒネ硫酸塩水和物徐放薬

MS コンチン錠（10 mg）　1回1錠　1日2回　内
12時間ごと

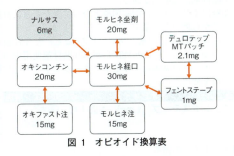

図1　オピオイド換算表

在宅緩和ケア（鎮痛のための薬剤使用）(2)

モルフィナン系オピオイド：モルヒネ塩酸塩水和物

アンペック坐剤（10 mg） 1回1個 1日2回 ⓘ
　　　　　　　　　　　　　　　　12時間ごと

※経口投与から注射剤への変更の場合は経口での1日量
　の1/2〜1/3量を目安に投与.

※持続皮下投与の場合は，注射剤換算の1日使用量を24
　時間で分割投与.

※経口投与量の1/2〜2/3量を目安に8時間毎に挿肛する.

＜オキシコドン＞

モルフィナン系オピオイド：オキシコドン塩酸塩水和物徐放薬

オキシコンチン錠（5 mg） 1回1錠 1日2回 ⓘ
　　　　　　　　　　　　　　　　12時間ごと

＜フェンタニル＞

①貼付剤，注射剤がある.

②経口オピオイドが継続困難となってきたときに経口
　量から換算して変更（スイッチング）する.

③貼付剤は1日製剤（フェントス®など）と3日製剤
　（デュロテップパッチ MT®）があり貼付剤使用中のレ
　スキューは基本はモルヒネ，オキシコドンの速放製
　剤を使用.

フェニルペリジン系オピオイド：フェンタニルクエン酸塩

フェントステープ（1 mg） 1回1枚 貼布
　　　　　　　　　　　　　　　　24時間ごと

❶オピオイドの選択

①ⓐ内服が可能か，ⓑ呼吸困難の有無，ⓒ腎機能障害
　の有無をチェックする（図2）.

②呼吸困難がある場合はモルヒネを優先使用する.

第 5 章　　　　　　　　　　　　　≪緩和ケア≫

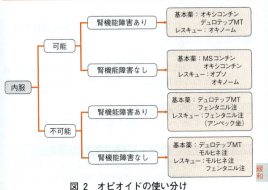

図 2　オピオイドの使い分け

③血清 Cr 1.5 mg/dL 以上のときはオキシコドン，フェンタニルを優先して使用する．☞p. 107 呼吸困難
④導入時は速効製剤を 6 時間毎ぐらいで使用しタイトレーションを行い，オピオイドの徐放製剤に切り替えていく．
⑤オピオイドの副作用や経口摂取困難な際は状況に応じオピオイドローテーションを考慮する．
⑥がん性疼痛の 2/3 に突出痛が出現する．そのために必ずレスキュー（頓用）の設定をする．
⑦レスキュー（頓用）は 1 日の使用量の 1/6 程度（高用量では 1/10 程度）注射の場合は 1 時間量を使用する．

❷経口オピオイドの増量のしかた
　レスキューの使用状況をみて 2, 3 日毎にオピオイド使用量を見直す．
①痛みがあり眠気がない：オピオイド 1 日量 50％増量．
②痛みがあり眠気が強い：オピオイドの変更や鎮痛補

613

在宅緩和ケア （鎮痛のための薬剤使用） (3)

　　助剤の併用．
　③痛みがなく眠気が強い：オピオイド 30％減量する．
❸ モルヒネの副作用
　①便秘（ほぼ全例）
　　　消化管の蠕動を低下させる作用と肛門括約筋の緊
　　張を高める作用による．投与開始と同時に緩下薬の
　　予防投与が必要．

塩類下剤：酸化マグネシウム
　酸化マグネシウム末　1回1g　1日3回　㋐

オピオイド誘発性便秘症治療薬：ナルデメジントシル酸塩
　スインプロイク錠（0.2 mg）　1回 0.2 mg　1日1回
　　（作用時間から午前中の内服が望ましい）㋐

大腸刺激性下剤：ピコスルファートナトリウム水和物
　ラキソベロン内用液（0.75％）　1回5〜15滴　1日
　1回　　　　　　　　　　　　　　　　　　　㋐

大腸刺激性下剤：センノシド
　プルゼニド錠（12 mg）　1回1〜2錠　1日1回　㋐
　　　　　　　　　　　　　　　　　　　　　　眠前

　②悪心・嘔吐（30％）
　・嘔吐中枢への刺激作用による．予防的に制吐薬を投
　　与する．
　・モルヒネ開始後1〜2週間で耐性ができるので制吐薬
　　は減量または中止が可能となる．
　・約2週間で制吐薬の減量，中止が可能となる．

第5章   ≪緩和ケア≫

フェノチアジン系抗精神病薬：プロクロルペラジン
　ノバミン錠（5 mg）　1回1錠　1日3回　㈡

ブチロフェノン系抗精神病薬：ハロペリドール
　セレネース錠（0.75 mg）　1回1錠　1日1～3回　㈡

　（※保険適用外）
　③眠気（20％）
　・多くの場合は痛みが取れるまで強い眠気は生じない，3～5日くらいで耐性ができる．
　・強い眠気があり，痛みがない場合はモルヒネ30％程度減量する．
　④せん妄（2％）
　・精神運動興奮・幻覚など．
　・痛みがない場合はモルヒネ減量，オピオイドローテーションも考慮．

セロトニン・ドパミン遮断薬：リスペリドン
　リスパダール内用液　1回1 mg　1日2回　㈡

ブチロフェノン系抗精神病薬：ハロペリドール
　セレネース錠（0.75 mg）　1回1～3錠　1日1回　㈡
　　　　　　　　　　　　　　　　　夕食後または眠前

　※錐体外路症状やアカシジアなどの出現に留意する．

🔶 **鎮痛補助薬**
・薬理作用的には鎮痛作用を有さないが鎮痛薬と併用して鎮痛効果を高める．
・神経障害性疼痛をはじめとするオピオイド抵抗性の痛みに対して使用される．
・保険適用外のものが多い．

在宅緩和ケア （鎮痛のための薬剤使用）（4）

❶抗うつ薬：中枢神経のセロトニン，ノルアドレナリン
再取り込み阻害し鎮痛効果を発揮．

SSRI：パロキセチン塩酸塩水和物

パキシル錠（10 mg）　1回1〜2錠　1日1回　㊤
夕食後

　※吐き気，食思不振などの発生頻度が高い．

三環系抗うつ薬：アミトリプチリン塩酸塩

トリプタノール錠（10 mg）　1回1〜3錠　1日1回
㊤　眠前

　※眠気，抗コリン作用，起立性低血圧，せん妄などの発
　生頻度が高い．

❷末梢性神経障害性疼痛治療薬，抗けいれん薬：GABA
受容体に作用し過剰な神経興奮を抑制，神経細胞膜の
ナトリウムチャネルに作用しこれを阻害することによ
り神経の興奮を抑える．

神経性疼痛緩和薬：プレガバリン

リリカカプセル（25 mg）　1回2〜4 Cap　1日2回
㊤

　※眠気やふらつきがないことを確認して1〜2日ごとに
　50〜150 mgずつ，1日300 mgまで漸増

分岐脂肪酸系抗てんかん薬：バルプロ酸ナトリウム

デパケン錠（100 mg）　1回1〜2錠　1日2回　㊤

　※副作用：肝機能障害，高アンモニア血症など

イミノスチルベン系抗てんかん薬：カルバマゼピン

テグレトール錠（100 mg）　1回1〜2錠　1日2回
㊤　眠前

　※副作用：心刺激伝導の抑制など

第 5 章 ≪緩和ケア≫

抗てんかん薬：ガバペンチン
ガバペン錠（200 mg） 1回1錠 1日3回 ㊂

※副作用：眠気，めまいなど

❸抗不整脈薬/局所麻酔薬：ナトリウムチャネルを遮断する電気生理的な作用機序が考えられる．

I群抗不整脈薬：メキシレチン塩酸塩
メキシチールカプセル（50 mg） 1回2～3 Cap
1日3回 ㊂

(中務博信)

文 献
1) 日本緩和医療学会編：がん疼痛の薬物療法に関するガイドライン 2010 年度版．金原出版，2010．
2) 槙田浩史監修：がん疼痛緩和ハンドブック．中外医学社，2007．
3) 平原佐斗司・他：チャレンジ！在宅がん緩和ケア．南山堂，2009．
4) 厚生労働省：医療用麻薬適正使用ガイダンス－がん疼痛治療における医療用麻薬の使用と管理のガイダンス，2012．

memo

緩和ケア（周辺症状）(1)

せん妄

ポイント
1. 終末期患者の80〜85%にせん妄があり，死が切迫している徴候．
2. せん妄は予後不良の症状で25%が6カ月以内に死亡．
3. 終末期患者では，うつや倦怠感との鑑別を要す低活動型が多い．
4. 高Ca血症，低Na血症，便秘，感染症，脳転移に注意．

原因
1. [I watch death] と記憶せよ
   ① Infection（敗血症，脳炎，髄膜炎，梅毒，HIV）
   ② Withdrawal（アルコール，バルビツレート，鎮静薬，睡眠薬）
   ③ Acute metabolic（アシドーシス，アルカローシス，電解質異常，高Ca血症，肝不全，腎不全）
   ④ Trauma（頭蓋内損傷，熱射病，術後，重症熱傷）
   ⑤ CNS pathology（膿瘍，出血，水頭症，硬膜下血腫，感染，痙攣，脳卒中，腫瘍，転移，血管炎）
   ⑥ Hypoxia（貧血，CO中毒，低血圧，心肺不全）
   ⑦ Deficiencies（ビタミンB_{12}，葉酸，ナイアシン，サイアミン）
   ⑧ Endocrinopathies（副腎皮質機能亢進/低下症，高/低血糖，粘液水腫，副甲状腺機能亢進症，高Ca血症）
   ⑨ Acute vascular（高血圧脳症，脳卒中，不整脈，ショック，脱水）
   ⑩ Toxins or drugs（薬剤，化学療法，違法薬，殺虫剤，溶剤）
   ⑪ Heavy metals（鉛，マンガン，水銀）
2. 最も注意が必要なものは薬剤で，なかでも抗コリン作用のある薬剤はチェックしておく．

第 5 章　　　　　　　　　　　　　**≪緩和ケア≫**

診　断

　せん妄の評価は MMSE（23点以下）（☞p.747 資料5），Delirium Rating Scale（DRS-R98：重症度≧10点，合計≧14.5点）等で行う．☞p.213 せん妄，p.192 もの忘れ

治療・対策

・可能なら，睡眠薬，抗不安薬，ステロイド，抗コリン薬の減量または中止．
・オピオイド減量またはスイッチング(モルヒネ以外)．
・低血糖・低酸素には迅速に対応する．
・せん妄発現以前と同様に接する．
・家族ケアが重要：病状進行のサインであることを伝え，対応法を共有．

❶薬物療法

抗精神病薬：クエチアピンフマル酸塩

　クエチアピン（25 mg）　1回1錠　内
　　そわそわして不眠時にも使用可（糖尿病患者禁忌）

抗精神病薬：リスペリドン

　リスパダール内用液（1 mg/mL）　1回0.25～2 mL　内
　　　　　　　　　　　　　　（興奮強いとき1日4回まで）

抗精神病薬：ハロペリドール

　セレネース注（5 mg/A）　1回0.5 A　筋または静
　　　　　　　　　　　　　　　　　　4時間間隔

抗精神病薬：ペロスピロン塩酸塩

　ルーラン（8 mg）　1回0.5錠　興奮強くないとき
　1日3回まで　内

　※低活動型せん妄の場合：標準的な治療薬はない．

619

緩和ケア（周辺症状）(2)

病院紹介のタイミング
❶オピオイドスイッチングに難渋する場合
❷治療不応時，せん妄症状を家族が受けいれがたい場合

悪性腹水

ポイント
❶腹水は呼吸困難，腹痛，倦怠感，食欲不振の原因になる．
❷卵巣がん，子宮体癌，乳癌，大腸癌，胃癌，膵がんではがん性腹水を80％以上に認める[4]．
❸悪性腹水が出現したら平均余命は4カ月以内である．（化学療法が有効な卵巣がんなどはその限りではない）[5]

問診・診察
❶体重増加，腹部膨満感，呼吸困難，食思不振，嘔気（☞ p.126 悪心・嘔吐）など症状は多彩．
❷側腹部の腫脹に注目．同一部位（例えば臍）での腹囲測定は客観性がある．

検査
❶腹水のある患者は希釈性の低 Na 血症になりやすい．
❷腹部エコーで腹腔穿刺部位を確認する．
❸穿刺には腹壁の血管を避け，消化管の誤針に注意する．推奨穿刺部位は上腹部：肋弓下，下腹部：Monro 点，McBurney 点（図 1）．
❹採取した腹水の血漿-腹水アルブミン濃度勾配（SAAG）を測定する．SAAG＞1.1 g/dL の場合は門脈圧の上昇があり，利尿薬の反応がよいことが予測可能．
❺腹水細胞診はがん性腹膜炎で特異度が高い（97％）．

治療
❶SAAG＞1.1 g/dL ではナトリウム制限食が有効だが QOL は低い．

第5章 ≪緩和ケア≫

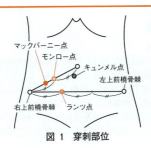

図 1 穿刺部位

❷利尿薬の目標は一日最大で1L程度の利尿にとどめる．
❸利尿薬の第一選択はスピロノラクトンである．
※スピロノラクトン（100 mg）：フロセミド（40 mg）の比率で．
（スピロノラクトンの極量は 400 mg/day）
（フロセミドの極量は 240 mg/day）
❹腹腔穿刺はエコーガイド下に行い，在宅では最低1時間かけて1回につき1Lまで．
❺腹腔-静脈シャント（P-Vシャント）[1]は局麻下の入院手術が必要．閉塞や感染の危険があるものの頻回に腹腔穿刺が必要になる方にとっては選択肢の一つになる．ただし，エビデンスが少なく推奨されない．

病院紹介のタイミング

❶腹腔穿刺はエコーがなければ病院で行う．
❷腹部膨満感，呼吸困難感が在宅では改善しないとき．
❸ドレナージチューブの留置や P-V シャントを造設するとき．

✎ memo

緩和ケア（周辺症状）⑶

悪性胸水

ポイント

❶胸腔貯留（特に1L以上）の自覚症状は呼吸困難であるが，咳や胸痛を訴えることもある．

❷悪性胸水の75％以上は肺がん（特に腺がん），乳癌，悪性リンパ腫，卵巣癌に伴うものである[4]．

❸悪性胸水の出現は予後不良の前兆であり，がんの転移に伴う場合，余命の中央値は約3カ月である[5]．

診　断

❶胸腔穿刺が必要であるが，細胞診の25％は（3回検査を行っても）偽陰性である．

❷胸水の性状が滲出性の場合（Lightの基準）は悪性の可能性が高い（30〜70％）．

対策・治療

❶自覚症状の乏しい悪性胸水にはドレナージは不要．

❷新規に診断された肺非小細胞がん，乳がん，悪性リンパ腫などは患者のperformance statusがよければ（ECOG PS0または1，KPS≧80）化学療法が奏功する可能性がある．

❸胸腔穿刺の排液量は1回に1L以下，1時間以上かけて行う．

❹胸腔内カテーテル留置やデンバーシャントは入院が必要であり，感染症やチューブ閉塞などの問題もあり推奨されていない[5]．

病院紹介のタイミング

❶P-Vシャント（デンバーシャント）挿入時

❷胸膜癒着術を行うとき

※胸膜癒着術は胸水を抜き，ピシバニール5〜10 KE注入，チューブクランプ2時間，15分ごとの体位変換，−15 cm H_2Oで吸引と在宅では不可能ではないが困難が予想される．

第5章　　　　　　　　　　　　　　≪緩和ケア≫

全身倦怠感

ポイント

❶ 身の置きどころのない辛さは緩和し難く，余命数日ならばターミナルセデーション[2]の適応がある．☞p. 627 ターミナルセデーション

❷ 改善可能な原因（疼痛，うつ症状，不眠，貧血，低栄養，電解質異常：高 Ca 血症，低 Na 血症，低 K 血症）を治療．

❸ 十分な睡眠，休息を確保し，短時間でも充実した1日を提供する．

診断・評価

❶ 倦怠感は主観的なものである．定期的に程度を（【だるい】【疲れやすい】【億劫】など）で問い，数値評価スケール（NRS）で評価．☞p. 608

❷ 貧血がないかチェックする．Hb<9.0 g/dL では治療の対象になる．☞p. 405 貧血，p. 707 在宅における輸血

治療

❶ 可能ならば運動を勧める（20 分程度の歩行）．過度の安静は倦怠感を増加させる．

❷ ステロイド[3]は食欲を改善し，倦怠感を改善する可能性があるが，余命1～3カ月の時期に投与すると効果がある．有効期間は2～4週．効果がなくなれば減量．

副腎ホルモン薬：デキサメタゾン				
デカドロン錠（0.5 mg）	1回4錠	1日2回	内	朝・昼食後

❸ 余命数日ならばターミナルセデーション[2]を検討．☞p. 627 ターミナルセデーション

✎ memo

緩和ケア（周辺症状）(4)

食思不振

ポイント

❶ 食べられないということは病状，余命，QOL に大きく影響する．食欲が低下し，悪液質に移行する患者の余命は 1〜3 カ月と考えたほうがよい．

❷ 食思不振の原因を追究し，改善可能なもの（悪心・嘔吐，不安，抑うつ，口腔内カンジダ，便秘，疼痛コントロール，早期満腹感，電解質異常：高 Ca 血症，低 Na 血症など）は調整していく．

❸ 経管栄養や経静脈栄養で食思不振や体重減少を改善させることはできない．食事のタイミング，温度，味付け，食形態などを工夫してみる．

対策・治療

❶ 食事の工夫：1 日 5〜6 回に分割，朝多めにとる．時間をかける．少量の食前酒，味覚障害がある場合は味付けを工夫する（濃い味付け，甘さを控える，出汁の活用）．

❷ ステロイド[3]は効果が乏しい場合は，漫然と投与せず，漸減法で投与．

副腎皮質ホルモン：デキサメタゾン
デカドロン錠（0.5 mg）　1 回 4 錠　1 日 2 回　内 朝・昼食後

❸ 体重増加効果が期待されている

黄体ホルモン薬：メドロキシプロゲステロン酢酸エステル
ヒスロン H 錠（200 mg）　1 回 1 錠　1 日 2 回　内 朝・昼食後

❹ 上部消化管の運動能を改善させる．

第 5 章   **≪緩和ケア≫**

消化管機能異常改善薬：メトクロプラミド

　プリペラン錠（5 mg）　1回1錠　1日4回　内　毎
　　　　　　　　　　　　　　　　　　　　　食前，眠前

評　価

定期的に NRS で評価する．☞p.608

呼吸困難

ポイント

❶ 呼吸困難は，治療不応性の場合，ターミナルセデー
　ションの適応がある．☞p.627 ターミナルセデーション
❷ 呼吸困難に対して，酸素療法は有効である．
❸ モルヒネは呼吸困難の改善に最も有効である．しかし
　その機序は不明．☞p.107 呼吸困難

評　価

　NRS で評価する．客観的には呼吸回数や SpO_2 で評価
する．☞p.608 在宅緩和ケア（疼痛コントロール）

治　療

❶ ベッドアップ，換気をよくする，高温多湿にならない
　ように環境整備をする．
❷ モルヒネ

鎮痛・鎮咳：モルヒネ塩酸塩

　オプソ内服液　1回5〜10 mg　内　（30分間隔）

　　　※既にモルヒネを使用していたら 20〜30％増量．
　オプソ内服以外の選択肢として

鎮痛・鎮咳薬：モルヒネ塩酸塩

　モルヒネ塩酸塩　1回5 mg　皮下注

緩
和

625

緩和ケア（周辺症状）(5)

❸不安が強いとき

抗不安薬：ロラゼパム

ワイパックス錠（0.5 mg） 1回1錠 内
1日1回より開始

※効果期待できれば（4錠分3食後＋眠前，6錠分6）
※モルヒネと併用可．

(川島市郎)

文 献
1) 塩澤幹雄・他：日本臨床外科学会雑誌 72巻増刊号：399, 2011.
2) 塚口哲次：日本在宅医学会雑誌 11：218-223；2010.
3) 松尾直樹：薬局 60：3077-3083, 2009.
4) Oxford Textbook of Palliave Medicine 3rd edition (ed by Doyle, D, et al), Oxford Univ. Press, 2003.
5) 恒藤 暁：最新緩和医療学第3版．最新医学社, 2001, pp.108-111, 124-127.

memo

ターミナルセデーション (1)

ポイント

1. 日本緩和医療学会の手引き (2018年版) による定義は，「治療抵抗性の苦痛を緩和することを目的として，鎮静薬を投与すること」．
2. 患者の希望を確認する (困難な場合は推定意思を家族を含む医療チームで確認)．倫理的な決定プロセスが問われる．一人で決めない．
3. 「治療抵抗性苦痛」の判断と余命予測が重要
4. セデーションの開始は end point ではなく緩和プランの turning point.

使用者の要件

治療抵抗性のがん患者とその家族をケアする在宅医療チーム．

※倫理的な要件を満たすために「がん患者の治療抵抗性の苦痛と鎮静に関する基本的な考え方の手引き 2018年版」の使用者とする．

対象となる苦痛な症状と治療抵抗性の判断

1. 対象となる苦痛な症状 (せん妄＞疼痛＞呼吸困難＞全身倦怠感など)[1]
2. 治療抵抗性の判断は手引き書[3]を参考にチームで行う．
3. 緩和ケアに習熟した医師の意見を聞き，一人で判断しない．

治療前チェック

1. 余命予測 (Palliative Prognostic Index) (☞p.603 在宅におけるオンコロジー/表8)：セデーションの対象者は通常 Performance Status 3-4で余命予測3週間以内とあるが，セデーション開始を決定するには PiPS model が推奨．
2. 患者の意思決定能力の判断：認知機能障害，意識障害 (せん妄含む) がある場合は家族と相談のうえ，本人の推定意志を探る．
3. 苦痛緩和が目的でない検査・治療について確認してお

ターミナルセデーション ②

く（DNAR，輸液，血液検査，昇圧剤など）．

治療

　在宅でタイトレーション（評価含む）が困難な場合が多い．保険適用薬はなし．

＜調節型鎮静の場合＞

ベンゾジアゼピン系催眠鎮静剤：ミダゾラム

①生食（100 mL）＋ドルミカム注射液（10 mg/2 mL/A）
　1A～3A　10 mL/hr　静でスタート．
　30分で苦痛緩和（－）→10 mL 早送り

②生食（10 mL）＋ドルミカム注射液（10 mg/2 mL/A）
　2A　1 mL/hr 持続 皮下 でスタート．
　30分で苦痛緩和（－）→1 mL 早送り

　　　※早送りの頻度に応じて数時間おきにベースを30～50%
　　　　増量．

＜持続的深い鎮静＞

（セデーション後に会話不能になる可能性を伝える）

①ベンゾジアゼピン系催眠鎮静剤：ミダゾラム

生食（100 mL）＋ドルミカム注射液（10 mg/2 mL/A）
　1A　2時間でローディングスタート．
　5分で苦痛緩和（－）→10 mL 早送り．これを2～3回ま
　で繰り返し．

　　　※2時間後，30～50%増量．5 mg/hrを上限とする．鎮静
　　　　レベルが目的に達したら，ベースを半減して維持量と
　　　　する．以後の評価で鎮静（－）→1 mg 早送り
　　　※過鎮静で，投与中止→呼吸回数＜8回/分→フルマゼニ
　　　　ル（アネキセート®）1/2 A 静

②バルビツール酸系催眠鎮静剤：フェノバルビタール

ワコビタール坐薬（50 mg）　2～4回/日

| 第5章 | 《緩和ケア》 |

③ベンゾジアゼピン系催眠鎮静剤：ジアゼパム
ダイアップ坐薬（4 mg）　2～4 回/日　㊦

④ベンゾジアゼピン系催眠鎮静剤：ブロマゼパム
セニラン坐薬（3 mg）　2～3 回/日　㊦

治療効果判定

　目標とされる苦痛緩和（鎮静）が得られるまで：15 分～30 分に 1 回．苦痛緩和（鎮静）が得られれば：3 回/1 日程度．

治療後の患者ケア・スタッフケア・家族ケア

❶身体ケア（口腔ケア，目のケア，清拭，排泄のケア，褥瘡ケア）を家族と共に．
❷毎日ミーティングで②効果，⑤副作用，⑥家族にできることを確認しあう．
❸家族ケアの具体化
　①家族が患者のためにできることを話し合う．
　（そばにいる，声をかける，手足に触れる，好きだった音楽を流す，など）
　②毎日情報提供（患者の状態，今後の経過）．
　③鎮静で命が短くならないことを伝える．
　④鎮静はいつでも中止する準備があることを伝える．

病院紹介のタイミング

❶治療抵抗性の判断が在宅では困難なとき．
❷セデーションの効果判定が在宅では困難なとき．
❸ミダゾラムで最適投与量を決定し難いとき．

（川島市郎）

文　献

1) Mercadante S, et al.：J Pain Symptom Manage 43：1126, 2012.
2) Sophie M, et al.：J Pain Symptom Manage 44：431-45, 2012.
3) 日本緩和医療学会：がん患者の治療抵抗性の苦痛と鎮静に関する基本的な考え方の手引き 2018年版．金原出版，2018.

非がん患者への緩和ケア (1)

ポイント
❶非がん患者の軌跡（trajectory）はがんと異なり予後予測が困難.
❷非がん患者への緩和ケアのタイミングへのアプローチを知る.
❸非がん患者では，臓器不全モデルの疾患に対してのスタンダードな治療を最期まで行うことが緩和ケアとなる.
❹非がん患者においてもトータルペインに対する包括的なケアが必要.

非がん疾患の奇跡（trajectory）と予後予測

❶Lynn らは終末期の疾患軌道を，「がんなどのモデル」「心肺疾患などの臓器不全モデル」「認知症・老衰モデル」の3つに分類（図1）[1]
❷非がん患者は経過が長いこと，急性増悪や感染などのトラブルを起こしても回復の可能性があり，がんのような月単位，週単位の予後予測が困難.
❸非がん患者は正確な予後予測は困難であっても，意思決定支援は可能.

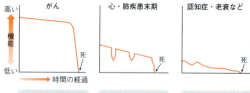

図1　終末期の疾患軌道

第5章 ≪緩和ケア≫

❹しかし，意思決定支援は早すぎても遅すぎても適切ではない[2]．

❺緩和ケア・アプローチが必要な患者を同定する簡便なスクリーニングツールとしては，「この患者さんが1年以内に亡くなったら驚きますか？」という surprise question[3] があり，もし驚かないのなら緩和ケアの開始を検討．

❻その他のツールとして，SPICT（Supportive and Palliative Care Indicators Tool）がある（**表1**）[4]．

非がん患者への苦痛へのアプローチ

❶非がん患者のうち，臓器不全群においては，疾患に対してのスタンダードな治療を最期まで行うことが緩和ケアとなる．しかし，認知症などの自己決定が困難な疾患が多いこと，最期まで改善の可能性が残る．

❷どこまでの治療を行うかについて，患者本人，家族，多職種と連携しながら，意思決定支援を繰り返し行い，原疾患の積極的治療と緩和ケアのバランスを決定．

❸標準的な治療・ケアの上にオピオイドの投与など緩和ケアの手技を追加．

❹特に，呼吸困難には，在宅酸素療法に加えて，少量のモルヒネ投与が有効．☞p. 625，☞p. 683

モルフィナン系オピオイド：モルヒネ硫酸塩水和物徐放薬

MS コンチン錠（10 mg）　1回1錠　1日1回　内

❺がん患者と同様，非がん患者が感じているのは身体的な症状だけではなく，精神的，社会的，スピリチュアルな側面から構成されるトータルペイン[5] であり，包括的なケアが必要．

（辻岡洋人・中村琢弥）

非がん患者への緩和ケア ②

表 1 SPICT-JP (Supportive and Palliative Care Indicator Tool)

健康状態の悪化を示す全般的な指標が当てはまるか確認する

- パフォーマンス・ステータス (PS) が低いか低下しつつあり，改善の見込みが限られている（目安として PS3 以上，つまり日中の 50％以上の時間を臥位または座位で過ごしている）
- 身体的・精神的問題により，日常生活動作のほとんどを他人のケアに頼っている
- 予定外入院があった
- 過去 3〜6 カ月間に顕著な体重減少（5〜10％）があり，かつ/または BMI が低い
- 原疾患の適切な治療にもかかわらず，苦痛となる症状が続いている
- 患者が，支持・緩和ケアを求める，または原疾患の治療中止を求めている

進行した状態を示す臨床指標が 1 つ以上あるか確認する

がん疾患	心疾患・血管疾患
・進行性の転移性がんによる生活・身体機能の低下がある ・体力低下のため抗がん治療（化学療法および放射線治療）ができない，または症状緩和のための抗がん治療中	・NYHA ClassⅢ/Ⅳの心不全，または広範囲にわたる治療不可能の冠動脈疾患があり，安静時もしくは軽度の労作で呼吸困難や胸痛が生じる ・重症で手術不能な末梢血管疾患がある

認知症/フレイル（虚弱）	呼吸器疾患
・介助なしには着替え，歩行や食事ができない ・経口摂取量の低下，嚥下困難がある ・尿失禁や便失禁がある ・発語によるコミュニケーション不能，社会的交流がほとんどない ・大腿骨骨折や複数回の転倒を経験 ・反復する発熱のエピソードや感染症（誤嚥性肺炎など）がある	・重症慢性肺疾患があり，かつ，急性増悪でないときにも安静時またはわずかな労作で呼吸困難感を生じる ・在宅酸素療法を含む長期の酸素療法を必要とする ・呼吸不全のために人工呼吸器管理が必要だったことがある，または現在も必要としている

腎疾患	肝疾患
・慢性腎臓病（CKD）の Stage 4 または 5（推algesbos 糸球体濾過量（eGFR）＜30 mL/min）で健康状態の悪化を伴う ・腎不全によって，他の予後規定疾患や治療が複雑になっている ・透析を中止した，または中止が検討されている	・進行性肝硬変があり，以下の一つ以上を 1 年以内に併発している 　1. 利尿薬に反応しない腹水・肝性脳症 　2. 肝腎症候群 　3. 細菌性腹膜炎 　4. 反復する静脈瘤出血 ・肝移植ができない

その他の状態

- 不可逆的な他の病状や合併症で衰弱・死亡する危険性がある．いかなる治療でも予後不良である

神経疾患

- 適切な治療にも関わらず進行する身体機能や認知機能の悪化がある
- 発話の問題に伴いコミュニケーションが困難，あるいは，進行性の嚥下困難がある
- 反復する誤嚥性肺炎，息切れ，呼吸困難または呼吸不全がある
- 重大な機能障害と進行性の身体障害を脳卒中後の麻痺がある

※ SPICT は健康状態が悪化するリスク，あるいは亡くなるリスクのある方を同定し，その方々の支持療法・緩和ケアにおける満たされていないニーズを評価するガイド．

第5章　　　　　　　　　　　≪緩和ケア≫

文　献

1) Lynn J, et al.：Living well at the end of life：Adapting health care to serious chronic illness in old age. RAND Health, 2003, p.8.

2) Billngs JA：JAMA Intern Med 174：620-624, 2014.

3) Small N：Palliat Med 24：740-741, 2010.

4) Highet G, et al.：BMJ Support Palliat Care 4：285-290, 2014.

5) Saunders C：The management of terminal malignant disease. 2nd ed. Edward Arnold. Baitimore, 1984, p.232-241.

✎memo

スピリチュアルケア (1)

ポイント

❶ 人間（患者）は自分の死を意識するとき苦悩を意識する．これは死を間近に感じることにより，自身の在り方，存在意義を失い揺れ動くためである．

❷ スピリチュアルペインは緩和ケアの臨床の場で誰にても起こる可能性がある．患者だけでなく家族も対象で，医療チームも含めた共同作業であることを理解.

❸ スピリチュアルケアは全人的ケアであり，苦悩（病気や障害など）を持ちながらも生活者として生きていくことを支えていくことがケアの提供者の心構えとして必要となってくる．

❹ しかし，スピリチュアルケアを提供していく前提は疼痛などの身体症状を可能な限りコントロールしていくことを忘れてはならない．

定　義

　「スピリチュアル」とは，人間として生きることに関連した経験的一側面であり，身体感覚的な現象を超越して得た体験を表す言葉である．スピリチュアルな因子は，身体的，心理的，社会的因子を含んだ人間の「生」の全体像を構成する一因子とみることができ，生きている意味や目的，自らを許し他の人々との和解など関わっている場合が多い．

（WHOの提言より抜粋）

村田理論

　患者の痛みの訴えは身体的な痛みのみでなく人間としての存在の消失による痛みが存在する．村田理論によれば人の存在は「時間存在」「関係存在」「自律存在」の3本の柱によって支えられる（図1）．スピリチュアルケアは存在と意味を支えていた時間性，関係性，自律性のいずれかの柱が失われることに由来する苦悩.

❶時間性

　　人は過去から現在，そして将来に向けて生きていく

第5章　≪緩和ケア≫

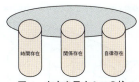

図1　存在を示す3つの柱

が将来に夢があればそれに向けて努力し，ある程度の苦難にも耐えることもできる．しかし病気になり，将来の希望が失われることが時間的存在を失うペインと捉える．

→将来の時間を失うことによるスピリチュアルペイン（図2-①）

例）子供の結婚式が春にあるのにそれまで自分が生きることができるだろうか？

❷関係性

①人は一人では弱い存在であり大きな困難（治療による苦痛や治療の効果がみられなくなった場合など）に何にもできないことや孤独状態にさらされる．

→死が近づき他者との関係を失うことによるスピリチュアルペイン（図2-②）

②弱い存在としてその人のことを認めてくれる他者との関係を持つことができたときにそのことが支えになる．その支えとは人間に限らず信仰であったりペットであったりすることもある．

例）治療中の辛い症状を理解し共感してくれる人がいることの大切さ．——病院では一人の患者としての存在ではあるが住み慣れた自宅に帰れば親であったり妻であったりその役割を多少でも果たせれば関係存在のスピリチュアルペインは出現しにくいと言われる．

スピリチュアルケア (2)

① 将来の時間を失うことによるスピリチュアルペイン

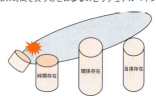

② 死が近づくことで他者との関係を失うことによる
スピリチュアルペイン

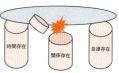

③ 自分らしさを失っていくことによるスピリチュアルペイン

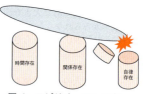

図2 スピリチュアルペイン
スピリチュアルペインはその人の存在と意味を支えていた時間性, 関係性, 自律性のいずれかの柱が失われることにより生じる.

❸自律性
　①がんの治療において治療を続けたとしても治療に対する反応が落ち, 体力の消耗が目立ちADLが低下

第5章 　　　　　　　　　　　**≪緩和ケア≫**

していくためそれまでに普通に行ってきたことが難しくなってくる．生きている意味が見いだせなくなったり，自身への無価値感などの喪失感．

→自分らしさを失っていくことによるスピリチュアルペイン（図2-③）.

例）体力が落ちてトイレにも行けなくなってしまった．そんな自分に生きていく価値があるのか？

②しかし，この苦しみに対しては援助者との対話で療養場所や意思決定などを決定できる自由もあることを認識できれば生きる意味を回復できるとも言える．このことが最大の自律性の尊重に繋がる．

基本的なケア

※スピリチュアルペインは**図1**の3つの柱で欠落したそれぞれのペインに対するケアを行って行く．

❶傾聴，寄り添うケアを継続する．

※傾聴はただ話を聴くというだけでは不十分．コミュニケーションスキルについての理解が必要．

❷本人・家族のライフレビュー

過ごした日々を改めて整理することで今まで認識されていなかった出来事に価値や意味があったことを自覚されることがある．

❸適切な症状アセスメント，対処を行う．

❹本人，家族がリラックスできる環境を提供する．

❺ソーシャルサポートの支援．

❻周囲からの物質的・心理的支援．

（中務博信）

文　献

1) 田村恵子・他編：看護に活かすスピリチュアルケアの手引き．青海社，2012.

2) 村田久行：日本ペインクリニック学会雑誌，18（1）：1～8，2011.

637

在宅看取り (1)

ポイント

❶ 良好な在宅看取りは，患者，家族の理解と協力はもとより，地域の医療チーム全体の連携をもって成立する.

❷ 現在の日本ではいまだ「病院死」が大半を占めており，様々な理由にて在宅看取りまで進まないケースがある.

❸ 看取り期であることに医療者が気づき，それを適切に家人へ伝えることが肝要である.

❹ がん/非がんでアプローチ・対応が異なる. いずれの場合でも家人への適切な声かけが重要. ☞p. 630 非がん患者への緩和ケア

❺ 長く在宅医療を進めてきて看取りの段階に入るケースと，看取りを目的に在宅医療を導入するケースとでは，本人・家族と医療者の信頼関係，本人・家人の状況の受け止め方などに大きな違いがある.

高齢者の終末期を取り巻く状況

❶ 平成30年3月に「人生の最終段階における医療の決定プロセスに関するガイドライン」の改訂がなされた.

❷ 高齢多死社会の進展と，地域包括ケアの構築に対応しACP（Advance Care Planning）の概念が普及してきた. ☞p. 12 ACP

❸ 関与する医療・ケアチームの対象には介護従事者も含まれ，医療・ケアの方針や，どのような生き方を望むかを，日頃から繰り返し話し合い，本人が自らの意思を伝えられない状態になる前に，本人の意思を推定する家族等の信頼できる者（親しい友人等を含む）を前もって定め，話し合った内容をその都度文書にまとめ，本人・家族等と医療・ケアチームで共有することおよびその過程が重要とされる.

在宅での看取りの実際

＜準備期＞（予後が週の単位）

❶ 看取りの段階までにACP（将来起こり得る健康上のイベ

| 第6章 | | ≪看取り≫ |

ントに関して事前に受けたい治療やケアを計画しておくことなど）が十分行えている場合は，本人・家族の受入はスムーズである（エンディング・ノートなども有用）．

❷患者と家族に十分な Death education（死の準備教育）ができているかを確認し，適宜施行する．

❸Death education の中身は状況により様々だが，以下の要素を組み込むとよい．

①発生している疾患とその予後の告知

②治療方法別の臨床経過（ADL が良好な期間がどの程度かを伝える配慮）

③各種緩和医療の重要性と実際 ☞p.606~626 緩和ケア編

④水分・栄養補給方法 ☞p.710 在宅での補液，☞p.713 皮下輸液

⑤心肺蘇生・人工呼吸を含めた Advance directive

⑥死を迎える場所の選定

❹患者・家人に準備を促す事項を挙げ，検討を促す．

①死後に着る衣服

②遺影に使用する写真

③エンゼルケアセット（在宅に置かせてもらう際には慎重な配慮が必要）☞p.647 エンゼルケア

④葬儀について（業者の選定，連絡先など）

⑤預金通帳の整理（名義が故人だと死後に現金が引き出せないことがあり，手続きに時間を要する）

❺パンフレットなどの看取り情報をまとめた紙資料を渡すことも有効であるが，どれほど準備をしても，本人・家族の受入がスムーズにいくとは限らない．

＜導入期＞（予後が数日以内）

❶死を迎えた直後に家族が成すべきことを予め伝える．

①救急車は呼ばない．

※時折，慌てて救急車を呼ぶ家族もいる．無用な出動を避けるため，呼ぶ必要はないことを伝えておく．

在宅看取り (2)

②各所へ連絡する.
・医師/訪問看護師/ケアマネジャー
・家族/親戚/葬儀社
・ほか必要な方
③医師による死亡確認を受ける (死亡診断書発行).
④役所に届け出る(死亡診断書は夜間を含む土日や祝祭日受付可能であると説明する).
⑤死後の処置 (エンゼルケア) 誰が担当するか

❷これまでよりも地域の医療チームでの訪問頻度を増し, チーム内で情報を密にやり取りしサポートを強化する.

＜臨死期＞(看取り前日あるいは当日)

❶家族への丁寧な言葉がけがとても大切である (**表1**).

❷臨死期に予測される身体の生理的変化を説明する.
①傾眠からほぼ眠った状態となる.
②呼吸の乱れが順次進む (肩呼吸, 努力様呼吸, あえぎ声, 深大呼吸などから下顎呼吸へ)
※「この段階まで来れば本人に苦しみはほぼないとされる」と伝えると安心が得られることが多い.
③体動停止, 呼吸停止, そして脈拍停止へ.
④徐々に体が冷たく固くなる.

❸最期に家族が本人にできることを説明する.
①声かけを続ける (聴覚は残るとされる).
②手を握る, そばにいる.
③慌てない, 取り乱さない.
④舌や口腔内をしめらせる.

❹医師による死亡確認前に遺体にむやみに触れることは法に触れることがあるため慎むよう伝える.

(例:顎を縛る, 手を縛って合掌させる, 着替える, 北枕にする, 式場へ運ぶ, など).

第6章　　　　　　　　　　　　≪看取り≫

表1　臨死期での声かけ例

種別	言葉かけ例
生理的変化を伝える	「これからほぼ眠った状態になってきます．次第に呼吸が大きくなったり，早くなったりなどの乱れが生じます．時に苦しそうに見えますが，この段階では本人の苦しみは少ないとされます．肩や顎を大きく使うような呼吸となった後しだいに呼吸と動きがなくなり，脈が触れなくなって心臓が止まります．しばらくしましたら手足が冷たく固くなります．あわてず最期のお別れをしてください」
家人ができることを伝える	「声をかけてあげましょう」 「最期は手をにぎりましょう」 「落ち着いて，傍にいてお見送りしましょう」
死亡確認	「○時○分，お亡くなりになられました」 「とてもご安らかな最期でした」
家人への労い	「よく最期までご自宅で介護なさいましたね」 「とても安心されたお顔でしたね」
ケアスタッフへの労い	「皆様とのチームワークのおかげでよい医療を展開できました．ありがとうございます」
エンゼルケア前	「お別れは一旦お済みになりましたか？　これから着替えなど含めてお体をきれいにしてよろしいでしょうか」
退去時の挨拶	「それでは失礼させていただきます．これから忙しくなるかと思いますが，ご家族皆様お体にお気をつけください」

看取

✎ memo

在宅看取り (3)

死亡確認の実際

❶ 慌てて死亡確認をしないこと. 脈が止まっても時折息を吐き出したりするなど, 胸郭の動きがあることもある. ゆっくりと死亡確認を行うこと.

❷ 死亡確認項目.
　①対光反射（直接・間接）の有無
　②脈拍の触知（頸動脈と橈骨動脈など2カ所以上で）
　③胸部聴診, 呼吸の有無の目視確認
　④死亡時刻の確認（必ずカルテに記録する）
　※疾患の自然経過による死と思われる場合も体表観察はおこたらない（異状死は見逃せない）.

葬儀社の役割

❶ 葬儀を実際に執り行うのは葬儀社（宗教によっては寺院, 教会など）であり, 多様である.

❷ 一般的な葬儀社の役割は以下のものである.
　①通夜・葬儀の計画・準備
　②ご遺体の搬送
　③寺院・教会などの紹介
　④公的手続き代行
　⑤（ときには）エンゼルケア

死亡診断書の交付について注意点

❶ 医師法17条, 20条では, 「継続診療中の患者が受診後24時間以内に診療中の疾患で死亡した場合については, 異状が認めない限り, 改めて死後診察しなくても死亡診断書を交付する」ことを認めている. ☞p.651 死亡診断書/死体検案書

❷ 在宅看取りであっても, 異状死またはその疑いがあるときは, 警察へ届け出なければならない.

病院紹介のタイミング

❶ 本人や家人と当初立てた看取りの計画から著しく逸脱する状況の発生が紹介タイミングとなる. 以下に例を

第6章　≪看取り≫

示す.

①肺炎などの急性期の問題に十分対応できないとき.

②呼吸困難などコントロールできない自覚症状に本人，家族が耐えられないとき.

③家族や主介護者の介護疲労が著しいとき.

❷なお，看取りを前提とした状態で病院紹介へ至った場合，再び在宅療養に戻ることが困難となる可能性が高いこともまた十分説明し，理解していただくことが必要である.

(北川貢嗣)

文　献

1) 宮崎和加子（監）：在宅での看取りのケア　家族支援を中心に. 日本看護協会出版会, 2006.

2) 森田達也・他：死亡直前の看取りのエビデンス. 医学書院, 2015.

3) 岡村知直・他編：Gノート増刊終末期を考える. 羊土社, 2018.

4) 厚生労働省：「人生の最終段階における医療の決定プロセスに関するガイドライン」の改訂について. 2018.
https://www.mhlw.go.jp/stf/houdou/0000197665.html

✎ memo

小児在宅看取り（1）

ポイント

❶小児在宅看取りには，経験数の少なさや喪失の大きさなどの困難さがあると認識．

❷早期の認識からグリーフケアまで喪失を支える関わりの継続が肝要．

小児在宅看取りに存在する難しさ

❶経験数そのものが少ない

　①急増する高齢者看取りと比較して，小児終末期はまだまだ接する医療者が少なく経験蓄積が難しい．

　②対象疾患そのものも稀なものも少なくなく経過予測が困難．

❷倫理的/法的配慮の必要性

　子どもの自己決定権の問題など．

❸関わる職種もより多彩

　病院や介護職だけでなく学校やその他の地域リソースも意識すべき対象となりやすい．

❹未来への喪失（受容の難しさ）

　①子の死は大きな喪失体験となる可能性が高い（グリーフケアの重要性）→p. 655 グリーフケア

　②最期の瞬間まで集中治療方針も少なくない．

Life-threatening conditions（LTC）

❶小児期に発症し治癒が望めず，生命が脅かされている状態．予後による限定をせず，悪性/非悪性両方を含む．

　①根治療法が功を奏し得るが，死の可能性も高い病態．
　　例：悪性腫瘍，先天性心疾患など

　②早期の死が予想されるが，治療である程度長期生存の可能性のある病態．
　　例：筋ジストロフィーなど

　③進行性で根治的治療がなく，治療はほぼ症状緩和に限られる病態．
　　例：代謝性疾患，染色体異常など

第6章 ≪看取り≫

表1 きょうだい（CHILD）へのケアの留意点（文献1, 3より）

Consider 考慮する	・子どもには各々ユニークな状況や考え方がある ・理解力がどの程度の発達段階なのかを考慮する ・困っていることはないか ・何を考えているか ・どんな気分なのか ・きょうだいとの関係はどうか考慮する
Honesty 正直に	・「死」「死ぬ」「死ぬこと」など，はっきりとわかりやすい言葉で話す ・「お亡くなりになった」「神に召された」「永眠した」など子どもが混乱するような遠回しな言い方は避ける ・亡くなった人が「どこかに行った」とか「旅行に行った」などの表現は避ける ・亡くなった人が「眠っている」という説明をするのは避ける
Involve 関わる	・大切な人が死にゆく過程から，「今何が起こっているのか」を正直に説明する．何気なく話したことや，遠回しに言ったことで，子どもが察して死を理解することはない ・死因については，正しく説明する ・死にゆく人，亡くなった人に対して，子どもが「さようなら」を言えるように関わる ・葬儀に参列するか否かは，子どもに選択してもらう
Listen 聴く	・子どもに自分の想いを語ってもらう ・どんな質問でも受け入れ，質問に答える前にその子が本当に何を聞きたいのかを理解した上で答える ・死について話したくないのであれば，無理に話す必要はないことを伝える ・子どもに話すこと以外に，グリーフを表現する場を作る 芸術・絵画・演劇・手紙を書く・詩を書く・物語を書くなど ・死んだ人とまた会うことができるなど，現実に起こりえないような考え方をしていないか注意する ・子どもの態度をみて考え方を聴き，自殺のリスクがあるか否かを年齢に関わらず注意する ・子どもが「自分が悪い行いをしたから死んでしまった」とか「（故人を）いなくなってしまえと思ったことがあるから死んでしまった」など，自分の行いや考えの結果からその人が死んでしまったと思っている子どもには必ずそのためではないと訂正し，罪悪感や深刻なグリーフ反応が生じるのを防ぐ
Do it over and over agein 何度も何度も繰り返し行う	・大人は自分のグリーフの表現をする：子どもはグリーフを表現してもよいという許可とロールモデルがなければグリーフ作業を行うことはできない ・子どもは，大人たちが自分の感情を正直に表現するのを見る必要がある ・子どもの死への理解度や発達段階を考慮しながら，年齢に応じた対応を続ける

645

小児在宅看取り (2)

④非進行性だが不可逆的な障害があり，合併症により早期に死に至る可能性が高い病態
  例：重度脳性麻痺など
❷同状態は全て「小児緩和ケアの対象者」として認識し，早期より認識し看取り期までシームレスに対応．

 （表1）

小児の終末期において家人，特に兄弟を巻き込んでいっしょに考える過程を設けることが大切．

(中村琢弥)

文 献
1) 前田浩利・他：小児の訪問診療も始めるための29のポイント．南山堂，2016.
2) 南條浩輝・他：小児在宅医療実践の手引き．日総研出版，2015.
3) Davis B, Orloff S：The textbook of palliative care medicine 3rd ed., DayleD, et al.(eds), Oxford University Press, 2004, p.838.
4) 川越正平：在宅医療バイブル 第2版．日本医事新報社，2018.

memo

エンゼルケア (1)

※エンゼルケアとは医師による死亡確認の後に，ご遺体の清拭や整容，その他のケアを通して患者さんの尊厳を保ち，ご家族が悲嘆のプロセスを歩む時の慰めにつなげることを目的とする一連の処置である．

ポイント

❶ 生前の患者さんとそのご家族の意思をくみ取り，エンゼルケアに反映されるように心がけることが大切．

❷ 在宅で亡くなる場合は脱水やるいそうが顕著なことがあり，"乾燥対策"と"ふくよかさの回復"がポイント．

❸ ご遺体の損傷・腐敗予防のため，合掌バンドや顎バンドは行わない．速やかに冷却．

死亡確認

❶ 医師が生命徴候の有無を確認し遺族に伝える．
医師は死亡診断書を記入 ☞p.651 死亡診断書，☞p.12 ACP

❷ 生前の意思（リビング・ウィル）
献体，臓器移植のご希望もご家族と相談し，関係各所と連携．

手順

❶ 家族や親しい人が最期の別れを済ませたことを確認し，家族に処置を行うことを説明．タイミングをみて，家族のケア参加を促すこともある．

❷ 口腔ケア（必要時吸引），髭剃り

❸ 全身清拭（ぬるめのお湯）
陰部洗浄，便臭漏れ予防のため肛門には脱脂綿→青梅綿の順に詰める．乾燥予防に保湿クリーム等を塗布．

❹ 医療機器などの取り外し
局所に使用していた包帯やガーゼ類は新しいものに取り替える．腹水や浮腫の部位，点滴など抜去部位は漏水予防のため大きめのオムツパットを当てておく．

❺ 更衣
和装の場合，襟は左前に合わせ，紐は縦に結ぶ．最

647

エンゼルケア (2)

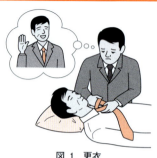

図 1 更衣

近は洋装も多い．衣服は，その人らしさを表現(図1)．

❻目と口の補整
① 開眼している場合や眼窩周囲のおち込みには，綿を挟み込むことで眼球表面の抵抗を作って滑りにくくし，眠っているかのような眼にする．
② 義歯は，安定剤を使用しなるべく装着する．歯肉や頬を綿で補整しふっくらした表情を作る．
③ 開口したままの場合は，顎バンドで縛らず，下顎の下の首のあたりにタオルなどを丸めて置き，後頭部の枕を高く保つことによって閉じた形にする(図2)．

❼メイク
専用のクリームやファンデーションを用いてシミや黄疸を隠す．チークは，頬のみならず瞼や耳たぶ，顎先に使うと顔全体の血色がよくなった印象を与える．口紅は，使い慣れたものを選ぶと喜ばれる．

❽ヘアスタイルを整える．

❾「北枕」「刃物を置く」「合掌」など，宗教や慣習は遺族と相談．

第6章　≪看取り≫

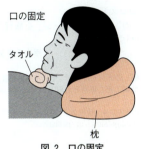

図 2　口の固定

❿冷却

　腐敗や自己融解などの変化を緩やかにするため，ご遺体の胸部・腹部をアイスノンなどの保冷剤で冷却.

⓫使用物品を片付け，終了後は遺体に黙礼.

医療器具の抜去・創傷の処置

❶ペースメーカ

　火葬の際，ジェネレーターが爆発し炉を破損する危険性があるため以前は摘出を求められたが，現在では，火葬場へ申告すればそのまま火葬できる.

❷CVポート，人工骨頭などの体内埋込み物

　基本，摘出の必要はない.

❸中心静脈カテーテル，動脈留置カテーテル，排液ドレナージなどのチューブ類

　抜去し流出する血液や体液は，押し出してからオムツパットをあてる.

❹胃瘻・腸瘻

　カテーテルチップで吸引を行った後，チューブを切断し胃内に落とし，瘻孔はガーゼで塞ぐまたは縫合.

エンゼルケア (3)

❺ ストーマ（コロストミー）
　腹部の「"の"の字マッサージ」を施行し，便を排出させ新しいパウチを貼付．

（雨森千恵美・大野直子）

文　献
1) 角田直枝：癒しのエンゼルケア．中央法規出版社，2011.
2) 森田達也・他編：死亡直前と看取りのエビデンス．医学書院，2015.
3) 小林麻未：ナースフル：緩和ケア エンゼルケアの実施について．
https://nurseful.jp/nintei/qa/palliative07/

死亡診断書/死体検案書 (1)

ポイント

❶ 死亡診断書か死体検案書のどちらかを交付するのか，要件を確認する．

❷ 終末期の患者の看取りの際は，すみやかに在宅医療の「かかりつけ医」に連絡するように事前に家族や施設職員に周知しておく．

死亡診断書か死体検案書か

❶ 死亡診断書か死体検案書のどちらかを交付する．死亡診断書を交付するのは自らの診療管理下にある患者が，生前に診療していた傷病に関連して死亡したと認める場合．

　それ以外の場合は，死体の検案を行い，ⓐ異状がある場合は24時間以内に所轄の警察署に届け出る．ⓑ異状がなければ交付の求めに応じて死体検案書を交付する（図1）．☞ p. 581 検案・異状死対応

※上述のように定められているため，在宅医療で終末期の患者が死を迎える段階で周囲の人が「慌てて救急車を呼んだ」という場合などは，救急搬入された病院の医師では，速やかな死亡診断書の交付ができない．

　よって，終末期の患者の看取りを在宅医療で行う方針が決まれば，医師が立ち会っていない時に呼吸停止に至ったと思われる場合などは，速やかに在宅医療の「かかりつけ医」に連絡をするように患者の家族や施設職員に十分説明し，連絡手段を明確にしておくことが必要．

❷ 患者の死亡に立ち会えず死亡診断書を交付する場合死後に改めて診察するのが原則．

　ただし，最終診察後24時間以内に死亡した患者で生前に診療していた傷病に関連する死亡であることが判断できる場合は，死後に改めて診察を行わずに死亡診断書を交付することが可能（図2）．

看取

死亡診断書/死体検案書 (2)

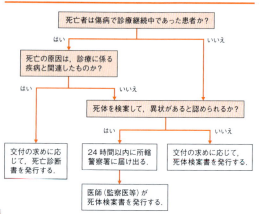

図 1 死亡診断書と死体検案書の使い分け
(平成28年度(2016年度)死亡診断書(死体検案書)記入マニュアルより一部改訂)

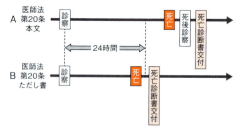

図 2 医師が死亡に立ち会わず死亡診断書を交付する場合
*図中の「死後診察」は対面での診察(情報通信機器(ICT)を利用した死亡診断書等を行う場合は別に定められている).
(https://www.mhlw.go.jp/toukei/manual/)

| 第6章 | ≪看取り≫ |

※情報通信機器（ICT）を用いた死亡診断等（文献2参照）：ⓐ早晩死亡が予測されている患者の状態，ⓑ事前の取り決め，ⓒ対面での死後診察の困難な状況，ⓓ一定の教育を受けた看護師による報告，ⓔテレビ電話などのICTを活用した医師の確認と判断などを条件に認められた．

各欄記入上の注意

※死亡診断書/死体検案書の記入には，文献1）が参考になる．特に在宅医療で確認が必要になることが多い項目を以下に挙げる．

❶「氏名」欄
　戸籍上の氏名を正確に記入する（旧漢字などに注意）．

❷「死亡したとき」欄
　死亡確認時刻ではなく，死亡時刻を記入することが原則．
※時刻表記は午前・午後を選択し，夜の12時は「午前0時」，昼の12時は「午後0時」となることに注意．

❸「死亡したところ及びその種別」欄
　1～7より選択する．
※「3 介護医療院・介護老人保健施設」を選択した場合は，施設の名称に続けてカッコ内に介護医療院，介護老人保健施設の別を記入．
※「5 老人ホーム」は養護老人ホーム，特別養護老人ホーム，軽費老人ホーム及び有料老人ホームをいう．
※「6 自宅」は自宅の他，グループホーム，サービス付き高齢者向け住宅（賃貸住宅をいい，有料老人ホームを除く）を含む．

❹記入した内容の訂正には，医師氏名欄に押印がある場合には訂正箇所に訂正印を押し，署名のみの場合には訂正の箇所に署名する．
※医師名は自署の場合，横の「印」に押印する必要はない．

653

死亡診断書/死体検案書 (3)

※「死亡診断書（死体検案書）」とある（五カ所）うちの不要な方を二重線で消すが，これは訂正ではなく選択であり，押印や署名の必要はない．

(奥永　綾)

文　献
1) 死亡診断書（死体検案書）記入マニュアル （平成 30 年度版），2018 年　厚生労働省
   https://www.mhlw.go.jp/toukei/manual/
2) 情報通信機器（ICT）を利用した死亡診断書等ガイドライン
   2017 年 9 月　厚生労働省
   https://www.mhlw.go.jp/web/t_doc?dataId=00tc2920 & dataType=1 & pageNo=1

グリーフケア (1)

ポイント

❶ 死を迎えても終末期ケアが終わるわけではない．残された遺族の悲しみに配慮しながら，遺族が悲嘆のプロセスのどの段階にいるかを対話のなかで判断し，適切なプロセスへ進んでいく支持的対応が求められる．

❷ 適切な時期に礼節を守った訪問介入を行う．

❸ 過度の抑うつ状態など，介入を要する状態を遺族に認めた場合は適切に診療へつなげていく．

＜定義＞

① グリーフケアとは亡くなった患者の家族や関係者をケアすることである．

② グリーフケアのスタイルは多様である．本項では医療者が後日訪問するスタイルのグリーフケアに言及した記載に留め，そのなかでの注意点を記載する．

時期の決定

❶ 医療者がグリーフケアを行うためにアプローチする時期は対象者により個人差があるため，遺族の状況などにより慎重に選択．

❷ 日本人の文化的背景からは，四十九日前後を目安とすることが一般的．

連絡をとる

❶ 確実なアポイントメントを遺族ととる．

❷ 時間に急かされることのないよう，グリーフケア面談は十分にゆとりをもつことを心がける．

❸ 「もしよろしければお線香をあげさせて頂けないでしょうか」などは日本人の文化的に配慮した一例．

訪問

❶ 訪問診療時同様，礼節を守った服装と態度を心がける．

❷ 遺影に対面し合掌，焼香など（文化的背景による）．

❸ 遺族の言動などに目を配りながら，その後の面談につなげていく．

グリーフケア (2)

遺族との対話

❶ 対話ではその後の生活の状況などの話をしつつ，遺族が「悲嘆のプロセス」をどう進んでいるかを確認．

❷ 特に反応性うつ病などには注意を要し，医療者として外来での介入を検討する．

❸ ここでは悲嘆のプロセスの4つの段階を紹介し，それぞれの特徴的な反応と対応を紹介する．

① 死別の事実を認める．
・死の強い衝撃から抜けているかどうか．葬儀などの儀式は死別の事実を認識する手助けとなる．
・死者がまだ生きているかのような振る舞いがある場合はこの段階でプロセスが遅滞．
・長くこの状態で留まる遺族を認めた場合は，医療者として継続フォローすることを検討．

② 死別の悲しみを乗り越える．
・号泣などの感情表現が特徴的な段階．
・このプロセスを回避しすぎるとかえって悲嘆のプロセスが長引き，抑うつ状態につながるとされる．
・医療者としては感情表現することを許容していく態度を保ち，次のプロセスへ進む手伝いをする．
・この段階で遺族がうまく感情表現ができていない場合，反応性うつ病に注意．
・悲しみ以外にも，罪責感，怒りなど様々な感情が表出される可能性があり，うまく導くことが大切．

③ 故人がいなくなった環境に適応する．
・故人の役割の大きさを遺族が実感する段階．
・遺族は喪失の意味を見直し，生活の変化を図るが，その過程で様々な症状を呈することがある．
例1) 故人への思いにとりつかれる：誰かを故人に見間違えたり，幻影を見たりするなど．故人への強い思いの表れであることが多い．

第6章 ≪看取り≫

例2）共感性の症状：故人と同様の症状に突然襲われる
など（例：心筋梗塞の夫の死を迎えた妻が胸痛を訴え
る）→ 一般的な診療とともに背景を理解した上で，悲
嘆のプロセスが進むよう対話を続けていく．

例3）うわべだけの正常さ：一見日常生活ができるよう
だが，悪夢を見る，疲れやすい，外に出られないなど
の様々な体験をしていることがある．→ 抑うつ状態
につながることがあるため遺族にこれらの反応がある
際には注意を要する．

④故人に向けていた感情を他に向ける．
・故人への愛着を抱きながらも周囲の問題へ注意を
払うことができる段階．
・ただしこの時期でも喪失を忘れたわけではなく，
遺族が傷つきやすさを抱えた状態であることを認
識して対応していく．

　現実的には，遺族が故人を十分悲しみ，思い出話を
客観的視点からこなし，そして日常生活を遅延なく過
ごせているなら，上記に挙げた4つの悲嘆のプロセス
を達成していると考える．

グリーフケア後
❶遺族が正常な悲嘆のプロセスをたどっていることが確
認できたら，「困ったときはいつでもご連絡ください」
と支援の姿勢を示した後，訪問を終了する．
❷もし遺族に医療的な対応や継続する介入が必要と判断
した際には，遺族とそのことを相談し，外来診療へ適
切につなげて，フォローしていく．

病院紹介のタイミング
悲嘆反応が強い，あるいは遷延が顕著であり，自殺企
図などの重大な行為を伴うとき．

（中村琢弥）

657

グリーフケア (3)

文 献
1) 日本在宅医学会テキスト編集委員会：在宅医学．メディカルレビュー社，2008．
2) 宮崎和加子（監修）：在宅での看取りのケア 家族支援を中心に．日本看護協会出版会，2005．

口腔ケア（医科歯科連携–多職種連携）(1)

ポイント

❶ 在宅医療において口腔ケアを実践する際には，単なる口腔の清掃だけでなく，口腔管理（オーラルマネジメント）の視点が必要（表1）.

❷ 在宅医療におけるオーラルマネジメントの重要な目的は食支援と誤嚥性肺炎の予防である.

❸ 食支援とは「かめる・飲める口づくり」であり，義歯の装着は必須．また，咀嚼や嚥下に必要な筋力の低下を防ぐ訓練も必要（口腔のサルコペニア対策）. ☞p. 183

❹ 肺炎の予防には口腔清掃による細菌数のコントロールが必須であり，病期・病態に応じた歯科衛生士による専門的口腔清掃が効果的．特に汚れた義歯は細菌のリザーバーとなるため徹底した清掃が必要.

多職種連携

❶ 誤嚥性肺炎に対しては，口腔・咽頭細菌のコントロール，誤嚥予防，栄養管理の3つの療法を組み合わせて

表1　オーラルマネジメントとは

1. 口腔清掃による誤嚥性肺炎の予防に加えて摂食，咀嚼，嚥下などの口腔機能の維持にかかわる部分と全身状態および病期・病態を考慮したケアの可否や開始時期の決定，さらには患者・家族への教育，多職種との連携などのマネジメント部分を含む.

2. ケア（口腔清掃など）だけでなく，次のような治療やハビリテーションおよび教育的内容を含む.
   ①清掃しやすい口腔内環境をつくり維持するための，歯科治療（図1）や患者指導.
   ②嚥下困難患者に対する義歯や嚥下補助装置（舌接触補助床など；図2）の製作.
   ③口腔機能の維持，向上を目的とした訓練を含めた包括的な口腔の管理.

口腔ケア（医科歯科連携-多職種連携）(2)

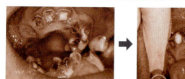

図1 オーラルマネジメントの一例
むし歯の穴を塞ぎ，鋭利な歯を削って平坦にし，動揺歯を抜歯して磨きやすい環境を作ることで清掃効果は格段に向上する．

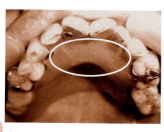

図2 舌接触補助床
脳梗塞後遺症患者．舌の運動障害を認める．義歯の口蓋部に舌接触補助床としての形態を付与することによりむせが減少した．STとの連携が効果的．

対応する予防戦略が必要である（図3），その観点から医科・歯科連携が重要である．

❷肺炎による入退院を繰り返す患者では誤嚥性肺炎の成立に必要な3つの輪（口腔内細菌，誤嚥，宿主の抵抗力）（図3）のすべてに対する対策が必要である．☞p.280 肺炎

❸病期・病態に応じた口腔清掃を実施するためには，在宅医と歯科スタッフとの情報交換など，相互の連携が不可欠である．

❹歯がない人にとって義歯は咀嚼を可能にする道具であり，さらに嚥下の補助具でもある．また嚥下補助装置（舌接触補助床など）が有効な場合がある（図2）．

第7章　　　　　　　　　　　　　　　　　　≪処置・器具≫

図 3　誤嚥性肺炎の成立と予防戦略
- 口腔・咽頭の細菌を減少させる（口腔管理）
- 誤嚥の予防（嚥下訓練, 食形態, 薬剤, 義歯）
- 宿主の抵抗力を向上させる（栄養管理, NST）

❺抜歯に際して PT-INR が 3.0 未満なら局所止血で対応可能（抗血栓薬は休薬しない）．

❻在宅医, 歯科医師, 看護師, 歯科衛生士, PT, OT, ST, 管理栄養士などによるチームアプローチが望まれる．

(足立了平)

COLUMN

誤嚥性肺炎の予防戦略〜歯科的アプローチ

<口腔清掃の重要性>

　肺炎は日本人の死因の第3位であり, 誤嚥性肺炎は高齢者の肺炎の80％を占めるといわれている．

　その発症因子は, ①肺炎を発症させるのに十分な細菌数の存在（口腔内細菌）, ②細菌が肺に到達するルートの存在（誤嚥）, ③宿主の免疫低下（低栄養）が挙げられ, これらがすべて満たされたときに発症する．したがって肺炎発症の予防戦略としては, ①口腔や咽頭の細菌数を減少させる口腔清掃　②誤嚥防止：食形態の工夫, 摂食・嚥下訓

口腔ケア（医科歯科連携-多職種連携）(3)

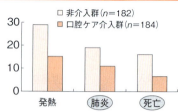

図 1　特養における歯科の介入群と非介入群の比較
専門的口腔清掃を行った群は肺炎の発症が 40％，肺炎による死亡率が 60％減少した．
（Yoneyama T, et al. Lancet 1999；354：515）

練や嚥下，咳反射を活性化させる薬物の利用および嚥下の補助装置　③栄養管理が挙げられる．
　なかでも肺炎の起炎菌が口腔内細菌であることから，「①口腔の清掃」は重要な位置を占める．徹底した口腔清掃によって肺炎の発症が 40％減少したという報告がある（図 1）．咽頭の細菌数は口腔清掃によって減少するが，イソジンの含嗽だけでは変化しない[1]．

＜嚥下補助装置＞

　「②摂食・嚥下訓練や活性化させる薬物の利用および嚥下補助装置」については歯科と医科スタッフの連携が必要となる．在宅においては目を見張るような嚥下訓練の効果は期待できないが，義歯の装着によって咬合が安定し下顎が固定されることによって喉頭が挙上しやすくなったり（図 2），舌の運動性障害を代償するような形態を義歯の口蓋部分に付与することで嚥下困難が改善されたりすることがある（☞ p. 660 口腔ケア/図 1）．このような義歯の形態の決定には ST との連携が有効である．
　また ACE 阻害薬，アマンタジン，カプサイシン，テオ

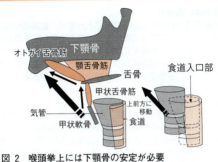

図2 喉頭挙上には下顎骨の安定が必要
(奥歯の噛み合わせがないと下顎が安定せず挙上困難)

フィリンなどは咳反射や嚥下反射を亢進させる作用を有しており，それらの薬剤を投与されている患者には肺炎の発症が少ないといわれている．アロマにも同じような効果があるようだ[2]．また，口腔粘膜の刺激によってサブスタンスPが増加し嚥下潜時が短縮するという報告もあり，口腔清掃が嚥下障害の改善に寄与する可能性も示唆されている[3]．

<義歯の有用性>

栄養摂取の基本が経口摂取であることから，食べられる口をつくっておくことが栄養管理の基本である．認知症患者の約半数が義歯を使用していない現状を考えると在宅医療においても，経口摂取のためには，まず義歯による歯列の形態と咀嚼機能の回復が不可欠であろう．

老人保健施設の退所者をレセプトを追跡した調査において，歯科を受診している者は肺炎発生のハザード比が約50%減少するという報告[4]は，歯科との連携の重要性を示している．

口腔ケア（医科歯科連携−多職種連携）(4)

＜合わない義歯＞

　高齢者の顎骨は吸収が著明なことが多く，義歯の作成が困難である．特に下顎の総義歯は上顎と比較して面積が小さく安定しないためすぐにはずれる．このような場合2〜3本のマグネット対応インプラントを埋入し，マグネット義歯（自費）を作成することで解決することがある．

＜オーラルフレイル＞

　自立した状態から要介護に至る間にフレイルがあるとされる．フレイルの初期に口腔の崩壊（歯数の減少，吻合不全）が認められることがある．このような口腔機能が低下した状態をオーラルフレイルと称している．口腔環境を整備し，かめる口を作ることで，オーラルフレイル，ひいてはフレイルを予防することが可能になると考えられる．

　　　　　　　　　　　　　　　　　　　　　（足立了平）

文　献
1) 石川　昭・他：看護技術 46：82-86, 2000.
2) 海老原覚・他：日本老年医学会雑誌 44：137-137, 2007.
3) Yoshino A, et al.：JAMA 286：2235-2236, 2001.
4) 松田晋哉・他：要介護高齢者の口腔ケアに関する現状分析. 社会保険旬報 No2733, 2018.

胃瘻・腸瘻管理 (1)

ポイント

❶ 胃瘻の種類とその特徴および交換時期を理解する.

❷ 在宅管理中に発生する合併症には大きく分けて, ⓐ消化器合併症, ⓑ代謝性異常, ⓒチューブ, カテーテルトラブル, ⓓスキントラブルがある.

❸ 胃瘻カテーテル交換時のトラブルは重篤な転帰につながることがあるため, 手技に関する合併症の熟知はもちろん, 患者・家族への十分なリスク説明をした上での実施が求められる.

❹ 個別の病態に見合った栄養剤選択と合併症予防のためのこまめな瘻孔観察, 血液検査によるモニタリングが長期に安定した在宅胃瘻・腸瘻ケアに繋がる.

☞p. 51 在宅栄養管理, p. 261 摂食・嚥下障害

胃瘻の種類とその交換

❶ 胃瘻カテーテルの種類 (図1, 表1, 2)

❷ バンパータイプなら4カ月に1回, バルーンタイプなら24時間経過すれば交換時請求可能 (手技料200点). 材料費は, バンパー型ガイドワイヤーあり (21,700円), ガイドワイヤーなし (19,600円), バルーン型 (8,200円) (2012年4月改訂)

※ただし, 在宅医療では交換後に画像or内視鏡にて確認を行わなければ手技料は算定できない.

❸ 胃瘻カテーテル交換は在宅でも可能だが, 腹腔内誤挿入を起こして気づかないまま注入すると不幸な転帰をたどることがあるので, なんとしても防ぎたい. 瘻孔損傷のリスクを減らすためにはガイドワイヤ付きのバルーンタイプを用い, 交換後の吸引で胃内容物が引けることを確認するなどは最低限必要.

❹ 軟性部径 ϕ2.4 mm の超細径内視鏡 (図2) は, 明るく優れた解像力を有し, 内径の狭い胃瘻カテーテルにもスタイレットの代わりに使用することで, 胃瘻カテー

胃瘻・腸瘻管理 (2)

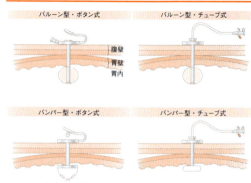

図 1 胃瘻カテーテルの種類（文献 1 より）

表 1 バンパー型とバルーン型の比較（文献 1 より）

	バンパー型	バルーン型
破損の危険性	少ない	多い
バルーン水の確認	不要	頻回に
耐久性	ある	ない
胃粘膜の損傷	ある	ない
Ball Valve Syndrome	少ない	ある
事故抜去の可能性	少ない	多い
皮膚の圧迫の可能性	少ない	多い
交換の頻度	4〜6 カ月	頻回 1 カ月が目安
自己管理	しやすい	煩雑

第7章　　　　　　　　　　　　　　　≪処置・器具≫

表2　チューブ式とボタン式の比較 （文献1より）

	チューブ式	ボタン式
外観	悪い	よい
活動性	悪い	よい
事故抜去の可能性	多い	少ない
注入のしやすさ	よい	内腔が狭いものが多い
瘻孔からの漏れ	少ない	多い
スキントラブル	少ない	多い
シャフト長の変更	可能	できない
皮膚の圧迫の可能性	少ない	多い
バンパー埋没症候群	少ない	多い
接続チューブ	不要	必要
自己管理	しやすい	しにくい

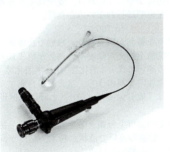

図2　胃ファイバースコープ
（ペンタックス製 FP-7RBS）

胃瘻・腸瘻管理 (3)

表 3　経腸栄養剤の分類（文献 2 より）

半消化態栄養剤（エンシュア，ラコールなど）	消化態栄養剤（ツインライン，エレンタールなど）	成分栄養剤（窒素源がアミノ酸のみ）
使用に際しては，消化管が正常に機能している必要がある．自然食品を人工的に処理して調整した栄養剤．	消化態の栄養剤なので消化が不要で，消化能が低下している症例にも適応できる．	ほとんど消化を必要とせず，上部消化管で吸収される．（製品として，エレンタール®，エレンタール P®，ヘパン ED®）

テル先端が胃内に留置されていることを直接確認できる．小型軽量のバッテリー式光源ユニットの使用により，在宅でもカテーテルを交換することが可能となった．手技費も算定可．（詳しくは文献 3 参照）

❺腸瘻チューブの交換は事故防止のために腸管内にチューブ先端が到達しているかの確認に X 線透視が必要．何度かやっていれば，安全にできる可能性が高いが，在宅では行わない方が無難．

栄養剤の選択 ☞p. 760

❶近年様々な製品が販売され，病態や合併症に応じある程度の特徴を抑えた栄養剤の選択が望まれる（**表3**）．

❷窒素源の違いにより「消化態」と「半消化態」栄養剤，また消化態栄養剤のうち，窒素源が合成アミノ酸のみのものは「成分栄養剤（ED）」と呼ばれ区別して用いられる．

❸製品発売の認可上分類として食品と医薬品扱いがある（**表4**）．形態の違いで液状，粉末，粘度が高い半固形栄養剤なども使い分ける．

❹近年半固形経腸栄養剤が注目されている．その理由として以下のメリットがある．ただし別途水分投与が必

第7章　≪処置・器具≫

表 4　食品と医薬品の違い（文献2より）

	食品（濃厚流動食）	医薬品
医師の処方	不要	必要
病院での管理	栄養部	薬剤部
費用負担	在宅では全額自己負担	保険適用
栄養分類	半消化態	成分, 消化態, 半消化態

要. 合併症がなければ1日25～30 mL/kgが目安.
①胃食道逆流の減少
②瘻孔からの漏れの減少
③下痢予防
④液体栄養剤に比べ食後高血糖を起こしにくい
❺腸瘻栄養は持続投与が基本であるが, 近年間歇投与へのチャレンジがみられるようになっている.

消化器合併症

❶下痢：感染症, 長期 TPN による消化管機能の減退, 乳糖不耐症, 高浸透圧製品, 投与速度の問題など原因は様々. 製品の種類が原因の場合は, 整腸剤の併用, 食物繊維, オリゴ糖などを含む製品への変更, 投与速度を減速（50 mL/時間）させる.

❷便秘：原因は脱水, 宿便, イレウスなど. 脱水では, 栄養剤に加え水分投与を行う. 宿便では下剤の併用, 用手的除去.

❸悪心・嘔吐・腹部膨満：経腸栄養剤の濃度, 高浸透圧, 投与速度に関連. 投与速度は液体製剤の場合, 一般に胃 200 mL/時, 腸 100～120 mL/時.

669

胃瘻・腸瘻管理 ⑷

❹胃食道逆流：体位（ギャッジアップ 30〜90 度），投与速度の減速，半固形栄養剤の選択とゲル化水分の併用．

代謝性異常

短期・長期の経腸栄養剤投与で以下の合併症が起こることがある．定期的なモニタリングを行い，それに応じた対処が必要．

①高血糖，低血糖　②高浸透圧高血糖状態
③高窒素血症　④高アンモニア血症
⑤必須脂肪酸欠乏　⑥ビタミン，微量元素欠乏
⑦肝機能障害

チューブ・カテーテルトラブルについて

❶胃瘻カテーテルが抜けた場合
　①瘻孔は数時間で閉鎖することもあり，速やかな瘻孔確保が必要．
　②胃瘻カテーテルを予備に1つ用意しておくとよいが，もし手元にない場合はとりあえず抜けたバンパーを加工して瘻孔に差し込んでおいたり，先を切除する，バルーン型ならゴムをむしりとって棒状にする，など．

❷腸瘻のチューブ閉塞
　①腸瘻チューブは径が細いため詰まりやすい
　②注射器を用い，20〜30 mL の水道水で定期的にフラッシュして閉塞を予防する．
　③もし詰まった場合は
　　ⓐガイドワイヤーで開通をはかる．
　　ⓑ小さなシリンジで圧をかけてフラッシュなどを試みる．

❸圧迫虚血・バンパー埋没症候群
　①胃瘻の外部バンパーがきつくしめつけてあったり，シャフト長が短く外部バンパーが皮膚に食い込んでいる場合は，胃粘膜の圧迫虚血，圧迫壊死，さらに

第7章　　　　　　　　　　　　　　《処置・器具》

　潰瘍化した胃粘膜の修復過程で内部バンパーが胃粘
膜に覆われてしまい「バンパー埋没」の状態に陥る.
②ひいては瘻孔拡大による栄養剤の漏れ, 不良肉芽な
どのスキントラブルにも通ずる.
③胃瘻カテーテルと瘻孔との適正な関係は瘻孔の中で
胃瘻カテーテル本体が軽くまわり, 1〜2cmくらい
は遊びが存在する状態である.
④もしカテーテルがくるくる回らない, カテーテルか
らの血性逆流や瘻孔からの膿の逆流, 注入困難など
の所見があれば圧迫虚血やバンパー埋没の疑いがあ
る.
⑤その場合はまず外部バンパーを緩めて押しこみ, 圧
迫を解除することが先決. 腹壁の厚さよりも有効長
が短いボタンタイプの場合は, 有効長の長いものに
交換する.

スキントラブル

❶瘻孔周囲炎
①瘻孔圧迫が原因の場合はバンパー型ならシャフトの
長いものに交換, バルーン型なら外部バンパーを弛
める.
②弱酸性石けんを用いた洗浄でこまめに皮膚表面の胃
液を除去し胃瘻周囲の保清に務める. 胃瘻周囲に貼
るドレッシング剤も有効な場合がある.

❷瘻孔感染
　びらんを生じ皮膚の防御機能が落ちると, 真菌感染
がおこりやすい. その場合は抗真菌剤を塗布.

❸不良肉芽
　硝酸銀液で焼灼, 外科的切除. 強ステロイド軟膏が
有効な場合がある.

日常生活のケアについての家族指導

❶瘻孔部の保清：シャワー, 入浴のどちらも可能. （もし

671

胃瘻・腸瘻管理 (5)

あれば）瘻孔部をカバーしているドレッシング剤を外し，弱酸性石けんを用いて瘻孔部周囲を丁寧に洗浄し，洗浄後は洗剤をしっかり洗い流すよう指導する．

❷ ボトル，ルートの洗浄法：ボトル，ルートは 2 週間毎の交換が推奨されている．

ボトルの洗浄は以下のとおり．
 ① 中性洗剤を用いて洗浄．
 ② 0.01％次亜塩素酸 Na を入れた容器にボトルを 1 時間浸す．
 ③ 水道水で溶液を洗い流す．
 ④ 自然乾燥させる．

ルートの洗浄は以下のとおり．
 ① 水道水をルートに通して汚れを落とす．
 ② 0.01％次亜塩素酸 Na をルート内に満たす．
 ③ 水道水で溶液を洗い流す．
 ④ 自然乾燥させる．

❸ 薬の投与方法については簡易懸濁法（カップの中に入れた 55℃の温湯 20 mL の中に内服薬を入れ，かき混ぜて懸濁したものをシリンジで投与する）が薬理作用を損なわないなどのメリットから応用されるケースが増えている（文献 4 にカラーで丁寧に説明があるので参考されたい）．

処置

病院紹介のタイミング

❶ 上述のスキントラブルが各種処置によっても改善しない場合．

❷ 胃瘻カテーテルが抜け，すぐに代替カテーテルが準備できない場合．

❸ バイタルサインに異変をきたすような消化器合併症が生じた場合．

❹ 胃瘻カテーテル交換時の腹腔内誤挿入を含む瘻孔損傷を疑う場合．

❺ バンパー埋没症候群が疑われ，カテーテルが抜去でき

第7章 ≪処置・器具≫

ない場合.
❻腸瘻チューブが抜けたとき.

(玉木千里)

文献/web
1) 合田文則:胃ろうPEGケアのすべて.医歯薬出版,2011.
2) 東口高志編:NST完全ガイド改訂版.昭林社,2009.
3) NPO法人PEGドクターズネットワーク http://www.peg.or.jp/index.html
4) ナースネット長崎 http://nnn0808.jp/:在宅における胃ろう管理の手引き.

経皮経食道胃管挿入術(PTEG)について
(Percutaneous Trans-Esophageal Gastro-tubing)

PTEGは,胃を切除している,胃が挙上して肋骨の下に入り込んでいるなど,PEG(Percutaneous Endo-scopic Gastrostomy)が不能もしくは困難な症例に対し,1994年に考案開発された頸部食道瘻造設術(図1)のことで,PEGと同様に主に経管経腸栄養法および腸管減圧目的で用いられる.標準手技では内視鏡を用いず,レントゲン透視と超音波を用いて造設可能であり,簡便かつ安全で低侵襲であることを特徴とする.また術後管理も簡便で,重篤な合併症の発生が少ないこともメリットとされる.2011年1月より保険診療が認可され,今後造設件数が増加する可能性があり,在宅医としても管理方法についての一定の知識が必要となろう.

<デバイス>

PEG同様,ボタンタイプとチューブタイプがある.長さ,太さにおいても各種あり,用途や症例により選択できる.

673

胃瘻・腸瘻管理 (6)

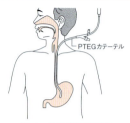

図1 経皮経食道胃管

<在宅管理上の注意点>

　術後の管理でもっとも多いトラブルは，事故（自己）抜去とチューブ閉塞である．抜去が起こっても，12時間以内であれば多くの場合チューブを再挿入できる．応急処置として10Frのネラトンカテーテルないしは吸引カテーテルを挿入し，速やかに病院に搬送する．

　チューブは胃瘻カテーテルよりも細く，長いため，閉塞しやすい．栄養剤投与後の白湯によるチューブ洗浄の上，5倍希釈の酢の充填などを行い，閉塞の予防を行う．製品添付文書には耐用年数の明記はないが，閉塞がなくても半年に1度程度の交換が望ましい．

（玉木千里）

参考

PEGドクターズネットワーク：PDNレクチャー；Chaper1, 7
http://www.peg.or.jp/lecture/peg/07-01.html

腎瘻・膀胱瘻管理（1）

ポイント

❶ 経皮的腎瘻造設術は尿管閉塞による水腎症に対するドレナージを行う場合に実施される.

❷ 膀胱瘻造設術は尿道狭窄や尿道損傷などにより尿道にカテーテルが留置できない場合に実施される.

❸ カテーテルを抜去すると瘻孔は1日以内に閉鎖してしまうことが多いので，抜去が発覚したら緊急で泌尿器科受診する必要がある.

腎瘻管理方法

❶ 確認しておくべきこと

①カテーテルの種類（ピッグテールカテーテル，腎盂バルーン）

②カテーテルの深さ（cm）

③腎盂バルーンの場合はカフの水の量（mL）

④固定の向き，固定の仕方

　ピッグテールカテーテルは糸で皮膚に固定されているが，しばらくすると糸が外れることもある.

　臥位になった際にカテーテルが腸骨に当たって痛みを生じないように固定.

❷ 腎盂洗浄は閉塞が疑われる際に行ってもよいが，<u>1回の注入量は5mL以下</u>にすべき.

❸ カテーテルの交換（原則，泌尿器科で実施すべき）

①ピッグテールカテーテルの場合は，透視下にガイドワイヤーを使用する必要があり，病院でないとできない.

②腎盂バルーンカテーテルの場合

　腎盂バルーンカテーテルを抜去後，すばやく新しいカテーテルに交換. 挿入に抵抗がある場合は，無理をせずに泌尿器科コンサルト. その場合でも，腎瘻には途中まで挿入したカテーテルは抜去せずにテープで固定し残しておくこと.

腎瘻・膀胱瘻管理 (2)

膀胱瘻管理方法

❶確認しておくべきこと
　①カテーテルの種類（ピッグテールカテーテル，膀胱瘻バルーンカテーテル）
　②カテーテルの深さ（cm）
　③膀胱瘻バルーンカテーテルの場合はカフの水の量（mL）
　④固定の向き，固定の仕方
　ピッグテールカテーテルは糸で皮膚に固定されているが，しばらくすると糸が外れることもある．

❷膀胱洗浄は閉塞が疑われる際に行ってもよい．

❸カテーテルの交換（原則，泌尿器科で実施すべき）
　①ピッグテールカテーテルの場合は，透視下にガイドワイヤーを使用する必要があり，病院内に限る．
　②膀胱瘻バルーンカテーテルの場合
　　膀胱瘻バルーンカテーテルがあるが，なければ腎瘻用バルーンカテーテルや通常の尿道カテーテルを用いてもよい．挿入時抵抗がある場合は，無理をせずに泌尿器科コンサルトを．その場合でも，膀胱瘻には途中まで挿入したカテーテルは抜去せずにテープで固定し残しておくこと．

患者指導・教育

移動時にカテーテルが引っ張られないよう気をつける．

病院紹介のタイミング

❶カテーテルの閉塞，自然抜去時．抜去時は至急で対応した方がよい．

❷有熱性の尿路感染症（急性腎盂腎炎）

（林　一誠）

文　献

1) 特集　泌尿器科処置とトラブル対処法─日常診療に潜むピットフォール．臨床泌尿器科，vol. 71 No. 12, 2017.

ストーマ管理 (1)

ポイント

① ストーマを造設した理由を確認しておく．（できれば術式（図1，表1），予後，余命など）
② ストーマ保有者や家族の障害受容を支える．
③ 便は感染源になる．便処理や面板交換時の接触予防策や手指衛生指導が必要．
④ ストーマ合併症のほとんどが周囲皮膚炎である．適切なスキンケアを家族に指導する（表2）．

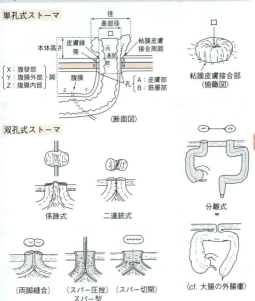

図1 ストーマ造設術の種類（文献4より）

ストーマ管理 (2)

表 1 消化管ストーマの分類 (期間, 目的)

		永久ストーマ	一時的ストーマ
部位, 臓器	結腸		盲腸, 上行結腸 横行結腸 下行結腸 S 状結腸
	小腸		回腸
開口部の数		単孔式ストーマ 双孔式ストーマ	ループ式ストーマ 分離式ストーマ 二連銃式ストーマ 完全分離式ストーマ

本人家族への配慮

❶ ストーマ保有者の苦労 (ボディイメージの変化, 臭いや漏れの不安など) を知り, 利点 (便秘で苦労することが少ない, 排泄のケアが容易, 介護者の負担が少ない) を理解して関わる.

❷ スキントラブルが患者の QOL を左右する.

❸ いつでも相談に乗り一緒に考える関係づくりを行う.

ストーマ合併症の診断と対策 (特に晩期合併症)

❶ ストーマ周囲皮膚炎 (ストーマ造設 1 年後には 90% 以上):痒く (ときに痛く) →糜爛, 浸出液 (+) →パウチがはずれやすい→皮膚保護剤の交換間隔, カットの大きさ, 種類, 剥がし方の見直し→リンデロン VG ローション®塗布→改善ない→WOC ナースに相談.

❷ ストーマ脱出 (成人発生 15% 前後)[1,2]

右側 (回腸ストーマ):左側 (下行・S 状結腸ストーマ)
= 4:1

臥位で戻らない場合は, 速やかに還納が必要.

第7章　　　　　　　　　　≪処置・器具≫

表2　ストーマ周囲のスキントラブル対策

	原　因	対　策
＜近接部の障害＞		
①便の刺激	下痢便	排便コントロール，有形便をめざす
②凸面装具による圧迫	圧迫虚血	厚みの少ない装具への変更
③面板の穴の大きさ	不適切な穴	ストーマの形に合わせて2mm大きな穴をあける
④ペーストのアルコール刺激	アレルギー	ペーストの変更
＜粘着部の障害＞		
①スキンケアの不備	洗浄方法など	弱酸性石鹸，泡洗浄，自然乾燥
②皮膚保護材があわない	アレルギー	面板変更
③剥離刺激	頻回交換，剥がし方	1回/3～5日の交換頻度，リムーバー使用
④感染（毛嚢炎，真菌等）	感染	抗菌薬の使用（経口，外用）
＜外縁部の障害＞		
①粘着部辺縁の刺激	アレルギー	面板変更
②補強テープがあわない	アレルギー	テープ変更
③皮膚の緊張	皮膚のズレ	緊張のない面板装着

✎memo

ストーマ管理 (3)

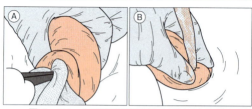

図2 ストーマ脱出の還納方法（文献3より改変）
A：生食で湿らせたガーゼをストーマ口に挿入しながら還納．
B：還納終了後ゆっくりストーマを抑えながらガーゼ抜去．

※還納方法：手袋を装着した両手にゼリーを塗り，脱出腸管を包み込むようにして還納を図る．不可能なときは生食ガーゼ2～3枚をつなげて，脱出腸管の内腔にピンセットで押し込むようにして挿入（図2a, b），→還納できたら腸管を手で押さえながらガーゼを外す．

❸ 狭窄[1,2]：ゼリー（カインゼロ®等）を付けて5指が挿入可能であれば酸化マグネシウムによる排便管理．排便困難→手術適応

❹ 傍ストーマヘルニア[1,2]：ストーマ周囲皮膚の膨瘤→CTでヘルニア内容を確認→疼痛（＋），and/or 面板貼付トラブル（＋）→手術

ストーマ周囲のスキンケア （表2）

物理的刺激（石鹸，剥離剤を使用しゆっくり剥がす）と化学的刺激を避ける（尿や消化物の付着を防ぐ）．

❶ 愛護的に剥がし，洗浄する．皮膚の保清には以下の注意が必要．
　① 洗浄剤は弱酸性が望ましい．
　② 洗浄方法は，洗浄剤をよく泡立て，汚れを泡で包み込むように．
　③ 剛毛は電気カミソリで処理．

第7章 ≪処置・器具≫

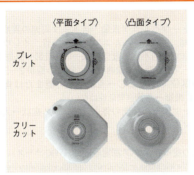

図3 平面タイプとコンベックス(凸面)タイプの面板

(http://www.zaitac.co.jp/product/stoma-items/)

❷面板ストーマ孔の大きさ：皮膚の露出する部分を2 mm程度に調整.

❸排泄物の漏れと潜り込みの予防：面板が外れないようにストーマ外周から少なくとも3cmは貼付面をとる.陥没ストーマ→面板をコンベックスタイプ(図3)へ変更.

❹ストーマ装具の貼付期間：交換の目安はストーマ周囲の面板融解距離が8mmまでとする.交換間隔は装具の設定に合わせる(通常,2〜3日に1回).

❺排泄物の性状：コロストーマの場合は下痢に注意.ウロストーマの場合はアルカリ尿の改善にクランベリー製品を推奨.

❻面板の剥離方法：面板を持つ反対の手で皮膚を十分に押さえながら愛護的に行う.粘着剥離剤(リムーバー)を推奨.

ストーマ管理 (4)

病院紹介のタイミング

❶ 傍ストーマヘルニア嵌頓：ストーマ周囲の膨瘤→痛み（自発痛，圧痛）→ヘルニア内容が腸管，イレウス症状→臥位で還納不能→救急外来→CT 撮影→緊急手術．

❷ ストーマ脱（臥位で還納不能）：通常の腸が 2〜3 倍に脱出→臥位で変化なし→還納が不可能または繰り返す→CT 撮影→手術（緊急性はない）．

❸ ストーマ狭窄：排便の停止，イレウス症状→入院→ストーマ再造設．

ストーマケアで困ったら

地域の皮膚排泄ケア認定看護師（WOC ナース）に相談．

(http://www.nurse.or.jp/nursing/qualification/nintei/tour)

(川島市郎)

文　献

1) Shellito PC：Dis Colon Rectum；41：1562-1572；1998.
2) Keighley & Williams. Surgery of the Anus, Rectum and Colon, W. B. Saunders, 1993, pp.172-187, 227-231.
3) ストーマリハビリテーション講習会実行委員会編：ストーマリハビリテーション−実践と理論．金原出版，2006，p.55.
4) 日本ストーマリハビリテーション学会：ストーマリハビリテーション学用語集．金原出版，2003.

✎ **memo**

在宅酸素療法 (HOT) の管理 ⑴

ポイント

❶ 日常管理では, 安静時や労作時, 睡眠時にSpO_2が90%以上になるように投与量を設定.

❷ パルスオキシメータによるSpO_2から, 低酸素血症を判定することが認められているが, HOT導入時は, 動脈血ガス分析を行い, PaO_2, $PaCO_2$, pHを測定.

❸ II型呼吸不全では定期的に動脈血ガス分析で$PaCO_2$を検査し, 低濃度の酸素投与から開始, 非侵襲的陽圧換気 (NPPV) 導入のタイミングを検討.

HOTについて

❶ HOT (Home Oxygen Therapy) は1985年より保険適用が認められた. HOTの原因疾患としてはCOPD (45%), 肺線維症等 (18%), 肺結核後遺症 (12%), 肺癌 (6%), 慢性心不全によるチェーンストークス呼吸 (3%), 神経筋疾患 (2%).

❷ 慢性呼吸不全に対する酸素療法の目的は, 呼吸困難, QOL, 生命予後の改善が挙げられる.

❸ COPDはHOTの基礎疾患として最も多く, また, HOTで生命予後を改善する.

❹ 境界域低酸素血症では, HOTによる予後改善は証明されていない. 呼吸困難改善のみのHOT導入は, プラセボ効果もあり, 医療経済学的にみても慎重さが必要.

❺ 酸素供給装置は在宅で用いる設置型酸素濃縮装置, 液化酸素装置および外出時に用いる携帯用酸素供給装置 (携帯用酸素ボンベ, 携帯型液化酸素装置) があり, わが国では95%が, 酸素濃縮装置と携帯用酸素ボンベを使用 (表1).

❻ 呼吸同調装置の併用で, 吸気開始時の短時間のみに酸素が供給され, ボンベの連続使用時間を2〜3倍に延長.

在宅酸素療法（HOT）の管理 ⑵

表 1　酸素濃縮装置と液化酸素装置の比較

システム	利点	欠点
酸素濃縮装置	電源があれば連続使用可能 メンテナンスは比較的容易 機種によって, 88〜95%の濃度の酸素を最大毎分 7 L／分まで供給可能	停電時は使用できない 電気代がかかる 供給酸素は 100% ではない 外出時, ボンベでは外出時間が制限される
液化酸素装置	電気がなくても使用可能 高流量の酸素投与が可能 携帯型は軽量化され, 長時間の使用が可能	定期的な親容器交換が必要 携帯型液化酸素装置への充填がやや困難 使用前届出が必要 設置場所の問題

（酸素療法マニュアル，2017 より一部改変）

❼リザーバ付鼻カニュラ（オキシマイザー®，オキシマイザーペンダント®）もあり，HOT で高濃度酸素投与が必要な際に酸素節約効果もあり，用いられる.

❽気管切開用マスク（トラキマスク®）もある.

❾HOT の診療報酬は，①指導管理料に，②材料加算を加えて算定する.
　①在宅療法指導管理料
　②在宅療養指導管理材料加算（酸素ボンベ加算，酸素濃縮装置加算，液化酸素装置加算，呼吸同調式デマンドバルブ加算，在宅酸素療法材料加算）
　※患者負担は 1 割負担：7,680 円／月，3 割負担：23,040 円／月（平成 30 年 11 月時点でのデータ）.

HOT の保険適用基準

❶対象疾患

処置

第7章 ≪処置・器具≫

①高度慢性呼吸不全例
②肺高血圧症
③慢性心不全
④チアノーゼ型先天性心不全
❷適応基準（高度慢性呼吸不全例）
①PaO_2 55 Torr 以下の者
②PaO_2 60 Torr 以下で睡眠時または運動負荷時に著しい低酸素血症をきたす者であって，医師が在宅酸素療法を必要であると認めた者.
③パルスオキシメータによる SpO_2 から，低酸素血症を判定することが認められている.
❸適応基準（肺高血圧症）
わが国では，PaO_2 に関わらず，HOT 適応.
❹適応基準（慢性心不全）
NYHA Ⅲ度以上，睡眠時のチェーンストークス呼吸がみられ，無呼吸低呼吸指数が20以上であることが睡眠ポリソムノグラフィーで確認されている症例

問診・診察
❶鼻水，咽頭痛，咳，痰，呼吸困難（安静時，労作時），胸部診察，下腿や足背浮腫，チアノーゼの有無
❷体温，血圧，脈拍，呼吸回数，SpO_2

検査
❶定期的な血液検査（血算，生化学，アルブミン等）.
❷間質性肺炎では KL-6 や SP-D を，肺性心や左心不全の程度を見るために BNP をチェック.
❸動脈血ガス分析，喀痰培養も必要時検査.

診断・治療（管理上のポイント）
❶肺炎
①発熱＞37.8℃ （LR＋ 4.4, LR− 0.8）
②Crackles （LR＋ 2.7, LR− 0.9）

在宅酸素療法（HOT）の管理 ③

表 2　呼吸機能障害等級の目安

級数	障害の程度	予測肺活量1秒率	PaO_2
1 級	自己の身辺の日常生活活動が極度に制限されるもの	測定不能/20 以下	50 Torr 以下
3 級	家庭内での日常生活活動が著しく制限されるもの	20～30	50～60 Torr
4 級	社会での日常生活活動が著しく制限されるもの	30～40	60～70 Torr

（酸素療法マニュアル，2017 より一部改変）

❷心不全
　①頸静脈怒張　　（LR＋ 5.1, LR－ 0.66）
　②S3　　　　　（LR＋ 11, LR－ 0.88）
　③Crackles　　（LR＋ 2.8, LR－ 0.51）
❸COPD 増悪，CO_2 ナルコーシス，間質性肺炎急性増悪にも注意．治療については，☞各項目を参照

予防・指導

❶患者への禁煙指導，カニュラやマスクへの引火の可能性や火器取り扱いへの注意．日本産業・医療ガス協会で動画を web ページに準備．
❷栄養管理：高エネルギー，高蛋白食を基本にして，COPD では蛋白源として分子鎖アミノ酸を多く含む食品の摂取．☞p. 51
❸呼吸リハビリテーション：コンディショニング，運動療法（特に下肢の運動），日常生活活動トレーニング等．
❹インフルエンザワクチン，肺炎球菌ワクチン（PPSV23，PCV13）接種．☞p. 42
❺身体障害者福祉法，介護保険，医療保険等の社会資源

第7章 ≪処置・器具≫

の活用を勧める．身体障害者福祉法では呼吸機能障害の程度により身体障害者手帳の取得が可能（**表2**）．

❻緊急時（停電時等）・災害時の対応：予め予備のボンベを多く配置したり，連絡先（業者，バックアップ病院）の確認．患者や家族と対応方法を決め，シミュレーションを行っておく．

病院紹介タイミング

❶咳，痰に加え，持続する発熱など，感染のコントロールが不良の場合．

❷呼吸困難の増悪，SpO$_2$低下など，在宅での療養が困難となった場合．

（長谷川　功）

文　献
1) 在宅医療テキスト編集委員会：在宅医療テキスト第3版．2015.
2) 日本呼吸器学：在宅呼吸ケア白書2010.
3) 日本呼吸器学会：COPD診断と治療のためのガイドライン第5版，2018.
4) Scott S, et al.：Symptom to Diagnosis：An Evidence Based Guide, 3rd ed, McGraw-Hill Education/Medical, 2015.
5) 日本呼吸ケア・リハビリテーション学会・日本呼吸器学会：酸素療法マニュアル．2017.

memo

在宅人工呼吸器管理 (1)

ポイント

❶気管切開下陽圧換気療法 (TPPV)，非侵襲的陽圧換気療法 (NPPV) の2種類.

❷在宅でも NPPV を使用することが多くなり，呼吸器疾患や循環器疾患での TPPV は減少.

❸呼吸器疾患では，高二酸化炭素血症を伴う症例や増悪を繰り返す場合，神経筋疾患等では，肺活量の低下 (%VC<60%)，SpO_2 の低下，$PaCO_2$ の上昇があれば，NPPV 導入を検討. 神経筋疾患で，気道確保が必要な場合，排痰困難の場合，気管切開や TPPV も選択.

NPPV について

慢性在宅 NPPV 導入対象疾患として，COPD (26%)，肺結核後遺症 (23%)，神経筋疾患 (18%)，後側弯症 (5%)，肺胞低換気症候群 (3%)，肺高血圧症 (3%)，肺線維症等 (2%)，その他 (20%).

長期 NPPV の導入基準 (表1)

❶NPPV は，ALS においても，咽頭と喉頭の機能に著明な低下が無ければ，生命と QOL の維持に効果があることが示されている.

❷ALS に NPPV と MI-E (カフアシスト等) が推奨され，気管切開を回避または選択しないことが欧米での動向.

在宅持続陽圧呼吸療法 (CPAP, ASV)

❶睡眠時無呼吸症候群：日中の傾眠，起床時の頭痛などの自覚症状が強く，日常生活に支障をきたしている症例で，簡易型睡眠検査であれば無呼吸低呼吸指数 (AHI) が40以上，終夜睡眠ポリグラフィー (PSG) で AHI が20以上の場合，CPAP の適応.

❷慢性心不全：NYHA III 度以上，睡眠時にチェーンストークス呼吸が見られ，PSG で AHI が20以上である症例.（日本循環器学会・日本心不全学会による）ASV 適

(690 頁へつづく)

第 7 章 　　　　　　　　　　　　　　　　**≪処置・器具≫**

表 1　長期 NPPV の導入基準

COPD における長期 NPPV の導入基準

1. あるいは 2. に示すような自・他覚症状があり，3. の①～③のいずれかを満たす場合

1．呼吸困難感，起床時の頭痛・頭重感，過度の眠気などの自覚症状がある．

2．体重増加・頸静脈の怒張・下肢の浮腫など肺性心の兆候

3．①$PaCO_2 \geqq 55$ Torr
　　②$PaCO_2 < 55$ Torr であるが，夜間の低換気による低酸素血症を認める症例
　　夜間の酸素処方流量下に終夜睡眠ポリグラフ（PSG）あるいは SpO_2 モニターを実施し，$SpO_2 < 90\%$ が 5 分間以上継続するか，あるいは，全体の 10% 以上を占める症例．また，OSAS 合併症例で，nasalCPAP のみでは，夜間の無呼吸，自覚症状が改善しない症例．
　　③安定期の $PaCO_2 < 55$ Torr であるが，高二酸化炭素血症を伴う増悪入院を繰り返す症例．

拘束性障害における長期 NPPV の導入基準

（A）起床時の頭痛，昼間の眠気，疲労感，不眠，昼間のイライラ感，性格変化，高次脳機能の低下，夜間頻尿，労作時呼吸困難，体重増加・頸静脈の怒張・下肢の浮腫などの肺性心の兆候がある場合，以下の（a）（b）の両方あるいはどちらか一方を満たせば長期 NPPV の適応

（a）昼間覚醒時低換気（$PaCO_2 \geqq 45$ Torr）

（b）夜間睡眠時低換気（室内気吸入下の睡眠で，$SpO_2 < 90\%$ が 5 分間以上継続するか，あるいは全体の 10% 以上を占める）

（B）上記の自・他覚症状のない場合でも，著しい昼間覚醒時低換気（$PaCO_2 \geqq 60$ Torr）があれば，長期 NPPV の適応となる．

（次頁へつづく）

在宅人工呼吸器管理 (2)

（表 1　つづき）

（C）高二酸化炭素血症を伴う急性増悪入院を繰り返す場合には長期 NPPV の適応となる.

神経筋疾患における NPPV の適応

睡眠時の NPPV の適応

・慢性肺胞低換気（肺活量が 60% 以下の場合はハイリスク）
・昼間に酸素飽和度低下（94% 以下）または高二酸化炭素血症（45 Torr 以上）
・睡眠時 SpO_2 モニターで，apnea-hypopnea index（AHI）が 10/時間以上，SpO_2 が 92% 未満になることが 4 回以上か，全睡眠時間の 4% 以上

睡眠時に加えて，覚醒時の NPPV の適応

・呼吸困難に起因する嚥下困難
・ひと息に長い文章を話せない
・慢性肺胞低換気症状を認め，昼間に酸素飽和度低下（94% 以下）または高二酸化炭素血症（45 Torr 以上）

処置
（688 頁よりつづき）

正使用に関するステートメントに留意し，CPAP もしくは ASV の適応を検討.

TPPV について

在宅 TPPV 施行患者の上位 3 疾患は神経筋疾患（72%），COPD（6%），肺結核後遺症（4%）.

問診・診察

❶療養日誌や訪問スタッフの連絡ノートをチェックしながら，状態変化の有無を確認.

❷介護者からの聞き取りと共に患者との対話にも努める.

❸バイタルのチェック，咳，痰，呼吸困難の有無，気管切開孔の観察，胸部診察，下腿や足背浮腫，褥瘡の有無.

690

第7章　　　　　　　　　≪処置・器具≫

管理上のポイント

＜導入時＞

❶退院前後のケア担当者会議，緊急時の対応策（故障時の連絡先，アンビューバッグの準備，停電時の内部バッテリの有無や作動時間）．

❷予備備品の準備（気管カニューレ，フィルター等）．

❸レスパイト入院や状態変化の際のバックアップ病院の確保．他職種との情報を共有のため，療養日誌や連絡ノートの準備．

＜使用時＞

❶NPPV

①マスクフィッテング：鼻マスク，鼻口マスク，フルフェース等があり，フィットするものを選択．マスクがあたって，痛みや発赤のある場合は，マスクの変更やデュオアクティブ等の皮膚保護剤を使用．

②リーク：過剰なリークや逆にベルトの締めすぎに注意．開口によるリークに対しては，フルフェイスマスクやチンストラップの使用．

③口渇に対しては，開口の防止，加湿器の使用．

❷TPPV

①呼吸器の設定や使用状況の確認（次項参照）．

②気管切開孔の診察．

③介護者への疲労の状況への配慮や精神的なサポート．

④長期人工呼吸器の合併症：人工呼吸器起因性肺損傷，無気肺，気胸．

＜器械の設定・使用状況の確認＞

❶NPPV：モード（Sモード，Tモード，S/Tモード），IPAP，EPAP，呼吸回数，使用時間，酸素流量（HOT併用の場合），加湿器使用の有無，マスクフィッテング，リークの確認．

❷TPPV：モード（従圧式，従量式），酸素流量や吸入酸素

在宅人工呼吸器管理 ⑶

濃度，気道内圧，1回換気量，呼吸回数，pressure support，PEEP，吸気時間，I/E比，アラームの確認，気管切開孔の診察，気管カニューレのカフ圧調節（カフ圧計を使用），加湿器の状態．

❸二酸化炭素分圧モニター：二酸化炭素（炭酸）ガス分圧を測定する機器には，経皮炭酸ガス分圧モニター（PtcCO₂）や呼気終末炭酸ガス分圧モニター（PetCO₂）があり，夜間のNPPVの至適換気設定等に用いられる．日本で頻用されている，TOSCA®モニターは精度について，重症患者においても，$PtcCO_2$は動脈血ガス分析の$PaCO_2$とよく相関する．

❹気管カニューレ ☞p. 694
　①気管内・気管切開口の肉芽：適切なカニューレの選択
　②嚥下障害に伴う誤嚥予防：カフ付きカフ上部吸引機能あり気管カニューレを選択
　③気道分泌部の多い症例では，内部カニューレのついた二重管タイプの製品の使用，また，介護負担が多い場合は低圧持続吸引の使用を考える．

予防・指導

❶栄養管理 ☞p. 51
❷インフルエンザワクチン，肺炎球菌ワクチン（PPSV23，PCV13）接種． ☞p. 42
❸呼吸リハビリテーション，徒手や機械による咳介助（mechanical insufflation-exsufflation：MI-Eの使用）．
❹口腔ケア
❺人工呼吸器や付属品による褥瘡の予防．
❻呼吸器の設定や不具合，呼吸回路のトラブル，気管カニューレが抜けた場合の対応を本人，家族へ説明，確認．
❼緊急時（停電時等）・災害時の対応：電源の確保，連絡

第7章　　　　　　　≪処置・器具≫

先（業者，バックアップ病院）の確認．対応方法を決め，シミュレーションを行っておくことが重要．

病院紹介タイミング

❶咳，痰に加え，持続する発熱など，感染のコントロールが不良の場合．

❷呼吸困難の増悪，SpO_2低下など，在宅での療養が困難となった場合．

（長谷川　功）

文　献

1) 在宅医療テキスト編集委員会：在宅医療テキスト第3版．2015.
2) 日本呼吸器学会：NPPV ガイドライン改訂第2版．2017.
3) 日本呼吸器学会：ASV 使用に関する日本呼吸器学会ステートメント．2017.
4) 日本呼吸ケア・リハビリテーション学会，日本呼吸器学会：酸素療法マニュアル．2017.

✎memo

気管カニューレ管理（1）

ポイント

❶ 気管カニューレの定期的な交換と，合併症の有無などの評価を行う．

❷ 気管カニューレを介した呼吸ができない状態が最も緊急．防止とともに緊急対応体制を整えておく．

❸ 患者・家族や介護に関わる者にも，気管カニューレの役割やトラブルについて説明，緊急時対応法を確認．

在宅医が事前に把握しておくこと

❶ 気管カニューレを使用に至った原疾患（神経難病，頭頸部腫瘍，低酸素脳症など），およびその状況（今後さらに呼吸機能等が増悪・低下する可能性があるかなど）．

❷ 気管孔の状況：永久気管孔か気管切開孔か．気管カニューレを挿入している部分より頭側の気道の状態は重要：喉頭気管分離術を受けている永久気管孔では，唾液や吐物が口腔内から気管に入ることがない一方，緊急時も口や鼻から換気・挿管できないことを十分に認識する（入浴に際し，永久気管孔をフィルム材で覆い，呼吸不可能となり死亡したケースが報告されている）．

❸ 関連機器の必要性：吸引，酸素投与，人工呼吸，加湿など．☞p. 688 在宅人工呼吸器管理，p. 700 吸痰管理

❹ 吸痰などを在宅で行う者とその習熟度・理解度．

❺ 気管カニューレの種類・サイズとこれまでの交換サイクル．

❻ 常用薬と合併症のリスク：特に出血傾向や免疫抑制を生じる薬剤．

❼ 気管カニューレ使用患者は意思疎通が図りにくいので，そのストレスを理解し，意思疎通の手段も把握しておく．

在宅医療での気管カニューレ管理

❶ トラブル・合併症の種類とともに，緊急時の対応，連絡方法を説明しておく．

| 第7章 | ≪処置・器具≫ |

❷緊急時対応

　　気管カニューレを介した呼吸ができなくなることは最も急を要する状態．喀痰などによるカニューレの閉塞や人工呼吸器回路と一緒に引っ張られたなどによる気管カニューレの逸脱（抜けかけて先端が気管内にない），事故抜去などで生じる．

①気管カニューレのトラブルで自発呼吸がない場合は，救急要請が原則．心肺停止なら家族などは BLS を開始．呼吸に関しては，気管カニューレを通じて送気出来ればここから人工呼吸する．逸脱した気管カニューレは気道を閉塞するので，家族などが緊急対応として抜去する．

※医師による緊急呼吸対応：トラブルを生じた気管カニューレを抜去後，気管切開孔では，ⓐ気管カニューレを再挿入，ⓑ気管孔を手で塞いで，鼻腔・口腔からの人工呼吸を試みる，ⓒ口腔または鼻腔から気管挿管する，ⓓ気管切開孔から口径の小さめの気管挿管チューブを挿入しこれを通じて換気するなど，永久気管孔ではⓐまたはⓓのみを検討．

②気管カニューレが事故抜去された場合．自発呼吸があれば在宅医へ連絡し，再挿入などを検討する．

③閉塞は吸引での改善を試みるが，不可能または呼吸停止では上記①へ．

❸カフ付きのものではリークの有無の確認や，カフ圧による粘膜損傷予防のため，1 日に数回カフ圧を下げ元に戻すという処置を進める方が良いとされる（在宅では介護者の状態などにより実施困難な場合もある）．

❹入浴時は気管切開孔から湯が侵入しない方法，工夫を確認・指導する（タオルの利用，首までつからない，首や肩は横向きで左右交互に洗う，洗髪時は真下をみる体勢など）．

処置

気管カニューレ管理 (2)

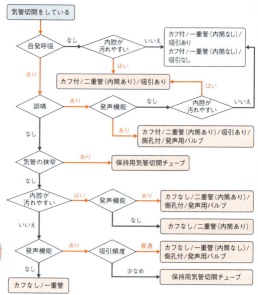

図1 気管カニューレの種類と使い分けの例(文献3より改変)

❺ 病態により気管カニューレの種類の交換を検討し(図1),気管カニューレが不要な病態になったら,気管切開孔の閉鎖を検討し,専門医に紹介する.

気管カニューレの種類

気管カニューレには,カフの有無,吸引ラインの有無,単管と複管,側孔の有無,発声目的などにより多くの種類がある.図1に使い分けの一例を示す.

第7章　　　　　　　　　　　　　　　《処置・器具》

表1　気管切開部の主な合併症と生じうる時期

合併症の例	主に生じうる時期
気管カニューレの閉塞	常時
気管カニューレの位置異常，事故抜管	常時
気管カニューレ迷入，カフの位置異常	交換時，常時
気管切開孔の感染，肉芽形成，出血	後期
輪状軟骨の損傷，気管粘膜損傷，出血	切開時

気管切開部の合併症 （表1）
　気管切開部の主な合併症と生じうる時期に留意．

交換時期・準備するもの
❶気管カニューレ交換時期
　・予定の気管チューブ交換時期（2週間に1回程度）．
　・カフリーク，閉塞などトラブルの生じた時．
❷気管カニューレ交換時
　　新しい気管カニューレ，気管切開孔の洗浄用品（綿棒など），観察のための物品（パルスオキシメータなど），緊急時用に酸素化や経口挿管などのできる準備．
❸気管カニューレの種類に応じて準備するもの
　　潤滑剤ゼリー，カフ用注射器，カフ圧計，Yガーゼ，新しい固定用ベルトなど．

気管カニューレ交換手技
❶気管カニューレ交換は患者・家族にとって不安，不快であることを理解し，事前に説明・準備する．
❷パルスオキシメータを装着する．
❸新しい気管カニューレのチェックを行う（種類，サイズやカフリークがないかなど）．
❹患者体位を整える（気管カニューレ交換と緊急時対応の両方を考慮）．

697

気管カニューレ管理 (3)

❺吸痰を十分に行う.

❻固定ベルトや紐を取り替える（必要時）.

❼使用していた気管カニューレを抜く.

❽患者の酸素化（呼吸状態）を把握しながら，気管切開孔の洗浄，観察を行う.

❾新しい気管カニューレを挿入する（向き・位置に注意，形状保持のための内筒があるものでは素早く抜く）.
　※新しい気管カニューレが挿入困難な場合は頸部進展など体位の工夫で挿入しやすくなることが多い.

❿カフがあるものはカフを膨らませる.

⓫必要により Y ガーゼをあて，固定ベルトや紐できっちり固定する.

⓬刺激により喀痰が増えた場合は吸痰する.

⓭気管カニューレ交換前と呼吸状態が変わらないことを十分確認する（カフ圧を調整，酸素投与や人工呼吸器，加湿器等も元の状態に）.

気管カニューレ交換時の注意・禁忌

　※緊急時対応は☞p.695「在宅医療での気管カニューレ管理」の❷を参照.

❶気管カニューレ交換時，咳嗽反射等反射のある患者では嘔吐も誘発しやすいので予定交換では食後の交換をしない（緊急時はセリック法などで誤嚥を防ぐ）.

❷新しい気管カニューレが挿入困難な時の救急準備をしない体制での交換，挿入をしない.

❸自発呼吸があるからといって，新しい気管カニューレを入れずに気管切開孔を放置しない（気管切開孔が創傷治癒の機転で閉鎖してしまう）.

❹新しい気管カニューレが挿入困難だからといって，サイズの小さい気管カニューレを留置したままにしない（上記と同様の機序で気管切開孔がどんどん小さくなっていく）.

第7章　　　　　　　　**≪処置・器具≫**

病院紹介のタイミング

❶気管カニューレのトラブルにより，気道の確保が困難な場合，呼吸が不安定な場合は緊急に病院受診が必要である．

❷気管切開部及び周辺の出血や感染がコントロールできないとき．

❸通常の手技で気管カニューレが抜去できないときは，肉芽形成などによる抜管困難を考え専門医紹介．

❹気管カニューレの種類の交換で，専門医の意見やトレーニングが必要なとき（例：スピーチカニューレの導入時など）．

❺患者の病態により，気管切開孔が不要になり，閉鎖を考えるとき．

　　　　　　　　　　　　　　　　　　　　（奥永　綾）

文　献

1) 玉井文博・他：救急現場のケーススタディ 改訂版．東京法令出版，2011.

2) 金沢大学医学部付属病院看護部：看護の「コツ」事典．照林社，2002.

3) 梅﨑俊郎監修：気管カニューレの種類とその使い分け（第9版）．株式会社高研 医療従事者用冊子，2018.

✎ **memo**

吸痰管理

ポイント
1. 気道分泌物・貯留物を除去し、気道閉塞・呼吸困難を防ぐ目的.
2. 経鼻、経口、経気道挿管（気管切開含む）の3種がある（図1）.
3. 気道に挿管されていない場合は、鼻腔から吸引チューブを挿入すると気管に入り易い.
4. 吸痰処置は医行為であるが、介護福祉士と一定の研修をうけた介護職員は施行することができる. ただ現状は十分に普及しているとはいえない.
5. 吸引器の貸出は身体障害者であれば容易（呼吸器障害3級以上、肢体不自由でも可、介護保険ではレンタル不可）

気管内吸引の手順
1. 十分に手洗いを行い、（非滅菌）手袋を装着する.
2. 吸引チューブはできるだけ清潔操作で扱う.
3. 吸引チューブのサイズは、気管チューブのサイズの1/2以下を選ぶ.

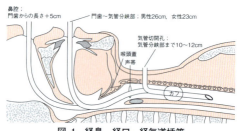

図1　経鼻、経口、経気道挿管

（村上美好：写真でわかる臨床看護技術，インターメディカ，2004より改変）

第7章　　　　　　　　　　　**≪処置・器具≫**

※ 1/2 以上では気管内圧が大幅に低下する可能性がある．ID 7.5 mm気管チューブであれば，吸引チューブは9〜10 Frが望ましい．

❹パルスオキシメータを装着し，患者の意識状態（意思が表せるか），呼吸状態を確認する．

❺吸引圧を設定する．80〜120 mmHg

※吸引圧をあげても吸引量は変わらず．これ以上あげると無気肺・低酸素・気道粘膜の損傷などの合併症が増加．

❻あらかじめ吸引チューブに蒸留水をとおしておく．

❼圧をかけないように吸引チューブを挿入する（カテーテルを屈曲させると圧がかからない）．

※門歯〜気管分岐部：男性26 cm，女性23 cm．鼻腔からは+5 cm程度，輪状軟骨〜気管分岐部：約10〜12 cm．

❽十分に挿入が出来れば，圧をかけて吸引を開始する．

❾そのときに指をこすり合わせるようにして吸引チューブを回転させる（圧の集中を防いで，気道粘膜への障害を予防する）．

❿吸引時間は10〜15秒以内とする．

⓫吸引チューブは1回ごとに破棄するのが原則．

⓬やむを得ず再使用する場合は，吸引後，吸引チューブの外側をアルコール綿でふき取り，蒸留水を吸引してチューブ内腔を洗浄する．

吸引しづらい時の対応

❶生理食塩水吸入（ただし感染頻度が上昇，適応には十分留意する）(Hagler DA, et al.：Am J Crit Care 3：444, 1994)

❷体位変換，バイブレーション・スクイージングなどの理学療法．

※人工呼吸器装着下では，気道内陽圧の維持や，感染防御を目的に，閉鎖式吸引カテーテルを使用することがある．高価なため，在宅で使用することは困難なことが多い．

（井上賀元）

尿道カテーテル管理（頻回閉塞対応）(1)

ポイント
留置による尿路感染症は必発であるため，常に適応について考える．

在宅における尿道カテーテル挿入の適応
❶膀胱機能障害があり，残尿が多い症例．
❷下部尿路閉塞（主に前立腺肥大症）があり，その閉塞解除が必要な症例．
❸尿量を正確に測定する必要のある症例．

尿道カテーテル挿入の実際（図1）
　閉鎖式尿道留置カテーテルセット（尿道カテーテル，バッグがあらかじめ接続されている一体型）を用意する．
❶挿入は無菌的操作で行うため，手技前の十分な手洗いが重要．
❷滅菌手袋を使用する．
❸あらかじめカテーテルのバルーンの破損の有無を確かめておく．
❹立ち膝を開いた体位とすると，尿道括約筋の緊張がとれやすい．
❺尿道口およびその周囲を消毒する．

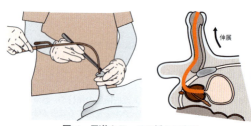

図1　尿道カテーテル挿入の実際
（成田充弘・他：泌尿器ケア 2006 冬季増刊，メディカ出版）

第7章　　《処置・器具》

❻潤滑ゼリーをカテーテルに塗布する.

❼男性：陰茎を体に垂直～腹壁側にもちあげてから，カテーテルを鑷子でつかみ尿道口に挿入．前立腺に達すれば，やや陰茎を倒してさらに奥に進める.

女性：陰唇をひろげ，陰核と膣口の間にある尿道口に挿入する.

❽尿がカテーテル内に返ってきてもさらにもう少しカテーテルを進めてからバルーン内に蒸留水を規定量注入する.

※尿のかえりをみてすぐにバルーン内に注入すると，尿道内でバルーンを膨らませてしまうことになりかねない.

※生理食塩水を使用すると後に結晶化して抜去できなくなるため禁忌

❾カテーテルを引き抜き，少し抵抗があるところで固定.

カテーテル挿入困難

❶前立腺肥大症など男性に多い（女性でもまれに尿道狭窄がある場合がある）．尿道口より注射器を用いてゼリーを約 10 mL 程度注入して行うと比較的うまくいく.

❷在宅医はチーマンカテーテルまで使用してもよいと思われるが，それでも抵抗がある場合は，無理せず泌尿器科医にコンサルトすること.

❸女性は外尿道口を見つけにくいことがあり，とくに高齢者では膣の萎縮のため膣前壁に存在することがある.

尿道カテーテルの合併症

❶膀胱刺激症状（catheter-related bladder discomfort：CRBD）

　　カテーテルとカフがそれぞれ尿道・膀胱三角部への侵害刺激となり無抑制膀胱収縮反射をきたし，尿意切迫感，尿道・膀胱痛，脇からの尿漏れなどの症状を起こす．カテーテル閉塞と位置異常がないことを確認後，NSAIDs や抗コリン薬を使用する.

703

尿道カテーテル管理 （頻回閉塞対応）（2）

❷尿路感染症
- ①留置2週間で半数，1カ月でほぼ全例に細菌尿が出現する．
- ②有熱性の尿路感染症（急性腎盂腎炎，急性前立腺炎，急性精巣上体炎）の場合でない限りは，膿尿があっても抗菌薬の投与の必要はない．

❸尿の脇漏れ
- ①カテーテルの閉塞，②カテーテルの事故抜去，③正しくないところに留置（偽尿道），④膀胱憩室内でカフが膨らんでいる，⑤無抑制膀胱収縮反射などの可能性がある．

❹カテーテル誤挿入による偽尿道形成
- 尿道カテーテル挿入後，尿が返ってこない場合や血液が流れてくる場合は，偽尿道形成の可能性を考える必要がある．カフを膨らます前に，エコーか膀胱洗浄を行い，カテーテルが正しく挿入されているのかを確認する必要がある．

❺カテーテル抜去困難

＜バルーンの蒸留水が抜けない場合＞
- ①蒸留水でポンピング
- ②体外部のカテーテルを切断
- ③インフレーションルーメンより針を差し込み蒸留水を注入
- ④インフレーションルーメンよりガイドワイヤー挿入
- ⑤超音波ガイド下にバルーンを長針で穿刺し破裂させるなどの方法がある

＜カテーテル周囲に結石が付着し尿道に引っかかる場合＞
- 少し強めに引くことで，抜けることが大半であるが，痛みの訴えが強い場合や抵抗が強すぎる場合は泌尿器科にコンサルト．

第7章　　　　　　　　　　≪処置・器具≫

❻カテーテルの切断

　　カテーテル抜去困難時に切断したり（上記❺），認知症の患者がハサミで切断してしまう場合，膀胱内に切断されたカテーテルが残ってしまうことがある．

❼紫色蓄尿バッグ症候群（Purple Urine Bag Syndrome；PUBS）☞p. 383

　①便秘と尿路感染により生じる．

　②抗菌薬を投与する必要はなく，無症候性尿路感染として対応すべきである．

　③尿道カテーテル留置の必要性の再検討，排便のコントロール，尿量の確保などが必要な対策である．

膀胱洗浄の意義

　①カテーテル留置時に膀胱内にカテーテルが正しく挿入されているかどうかを確認する目的．

　②尿量の流出不良時に，カテーテル閉塞なのかどうかを確認する目的．

　※尿の混濁に対する開放膀胱洗浄は，尿道カテーテルの閉塞や発熱の頻度を減少させないとされている．

在宅での尿道カテーテルの実際

❶毎日定時で，バッグの下のコックより尿を廃棄し，尿量を記録する（家族やヘルパーに依頼）．不潔にしないように指導．

❷1カ月に1〜2回程度，尿道カテーテルを交換する（訪問看護師や在宅医が施行することが多い）．

❸カテーテルとチューブの接続部位からの感染機会がもっとも多いとされているため，そこを外す必要がある定期的膀胱洗浄や定期的尿培養検査は推奨されない．

病院紹介のタイミング

❶挿入時や事故抜去による尿道損傷時．

❷カテーテル抜去困難時．

❸切断されたカテーテルが膀胱内に残ってしまった時．

705

尿道カテーテル管理 (頻回閉塞対応) (3)

❹有熱性尿路感染症(急性腎盂腎炎,急性前立腺炎)を疑い,尿道カテーテルを交換した上で抗菌薬治療を3日間行っても解熱しない場合.

(林　一誠)

文　献
1) 特集 泌尿器科処置とトラブル対処法―日常診療に潜むピットフォール. 臨床泌尿器科 vol. 71, No. 12, 2017.
2) 特集 この1冊で安心！泌尿器科当直医マニュアル＜入院編＞. 臨床泌尿器科, vol. 72 No. 5, 2018.
3) 日本泌尿器科学会：泌尿器科領域における感染制御ガイドライン 2009.

在宅における輸血（赤血球輸血）(1)

ポイント

❶「輸血は臓器移植」と心得る.

❷輸血の手技は比較的容易だが，合併症のリスクが大きく，すぐに対応のとれない場合は，在宅での施行は望ましくない.

❸初回輸血や緊急輸血はとくに，病院で行うことが望ましい.

輸血の適応 （文献1より）

❶慢性貧血の場合は，日常生活に支障をきたす循環器系の臨床症状（労作時の動悸・息切れ，浮腫など）を参考に輸血を行う．全身状態が安定していれば Hb 6 g/dL 以下がひとつの目安.

❷急性の貧血進行の場合は，Hb 値（☞p. 405 貧血）によって輸血適応を決めることは適切ではない.

❸体重 50 kg であれば，2 単位輸血により，Hb は 1.6〜1.7 g/dL 上昇する.

　①予測上昇 Hb 値（g/dL）

　　＝投与 Hb 量（g）/循環血液量（dL）

　②循環血液量（dL）

　　＝70 mL/kg（体重 1kg あたりの循環血液量）×体重（kg）/100

輸血を行う前に…

❶血液型検査（ABO 式，Rh 式），不規則抗体スクリーニング*を行う.

❷クロスマッチ用採血

　*不規則抗体とは

　・過去に輸血歴や妊娠歴がある場合，抗 A や抗 B 抗体以外の抗体が存在する場合がある．とくに，Rh 系の抗 D，C，E，抗 c，e 抗体が有名である.

　・不規則抗体陽性の場合は，適合した血液を取り寄せる必要があり，他院に紹介・転院する際にはその旨申し送る.

在宅における輸血（赤血球輸血）(2)

輸血の合併症 （表1）

表 1　留意すべき合併症

急性期	慢性期
1．溶血性副作用 　ABO 不適合輸血はもちろんのこと，クロスマッチで適合でも起こりうる	1．遅発性溶血反応
2．非溶血性発熱反応（もっとも頻度が高い） 　輸血直後〜数時間後まで.	2．輸血後 GVHD
3．過敏反応（蕁麻疹，掻痒感，まれにアナフィラキシー）	3．感染症 　Window period があるため，感染の可能性をゼロにはできていない現状 　3カ月後に肝炎ウイルス，HIV などのチェックを行う 　まれに細菌感染症（Yersinia など）あり.
4．循環負荷（⇒うっ血性心不全）	4．（輸血を繰り返せば）鉄過剰症
5．高 K 血症（保存血は K を多く含むので腎機能低下患者では要注意）	
6．輸血関連急性肺障害：TRALI　数時間以内に非心原性肺水腫をおこす	

輸血の実際

❶びん針や濾過筒のついた専用の輸血セットで行う.

❷白血球除去目的の輸血用フィルターは必要ない. 加温器は使用できない.

❸20 G のエラスター針を末梢に留置し，原則単独ラインで行う. 22 G 以上のみしか留置できない場合，投与スピードをゆるめれば可能.

❹投与スピードはさまざまだが，2 単位を 2〜6 時間程度かけて施行することが多い（6 時間以上かけると感染症

第7章　≪処置・器具≫

の合併がありうる).

❺輸血の最初から最後まで医療者がついていることが原則である.

病院紹介のタイミング

　急性期の，次のような異常があれば輸血をとめてルートを確保したまま病院紹介する.

　発熱（38℃以上 or 輸血前より1℃上昇），発疹：蕁麻疹，呼吸困難，悪寒，戦慄，熱感・ほてり，掻痒感，発赤，顔面紅潮，嘔気・嘔吐，頭痛，血圧変化（±30 mmHg），頻脈（100/分以上），赤褐色尿.

（井上賀元）

文　献
1) 厚生労働省医薬・生活衛生局：血液製剤の使用指針. 平成 29 年 3 月版

✎ **memo**

在宅での補液（CVポート管理含む）(1)

ポイント

❶ 中心静脈栄養 TPN を選択するのは，経腸栄養が困難もしくは望ましくない症例に限る.

❷ 末梢に適当な静脈がないときは，皮下点滴が選択されることもある（500～1000 mL/day の皮下点滴は十分吸収が可能，数日間留置も可能）. ☞p.713 皮下輸液

中心静脈栄養管理の実際

❶ 投与ルート：CV ポートからの穿刺が多い.

❷ メニュー：各種輸液製剤があり，アミノ酸ビタミン剤・微量元素が一体化した製剤もある. ☞p.756～

❸ 混注は，往診を請け負う診療所が行う場合と，調剤薬局に依頼できる場合がある.

❹ 投与速度を設定することが望ましく，輸液ポンプの貸出も業者を通じて可能である.
輸液セット・ヒューバー針は1週間に1回程度交換（保険上1カ月に6セット交換可能）.
（交換が感染リスクを上げることに十分留意する）

栄養投与量の決定

処置

❶ 在宅患者の投与カロリーは，25～30 kcal/kg 程度がめやす.

❷ 在宅人工呼吸器管理中の患者では，さらに少ないカロリーでもよい.

❸ 必須脂肪酸を補うため，20% 脂肪乳剤 100～250 mL を週2回程度の投与が望ましい. 脂肪乳剤は0.1 g/kg/時以下の速度で投与. 血中 TG 値が 300 mg/dL 未満であることを確認. 脂肪乳剤は中心静脈ラインの側管から投与可能であるが，フィルターを介して投与してはいけない. また，基本的に他の静脈栄養輸液と混合しない.

中心静脈栄養管理の問題点

❶ 感染症：カテーテル関連血流感染症. 刺入部のみでは

第7章　≪処置・器具≫

なく接続部からも菌が進入するため，インラインフィルターを用い，三方活栓は使用せずClosed Systemを用いる．接続部位が多いと感染リスクは増大するためシンプルに

❷血栓症：カテーテル留置部位から中枢側にのびる血栓形成．

❸高血糖・低血糖：糖尿病症例ではインスリンを混注する（インスリンの混注は投与直前に行う）．
　急に中心静脈栄養を中止すると反跳性にインスリン分泌し低血糖となりうる．

❹高K血症：腎障害ありK排泄低下がある症例は定期的にカリウムをチェックする．

❺セレン欠乏：本邦で市販されている微量元素製剤には，セレンが含まれていないので，長期TPN例では，セレン欠乏（心筋症，不整脈，貧血，筋力低下など）に注意．

（井上賀元）

CVポートについて

①鎖骨下（ほとんどの場合），頸部，大腿，上腕，前腕などに埋めこまれたポート部（中心静脈内に留置されたラインとつながっている）に特殊な穿刺針（ノンコアリングニードル，ヒューバー針＜サイドに針穴がありシリコンゴムを傷つけないようになっている＞）で穿刺し輸液を接続する．穿刺時はセプタム（シリコンゴム部）に対し垂直に行う（図1）．

②輸液接続前には，逆血を確認することが望ましい（先端

在宅での補液 (CVポート管理含む) (2)

図1 CVポートの構造 (chemo-support jp より)

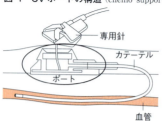
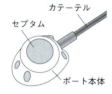
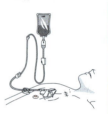

がオープンエンドタイプ) とされる.
(ただし, 逆流防止弁のついているグローションタイプでの逆血確認は弁破損を伴うため有害となる)
③穿刺後はヘパリンによるロックが必要であるが, 20 mLの生理食塩水フラッシュのみでもよいタイプ (先端がオープンエンドタイプ) もある.
④ポートを使用することで留置の管理が容易となり, 長期的に使用可能. また, 使用しないときは入浴も可能.
⑤感染を起こした場合や, 長期間使用する見込みがない場合は抜去が原則.
⑥病院への紹介:感染時, 閉塞時, 抜去時.

(井上賀元)

皮下輸液 (1)

ポイント

❶ 皮下輸液は，簡便で比較的使いやすい輸液方法で，軽度〜中等度の脱水症（特に高齢者）に適している．

❷ 終末期の患者では，必要水分摂取量が低下していることもあることなどを考慮して，適応や中止基準を本人・家族と十分に検討する必要がある．

❸ 添付文書上，皮下投与を明記している薬剤は限られる．

皮下輸液の適応・検討

❶ 皮下輸液は古くからあり，1865 年にコレラ患者に対して行ったのが最初の報告．自己抜針しても出血などのリスクが少ない，過剰輸液になりにくいなどの点は現代の在宅医療の手技としても適する．以下がよい適応.
①軽度〜中等度の脱水　②終末期の疼痛管理
☞p. 123 脱水・体液量減少，p. 710 在宅での補液（CV ポート管理含む），☞p. 716 PCA ポンプ

❷ 輸液可能量：通常 60 mL/時間（1,500 mL/日）の輸液が可能で，2 カ所から投与する場合は3,000 mL/日の投与が可能である．
※終末期の患者では，必要水分摂取量が低下していることもある．

❸ 主に使用されている製剤：皮下投与に関して添付文書上適応がある薬剤は限られている．
※現時点では保険適応の問題などもあり，施行前に本人・家族にしっかりと話し合う必要がある．説明用紙などを準備しておくのが望ましい．

❹ 輸液製剤で添付文書での皮下投与の適応があるのは，生理食塩水のみだが，維持液や細胞外液などを使用することも多い．
※栄養管理のため，ある程度の高浸透圧製剤（例：845 mOsm/L）が安全に使用されたとの報告もあるが，本邦では一般的ではない．

713

皮下輸液 (2)

❺輸液以外で皮下投与される薬剤としては，塩酸モルヒネ，プリンペラン®，デカドロン®，抗菌薬（βラクタム系を含む）などがある（塩酸モルヒネは添付文書で皮下投与の適応あり）.

手技

❶準備するもの：21～23 G 針，アルコール綿，フィルム剤（透明なもの），輸液製剤，輸液セット，テープ類，点滴スタンド.

❷患者・家族への説明：適応など上記以外に，少し腫れたり・冷たく感じるのは正常であることも説明.

❸輸液の準備

❹手を洗う

❺穿刺部位の選択（発赤/皮下浮腫がある場所は不適）
　　①歩行可能患者：腹部，前胸部（乳房より上部），肩甲骨部
　　②寝たきりの患者：大腿部，腹部，上腕外側部
　　※患者の状態や穿刺場所で，表皮・真皮・皮下組織の厚さが違うことに留意する.
　　※自己抜針してしまう患者には，背部・肩甲骨周囲が抜かれにくい.

❻穿刺部位の周囲を消毒

❼指で皮膚をつかんで，皮膚割線に沿って，皮膚面に対し，45 度の角度で針を挿入する（図1）.

❽刺入部をフィルム剤で覆う（日付・時間を記載）(図2).

❾輸液開始1時間後に刺入部を確認（局所に問題がないか，患者に肺うっ血の所見がないか等）.

❿感染に注意しながら生理食塩水で適時ルートロックも検討.

⓫入れ替え（テフロン針の場合は，1～4 日毎に入れ替える）.

禁忌

❶ショックや高度な脱水の補正.

第7章　　　　　　　　　　　　　≪処置・器具≫

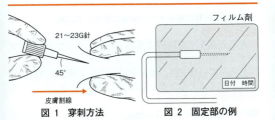

図1　穿刺方法　　　図2　固定部の例

表1　皮下輸液の主な合併症・頻度・対処法

合併症	頻度	対処法
局所の浮腫	多い	局所のマッサージ
局所の発赤・疼痛	稀	抜針・Icing
蜂窩織炎	稀	抜針・抗菌薬投与
血管穿刺	稀	抜針・圧迫止血
肺うっ血	稀	輸液中止

❷凝固障害
❸(ある程度以上輸液する場合) 重症心不全・肺うっ血.

合併症

重篤な合併症はきわめて稀で，最も多い合併症は軽度の皮下浮腫である (**表1**).

(乗井達守・奥永　綾)

文献
1) Sasson M, et al.：Am Fam Physician 64：1575-8, 2001.
2) 日本緩和医療学会 編：終末期がん患者に対する輸液治療のガイドライン. 金原出版, 2013.
3) Caccialanza R, et al.：J Parenter Enternal Nutr 42：296, 2018.

PCA ポンプ

※本項では特に緩和ケアの除痛に焦点して記載.

ポイント

❶ 在宅緩和ケアを円滑に進めるツールとして PCA ポンプは有用.

❷ 経済負担バランス, 調剤薬局連携, 薬剤選択調整, 使用状況モニタリングなどは特に配慮すべき.

PCA ポンプとは

❶ Patient Controlled Analgesia の略. 痛みに応じて患者自身が薬剤を一時的に増量することができる小型ポンプで様々な種類がある.

❷ 機械式の他, ディスポーザブル式バルーン型ポンプにも PCA 機能付属商品あり (表1).

❸ 過剰投与とならないように一度押せばしばらく再投与ができないロックアウトタイムがある.

❹ 投与経路は持続皮下注射の他に経静脈, くも膜下, 硬膜下などもある. ☞p.713 皮下輸液

経済的観点

❶ 機器の購入代・レンタル代, 薬剤費などコストが高いことを認識する.

❷ 自院のシステムも構築する.

調剤薬局との連携

❶ 事前に連携・準備する.

- □ 注射用麻薬の無菌調剤環境整備
- □ 薬剤・物品の発注→患者宅までの流れ整備
- □ 実施者選定 (訪問看護 or 訪問診療)
- □ 費用および保険算定関係整備

❷ 準備に時間を要する場合があることに注意する.

在宅医療での現場での注意点

❶ 除痛方法を PCA 式に切り替える場合, 多少時間を要することもある (余裕をもって切り替えること, 自施設状況をあらかじめ確認・整備のこと).

第7章　　≪処置・器具≫

表1　機械式とディスポーザブル式の比較 （文献3より）

		機械式PCAポンプ	ディスポーザブルPCAポンプ
長所		投与量調節が可能	軽量，小型，簡便，1個あたりは比較的安価，静粛
		詳細に設定変更可能	特定保険医療材料対象（PCA機能付き）
		アラーム機能，データ管理可能	電源不要
短所		高価，煩雑，重量	流量が不安定なことがある
		高駆動音なことがある	アラーム機能なし
		アラーム解除の知識要	投与量等データ把握困難

❷ディスポ部分機材費用に配慮する（機械式カセット費用は持ち出し，保険点数より購入高価など）．

❸早送りの要求回数/実施回数のモニタを適切に行い，その状況に応じてベース量を管理すること．

❹患者や家人への機器への理解を得る必要あり（アラーム対応指導など）．

（中村琢弥）

文献
1) 秦川恵吾：ドクターゴンの知っておきたい在宅医療の機器・材料．薬事日報社，2017.
2) 木澤義之：はじめてのがん疼痛ケア．メディカ出版，2015.
3) 太田秀樹・他：在宅医療マネジメントQ&A．日本医事新報社，2018.

memo

筋膜性疼痛症候群（MPS）と
筋膜リリース注射術（1）

ポイント

❶ 腰痛の80％が原因不明とされるが，その疼痛の原因の1位は筋膜性疼痛症候群（MPS）とされる．

❷ エコーを用いて，圧痛部位深部にある肥厚した筋膜に生理食塩水を注入する筋膜リリース注射術により，急性腰痛の多くにおいて痛みの緩和と軟部組織の動きの柔軟性がもたらされる．

❸ 痛いところに注射して「ハイおしまい！」ではなく，丁寧な問診や身体診察から腰痛の原因となる背景因子や生活様式を探り，時にそれを多職種と共有して効果的な指導につなげる姿勢が医療者として重要．

トリガーポイント，筋膜性疼痛症候群と筋膜リリース

❶ これまでトリガーポイント（trigger point：TrP）＝「筋硬結」と理解されてきたが，最近の研究によりTrP＝「過敏化した侵害受容器（例：さまざまな刺激に反応するポリモーダル受容器；polymodal receptor）」という機能分類が定着し，筋硬結だけでなく腱・靭帯・骨膜などにも存在することがわかってきた．

❷ 一方，人が痛みを感じるのはfacia（ファシア）であるとされる．faciaは線維性結合組織の総称で，その配列と密度から髄膜・胸腹膜や脂肪組織・筋膜・靭帯・腱などに分類される．筋膜性疼痛症候群（Myofascial Pain Syndrome：MPS）は筋膜（myofascia）に注目した概念である．実際，圧痛のある部位にエコーを当てると，その深部に肥厚した筋膜を観察できる．

❸ この筋膜の肥厚部位にまるで「筋膜をバラバラにするような気持ちで」生理食塩水を注射すると，その直後に痛みが約80％消失するほどの著しい鎮痛効果と軟部組織の柔軟性改善効果が得られ，その約50％の患者は効果が1週間持続するという．この注射法は「エコーガイド下筋膜リリース注射」と命名された．

第7章　　　　　　　　　　　　　　≪処置・器具≫

問診・診察

❶問診：受傷起点や発症様式から罹患筋を推測.
　例）洗面台で顔を洗う時の腰痛→中腰姿勢→臀筋群

❷理学的検査：「どこが痛いかよりもどうすると痛いか？」が重要. ※典型的な分布も参照.
　（関連痛マップ：http://www.triggerpoints.net/）

❸触診：一番強い圧痛点で判断. 硬結の触知にこだわらない.

❹エコー：圧痛点の深部に厚みのある fascia を確認.

❺治療的診断と評価：症状が改善することで初めて「治療部位の確定診断」

❻治療に反応しない時：MPS の診断根拠の確認, 治療部位のレビュー, 理学療法士などとも相談.

急性腰痛症の中の MPS と筋膜リリース注射

❶急性腰痛症はあくまで症状. 原因は内科疾患（大動脈瘤や尿路結石）から悪性腫瘍の椎体転移, 脊椎分離症や椎間板ヘルニアなどの整形疾患まで多様であることを前提に鑑別をする.

❷MPS においては, 原理的には fascia を伴うどの部位（筋膜のみならず骨膜や神経上膜など）に注射をしても効果は得られるが, ここでは, 腰痛に絞って解説する.

❸運動器由来の腰痛症の原因は, MPS, 椎間関節性腰痛, 椎間板性腰痛, 仙腸関節性腰痛の4つが有名であるが, これらは様々な程度でオーバーラップしていると考えられる.

❹腰痛の原因筋は, 腰部の筋（胸腰筋膜, 多裂筋, 腰方形筋）と臀部の筋（多くは中殿筋）がある. これらの筋肉は椎体のレベルによって層構造が変化するため, エコーで実際の構造を把握する際に図1を参考にされたい. 原因筋を同定する際には, 以下のように理解すると当たりがつけやすい.

719

筋膜性疼痛症候群（MPS）と筋膜リリース注射術（2）

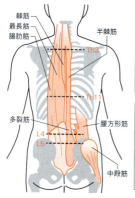
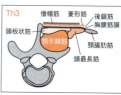
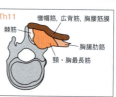
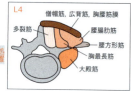
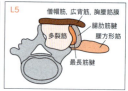

図1 腰部・臀部の筋とその層構造（文献1より）

①背屈・屈曲動作に主に関与：棘突起側内側の筋群（多裂筋，棘筋）
②回旋動作に主に関与：横突起側に付着する筋群（最長筋，長肋筋）
③側屈動作に主に関与：長肋筋，腰方形筋

❺また，中殿筋のうち，腸骨稜を圧迫することで患者が飛び上がるような痛みを訴えることがあるが，このときは上殿皮神経障害の可能性が高い．この場合は局所

第7章　　　　　　　　　　　　　　　≪処置・器具≫

麻酔薬と局所注射は著効することが多い.

エコーガイド下筋膜リリース注射の実際

筋肉にエコーを当てると, 筋膜は白い線状のつながりとして認知でき, さらに関節の伸張により筋膜を介して滑るように筋肉が動くのが観察される. 異常筋膜は正常な筋膜と比較して, 高エコー（白い）帯が分厚く見える. この肥厚した筋膜まで針を進め, 筋膜が引き裂かれる十分量の生理食塩水（部位によって7～10 mL 程度）を注射する.

留意すべき注意点

❶筋膜リリース注射は保険点数がつかない. トリガーポイント注射であれば80点の手技料がつくが, この要件には「局所麻酔剤あるいは局所麻酔剤を主剤とする薬剤を注射する手技」であることが必要. 筋膜リリース注射は生理食塩水を使うため, 算定要件を満たさない.

❷MPS の症状が長引く原因は日常の動作・姿勢だけでなく, 不安や緊張などの心理的要因により二次的に動作・姿勢が崩れている場合もある. 丁寧な問診と診察により, その原因となる背景因子や生活様式を探り, 時にそれを多職種と共有して効果的な指導につなげる姿勢が医療者として重要.

病院紹介のタイミング

いわゆる red flag sign を伴う腰痛や神経症状を伴う腰痛症など, 筋膜由来の疼痛以外の存在が強く示唆される場合は, 医療機関での検査を勧める.

（玉木千里）

文献／web

1) 白石吉彦・他編：THE 整形内科. 南山堂, 2016, pp37-49.
2) 筋膜性疼痛症候群（MPS）研究会 HP：http://www.jmps.jp／
3) MPS 研究会 治療指針 第1版. 2013年11月16日
　 http://www.jmps.jp/doc/JMPS_shishin_public_1.pdf

在宅におけるフットケア (1)

ポイント
❶足病変を診たら，局所だけに目を奪われず背景に糖尿病や末梢動脈疾患等の疾患が存在していないか確認.
❷足病変が歩行困難，転倒，寝たきりの原因となることがある.
❸訪問看護師や理学療法士等他職種と連携をとりフットケアにあたる.

問診・診察
❶症状：痛み（歩行時，安静時），痺れ，痒み，冷感，熱感，変色，変形等
❷既往歴：糖尿病，血液透析，膠原病（関節リウマチ等），血管内治療やバイパス術歴，喫煙，投薬歴
❸診察
　①視診：皮膚の変色，肥厚，亀裂，浸軟，創傷，潰瘍など．爪の変形，変色，肥厚，陥入など．
　②筋骨格系の評価：足趾の変形（外反母趾，内反小趾，ハンマー趾など），シャルコー関節，足関節の変形，関節可動域など．
　③神経・感覚系の評価：アキレス腱反射，振動覚検査（叩打した 128 Hz 音叉を患者の内踝にあて振動感知 10 秒以下で低下），モノフィラメント検査等．
　④循環器系の評価：足や下腿の皮膚温（左右差も），足趾や下腿の体毛の有無（喪失は循環障害を示唆），足背動脈・後脛骨動脈拍動の触知，静脈瘤，リンパ浮腫などの有無．
　⑤歩行状態の評価：関節可動域，徒手筋力テスト，立位時の姿勢，歩容の観察など．

検 査
❶皮膚や爪の真菌感染を疑う場合は真菌検査，細菌感染を疑う場合は血液検査や培養検査.
❷血流検査：ABI（足関節/上腕血圧比：0.9 未満で下肢虚血

第7章　　　　　　　　　　　　**≪処置・器具≫**

疑い），血管エコー

治　療

❶背景にある糖尿病等のコントロール．禁煙．

❷細菌感染や真菌感染が疑われる場合は抗菌薬や抗真菌
薬投与．☞p. 527 皮膚トラブル総論

❸胼胝や鶏眼☞p. 527 皮膚トラブル総論

予防・指導

❶スキンケア

①洗浄：皮膚から刺激物，異物，感染源などを取り除
く．足浴は，38〜39℃のお湯に5〜10分ほど浸かっ
たら，洗浄剤をよく泡立て優しく洗う．爪溝が洗い
にくい場合は毛先の柔らかい歯ブラシなどを使う．
洗浄剤が残らないよう流し湯を行い，水分をしっか
り拭き取る．

②清拭：足浴できない時は，拭き取りタイプの洗浄剤
を使用し，汚れを拭き取った後60℃ほどのお湯で
絞ったタオルで足を包みビニール袋を被せて数分お
き，水分を優しく拭き取る．

③保湿：角化しやすく乾燥しやすい足部には，保湿効
果の高いもの（ヒルドイドクリームなど）を塗布．重
症な場合はその上に皮膚保護作用のある油脂性基剤
のもの（白色ワセリンなど）を重ね塗りする．入浴や
清拭の後15分以内に塗布すると，成分が浸透しやす
く効果的．

❷爪のケア

①爪切り：事前に10〜15分くらい足浴するなどして，
爪を軟化させておく．爪切りニッパーを使用する時
は刃先1/3くらいを使いながら小刻みにカット．先
端の白い部分が1mm程度残るように，横一直線に
切り，両端をわずかにカットして爪やすりで整える
（図1）．

723

在宅におけるフットケア (2)

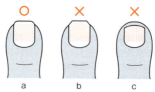

図1 適切な爪の形状（文献1より）
a：スクエアオフ．爪の先ぎりぎりの長さで横一直線に切り，両端をわずかにカットしてやすりをかけた状態．爪先の白い部分1mm程度の残存を目安とし，深爪しないようにする．
b：バイアス切り．爪甲の両端を斜めに深く切った状態．爪は構造上縦縞が走っており，斜めにカットされた先端がさらに巻き爪になる可能性が高い．
c：深爪．爪床が露出するほど爪を切りすぎた状態．陥入爪や爪囲炎の原因になる場合あり．

やすりは左右から中心に，上から下へ一方通行に動かすと爪の層が分離しにくい（**図2**）．ニッパーが使いづらい場合は爪やすりを用いて削る．
②爪白癬のケア：抗真菌外用薬が爪床から爪母にかけて浸透しやすくなるよう白濁した部分を切り，肥厚部位はやすりで削る．
③巻き爪のケア：治療 ☞p.527 皮膚トラブル総論
　足に合った適切な履物を使用する，爪は上記の通りスクエアオフの切り方をする．
❸足変形へのケア
①外反母趾：軽症の場合は足底筋の訓練（足裏がぴたりと床につく高さの椅子に膝を正面にして座り，床に置いたタオルを足の趾全部使って掴み，持ち上げて離すなど）や足底装具の作成．重症は手術．
②内反小趾：軽症ではジェルパッドやインソールの使

第7章　≪処置・器具≫

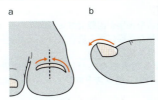

図2　爪やすりのかけ方（文献1より）
a：爪の左右両端から中央に向かってかける．往復させない．
b：中央部は近位から遠位（上から下）に向かってかける．爪を持ち上げる方向にはかけない．

用など．
④シャルコー足：早期ならギプス固定，進行例では手術．

（加藤なつ江）

文　献
1) 日本フットケア学会：フットケアと足病変治療ガイドブック．医学書院, 2017.

意思伝達装置

ポイント

❶ 発音・発語や書字が困難でコミュニケーションを取ることが困難な状態にある場合にコミュニケーションを補助する福祉機器の1つ.

❷ 対象となる代表的な疾患は，筋萎縮性側索硬化症（ALS ☞p. 486），筋ジストロフィー（☞p. 490），脳性麻痺など.

❸ 重度障害者用意思伝達装置は補装具の1つとして給付の対象である.

背景

❶ 障害者が日常生活を送るうえで必要な移動等の確保や，就労場面における能率の向上を図ること及び障害児が将来，社会人として独立自活するための素地を育成助長することを目的として，身体の欠損または損なわれた身体機能を補完・代替する用具を補装具という（表1）.

❷ 重度障害者用意思伝達装置は，文字等走査入力方式と生体現象方式がある.

❸ 対象者は補装具を必要とする障害者，障害児，難病患者等である. ☞p. 94 障がい者への在宅医療

❹ 市町村長に申請し，身体障害者更生相談所等の判定または拝見に基づく市町村長の決定により補装具費の支

表 1　補装具の種目

［身体障害者・身体障害児共通］
・義肢，装具，座位保持装置，盲人安全つえ，義眼，眼鏡，補聴器，車椅子，電動車椅子，歩行器，歩行補助つえ（T字状・棒状のものを除く）
・重度障害者用意思伝達装置
［身体障害児のみ］
・座位保持椅子，起立保持具，頭部保持具，排便補助具

第7章　　　　　　　　　　　　**《処置・器具》**

表2　意思伝達装置の種類

<文字等走査入力方式>
・意思伝達機能を有するソフトウェアが組み込まれた専用機器
　a. 操作が簡易であるため，複雑な操作が苦手な者，若しくはモバイル使用を希望する場合が対象.
　b. 独居等日中の常時対応者（家族や介護者等）が不在などで，家電等の機器操作を必要とする場合が対象.
　c. 通信機能を用いて遠隔地の家族等と連絡を取ることが想定される場合が対象.

<生体現象方式>
・生体信号の検出装置と解析装置で構成される機器
・生体現象（脳波や脳の血液量等）を利用して「はい・いいえ」を判定するもの.
・筋活動（まばたきや呼気等）による機器操作が困難な場合が対象.

給を受けることができる.

❺意思伝達機能を有するソフトウェアが組み込まれた専用機器（文字等走査入力方式）と生体信号の検出装置と解析装置にて構成されるもの（生体現象方式）の2つに分けられる（**表2**）.

❻本人の状態に応じて装置を選択する.

（高木　暢）

文献/web

1) 厚生労働省 web ページ
　https://www.mhlw.go.jp/stf/seisakunitsuite/bunya/hukushi_kaigo/shougaishahukushi/yogu/
2) 日本リハビリテーション工学協会策定：「重度障害者用意思伝達装置」導入ガイドライン.
　http://www.resja.or.jp/com-gl/

その他の医療デバイス (1)

ポイント

❶ デバイス（心臓植込み型デバイスなど）は導入した病院での管理が前提である．

❷ 在宅での異常の予防と早期発見に努め，異常が疑われる場合は病院と連携をとる．

❸ 日常生活での患者・家族のデバイスへの理解や注意が十分かを把握し，デバイスに関する不安にも配慮する．

心臓植込み型デバイス

❶ ペースメーカ，リードレスペースメーカ，両室ペースメーカ（CRT-P），植込み型除細動器（ICD），両室ペーシング機能付き植込み型除細動器（CRT-D）が使用されている．

❷ 導入した病院での管理が原則，転居などでは管理する医療機関が明確になっているかを確認する．

❸ 検査時などにもデバイスの情報が必要となるので，病院紹介時は，情報提供に記載するとともに，患者にはデバイスの手帳を携帯するよう指導する．

ペースメーカ

❶ 心臓植込み型デバイスの中で最も多い．リードレスペースメーカや完全皮下植込み型ペースメーカも一部で使用されているが，現状では経静脈的なリードとジェネレーターからなるペースメーカが一般的である．

❷ 患者に渡されているペースメーカ手帳から情報を得ることができる．（ペースメーカの機種，ペースメーカ植込みが必要となった原疾患，ペースメーカ植込み年月日，ジェネレーター交換日，ペーシング・センシングの設定，設定心拍など）．

❸ ペースメーカチェック：在宅患者が高齢化したり，ADLが著しく低下しても，年に1回程度はペースメー

第7章　≪処置・器具≫

カチェックが必要.

※ペースメーカを管理している医療機関やペースメーカ業者との相談により，在宅でチェックを受けられる場合がある.

❹ジェネレーター交換：電池切れは定期的なペースメーカチェックで予測可能. 植込みから6年以後が目安とされるが，機種や作動状況で異なる. また，新しいジェネレーター設定を用いるための交換もある.

❺運動制限：上肢の極端な挙上はリードに牽引力がかかるため避けるのが望ましい. リハビリ指示などで注意する.

❻電磁干渉：電磁波によるペースメーカへの影響を防ぐために，家庭内では携帯電話端末はジェネレーター植込み部から15 cm以上離す，IH調理器具に近づかない（特にIH炊飯器は保温中も）などの注意が必要. またMRI検査に関しては，条件付きMRI対応心臓植込み型デバイスでは，対応した病院で検査可能になるので確認のうえ依頼するとよい.

❼ペースメーカ植込み患者での不整脈

①致死的不整脈（VT, VFなど）：AEDなどで除細動をする際は，ジェネレーターとパッドを2.5 cm以上離すのが望ましい. 除細動が成功した際にも設定がリセットされていないか速やかにチェックを受ける.

②ペーシング不全：原因は閾値上昇，接触不良，リード断線，被覆損傷，ジェネレーター異常など様々. 在宅医療においては設定心拍以下になっているときは緊急事態と考える.

※正常作動時の心電図：右室刺激のペースメーカが作動している時はQRS波は左脚ブロック波形となる.

❽ペースメーカ植込み患者での感染症

①ジェネレーター部（ほとんどは左鎖骨下に植込まれてい

その他の医療デバイス (2)

る）の皮膚を観察し，外傷，感染（発赤，液貯留など）は局所の問題のみでなく全身への感染波及のリスクを考慮.

※ジェネレーター部の感染は同部の皮膚からのみではなく，他部位の感染が血行性に広がり二次感染巣を作ることもある.

②敗血症，感染性心内膜炎では心臓外科的処置も含めてペースメーカリード抜去が必要になることもある.

❾患者の死亡後，火葬に際してのジェネレーター摘出の要否は統一された基準がないのが現状. 火葬場に事前申告のうえで火葬としているところも多い（在宅看取りの際には，火葬する自治体で確認しておくとよい）.

植込み型除細動器（ICD）

❶日常生活や MRI 検査の可否などに関しては，ペースメーカと同様の注意が必要.

❷ICD 植込み患者では，植込み至る不整脈などで突然死するかもしれない体験や，植込んだ ICD がいつ作動するかもしれないことに強い恐怖感を抱くことがある. 不安・抑うつ，PTSD など精神的問題が強くないか配慮する.

❸緩和ケアを受け，DNAR の方針が決まっているなど終末期にも ICD が作動する設定のままとなっている症例がある. これでは安楽な最期を迎えようとする際に何度も除細動器が作動する. このような状況では ICD の設定をオフにするタイミングの検討が必要[2].

脳室シャント

❶水頭症の治療として脳室-心房シャント，腰椎-腹腔シャントもあるが，脳室-腹腔シャント（VP シャント）症例が多い.

❷シャント機能不全では脳脊髄液の圧が上昇するため，頭痛，嘔気，嘔吐，意識レベルの低下などがみられる.

第7章 ≪処置・器具≫

シャント機能不全が疑われれば病院受診を.

❸バルブ部分，チューブ部分が皮下の比較的浅い部分（皮膚の薄い部分）を通っていることがあり皮膚潰瘍，外傷，感染（発赤，液貯留など）は病院紹介を要する.

❹転倒などで激しく体が捻れた時はチューブ損傷を，バルブ部分を打撲した時はシャント機能に支障をきたしていないかを注意する必要がある.

❺バルブ部分に磁気を用いた脳室圧をコントロールするタイプのものでは日常生活上で磁気の影響を受けないようにする必要がある.

※ MRI 検査は管理者立会いの下で行うことができるので，必要な場合は管理している医療機関と連携をとる.

その他のデバイス等

・在宅酸素（HOT） ☞p. 683
・人工呼吸器 ☞p. 688
・NPPV ☞p. 688
・気管カニューレ ☞p. 694
・PCA ポンプ ☞p. 716
・意思伝達装置 ☞p. 726
・中心静脈カテーテル ☞p. 710
・CV ポート ☞p. 710
・胃瘻・腸瘻・食道瘻 ☞p. 665
・尿道カテーテル ☞p. 702
・ストーマ ☞p. 677
・腹膜透析 ☞p. 403 CKD/コラム

（乗井達守・奥永　綾）

文 献

1) 日本循環器学会：ペースメーカ，ICD，CRT を受けた患者の社会復帰・就労・就学に関するガイドライン（2013 年改訂版）.

2) UpToDate："Management of cardiac implantable electric device in patients reciving palliateve care", 2018.

医療廃棄物の処理 (1)

ポイント

❶ 在宅での診療行為から出るごみには，医療機関へ持ち帰り廃棄すべきのもと，生活ごみとして自治体で回収可能なものがある．

❷ 自治体（市町村）で回収可能な廃棄物は自治体により回収方法が異なるので確認のうえ，患者・家族にも十分に説明する．

❸ 医療廃棄物からの感染事故がないように予防する．

在宅医療廃棄物の分類と廃棄法の原則

❶ 在宅医療廃棄物には，訪問診療や往診による在宅医療で生じる廃棄物以外に，外来通院している患者が，在宅で行ったインスリン自己注射などの自己療法による廃棄物が含まれる．

❷ 在宅医療廃棄物の分類[1]と廃棄法の原則は（**表1**）．

医療機関への持ち帰る廃棄物と注意点

❶ 医師や看護婦の訪問を伴った在宅医療で生じた廃棄物は診療所など医療機関に持ち帰り医療廃棄物として適切に処理をする．「鋭利なもの」は必ず持ち帰る，具体的には採血時の注射針や点滴などに用いた留置針など．

❷ 廃棄物からの感染の防止には予防が肝要である．

☞ p. 736 針刺し事故・血液曝露事故対応．

①HBV に関しては抗体の獲得を確認しておく（未獲得なら予防接種を受ける）．

表 1　在宅医療廃棄物の分類[1]と廃棄法の原則

1. 鋭利でないもの：注射針以外，自治体により回収が可能
2. 鋭利であるが安全な仕組みをもつもの：ペン型自己注射針，自治体により回収する場合と，医療機関などで回収が必要な場合がある
3. 鋭利なもの：医療用注射針や点滴針，必ず医療機関に持ち帰る

| 第7章 | 《処置・器具》 |

②針刺し事故の防止を徹底する．いわゆる「針捨てボックス」の持参を徹底し，注射針や留置針の内筒はすぐに破棄する．

③翼状針や留置針，コアレスニードルなどは安全装置により抜針後，針の鋭利な部分がむき出しにならないものを使用する．

④安易に注射針などを患者宅に預けない（「予備を保管しておく」などは不要の際の廃棄の問題とともに譲渡などによる不法な使用にもつながる）．

❸ 輸液バッグの回収が可能な自治体でも瓶針（輸液セットの輸液バックに刺す部分）は回収しないところが多いので，回収して医療機関から感染性廃棄物として廃棄．

切り離し作業による針刺し事故防止の観点からは，瓶針の切り離し作業は推奨されない．鋭利な針がむき出しにならないルートを使用し，点滴終了後クレンメを閉じて輸液バックと輸液ルートが繋がったままの状態で厚くて丈夫な袋などに回収し，医療機関に持ち帰る．

❹ 感染性廃棄物の減量と，仕分け作業による針刺し事故など血液曝露を避けるため，非感染性のゴミ（医療材料の包装（例：注射シリンジや輸液セットの滅菌バック）など）は，在宅医療の場で採血や輸液などの手技を行う段階から別にまとめて破棄する．

❺ 感染性廃棄物の扱いとともに，点滴薬剤のパッケージに氏名が記載されているなど廃棄物に個人情報を含むことにも留意する．

感染性廃棄物の種類

在宅医療の場から持ち帰って医療機関で処理するべき廃棄物は，おもに感染性廃棄物である．感染性廃棄物の内容により分別し，適切な梱包を行い，適切な業者に破棄を委託する．バイオハザードマークを付けるもしくは「感染性廃棄物」と明記する（表2）．

医療廃棄物の処理 ⑵

表 2　感染性廃棄物の種類と梱包の目安

内容	廃棄物の例	梱包の目安
感染性注射針等	注射針，メス，破損したガラス製品など	針などが貫通しない丈夫な密閉容器（識別色；黄色）
感染性固形状不燃物および感染性固形状可燃物	不燃物；瓶，試験管などのガラス類可燃物；チューブ類，注射筒，輸液バッグ，綿球，手袋など	耐貫性のある丈夫な密封容器または厚く丈夫なビニール袋を二重にしてもよい（識別色；橙色）
感染性液状泥状物	血液などの感染源となり得る体液	廃液などが漏洩しない密封容器（識別色；赤色）

在宅自己療法などでの廃棄物

処置

❶インスリン注射，在宅自己腹膜灌流（CAPD），ストーマ，自己導尿などでの廃棄物が該当する．

❷自治体（市町村）によって分別や回収方法が異なるので，患者の住居地の分別方法を確認する．

❸インスリンなど自己注射針はキャップを付けて（針ケースを装着して）回収容器に入れる．回収容器は専用のもの（東京都薬剤師会など）や，プラスチックや空き瓶など中身がみえる非貫通性容器を使用することを指定している．容器に回収後は医療機関や調剤薬局への持ち込みを指示しているところが多い．

❹CAPDバッグなどは，廃液を下水に流し，バッグをポリ袋に入れ，空気を出して液漏れの無いようにしっかりと口を縛る．バッグの素材にプラスチックなどのリサイクルマーク表示があってもリサイクルごみではな

第7章 ≪処置・器具≫

く，燃やすごみ（可燃ごみ）として出すようにしている自治体が多い．

❺使用後の紙おむつについては，家庭から排出されるものは一般廃棄物である（医療機関から排出されるものは，感染症法による感染症ごとに感染性廃棄物の該否が定められている）．毎日数枚の紙おむつがごみとなり，水分を吸収して重たくなっている．いわゆる老老介護などでは重量物の運搬がごみ出しを困難にする．在宅医療を継続していく上で，ごみ出し支援の必要性についても確認する必要がある．国交省などを中心に下水道へ紙おむつを廃棄できるよう検討がされているが，整備には時間を要しそうである．

（奥永　綾）

文 献
1) 日本医師会：在宅医療廃棄物の取り扱いガイド．2008．
2) 東京都環境局：在宅医療廃棄物の適正処理に関する検討会取りまとめ．2013．

✎memo

針刺し事故・血液曝露事故対応 (1)

ポイント

❶針刺し事故・血液曝露事故は予防が肝要，患者・家族，在宅医療，介護にかかわるスタッフに十分説明・教育し，感染予防策を徹底する．

❷針刺し事故・血液曝露事故が発生した場合には，迅速な対応が必要．あらかじめマニュアルなど手順を明確にし，対応医療機関との連携も整備し周知しておく．

❸事故の当事者（医療者などと患者の双方）の不安やプライバシーにも十分配慮した対応が必要．

予防・指導・対応準備

❶感染予防は患者を汚いものや危険なものとして差別するものではないことに配慮し，患者・家族にも感染予防について理解してもらう．

❷在宅医療・介護スタッフには針刺し・血液曝露事故の予防について十分説明し，標準予防策の必要性の理解と現場での実施の徹底をする．

　①在宅医療では，病院の検査室や処置室といった環境や道具の整った環境とは異なる現場で採血や点滴などの医療行為を行うことに留意し，それぞれの現場での処置時の体勢や手順，廃棄物の処理などを確認し場面に応じた工夫が必要である．

　②注射針や翼状針，留置針などは安全装置付きのものを平素から使用する．

　③小型の鋭利機材用の医療廃棄物のボックス（針捨てボックス）を携行し，針はその場でボックスに廃棄する．リキャップは針刺し事故の原因として多いので絶対に行わない．☞p. 732 医療廃棄物の処理

❸B型肝炎にはワクチン（不活化ワクチン）が存在する．医療従事者は感染のハイリスク群であり，HBs抗体が陰性（抗体価 10 mIU/mL 未満）の場合は医療現場へ出る前提として予防接種による抗体獲得を勧める．

第7章 ≪処置・器具≫

※アレルギーなど特別な理由のあるものを除く.
※1回接種で, HBs抗体が獲得できない場合は, 3回接種を行う. 3回接種法は, 1カ月間隔で2回その5～6カ月後に1回接種する.

❹針刺し・血液曝露事故の発生時に, どの医療機関で対応するのかをマニュアルに明記し, 迅速な対応ができるようにしておく.
※B型肝炎のワクチン・抗HBsグロブリンの投与, HIVの抗レトロウイルス薬の内服治療の適応がある場合に対応する医療機関と連携し, 事前に緊急対応をしてもらえるコンセンサスの形成をしておく.

❺針刺し・血液曝露事故にて感染の可能性のある疾患であるHBVおよびHCVのキャリア, HIV感染者が患者の場合には, 家族にリスクを説明し, 次のような指導を行う.
①カミソリの共用を避ける.
②外傷や吐血などの出血を素手で触らない.
③家族では既に感染している可能性もあるので, 在宅導入時に家族の感染の有無が不明な場合は医療機関の受診を勧める.

針刺し事故・血液曝露事故時の対応 ☞『当直医マニュアル』

❶まず, 速やかに針刺し・血液曝露を受けた部位を流水・石けんで洗い流す. 眼球・粘膜曝露は流水のみで洗浄.

❷在宅医の所属する医療機関または医療・介護スタッフの所属機関に連絡し, 労働災害としての扱いを開始.
血液曝露源となった患者および血液曝露を受けた者の双方のプライバシーに十分配慮して, 個人情報を管理する. 事故当日及び経過観察中も血液曝露を受けた者の不安などに対し, 精神的サポートも忘れない.

737

針刺し事故・血液曝露事故対応 (2)

❸血液曝露源となった患者の感染症の状況（HBs抗原，HCV抗体，HIV抗体）が不明な場合はすぐに事情を説明し，患者の血液検査を行う.

❹血液曝露源となった患者のHBs抗原，HCV抗体，HIV抗体が陽性の場合については，以下に個別の対応を記載する.

❺血液曝露を受けた者の事故時の感染症の状況（HBs抗原，HCV抗体，HIV抗体）の確認，以後の処置の必要に応じた肝腎機能，妊娠反応などの確認は事後の対応・観察を行う医療機関と連携して施行する.

感染症別の対応

上記の針刺し・血液曝露事故時の対応を行ったうえで，下記の対応が必要. 血液検査の結果が速やかに判明しない場合も，連携を開始する必要があることに留意.

（専門家＊とはICD（感染制御医師）などを示す）

＜Ｂ型肝炎＞

※血液曝露源となった患者がHBs抗原陽性の場合

❶血液曝露を受けたもののHBs抗体により以下の通り，緊急の対応を行う.

　①血液曝露を受けたものがワクチン未接種者の場合
　　・HBワクチンと抗HBsグロブリン（HBIG）の投与が必要.

　②血液曝露を受けたものがワクチン接種を受けている場合
　　(1) HBs抗体価：10 mIU/mL以上のとき
　　　・緊急処置不要.
　　(2) HBs抗体価：10 mIU/mL未満のとき
　　　・①と同様の緊急処置必要.
　　(3) HBs抗体価の検査結果が48時間以内に判明しないとき
　　　・①と同様の緊急処置をしてもよい.

第7章 ≪処置・器具≫

❷いずれも各施設の基準に従い専門家*による，1，2，3，6，12カ月後の経過観察が必要．

<C型肝炎>
※血液曝露源となった患者がHCV抗体陽性の場合

❶血液曝露を受けても，現状では有効な予防策はなく，各施設の基準に応じて，専門家*による経過観察．

❷在宅医より経過観察を行う専門家*に速やかに紹介．
（各施設の基準に従い専門家*による，1，2，3，6，12カ月後の経過観察が必要）．

<HIV感染症>
※血液曝露源となった患者がHIV抗体陽性の場合

❶他の感染症曝露事故にも増して，プライバシーの保護と，専門医による経過観察が必要．

❷曝露事故後，抗レトロウイルス薬の内服治療を行う場合，1回目の処方は直ちに（少なくとも2時間以内）に行うことが推奨される．

①在宅医では事前に連携を依頼しておいたエイズ拠点病院に速やかにアドバイスを仰ぐことが好ましい．

②血液曝露の感染源になった患者がHIV感染者またはAIDS患者として管理・治療を受けている担当医がいれば，情報提供など連携のため，速やかに連絡．

③針刺し事故での感染成立は約0.3％と低いが，多量曝露（特に粘膜や傷のある皮膚への曝露）では速やかな内服開始が推奨される．

④抗レトロウイルス薬の内服治療は副作用が強く十分な説明も必要で，専門医に直ちに紹介すべき．

⑤血液曝露を受けたものが，妊娠可能女性の場合は，妊娠反応の検査も必要となる．

⑥血液曝露を受けたものがHBVキャリアや腎機能障害（Ccr<50 mL/分）の場合は，抗レトロウイルス薬の内服治療を受けられない場合があることにも留意．

針刺し事故・血液曝露事故対応 (3)

病院紹介のタイミング

❶HBV または HCV のキャリア，HIV 感染者が患者で，家族の感染について検査がなされていないとき．

❷針刺し事故・血液曝露事故対応が発生し，緊急の処置などのための対応を依頼するとき．

（奥永　綾）

文　献

1) 日本感染環境学会：医療者のためのワクチンガイドライン第2版．2014．
2) 国立国際医療研究センター　エイズ治療・研究開発センター：血液・体液曝露事故（針刺し事故）発生時の対応
 http://www.acc.ncgm.go.jp/medics/infectionControl/pep.html

資料1　日常生活自立度

　介護保険制度の要介護認定では認定調査や主治医意見書で以下の指標が用いられており，コンピュータによる一次判定や介護認定審査会における審査判定の際の参考として利用されている（表1，2）.

表1　障害高齢者の日常生活自立度（寝たきり度）判定基準

生活自立	ランクJ	何らかの障害等を有するが，日常生活はほぼ自立しており独力で外出する 　1．交通機関等を利用して外出する 　2．隣近所なら外出する
準寝たきり	ランクA	屋内での生活はおおむね自立しているが，介助なしには外出しない 　1．介助により外出し，日中はほとんどベットから離れて生活する 　2．外出の頻度が少なく，日中も寝たり起きたりの生活をしている
寝たきり	ランクB	屋内での生活は何らかの介助を要し，日中もベット上での生活が主体であるが，座位を保つ 　1．車いすに移乗し，食事，排泄はベットから離れて行う 　2．介助により車いすに移乗する
	ランクC	1日中ベット上で過ごし，排泄，食事，着替において介助を要する 　1．自力で寝返りをうつ 　2．自力では寝返りもうたない

（平成3年11月18日　老健第102-2号　厚生省大臣官房老人保健福祉部長通知を改訂）

表 2　認知症高齢者の日常生活自立度判定基準

ランク	判断基準	見られる症状・行動の例	判断にあたっての留意事項
I	何らかの認知症を有するが，日常生活は家庭内及び社会的にほぼ自立している.		在宅生活が基本であり，一人暮らしも可能である．相談，指導等を実施することにより，症状の改善や進行の阻止を図る.
II	日常生活に支障を来すような症状・行動や意思疎通の困難さが多少見られても，誰かが注意していれば自立できる.		在宅生活が基本であるが，一人暮らしは困難な場合もあるので，日中の居宅サービスを利用することにより，在宅生活の支援と症状の改善及び進行の阻止を図る.
IIa	家庭外で上記IIの状態が見られる.	たびたび道に迷うとか，買物や事務，金銭管理などそれまでできたことにミスが目立つ等	
IIb	家庭内でも上記IIの状態が見られる.	服薬管理ができない，電話の応対や訪問者との対応など一人で留守番ができない等	
III	日常生活に支障を来すような症状・行動や意思疎通の困難さが見られ，介護を必要とする.		日常生活に支障を来すような症状や意思疎通の困難さがランクIIより重度となり，介護が必要となる状態である．「ときどき」とはどのくらいの頻度を指すかについては，症状・行動の種類等により異なるので一概には決められないが，一時も目を離せない状態ではない.
IIIa	日中を中心として上記IIIの状態が見られる.	着替え，食事，排便，排尿が上手にできない，時間がかかる. やたらに物を口に入れる，物を拾い集める，徘徊，失禁，大声・奇声をあげる，火の不始末，不潔行為，性的異常行為等	
IIIb	夜間を中心として上記IIIの状態が見られる.	ランクIIIaに同じ	在宅生活が基本であるが，一人暮らしは困難なので，夜間の利用も含めた居宅サービスを利用しこれらのサービスを組み合わせることによる在宅での対応を図る.

（次ページにつづく）

(表2つづき)

ランク	判断基準	見られる症状・行動の例	判断にあたっての留意事項
Ⅳ	日常生活に支障を来すような症状・行動や意思疎通の困難さが頻繁に見られ，常に介護を必要とする．	ランクⅢに同じ	常に目を離すことができない状態である．症状・行動はランクⅢと同じであるが，頻度の違いにより区分される．家族の介護力等の在宅基盤の強弱により居宅サービスを利用しながら在宅生活を続けるか，又は特別養護老人ホーム・老人保健施設等の施設サービスを利用するかを選択する．施設サービスを選択する場合には，施設の特徴を踏まえた選択を行う．
M	著しい精神症状や周辺症状あるいは重篤な身体疾患が見られ，専門医療を必要とする．	せん妄，妄想，興奮，自傷・他害等の精神症状や精神症状に起因する問題行動が継続する状態等	ランクⅠ～Ⅳと制定されていた高齢者が，精神病院や認知症専門棟を有する老人保健施設等での治療が必要となったり，重篤な身体疾患が見られ老人病院等での治療が必要となった状態である．専門医療機関を受診するよう勧める必要がある．

(平成18年4月3日　老発第0403003号　「「痴呆性老人の日常生活自立度判定基準」の活用について」の一部改正について)

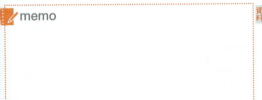

資料2　機能的自立度評価法（FIM）

レベル		介助者なし
	7. 完全自立（時間，安全性） 6. 修正自立（補助具使用）	介助者なし
	部分介助 　5. 監視 　4. 最小介助（患者自身で75%以上） 　3. 中等度介助（50%以上） 完全介助 　2. 最大介助（25%以上） 　1. 全介助（25%未満）	介助者あり

セルフケア		入院時	退院時	フォローアップ時
A. 食事	箸 スプーンなど			
B. 整容				
C. 入浴				
D. 更衣（上半身）				
E. 更衣（下半身）				
F. トイレ動作				
排泄コントロール				
G. 排尿				
H. 排便				
移乗				
I. ベッド				
J. トイレ				
K. 風呂，シャワー	風呂 シャワー			
移動				
L. 歩行，車いす	歩行 車いす			
M. 階段				
コミュニケーション				
N. 理解	聴覚 視覚			
O. 表出	音声 非音声			
社会的認知				
P. 社会的交流				
Q. 問題解決				
R. 記憶				
合計				

注意：空欄は残さないこと．リスクのために検査不能の場合はレベル1とする．

＊遂行に必要となる介助量により7段階に評点づけを行う．総点は完全自立で126点の満点，全介助では最低点の18点．

(Research Foundation of the State University of New York, 1990 より)

資料3　Barthel Index

設問	質問内容	回答
1	**食事** ・自立，自助具などの装着可，標準的時間内に食べ終える ・部分介助（たとえば，おかずを切って細かくしてもらう） ・全介助	10 5 0
2	**車椅子からベッドへの移動** ・自立，ブレーキ，フットレストの操作も含む（歩行自立も含む） ・軽度の部分介助または監視を要する ・座ることは可能であるがほぼ全介助 ・全介助または不可能	15 10 5 0
3	**整容** ・自立（洗面，整髪，歯磨き，ひげ剃り） ・部分介助または不可能	5 0
4	**トイレ動作** ・自立，衣服の操作，後始末を含む，ポータブル便器などを使用している場合はその洗浄も含む ・部分介助，体を支える，衣服，後始末に介助を要する ・全介助または不可能	10 5 0
5	**入浴** ・自立 ・部分介助または不可能	5 0
6	**歩行** ・45m以上の歩行，補装具（車椅子，歩行器を除く）の使用の有無は問わない ・45m以上の介助歩行，歩行器の使用を含む ・歩行不能の場合，車椅子にて45m以上の操作可能 ・上記以外	15 10 5 0
7	**階段昇降** ・自立，手すりなどの使用の有無は問わない ・介助または監視を要する ・不能	10 5 0
8	**着替え** ・自立，靴，ファスナー，装具の着脱を含む ・部分介助，標準的時間内，半分以上は自分で行える ・上記以外	10 5 0
9	**排便コントロール** ・失禁なし，浣腸，坐薬の取り扱いも可能 ・ときに失禁あり，浣腸，坐薬の取り扱いに介助を要する者も含む ・上記以外	10 5 0
10	**排尿コントロール** ・失禁なし，収尿器の取り扱いも可能 ・ときに失禁あり，収尿器の取り扱いに介助を要する者も含む ・上記以外	10 5 0
	合計得点	/100

※代表的なADL評価法である．100点満点だからといって独居可能というわけではない．

※BIが60点以上であれば介助量は少なくなり，40点以下であればかなりの介助を必要とし，20点以下では全介助となる．

(鳥羽研二監修：高齢者総合的機能評価ガイドライン．厚生科学研究所，2003．など)

資料4 長谷川式簡易知能評価スケール改訂版（HDS-R）

1	お歳はいくつですか？（2年までの誤差は正解）		0	1
2	今日は何年の何月何日ですか？　何曜日ですか？	年	0	1
	（年月日，曜日が正解でそれぞれ1点ずつ）	月	0	1
		日	0	1
		曜日	0	1
3	私たちがいまいるところはどこですか？	0	1	2
	（自発的にでれば2点，5秒おいて家ですか？　病院ですか？　施設ですか？　のなかから正しい選択をすれば1点）			
4	これから言う3つの言葉を言ってみてください．あとでまた聞きますのでよく覚えておいてください．		0	1
	（以下の系列のいずれか1つで，採用した系列に○印をつけておく）		0	1
	1：a）桜　b）猫　c）電車　2：a）梅　b）犬　c）自動車		0	1
5	100から7を順番に引いてください．（100−7は？，それからまた7を引くと？と質問する．最初の答えが不正解の場合，打ち切る）	（93）	0	1
		（86）	0	1
6	私がこれから言う数字を逆から言ってください．（6-8-2，3-5-2-9を逆に言ってもらう，3桁逆唱に失敗したら，打ち切る）	2-8-6	0	1
		9-2-5-3	0	1
7	先ほど覚えてもらった言葉をもう一度言ってみてください．（自発的に回答があれば各2点，もし回答がない場合以下のヒントを与え正解であれば1点）a）植物　b）動物　c）乗り物	a：0 1 2		
		b：0 1 2		
		c：0 1 2		
8	これから5つの品物を見せます．それを隠しますのでなにがあったか言ってください．（時計，鍵，タバコ，ペン，硬貨など必ず相互に無関係なもの）		0 1 2	
			3 4 5	
9	知っている野菜の名前をできるだけ多く言ってください．（答えた野菜の名前を右欄に記入する．途中で詰まり，約10秒間待ってもでない場合はそこで打ち切る）0～5=0点，6=1点，7=2点，8=3点，9=4点，10=5点		0 1 2	
			3 4 5	

	合計得点	

合計点（30点満点）で以下のように評価する．20点以下を認知症，21点以上を非認知症とした場合に最も弁別性が高いが，重症度分類は行われていないが，各種症状別平均得点は以下のとおり（各群間に有意差あり）．

非痴呆	24.27±3.91点	やや高度	10.73±5.40点
軽　度	19.10±5.04点	非常に高度	4.04±2.62点
中等度	15.43±3.63点		

※このスケールは，あくまで補助的な診断法で，これだけで直ちに認知症と診断することはできない．

（加藤伸司ほか：老年精神医学雑誌，2：1339，1991）

| 資料5 | ミニメンタルステート検査（MMSE）Mini-Mental State Examination |

質問内容	回答	得点
1（5点） 今年は何年ですか. いまの季節は何ですか. 今日は何曜日ですか. 今日は何月何日ですか.	年 曜日 月 日	
2（5点） ここはなに県ですか. ここはなに市ですか. ここはなに病院ですか. ここは何階ですか. ここはなに地方ですか.（例：関東地方）	県 市 階	
3（3点） 物品名3個（相互に無関係） 検者は物の名前を1秒間に1個ずつ言う. その後, 被験者に繰り返させる. 正答1個につき1点を与える. 3個すべて言うまで 繰り返す（6回まで）. 何回繰り返したかを記せ___回		
4（5点） 100から順に7を引く（5回まで）. あるいは「フジ ノヤマ」を逆唱させる.		
5（3点） 3で提示した物品名を再度復唱させる.		
6（2点） （時計を見せながら）これは何ですか. （鉛筆を見せながら）これは何ですか.		
7（1点） 次の文章を繰り返す. 「みんなで, 力を合わせて綱を引きます」		
8（3点） （3段階の命令） 「右手にこの紙を持ってください」 「それを半分に折りたたんでください」 「机の上に置いてください」		
9（1点） （次の文章を読んで, その指示に従ってください.） 「目を閉じなさい」		
10（1点） （なにか文章を書いてください）		
11（1点） （次の図形を書いてください）		
	得点合計	

カットオフ　ポイント：23点以下（感度87％, 特異性82％, Anthony JC,1982）
重症度のめやす：21点以上　軽度, 20〜11点　中等度, 10点以下　重度の認知症
（日本語版　北村俊則：高齢者のための知的機能検査の手引き. 1991より）

資料

資料6　皮膚外用薬のまとめ

保湿剤

皮膚の表面に脂の膜を作って水分を閉じ込めるタイプと水と結合して肌の潤いを保つタイプがある.

- ・1日2〜3回塗る.
- ・保湿剤による接触性皮膚炎に注意.
- ・肌が乾燥しているときに塗っても,皮膚に含まれる水分が少ないため効果が不十分になる.
- ・入浴後や手を洗った後などに塗ると保湿成分が染み込みやすい.
- ・入浴後は皮脂膜が取れて水分が逃げやすいので,入浴後10分以内に塗るほうがよい.
- ・乾燥した部位に霧吹きで水を吹きかけてから塗るのも効果的である.

❶白色ワセリン
- ・脂の膜を作って皮膚から水分が逃げないように密封する作用あり.
- ・塗っているうちに体の中から皮膚に水分が補給され保湿される.

皮膚保湿薬：白色ワセリン

プロペト　1日数回　塗

❷ヘパリン類似物質
- ・水分と結合し水分を逃がさないようにして保湿する.

血行促進, 皮膚保湿薬：ヘパリン類似物質

ヒルドイドソフト軟膏　0.3%　1日数回　塗

❸尿素軟膏
- ・水分を保持する作用.
- ・乾燥が強かったり,傷がある場合はヒリヒリすることがある.

角化症，乾癬治療薬：尿素

ウレパールクリーム 10%　1日2〜3回　塗

❹亜鉛華軟膏
・他の薬剤を塗った上に重ね塗りすることもある．

皮膚潰瘍治療薬：亜鉛華軟膏

サトウザルベ軟膏 10%　1日数回　塗

掻痒感を伴う場合

NSAIDs 外用やステロイド外用（**表1，2**）の塗布や抗ヒスタミン薬や抗アレルギー薬などの内服を検討する．

❶軟膏
・皮膚を保護する作用が強く，刺激性が少ない．
・ベタベタして保湿作用があるが，洗い落としにくい（水をはじきやすい）．
・皮膚を軟らかくする作用あり．
・病巣を覆って保護する作用あり．
・肉芽形成作用あり．
・主成分の吸収が悪く，分泌物の吸収が悪い．

❷クリーム
・ベタつきがなく，薬が皮膚の奥まで浸透しやすい．
・傷に塗ると刺激になりやすい．
・皮膚がカサカサ乾燥しているところ．
・汗が多く出る部分．

❸ローション
・アルコールが含まれていることもあるのでアレルギーに注意する．
・薬が皮膚の奥まで浸透しやすい．
・毛の生えている頭部などに塗る．
・保湿作用が弱い．

表 1　外用薬の種類

	粘度	基剤
軟膏	高	油脂性→ベタベタする 乳化性→クリームより皮膚の保護作用が大きい
クリーム	中	乳化剤により半固形状に油と水分が混ざったもの
ローション	低	液体（水やアルコールなど）

※ステロイド：あまり擦り込まずに薄く塗る．薬剤の強弱に注意する．
※軟膏：少しテカテカする程度，ティッシュペーパーが付着する程度．
※クリーム：白い色が消える程度．

表 2　ステロイドの分類

	商品名
weak	コルテス，プレドニゾロン
medium	ロコイド，アルメタ，キンダベート
strong	リンデロンV，ボアラ，フルコート
very strong	アンテベート，リンデロンDP，マイザー，フルメタ，トプシム，ネリゾナ
strongest	デルモベート

❹ステロイドに関して
　・手持ちのステロイドを安易に塗らないように指導．
　・very strong や strongest の顔への使用はできるだけ控える．
　・ステロイドの吸収率が良い顔，頭皮，腋窩，陰嚢への塗布は十分に注意する．

❺塗布の際の注意事項

・患部の汚れ（汗，ほこり，垢など）を取り除いてから塗る．
・皮膚のシワの方向に沿って皮膚の流れの方向に塗る．
・擦り込まず，指の腹や掌で薄くのばすように塗る．
・チューブから5 mm 程度出すと，直径5 cm 程度の円の範囲を塗ることができる．
・1FTU（1Finger Tip Unit）：成人の第2指（示指）の先端からDIP 関節（末節部）までの長さに絞り出した量（1FTU＝約0.5 g，全身に換算すると25 g 程度が必要）．
・1FTU の軟膏を成人の掌2枚分の面積に塗る．

（高木　暢）

文　献
1）清水　宏：あたらしい皮膚科学. 中山書店，2011.
2）日本在宅医学会：在宅医学. メディカルレビュー社，2008.

memo

> **資料7** **在宅で使えるドレッシング材**

※「褥瘡」の項でも述べたように，本書では在宅で簡易に行うことができる O_PWT に準じて記載しているが，創傷治療に不慣れな場合は専門医や WOC ナースに相談することが望ましい． ☞p.546 褥瘡

創傷被覆材

❶ ポリウレタンフィルム（パーミロール®，テガダーム® など）
  ・薄いプラスチックフィルム
  ・褥創では滅菌の必要はない（CV カテーテル挿入部などとは異なる）ので未滅菌でも可.
  ・Ⅰ度の褥創にはフィルムを貼るだけでも対応可能.

❷ ハイドロコロイド（デュオアクティブ®，テガソーブ® など）
  ・最も一般的に使用されている.
  ・ゲルが溶けると独特の臭気が生じる.
  ・貼付中は創面の観察評価が困難.
  ・滲出液が多すぎると吸収しきれず，かえって，創部に圧をかけて褥創を悪化させることもある.

❸ アルギン酸ドレッシング（カルトスタット®，ソーブサン® など）
  ・海藻（昆布）から作られた.
  ・滲出液吸収作用と止血，感染抑制作用がある.
  ・綿状で二次ドレッシングが必要.

❹ ポリウレタンフォーム（ハイドロサイト® など）
  ・高い吸水性と3層構造により，創部への残渣がなく，外部からの感染，汚染を予防し，適度な湿潤環境を維持できる.
  ・クッション性も高い.
  ・自ら溶解することはない.

❺ ハイドロポリマー（ティエール® など）
  ・吸水力が強い.

・ポリマーパッドを固着するための粘着部はかぶれが少ない.

❻ 穴あきポリおむつ

　　市販の穴あきポリエチレン袋（台所の三角コーナーのごみ袋）に尿取りパットやおむつを適当な大きさに切って入れて，自作する．コストは安い．似たような原理の既製品も販売されている．

外用剤

❶ 壊死物質の軟化・除去に用いる

蛋白分解酵素薬：ブロメライン

ブロメライン軟膏　５万単位/g　１日１回　塗

抗菌性物質製剤：硫酸フラジオマイシン

フラセチン・T・パウダー　１日数回　散布

❷ 滲出液のコントロール目的

　　小さなポリマー粒子が水分を吸収することによって滲出液をコントロールし，適度な湿潤状態を保つ．

吸水性テキストランポリマー

デブリサンペースト　１日１回　塗

皮膚潰瘍治療薬：ヨウ素

カデックス軟膏0.9%　１日１回　塗

　　※カデックスはヨウ素を含有しており，殺菌力ももつ．

❸ 感染抑制目的

皮膚潰瘍治療薬：スルファジアジン銀

ゲーベンクリーム1%　１日１回　塗

　　※耐性菌が生じにくく，真菌にも効果があり，水分含有量がやや高いので乾燥した創に向く.

資料

753

皮膚潰瘍治療薬：白糖・ポビドンヨード配合

ユーパスタ軟膏　1日1〜2回　塗

　　※感染時，または感染が心配なときに使用する．べたつ
　　　きやすく，体温で容易に溶けるので，薄いガーゼに十
　　　分な量を載せて創に貼り付けたあと，ポリウレタン
　　　フィルムで二次ドレッシングを行う．

❹上皮・肉芽形成促進薬
　　肉芽が出現する時期に使用し，肉芽形成促進，上皮
化誘導する．

皮膚潰瘍治療薬：トラフェルミン

フィブラストスプレー　1日1回　噴霧

　　※潰瘍最大径が6cm以内の場合，潰瘍面から5cm離し
　　　て5噴霧，6cm以上の場合は同様操作をくり返す．

皮膚潰瘍治療薬：ブクラデシンナトリウム

アクトシン軟膏3%　1日1〜2回　塗

皮膚潰瘍治療薬：アルプロスタジルアルファデクス

プロスタンディン軟膏0.003%　1日2回　塗

（髙木　暢）

✎ **memo**

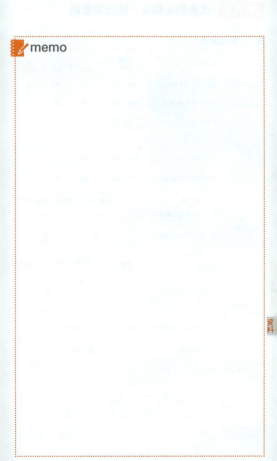

資料8　代表的な輸液・経腸栄養剤

表 1　輸液製品

製品名		液量 (mL)	Na⁺	K⁺	Mg²⁺
PPN 製剤	ビーフリード輸液	500, 1000	35	20	5
高濃度糖加維持液	ソルデム 3AG 輸液	200, 500	35	20	
細胞外液補充液	大塚生食注	20, 50, 100, 250, 500, 1000	154	—	—
	ラクテック注	250, 500, 1000	130	4	—
	ヴィーンF 注	500, 1000	130	4	—
	ソルラクトD 輸液	250, 500	131	4	—

製品名		液量 (mL)	精製ダイズ油 g/容器
脂肪乳剤	イントラリポス輸液 10%	250	25
	イントラリポス輸液 20%	50	10
		100	20
		250	50

製品名		液量 (mL)	電解質の mEq/L			糖質 g/L
			Na⁺	Cl⁻	Ace⁻	
アミノ酸製剤	アミパレン輸液	200, 300, 400	約 2	—	約 120	
	ネオアミユー輸液	200	約 2	—	約 47	
	アミノレバン点滴静注	200, 500	約 14	約 94		

製品名		液量 (mL)			
高カロリー輸液用微量元素製剤	エレメンミック注	2		Fe	
				35	

製品名		チアミン塩化物塩酸塩 (B₁:チアミンとして) (mg)	リボフラビン酸酸エステル Na (B₂:リボフラビンとして) (mg)	ピリドキシン塩酸塩 (B₆:ピリドキシンとして) (mg)	シアノコバラミン (ビタミン B₁₂) (mg)	ニコチン酸アミド (mg)	葉酸 (mg)
高カロリー輸液用総合ビタミン剤	オーツカMV注 (大塚)	3.9 (3.1)	4.6 (3.6)	4.9 (4)	0.005	40	0.4

※TPN 高カロリー輸液；説明は**表 2**，電解質輸液；説明は**表 3**

電解質 の mEq/L						糖質 g/L	熱量 kcal/L	pH	浸透圧比
Ca²⁺	Cl⁻	Lac⁻	Ace⁻	HCO₃⁻	Cit³⁻				

Ca²⁺	Cl⁻	Lac⁻	Ace⁻	HCO₃⁻	Cit³⁻	糖質 g/L	熱量 kcal/L	pH	浸透圧比
5	35	20	16	—	6	G75	420	約6.7	約3
—	35	20	—	—	—	G75	300	5.0〜6.5	約2
—	154	—	—	—	—	—	—	4.5〜8.0	1
3	109	28	—	—	—	—	—	約6.7	約0.9
3	109	—	28	—	—	—	—	6.5〜7.5	約1
3	110	28	—	—	—	G50	200	4.5〜7.0	約2

精製卵黄レシチンg/容器	濃グリセリン g/容器	熱量 kcal/容器	pH	浸透圧比
3	5.5	約275	6.5〜8.5	約1
0.6 1.2 3	1.1 2.2 5.5	約100 約200 約500		

総遊離アミノ酸 g/L	窒素量 g/L	E/N 比	BCAA含量 W/W%	熱量 kcal/L	pH	浸透圧比
100	15.7	1.44	30.0	400	約6.9	約3
59	8.1	3.21	42	236	6.6〜7.6	約2
79.86	12.2	37.05 (Fischer比)	35.5	319	約5.9	約3

組成 (μmol)				pH	浸透圧比
Mn	Zn	Cu	I		
1	60	5	1	4.5〜6.0	約0.5

ビオチン (mg)	アスコルビン酸 (ビタミンC) (mg)	パンテノール(パントテン酸として) (mg)	ビタミンA (I.U.)	コレカルシフェロール (ビタミンD₃) (I.U.)	トコフェロール酢酸エステル(ビタミンE) (mg)	フィトナジオン (ビタミンK₁) (mg)
0.06	100	14 (15)	3300	200	10	2

資料

表 2 TPN 高カロリー輸液

製品名		液量 (mL)	電解質の mEq/L						
			Na⁺	K⁺	Mg²⁺	Ca²⁺	Cl⁻	SO₄²⁻	Lac⁻
高カロリー輸液用 糖・電解質・アミノ酸・総合ビタミン液	フルカリック 1号輸液	903	50	30	10	8.5	49		30
		1806	100	60	20	17	98		60
	フルカリック 2号輸液	1003	50	30	10	8.5	49		30
		2006	100	60	20	17	98		60
	フルカリック 3号輸液	1103	50	30	10	8.5	49		30
高カロリー輸液用 アミノ酸・糖・電解質液	ピーエヌツイン 1号輸液	1000	50	30	6	8	50	6	—
	ピーエヌツイン 2号輸液	1000	50	30	6	8	50	6	—
	ピーエヌツイン 3号輸液	1200	51	30	6	8	50	6	—
高カロリー輸液用 糖・電解質液	ハイカリック RF輸液	250	12.5	—	1.5	1.5	7.5		7.5
		500	25	—	3	3	15		15
		1000	50	—	6	6	30		30
高カロリー輸液用 糖・電解質・アミノ酸・総合ビタミン・微量元素液	エルネオパ1号 輸液	1000	50	22	4	4	50	4	12
		1500	75	33	6	6	75	6	18
		2000	100	44	8	8	100	8	23
	エルネオパ2号 輸液	1000	50	27	5	5	50	5	15
		1500	75	41	7.5	7.6	75	8	22
		2000	101	54	10	10	100	10	29

表 3 電解質輸液

製品名		液量 (mL)	電解質の		
			Na⁺	K⁺	Mg²⁺
開始液（1号液）	ソルデム1輸液	200 500	90	—	—
維持液（3号液）	ソルデム3A輸液	200 500 1000	35	20	—

Ace⁻	コハク酸	Glu⁻	mmol/袋 P	µmol/袋 Zn	糖質 g/L	遊離アミノ酸 g/酸	非蛋白熱量/窒素	熱量 kcal/L	pH	浸透圧比
11.9	—	8.5	250 mg	20	G120	20	154	560	4.5~5.5	約4
23.8	—	17	500 mg	40	G240	40	154	1120		
11.9	—	8.5	250 mg	20	G175	30	150	820	4.8~5.8	約5
23.8	—	17	500 mg	40	G350	60	150	1640		
11.9	—	8.5	250 mg	20	G250	40	160	1160	4.9~5.9	約6
34	—	8	8	20	G120	20	158	560	約5	約4
40	—	8	8	20	G180	30	158	840	約5	約5
46	—	8	8	20	G250.4	40	164	1160	約5	約7
—	—	1.5	—	5	G125	—	—	500	4.0~5.0	約11
—	—	3	—	10	G250	—	—	1000		
—	—	6	—	20	G500	—	—	2000		
41	8	—	5	—	G120	20	153	560	約5.1	約4
61	12	—	7.6	—	G180	30	153	840		
82	16	—	10	—	G240	40	153	1120		
50	13	—	6	—	G175	30	149	820	約5.3	約5
75	20	—	9	—	G262.5	45	149	1230		
100	26	—	12	—	G350	60	149	1640		

mEq/L Ca²⁺	Cl⁻	Lac⁻	Ace⁻	糖質 g/L	熱量 kcal/L	pH	浸透圧比
—	70	20	—	G26	104	4.5~7.0	約1
—	35	20	—	G43	172	5.0~6.5	約1

表 4 主な経腸栄養剤

区分	1.0 kcal/mL：液体食品		成分栄養剤
	半消化態流動食		
食物繊維の有無	食物繊維含有	食物繊維非含有	食物繊維非含有
製品名	メイバランス 1.0	CZ-Hi	エレンタール
販売会社	明治乳業	クリニコ	味の素ファルマ
蛋白質（kcal）	16	20	17.6
脂質（kcal）	25.2	20	1.5
炭水化物（kcal）	58.5	60	84.4
蛋白質量（g）	4	5.0	4.4
脂質量（g）	2.8	2.2	0.17
炭水化物量（g）	15.5	16.7	21.1

			半消化態流動食		成分栄養剤
ビタミン	A（IU）		182	227	216
	D（IU）		20	20	16
	B_1（mg）		0.15	0.16	0.06
	B_2（mg）		0.2	0.18	0.07
	B_6（mg）		0.3	0.3	0.09
	ナイアシン（mgNE）		2.4	3.2	0.74 mg
	パントテン酸（mg）		0.6	1.0	0.37
	葉酸（mg）		0.05	0.03	0.01
	B12（μg）		0.6	0.3	0.23
	C（mg）		16	10	2.6
	K（μg）		3.1	8	3.0
	E（mgα-TE）		3	1.2	1.0
	ビオチン（μg）		0.23	5	13
ミネラル	Na（mg）ナトリウム		110	90	86.7
	Cl（mg）塩素		140	130	172.3
	K（mg）カリウム		100	150	72.5
	S（mg）硫黄		—	—	—
	Mg（mg）マグネシウム		20	38	13.3
	Ca（mg）カルシウム		60	75	52.5
	P（mg）リン		60	75	40.5
	Fe（mg）鉄		1	1.1	0.6
	I（μg）ヨウ素		15	15	5.1
	Mn（μg）マンガン		200	180	100
	Cu（μg）銅		80	100	66.7
	Zn（mg）亜鉛		0.8	1.1	0.6
	Se（μg）セレン		3.5	4	—
	Cr（μg）		3	4	—
	Mo（μg）		2.5	15	—
NaC に換算（g）			0.28	0.23	0.22
食物繊維（g）			1.0	2.0	—
乳糖			—	—	—
浸透圧（mOsm/L）			380	300	760
1パック 容量（g）			200・1000	200・1000	80
熱量（kcal）			200・1000	200・1000	300

760

医薬品製剤				半固形化栄養剤：1.5 kcal/mL
消化態栄養剤	半消化態栄養剤			
食物繊維非含有	食物繊維非含有			食物繊維含有
ツインライン	エンシュア・リキッド	エンシュア・H	ラコール	テルミールPGソフト
大塚製薬工場/大塚製薬	アボット ジャパン	アボット ジャパン	大塚製薬工場/大塚製薬	テルモ
16	14	14	18	16
25	31.5	31.5	20	19.8
59	54.5	54.5	62	64.2
4.05	3.5	3.5	4.38	4
2.78	3.5	3.5	2.23	2.2
14.68	13.7	13.7	15.62	16.1
207	228	228	207	258
13.6	20	20	13.6	20
0.2	0.15	0.15	0.38	0.39
0.22	0.17	0.17	0.25	0.21
0.25	0.2	0.2	0.38	0.5
2.48	2	2	2.5	2.1 mg
0.94	0.5	0.5	0.96	0.9
0.03	0.02	0.02	0.04	0.05
0.32	0.6	0.6	0.32	1.5
22.5	15.2	15.2	28.1	15
63	7	7	62.5	7.5
0.67	3	3	0.65	0.9
3.9	15.2	15.2	3.86	—
69	80	80	73.8	136
107	136	136	117	150
118	148	148	138	129
—	—	—	—	50
14	20	20	19.3	35
44	52	52	44	60
53	52	52	44	75
0.63	0.9	0.9	0.63	1
—	—	—	—	15
160	200	200	133	400
23	100	100	125	100
0.95	1.5	1.5	0.64	1
1.2	—	—	2.5	6
0.9	—	—	0.3	6
1.4	—	—	3.6	6
0.18	0.20	0.20	0.19	0.35
—	—	—	—	0.4
—	—	—	—	—
470~510	330	540	330~360	—
200+200	250・500	250	200・400	200・267
400	250・500	375	200・400	300・400

資料9　腎不全，透析患者に対する薬物投与

分類	商品名	CCr 10〜50 mL/分	CCr 10 mL/分以下	透析患者
鎮痛薬	トラムセット	1日2錠まで		
	ロキソニン	禁忌		通常量
	カロナール	頓用ならほぼ通常量		
感冒用薬	PL顆粒	通常量		
神経痛治療薬	リリカ	25〜150 mg/日	25〜75 mg/日	25〜75 mg/透析後
高尿酸血症治療薬	アロプリノール	50〜100 mg/日	50 mg/日	100 mg/透析後
	フェブリク	通常量	10〜20 mg/日	
抗不安薬	セルシン	通常量		
	デパス	通常量		
	アタラックスP	通常量		
抗てんかん薬	リスパダール錠	1 mg〜6 mg/日 分2		
	テグレトール	通常量		
	リボトリール	通常量		
	デパケン	通常量		
	アレビアチン	通常量		
抗パーキンソン病薬	ネオドパゾール	通常量		
自律神経用薬	ウブレチド	2.5〜10 mg/日	2.5〜5 mg/日	
	ブスコパン	通常量		
アルツハイマー認知症治療薬	アリセプト	通常量		
強心剤	ジゴキシン	0.125 mg/日	0.125 mg/48時間	0.125 mg/透析後
β遮断薬	テノーミン錠	CCr 30 mL/分以下で投与間隔延長		25 mg/透析後
	メインテート	60〜70%に減量	30〜50%に減量	
	アーチスト	通常量		
Ca遮断薬	アムロジン	通常量		
	ワソラン	通常量		
ACE阻害薬	レニベース	5 mg/日	2.5 mg/日	2.5 mg/透析後
ARB	ミカルディス	通常量		
利尿薬	アルダクトンA	慎重投与（高K血症時禁忌）		無尿なら禁忌
	フルイトラン	通常量		無尿なら禁忌
	ラシックス	通常量		無尿なら禁忌
	サムスカ	通常量		無尿なら禁忌
抗不整脈薬	リスモダンカプセル	150〜200 mg/日	100 mg/日	
	メキシチール	通常量	2/3に減量	
	サンリズムカプセル	25〜50 mg/日 分2	25〜50 mg/48時間	
	アンカロン	通常量		
脂質異常症治療薬	ベザトールSR	禁忌		
	メバロチン	通常量		
抗アレルギー薬	アレグラ	60〜120 mg/日	60 mg/日 分2	
鎮咳薬	リン酸ジヒドロコデイン	50〜75%に減量	50%に減量	
	アスベリン	通常量		

（次頁へつづく）

分類	商品名	CCr 10〜50 mL/分	CCr 10 mL/分以下	透析患者
消化器用薬	アシノン	150 mg/日	75 mg/日	
	プロテカジン	通常量	通常量	5〜10 mg
	タケプロン	通常量		
	マーロックス	慎重投与		禁忌
	アルサルミン	慎重投与		禁忌
血糖降下薬	メトグルコ		禁忌	
	ジャヌビア	25〜50 mg/日	12.5〜25 mg/日	
	アマリール		禁忌	
	ベイスン	通常量		
骨粗鬆症治療薬	アルファロール	通常量（高 Ca 血症に注意）		
	ボナロン	通常量		禁忌扱い
ステロイド	プレドニン	通常量		
止血薬	トランサミン	初回 1,000 mg 250〜500 mg/日	初回 1,000 mg 250〜500 mg/週 3 回	
抗血小板薬	バイアスピリン	通常量		
	プラビックス	通常量		
	プレタール	通常量		
抗凝固薬	プラザキサ	Ccr 30〜50 mL/分では 110 mg×2	Ccr 30 mL/分以下	
		では 禁忌		
	イグザレルト	Ccr 15〜50 mL/分では 10 mg Ccr 15 mL/分以下は 禁忌		
麻薬	塩酸モルヒネ	75％に減量	50％に減量	

■主な抗菌薬・抗ウイルス薬の腎不全時の投与量（内服薬）

※添付文書に示された用法・用量と異なる場合がある．

商品名	腎不全時の投与量			血液透析時の調節
	Ccr>50	50〜10	<10	
オーグメンチン	健常腎と同様	AMPC として 250〜500 mg/回 12 時間ごと	AMPC として 250〜500 mg/回 24 時間ごと	Ccr<10 同様
ケフレックス	250 mg/回 8 時間ごと	250 mg/回 12 時間ごと	250 mg/回 8〜24 時間ごと	250 mg/回 24 時間ごと 透析後
クラビット	健常腎と同様	CCr 20〜49 750 mg/回 48 時間ごと	CCr<20 750 mg 1 回，その 後 500 mg/回を 48 時間ごと	CCr<20 と同様
ジスロマック	健常腎と同様	健常腎と同様	健常腎と同様	不要
バンコマイシン散	健常腎と同様	健常腎と同様	健常腎と同様	不要
バクタ配合錠 1 錠（S:400 mg, T:80 mg）	健常腎と同様	1〜2 錠/回 12 時間ごと	推奨されない （2 錠/回 24 時間ごと）	推奨されない （2 錠/回 24 時間ごと）
タミフル	健常腎と同様	30〜50；健常腎と 同様，10〜30；75 mg/回 24 時間ごと	不詳 （データなし）	透析をしない 日に 75 mg を 1 回のみ
バルトレックス	健常腎と同様	1 g/回 12〜24 時間ごと	0.5 g/回 24 時間ごと	透析後投与

資料10　介護関連施設一覧

表1　介護関連施設一覧

	（参考）①一般病床	②医療療養病床	③介護療養病床	④介護老人保健施設（老健）	⑤介護老人福祉施設（特別養護老人ホーム）	⑥サービス付き高齢者向け住宅
対象者・基本的性格・概要	病床の内、主として急性期の疾病を有し療養を必要とする者を入院させるもの	病床の内、長期療養を必要とする患者を入院させるもの	病床の内、長期療養を必要とする要介護者に対し、医学的管理の下における介護、必要な医療を提供するもの 入院する要介護者に対し、療養上の管理、看護、医学的管理の下における介護及びその他の必要な医療を行う。 原則65歳以上の要介護者1以上の者。	要介護者に対し、在宅復帰を目指す施設 要介護者に対し、施設サービス計画に基づいて、看護、医学的管理の下における介護及び機能訓練その他の必要な医療並びに日常生活上の世話を行う。 原則要介護3以上。病院と一般住宅との中間的な施設で、リハビリが役割で、リハビリテーション機能の充実。 原則利用は3〜6ヶ月。入所中は、医療保険の適応を受けられない。処方薬などの医療行為は、介護報酬に含まれる。（医療行為や投薬に制限が出てくる。）	要介護者のための生活施設 65歳以上で、身体または精神上の著しい障害のために常時の介護が必要で、居宅介護が困難な者。 原則要介護3以上。終身利用可。特定疾病に罹患している40〜64歳の者。多床室やユニット型個室、ユニット型準個室、個室などがある。 公的な運営のため、低価格。要介護・週2回の入浴・排泄介助・リハビリ等の手厚いサービス。収入に応じた負担軽減制度。	高齢者のための住まい。状況把握サービス、生活相談サービスを提供。次のいずれかに該当する単身・夫婦世帯。・60歳以上の者・要介護／要支援認定を受けている60歳未満の者。 日中は看護師か介護福祉士など指定の資格を有するスタッフが常駐。安否確認・生活相談サービスが義務付けられている。バリアフリー。各居室に共有スペースがある。 契約は建物賃貸借。居宅で自立して生活する要介護度の低い高齢者の住まい。

	医療法	医療法・介護保険法	介護保険法	老人福祉法	高齢者住まい法
	入所・ショートステイ・デイケアとして利用できる。	介護ケアに重点。医師や看護師の配置基準は少なく、医療行為の必要な人は入所不可のこともある。			生活の自由度は高いが、その分、介護の必要時には外部サービスを使う。また、提供はサービスや併設サービスは施設ごとに異なるため、費用も大きく異なることが多い。
設置根拠	医療法	医療法 介護保険法	介護保険法	老人福祉法	高齢者住まい法
介護保険法上の類型	―	介護療養型医療施設注)	介護老人保健施設	介護老人福祉施設	なし 外部サービスを活用
主な設置主体		地方公共団体 医療法人	地方公共団体 医療法人	地方公共団体 社会福祉法人	限定なし 主に営利法人
訪問診療/往診の可否	―／―	―／―	否／可 ショートステイ含む（併設医療機関以外）	可＊／可（＊末期後、死亡から遡って30日以内の患者に限る）	可／可
施設基準（医師）	16：1	48：1	100：1（常勤1名以上）	健康管理及び療養上の指導のための医師の必要数（非常勤可）	
施設基準（看護職員）	3：1	6：1	3：1（うち看護職員を2/7程度を標準）リハビリ職員 100：1	3：1	
施設基準（介護職員）	4：1	6：1			各ケアプランに応じた外部または併設サービス

（表1 つづき）

	⑦有料老人ホーム（主に介護付）	⑧養護老人ホーム	⑨軽費老人ホーム（ケアハウス）	⑩認知症高齢者グループホーム	⑪小規模多機能型居宅介護
対象者・基本的性格	高齢者のための住居	65歳以上の環境的・経済的に困窮した高齢者	低所得高齢者のための住居	認知症高齢者のための共同生活住居	通いを中心として要介護の状態や希望に応じて随時、訪問や宿泊を組み合わせて提供する。
概要	①入浴・排泄・食事の介護、②食事の提供、③洗濯・掃除等の家事、④健康管理等のいずれかの事業を行う施設 介護付・住宅型・健康型の3種類がある。 住宅型・自立可能な高齢者が対象で、介護は外部サービスを利用。要介護・健康型・自立可能な高齢者以上の者は対象外。 介護付は、65歳以上の要介護1が目安。24時間体制での介護保険対象の介護、リハビリ重視。医療重視、終身利用可能。	入居者を養護し、その者が自立した生活を営み、社会的活動を受加するために必要な指導・及び訓練その他の援助を行う施設 地方公共団体の審査により措置判断が必要。 介護施設ではなく、困窮した高齢者の社会復帰が目的であるため、要介護1が目安。自立可能な高齢者以上の者は対象外。 前年度の所得額によって費用が決まる。	自立した生活を営むことが不安であると認められる者であり家族による援助を受けることが困難な60歳以上の者。 入浴、排泄、食事等の介護その他の日常生活上必要な便宜を供与する施設 居住空間は個室で、共用スペースでレクリエーションなどが行われる。 介護型ケアハウスは要介護1以上で65歳以上の者。 所得によるが費用が安く、待機期間が長い。	65歳以上で要支援2以上、かつ認知症の診断を受けた者。 入浴、排泄、食事等の介護その他の日常生活上の世話及び機能訓練を行う共同生活の住居 5～9人のユニットで共同生活をする場。比較的身体状況が良好な認知症高齢者向け。 認知症の進行を遅らせるための生活援助がメインで、医療ケアは手薄。 地域密着型サービスで、入居時はその地域の住民票が必要。	要支援1以上の高齢者 登録定員は29名以下。1日に通いは18名まで、泊りは9名まで利用可。 従来の介護サービスは、通い・訪問・泊りの各サービスでの契約となり、サービスごとの事業所が異なり、一体的にサービスを提供し馴染みのスタッフが関わるなどの感がある。 月額定額制。

契約は利用権契約で、入居時一時金等が発生。費用は様々、高額傾向。

設置根拠	老人福祉法	社会福祉法 老人福祉法	老人福祉法	介護保険法
介護保険法の類型	特定施設入居者生活介護（特定施設の一部は自治体から指定を受けた、介護保険対象となる入居施設。一部のサ高住と介護付き有料老人ホームを含む）・国が定めるサービス基準を満たす介護を提供する。		認知症対応型共同生活介護	小規模多機能型居宅介護
主な設置主体	限定なし 主に営利法人	地方公共団体 社会福祉法人 知事許可の法人	限定なし 主に営利法人	限定なし 主に営利法人
訪問診療/往診の可否	可/同	可/同	可/同	可*・同（*宿泊日のみ）宿泊の前30日以内に訪問診療した医療機関に限る。
施設基準（医師）	必要数	各ケアプランに応じた外部または併設サービス（追加料金）。介護保険では、生活相談員や支援員などを設置	医療連携加算あり	なし
施設基準（看護職員）	概ね100:1			従業員のうち1人
施設基準（介護職員）	介護付：生活相談員100:1 看護・介護職員100:1、要支援100:1、要介護3:1		3:1 夜間1人以上	日中3:1 夜間2人 介護支援専門員1人

医療保険：①→②、介護保険：③→①。施設・高齢者向け住まい：①→⑪。介護療養病床は、平成30年4月より5年間の移行期間経過後、廃止。

医療保険：①→②、介護保険：③→①。病院・診療所・高齢者向け住まい：④→⑪。施設・高齢者向け住まい：①→⑪。介護療養病床は廃止され、介護医療院（I・II）となる。医療法による医療提供施設である。慢性期の医療・介護ニーズに対応する生活の場としての機能と生活施設としての機能とを兼ね備える。要介護者の長期療養・生活施設。根拠法は介護保険法（介護医療院）。

事項索引 Index （太字は項目・見出し事項とその冒頭頁を示す）

あ

亜急性甲状腺炎　412
悪性胸水　622
悪性腹水　620
アスピリン喘息　327
圧痕浮腫　121
アパシー　499
アルコール依存症　42
アルツハイマー型認知症　192

い

胃潰瘍　354
胃癌　137
意識障害　200,213,363
意思伝達装置　726
萎縮性腟炎　256
異状死　581
異状死対応　581
胃食道逆流　114
一過性脳虚血発作（TIA）　206
遺伝性脊髄小脳変性症　482
異物誤嚥　114
イボ　544
医療・介護関連肺炎　280
医療的ケア児　94
医療デバイス　728
医療廃棄物　732
医療療養病床　764
医療連携　75
イレウス　126,153
胃瘻　487,665
飲酒　42
陰部トラブル　529
インフルエンザワクチン　44

う

植込み型除細動器（ICD）　730

うおのめ（鶏眼）　545
──（写真）　xviii
齲歯　23
うつ　618
うっ血性心不全　107
うつ状態　495
うつ病　39,221,495
運動器不安定症　164
運動器リハビリテーション　240
運動療法　434

え

永久気管孔　694
栄養　38
栄養管理　51
栄養治療　303
液化酸素装置　683
エコーガイド下筋膜リリース注射　718
壊死性筋膜炎　379,536
壊死性筋膜炎（写真）　xvii
遠位部骨折　513
嚥下訓練　72
嚥下障害　261
嚥下補助装置　660
炎症性浮腫　121
エンゼルケア　640,647

お

嘔気　620
往診バッグ　19
黄疸　139,365
嘔吐　126,139,365,371
オーラルフレイル　178,183,664
オーラルマネジメント　75,659
悪心　126
オピオイド換算表　611
おむつかぶれ　529
おむつかぶれ（写真）　xv
オンコロジー　586

か

介護関連施設　764
介護支援専門員　28,77
介護・福祉サービスとの連携　77
介護保険主治医意見書　26,30
介護保険制度　26
介護療養病床　764
介護老人福祉施設　764
介護老人保健施設　764
概日リズム睡眠障害　221
外傷　507
疥癬　231,540
──（写真）　xvi
咳嗽　114
改訂長谷川式簡易知能評価スケール　194,746
改訂版市中肺炎ガイドライン重症度分類　291
改訂水飲みテスト　268
回転性めまい　241,244
化学療法中の有害事象　590
過活動膀胱　250,384
過活動膀胱症状スコア　384
過換気症候群　107
角化型疥癬　540,541
咳痰　114
下肢閉塞性動脈硬化症　159
家族との連携　75
下腿浮腫　108
喀血　598
カテーテル関連血流感染症　711
カテーテル導尿　249,252
カフェザクト　405
貨幣状湿疹　531
過眠　221

769

簡易栄養状態評価表	53	強直	187
簡易嚥下誘発試験	289	胸痛	149,351
簡易懸濁法	672		頬粘膜白板症（写真） xix
感音性難聴	235	**き**	胸部大動脈瘤破裂
がん救急	589	奇異性声帯運動	473	胸膜癒着術 622
環境整備	49	期外収縮	338	胸腰椎圧迫骨折 159
間欠性跛行	159	気管カニューレ	694	虚血性心疾患 343,347
間欠的導尿	252	気管支喘息	107,321	虚血性大腸炎 137
眼瞼	554	気管切開下陽圧換気		巨赤芽球性貧血 407
がん検診	49		688	起立性低血圧
眼瞼内反症	554	気管切開孔	694	206,240,244,331
肝硬変	121,358	気管切開下侵襲的陽圧		筋萎縮性側索硬化症
看護小規模多機能型居		換気療法	303	486,726
宅介護	3	気管切開用マスク	684	筋ジストロフィー
がんサバイバー	588	気胸	107	490,726
カンジダ腟炎	256	起座呼吸	108	緊張型頭痛 142
眼疾患	554	義歯	23,660	筋膜性疼痛症候群
汗疹（写真）	xv	基礎エネルギー量	55	（MPS） 718
癌性胸膜炎	598	偽痛風	517	筋膜リリース 718
肝性口臭（fetor		喫煙	42	筋膜リリース注射 719
hepatica）	358	気道異物（誤嚥）	107	
肝性脳症	358,362	気道狭窄	597	**く**
癌性リンパ管症	598	亀頭包皮炎	381	グリーフケア 655
関節疾患	516	偽尿道形成	704	グループホーム 3
関節リウマチ	164,521	機能的自立度評価法		
乾癬	527		744	**け**
感染性関節炎	517	気力障害	39	ケアハウス 766
感染性脊椎炎	159	基本日常生活動作	37	ケアマネジャー 77
陥入爪	527	偽膜性腸炎	131,131	鶏眼 545
還納方法	680	逆流性食道炎	137,351	経口補水液 125
乾皮症性湿疹	531	吸引器の貸出	700	脛骨骨折 513
眼帯状疱疹	556	吸引チューブ	700	憩室炎 371
管理栄養士	56	急性冠症候群	126,153	憩室出血 137,371
冠攣縮性狭心症		急性喉頭蓋炎	107	痙縮 187
	344,345	**急性出血性直腸潰瘍**		頸静脈怒張
緩和ケア（周辺症状）			369	108,121,347
	610	急性心筋梗塞	343	経腸栄養 710
緩和ケア（鎮痛のため		急性膵炎	155,159	経腸栄養剤 760
の薬剤使用）	610	急性尿細管壊死	394	経皮経食道胃管挿入術
緩和ケア（疼痛コント		急性尿細管間質性腎炎		（PTEG） 673
ロール）	606		395	軽費老人ホーム 766
緩和ケア（非がん患者）		急性腰痛	161	下血 210
	630	吸痰	700	血液曝露事故 736
		強オピオイド	611	結核 309
		胸腔穿刺	622	
		狭窄	680	
		狭心症	343	
		胸水	622	

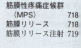

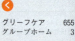

事項索引

血管迷走神経反射　206
結晶誘発性関節炎　517
血栓性外痔核　374
血尿　405
結腸下出血　555
下痢　130,139,154,371
検案　581
肩関節周囲炎　517
"元気がない"　101
健康格差　184
倦怠感　618,623
原発性アルドステロン症　331
原発性骨粗鬆症　421
原発性糸球体疾患　395
原発性胆汁性肝硬変（PBC）　358

こ

高カルシウム血症　598,618
口腔乾燥症（写真）　xix
口腔機能低下症　xix
口腔ケア　75,659
口腔真菌症（カンジダ）（写真）　xix
口腔内環境評価　23
口腔病変（写真）　xix
高血圧　347
高血圧症　331
高血糖　429
拘縮　69,187
甲状腺機能異常　23,409
甲状腺機能亢進症　131,411
甲状腺機能低下症　101,409
甲状腺腫　409
甲状腺腫大　409,412
高浸透圧高血糖状態　449
厚生労働大臣が定める疾病等　7

厚生労働大臣が定める状態等　9
喉頭気管分離術　694
行動変容ステージモデル　42
肛門周囲膿瘍　374,379
高齢者虐待　567
高齢者虐待防止法　567
高齢者ケアの意思決定プロセスに関するガイドライン　402
高齢者総合機能評価　37
高齢者の終末期　638
高齢者の消費者被害　570
誤嚥　23,107,114
誤嚥性肺炎　289
五快　40
呼吸機能障害等級　686
呼吸困難　107,347,612,620,625
呼吸不全　107
呼吸リハビリテーション　302
国際前立腺症状スコア（IPSS）　389
固縮　187
骨折　416,512
骨粗鬆症　174,416
骨盤臓器脱　256
骨盤底筋体操　254,388
骨密度　416
ゴミ屋敷　577
コリン作動性クリーゼ　387

さ

サービス付き高齢者向け住宅　3,764
細菌性結膜炎　556
細菌性腟症　256
在宅医療　2
在宅医療導入準備　6
在宅医療導入面接　7
在宅患者訪問薬剤管理

指導　67
在宅患者訪問薬剤管理指導料　76
在宅看取り（小児）　644
在宅血液透析　403
在宅酸素療法　112,683
在宅自己腹膜還流　403
在宅持続陽圧呼吸療法　688
在宅透析管理　403
在宅訪問栄養食事指導　76
在宅看取り　638
挫傷　507
擦過傷　508
サバイバーシップ　588
サルコペニア　164,175,264,429
三叉神経痛　147
酸素濃縮装置　683
酸素療法（HOT）　303,683
残尿　386,702
蔽粒腫　555

し

痔　374
歯科衛生士　659
痔core 4段階注射　375
歯科連携　659
糸球体腎炎　397
子宮留膿腫　257
耳垢　25
耳垢塞栓　234
死後硬直　583
自己導尿　380
自己免疫性肝疾患　358
歯周病　23
紫色蓄尿バッグ症候群　383,705
持続陽圧呼吸療法　227
死体検案書　651
市中肺炎　280
シックデイ　446
湿潤療法　546

771

失神	206
死の準備教育	639
死斑	583
死亡診断書	651
脂肪性浮腫	121
市民後見人	89
耳鳴	234
社会的処方	184
弱オピオイド	610
若年成人平均値	421
周囲皮膚炎	677
周期性四肢運動	224
周期性四肢運動障害	224
重度心身障害者医療費	
助成制度	93
十二指腸潰瘍	354
宿便性潰瘍	369
主治医意見書	26
手段的 ADL	8, 37, 101
手段的日常生活動作	
	37
腫瘍崩壊症候群	600
障害高齢者の日常生活	
自立度（寝たきり度）	
	741
障がい者	94
障害者総合支援法	95
小外傷	507
消化管穿孔	159
消化性潰瘍	137, 354
消化器栄養剤	668
小規模多機能介護事業	
所	470
小規模多機能型居宅介	
護	3, 766
症候性徐脈	339
上大静脈症候群	597
小児在宅	91
睫毛乱生	555
上腕骨頸部骨折	513
ショートステイ	470
食思不振	624
食事療法	397
褥瘡	24, 546
食道・胃静脈瘤	360
食道静脈瘤破裂	137

食道裂孔ヘルニア	351
徐脈性心房細動	340
脂漏性湿疹	533
（写真）	xiv
腎盂腎炎	381
腎機能障害	612
心筋梗塞	343
神経因性膀胱	
	249, 252, 384
神経調節性失神	206
腎血管性高血圧	331
人工呼吸器	688
進行性核上性麻痺	480
腎後性腎不全	394
深在性白癬	527
尋常性乾癬	535
（写真）	xv
尋常性疣贅	544
（写真）	xvii
診röse	75
人生会議	12
腎生検	396
人生の最終段階におけ	
る医療・ケアの決定	
プロセスに関するガイ	
ドライン	16
腎性貧血	406, 407
腎前性腎不全	394
心臓植込み型デバイス	
	728
身体障害者手帳	93, 94
身体障害者福祉法	94
身体診察法	22
心タンポナーデ	597
深部静脈血栓症	122
心不全	114, 122, 347
腎不全患者（薬物投与）	
	762
心房細動	338
蕁麻疹	534
（写真）	xv
腎瘻	380, 675

す

水腎症	395
水頭症	166

水疱性類天疱瘡	535
（写真）	xv
髄膜刺激症候	142
睡眠時周期性四肢運動	
	225
睡眠時無呼吸	347
睡眠時無呼吸症候群	
	331, 688
睡眠障害	221
スキンケア	723
スキンタッグ	374
スクイージング	
	119, 701
頭痛	142
ストーマ	677
ストーマ周囲皮膚炎	
	678
ストーマ脱出	
	678
スピリチュアルケア	
	634
スピリチュアルペイン	
	634, 636

せ

生活証度分類	474
精神保健および精神障	
害者福祉に関する法	
律	95
生前意思	15
精巣上体炎	382
成年後見制度	87
成分栄養剤	668
脊髄圧迫症候群	595
脊椎圧迫骨折	513
脊椎腫瘍	159
赤血球輸血	707
切痕	507
摂食	23
摂食嚥下障害	175, 478
摂食障害	261
接触性皮膚炎（写真）	
	xv
セルフ・ネグレクト	
	570, 577
セロトニン症候群	
	502, 505

事項索引

全エネルギー量　55
潜在性結核感染症　314
浅在性白癬　527
全身倦怠感　623
喘息　114
前庭神経炎　244
前side頭葉変性症　195
せん妄　196,213,618
前立腺炎　381
前立腺肥大症
　250,389,702,703

そ

爪乾癬（写真）　xvii
爪周囲炎　508,527
　（写真）　xviii
総胆管結石　365
搔痒感　231,529
側副血行路　142
続発性骨粗鬆症　422

た

ターミナルセデーショ
　ン　627
タール便　137,405
体位ドレナージ　119
体位変換　701
退院時共同指導料
　11,83
退院前カンファレンス
　6,11,83
体液量減少　123
帯下異常　256
体重増加　409
帯状疱疹　150,537
　（写真）　xiii
帯状疱疹後神経痛　537
帯状疱疹ワクチン
　44,539
大腿骨頸部骨折　513
大腿骨骨幹部骨折　513
大腸憩室疾患　371
大動脈解離　150,343
大脳皮質基底核変性症
　195

代理人指示　15
多系統萎縮症　481
タコ　545
多職種連携　75
脱水　123,128
脱水症　123
多尿　249
ため込み症　579
胆管炎　159,365
短期入所生活介護　3
単純ヘルペス　539
　──（写真）　xvi
胆石症　365
丹毒（写真）　xiv
胆囊炎　159,365

ち

地域包括支援センター
　78,569
蓄尿障害　387,392
知的障害者福祉法　95
中心静脈栄養　710
中枢性めまい　244
腸閉塞
　128,133,153,159
腸瘻　665
直腸潰瘍　406
直腸脱　377
鎮痛補助薬　615

つ

通所リハビリテーショ
　ン　73
爪トラブル　527
爪のケア　723
爪白癬　527
　──（写真）　xviii

て

デイケア　470
低血糖　434,444
デイサービス　470
低ナトリウム血症
　599,620

鉄欠乏性貧血　406
伝音性難聴　235
電解質輸液　758
転子部骨折　513
転倒　37,167
転倒チェックシート
　169
転倒リスク評価
　49,167

と

頭蓋内圧亢進　597
橈骨遠位端骨折　513
透析患者（薬物投与）
　762
凍瘡（写真）　xvii
疼痛評価ツール　606
導尿　382
糖尿病　429,722
糖尿病ケアシドーシ
　ス　450
洞不全症候群　341
特定疾患　8,27
特発性肺線維症　107
特別養護老人ホーム
　3,764
吐下血　363
吐血　137
突発性難聴　244
ドライアイ　557
ドレッシング材　752

な

内痔核　374
"何となく元気がない"
　101
ナルコレプシー　221
難聴　234
軟部組織感染　536

に

二酸化炭素分圧モニ
　ター　692
二次性高血圧　332

773

日常生活自立度 741	473	非侵襲的陽圧換気療法
尿失禁 38,251,256	パーキンソン病	303,683,688
尿道カテーテル 702	164,473	ビタミンD
尿道カテーテル留置	肺炎 107,114,280	171,181,400,417
249,252	肺炎球菌ワクチン 44	悲嘆のプロセス 655
尿道カルンクル 256	敗血症 381	皮膚外用薬 748
尿道バルーンカテーテル	肺血栓塞栓症 107,150	皮膚欠損 508
389	肺塞栓 114	皮膚疾患（写真） xiii
尿道バルーンカテーテル	バイタル 22	皮膚自壊 527
留置 380	バイブレーション 701	——（写真） xvi
尿毒症状 397	白癬 24,527	病診連携 75,85
尿の脇漏れ 704	白内障 557	病的骨折 513
尿閉 250,382,394	麦粒腫 555	表皮剥離 508
尿路感染症	破傷風対策 510	貧血 354,405
380,702,704	破傷風トキソイドワク	貧血進行 707
尿路閉塞 600	チン 47	頻尿 249
任意後見制度 47	長谷川式簡易知能評価	
認知機能障害 39	スケール改訂版	**ふ**
認知症 465	194,746	
認知症高齢者グループ	バセドウ病 412	フィブロスキャン 358
ホーム 766	発熱 103	賦活細胞候群 502
認知症高齢者の日常生	発熱性好中球減少症	不規則抗体 707
活自立度 742	594	腹腔穿刺部位 502
認認介護 564	羽ばたき振戦 358	副交感神経刺激症状
	針刺し事故 736	387
ね	バルーンカテーテル	腹水 620
	386	腹痛 153,351
熱傷 509	半固形経腸栄養剤 668	副鼻腔気管支症候群
ネフローゼ 121	半消化態栄養剤 668	114
	反応性うつ病 656	腹部大動脈瘤 159
の	バンパー埋没症候群	腹膜透析 404
	670	服薬アドヒアランス
脳血管障害（急性期）	反復唾液のみテスト	60
452	268	服薬管理 60
脳血管障害（慢性期）		ふくらはぎ周囲長 52
459	**ひ**	浮腫 24,121,409
脳室シャント 730		不正性器出血 256,405
脳性麻痺 726	非オピオイド鎮痛薬	不整脈 240,338
脳転移 618	610	フットケア 722
ノルウェー疥癬 541	皮下膿瘍 508	不眠 39,221
ノロウイルス抗原	皮下輸液 713	プランマー病 412
130,131	ひきこもり 571	フレイル 51,175,429
	非結核性抗酸菌症	
は	309,315	**へ**
	枇糠様鱗屑 531,533	
パーキンソニズム 480	肺骨骨折 513	閉塞性黄疸 139
パーキンソン症候群	鼻出血 509	閉塞性睡眠時無呼吸症

事項索引

候群　221
ペースメーカ　341,728
ヘルスプロモーション
　42
ヘルニア嵌頓　126,153
ヘルペス性（疱疹性）
　口内炎（写真）　xix
変形性関節症　164,522
変形性股関節症　517
変形性膝関節症　516
片頭痛　142
胼胝　545
――（写真）　xvii
便中ノロウイルス　128
便秘　38,133,139,371
弁膜症　347

ほ
蜂窩織炎　122,536
――（写真）　xvii
膀胱炎　381
膀胱機能障害　702
膀胱訓練　388
膀胱刺激症状　703
膀胱洗浄　383
膀胱瘻　380,675
傍ストーマヘルニア
　680
法定後見制度　87
訪問看護　3
訪問看護ステーション
　79
訪問管理栄養士　56
訪問歯科　75
訪問時マナー　17
訪問診療　2,17
訪問薬剤師　65,76
訪問リハビリテーショ
　ン　73,80
補液　710
歩行障害　163
ボツリヌストキシン局
　所注射　483,484
ボツリヌス療法
　187,190
ポリファーマシー　60

ま
巻き爪（写真）　xviii
末期の悪性腫瘍　3
末梢性めまい　244
末梢動脈疾患　722
慢性咳嗽　114
慢性硬膜下血腫　142
慢性糸球体腎炎　402
慢性腎不全　397
慢性閉塞性肺疾患　293
慢性腰痛　161

み
看取り　638
看取り（小児）　644
ミニメンタルステート
　検査　747

む
むずむず脚症候群　224
むせのない誤嚥　261
無痛性 ACS　126
無痛性甲状腺炎　412
村田理論　634

め
メニエール病　244
めまい　240

も
もの忘れ　192
モルヒネの副作用　614

や
夜間せん妄　221
薬剤起因性老年症候群
　66
薬剤誘発性高血圧　333
薬剤溶出性ステント
　（DES）留置例　345

薬物乱用頭痛　147

ゆ
有酸素運動　434
有料老人ホーム　766
輸液　756
輸液製品　756
輸液ポンプ　710
輸血　707

よ
溶血性貧血　139
養護老人ホーム　766
腰椎コルセット　161
腰椎椎間板ヘルニア
　159
腰痛　158
腰背部痛　416
腰部脊柱管狭窄症
　159,159,164
腰部トリガーポイント
　ブロック　161
翼状片　555

り
リザーバ付鼻カニュラ
　684
リハビリテーション
　69,459,478
リハビリテーション評
　価　69
療育手帳　93
良性発作性頭位めまい
　症　240
緑内障　557
臨時往診　2
リンパ性浮腫　121

れ
レジスタンス運動　434
レスキュー（頓用）
　613
裂肛　374

775

レビー小体型認知症 195
レビー小体病 473
レム睡眠行動障害 225

ろ

老健施設 764
老人性乾皮症 531
——（写真） xvi
老人性難聴 234
老老介護 560
肋骨骨折 513

わ

ワクチン接種 42, 289, 306

数字

24時間自由行動下血圧測定（ABPM） 331
III/IV音 109

A

ACO（Asthma and COPD overlap） 293
ACP（Advance Care Planning） 7, 12, 638
ADL 6, 101, 101
A-DROP 291
Advance directive 639
Advanced ADL 37
Advanced Directive（AD） 14
AKI（Acute Kidney Injury） 394
ALS 486, 726
ALTA注射 375
ANCA関連腎炎 395
ARDS 107
ASPENガイドライン 58

ASV 688

B

Bacterial Vaginosis 256
Bad News 587
Barthel Index 461, 745
Basic ADL 37
BODE Index 296
BPSD 465
Breaking bad news 97
B型肝炎 738

C

CAT 297
CDチェック 131
CGA 37, 69
CGA7 40
CHADS$_2$スコア 341
Charcot 3徴 367
Child-Pugh スコア 359
CKD（Chronic Kidney Disease） 397
CO$_2$ナルコーシス 304
COPD 114, 293
COPDアセスメントテスト 297
COPD急性増悪 107
CPAP 227, 482, 688
Crackles 108, 114, 150
CSDD（Cornell Scale for Depression in Dementia） 496
CVポート 710, 711
C型肝炎 739

D

DAS28（disease activity score 28） 521
Death education 639
Delirium Rating Scale 619

DESIGN分類 547
DNAR（do not attempt resuscitation） 15

E

Epley法 246, 247

F

FIM 70, 461, 744
Functional reach test 169

G

GDS（Geriatric Depression Score） 39, 496
GERD 351
Glasgow Coma Scale（GCS） 202

H

HAQ（health assessment questionnaire） 521
Harris-Benedictの式 52, 55
HDS-R 39, 194, 746
Helicobacter pylori 354
HIV感染症 739
Hoarding disorder 577, 579
Hohen-Yahr分類 474
HOT 303, 683

I

IADL 8, 37, 101
ICD 730
Instrumental ADL（IADL） 37

事項索引

J

Japan Coma Scale (JCS)   201

K

Karnofsky Performance Status (KPS)   601

Killip 分類   343

L

Life-threatening conditions (LTC)   644

Living Will   15

M

MASCC Risk-Index Score   595
M. avium   317
MCI   192
M. intracellulare   317
M. kansasii   319
mMRC スコア   298
MMSE   39, 192, 619, 747
MNA (Mini Nutritional Assessment)   52
MRC 息切れスケール   293
multimorbidity   60

N

NASH   358, 361
NERD (非びらん性胃食道逆流症)   352
NHCAP (nursing and healthcare-associated pneumonia)   280

NICE ガイドライン   219
NIPPV   487
Nohria-Stevenson 分類   348
NPPV   113, 293, 304, 493, 683, 688, 689
NPUAP 分類   547
NSAIDs 過敏喘息   327
Numerical Rating Scale   108, 608
NYHA Ⅲ   349

O

OABSS   384
Open Wet-dressing Therapy   546
"OPQRST"   153

P

PAC   341
Paf   339
Palliative Performance Scale   602
Palliative Prognostic Index   602
Palliative Prognostic Score   603
PCA ポンプ   716
PCV13   44
Performance Oriented Mobility Assessment   169
PHQ9   39
pitting edema   121
PPSV23   44
PSVT   339
PTEG   673
pulseless VT   339
PVC   341

Q

QFT   309

R

red flag sign   158
Reynolds 5 徴   367
Rinne テスト   235
ROM   187
RSST   268

S

SPICT (Supportive and Palliative Care Indicators Tool)   631
SSPT (Simple Swallowing Provocation Test)   289

T

"Timed Up and Go" テスト   169
TPN 高カロリー輸液   758
TPPV   688
T-SPOT   309

V

Visual Analogue Scale   608

W

Weber テスト   235
Wheeze   108, 114, 150
WHO 除痛ラダー   606
WOC ナース   546
Wong-Baker Face Rating Scale   608

Y

YAM   417

memo

薬剤索引 Index

あ

アーチスト	349
アイトロール	344
亜鉛華軟膏	749
アクトシン	754
アクトス	437
アクトネル	425
アザルフィジン EN	523
アジスロマイシン	283,287
アズノール	374,538,551,592
アスパラ	423
アスピリン	145,344,454
アスベリン	117
アセトアミノフェン	145,156,538,610
アタラックス P	245
アテノロール	344,344,413
アドソルビン	132
アトロベント	300
アフタゾル	592
アペロックス	283,288
アボルブ	392
アマリール	437
アマンタジン塩酸塩	270,291,461
アミトリプチリン塩酸塩	238,616
アミトリプチン塩酸塩	145,147
アミノレバン EN	362
アムロジピンベシル酸塩	334
アメナメビル	538
アメナリーフ	538
アモキシシリン	372,510,536
アモキシシリン・β-ラクタマーゼ阻害剤配合抗菌薬	377
アモキシシリン・クラ	

い

ブラン酸カリウム	283,372,377,510,595
アモバン	226
アラセナー A	539
アルダクトン A	348,361
アルファカルシドール	401,424
アルファロール	424
アルプラゾラム	110,113,144,238,246
アルプロスタジルアルファデクス	552,754
アレグラ	232
アレビアチン	493
アレンドロン酸ナトリウム	425
アロプリノール	519
アンブロキソール塩酸塩	302
アンペック	612

い

イスコチン	311,315,319
イソソルビド	246
イソニアジド	311,315,319
イソバイド	246
イソロイシン・ロイシン・バリン	361
一硝酸イソソルビド	344
イトラコナゾール	529
イトリゾール	529
イバンドロン酸ナトリウム	425
イプラトロピウム臭化物	300
イベルメクチン	543
イミグラン	145
イミダプリル塩酸塩	270,291
インスリンデグルデク（遺伝子組換え）	444
インスリンリスプロ	

う

（遺伝子組換え）	444
インダカテロールマレイン酸塩	301
インデラル	147

う

ウプレチド	387
ウラピジル	386
ウルソ	361,365
ウルソデオキシコール酸	361,365
ウレパール	749

え

エイゾプト	558
エスシタロプラムシュウ酸塩	501
エストリオール	260
エソメプラゾールマグネシウム	353
エタンブトール塩酸塩	312,317,319
エディロール	424
エナラプリルマレイン酸塩	291,336
エビスタ	426
エフィナコナゾール	529
エブトール	312,317,319
エブランチル	386
エポエチンベータ	400,407
エポエチンベータペゴル	400,407
エボジン	400,407
エリスロシン	270,302
エリスロマイシン	270,302
エルカトニン	426,513,599
エルシトニン	426,513,599
エルデカルシトール	424

779

塩酸セルトラリン 501
塩酸バンコマイシン
132,288
エンテカビル 360
エンパグリフロジン
441

お

オイラックス 543
オーグメンチン 283,
372,377,510,595
オキシコドン塩酸塩
593,612
オキシコナゾール硝酸
塩 257
オキシコンチン
593,612
オキシブチニン塩酸塩
貼付剤 387,392
オキナゾール 257
オプソ 625
オフロキサシン 237
オマリグリプチン 441
オランザピン 471
オルベスコ 301
オンブレス 301

か

ガスター 156
ガスモチン 270,353
カデュ ス 753
カナマイシン硫酸塩
318
ガバペン 617
ガバペンチン 617
カリーユニ 557
カリメート 400
カルタン 401
カルデナリン 336
カルバマゼピン
147,471,493,616
カルベジロール 349
カルボシステイン 302
カロナール
145,156,538,610

含嗽用ハチアズレ 592
カンデサルタンシレキ
セチル 335
肝不全用成分栄養剤
362

き

キサラタン 558
キシロカイン 525
ギャバロン 462,484
球形吸着炭 401

く

クエチアピン 471,619
クエチアピンフマル酸
塩 218,619
クエン酸第一鉄ナトリ
ウム 406
グラケー 425
グラニュゲル 551
クラビット
284,382,556,591
グラマリール 217
クラリシッド 283,302
クラリスロマイシン
283,302,317
グリクラジド 438
グリコピロニウム臭化
物 300
グリセリン 154,592
グリミクロン 438
グリメピリド 437
グルカゴン 446
グルカゴンG 446
クレナフィン 529
クレメジン 401
クレンブテロール塩酸
塩 252
クロタミトン 543
クロナゼパム 341
クロナゼパム 227
クロピドグレル硫酸塩
454
クロマイ 257
クロラムフェニーコー

ル 257
クロルフェニラミンマ
レイン酸塩 232

け

ゲーベン 551,753
ケナコルト-A 525
ケフラール
382,510,536
ケフレックス 509

こ

牛車腎気丸 593
コデインリン酸塩 117
コハク酸ソリフェナシ
ン 387,392
コリンエステラーゼ阻
害薬 471
コルヒチン 519

さ

ザイロリック 519
酢酸亜鉛 363
サトウザルベ 749
サラゾスルファピリジ
ン 523
サリチル酸ナトリウ
ム・ジブカイン塩酸
塩配合剤 161
サルタノール 301
ザルティア 391
サルブタモール硫酸塩
301
サワシリン 372
酸化マグネシウム 614
サンリズム 341

し

ジアゼパム 218,245
シーブリ 300
ジェイゾロフト 501
シクレソニド 301
ジゴキシン 349

780

薬剤索引

ジスチグミン臭化物 387
ジスロマック 283,287
シタグリプチンリン酸塩
ジフェニドール塩酸塩 245
ジフェンヒドラミン・ジプロフィリン配合 245
ジフルコルトロン吉草酸エステル・リドカイン軟膏 375
シプロキサン 595
ジメチルイソプロピルアズレン 374,538,551
ジャディアンス 441
ジャヌビア 439
シュアポスト 438
ジルダザック 538
ジルチアゼム塩酸塩 345
シレキセチル 349
シロスタゾール 270,291
シロドシン 386,391
シンメトレル 270,291,461

す

スインプロイク 614
ストレプトマイシン硫酸塩 312,318
ストロメクトール 543
スピーリバ 300
スピロノラクトン 348,361
スピロペント 252
スボレキサント 472
スマトリプタン 145
スルタミシリントシル酸塩 283
スルファジアジン銀 551,753
スルファメトキサゾー

ル・トリメトプリム 373

せ

セイブル 441
セニラン 629
セファクロル 382,510,536
セファドール 245
セフェレキシン 509
セフトリアキソン 285,287,288
セフトリアキソンナトリウム 382,536
セルシン 218,245
セレコキシブ 524
セレコックス 524
セレジスト 483
セレネース 217,218,615,619
セロクエル 218

そ

ゾピクロン 226
ゾメタ 514,599
ソラナックス 110,113,144,238,246
ゾルピデム酒石酸塩 226
ゾレドロン酸 514,599

た

ダイアップ 629
耐性乳酸菌製剤 362
タクロリムス 524
タケキャブ 354,356
タケプロン 353
タダラフィル 391
タナトリル 270,291
タムスロシン塩酸塩 386,389
タリビッド 237
タルチレリン 483
ダルベポエチンアル

ファ 400,407
炭酸水素ナトリウム 243,401
タンニン酸アルブミン 132

ち

チアプリド塩酸塩 217
チアマゾール 412
チウラジール 412
チオトロピウム臭化物 300
チザニジン塩酸塩 144
チペピジンヒベンズ酸塩 117
チモプトール XE 558
チモロールマレイン酸塩 558
チラージン S 410
沈降炭酸カルシウム 401
沈降破傷風トキソイド 510

つ

ツムラ牛車腎気丸 593
ツムラ半夏厚朴湯 270
ツムラ抑肝散 217

て

デカドロン 595,597,623,624
デキサメタゾン 592,595,597,623,624
デキサルチン 592
デキストロメトルファン臭化水素酸塩 117
テグレトール 147,493,616
デジレル 226
テタノブリン IH 510
テトラミド 217
テノーミン 341,344,413

781

デノスマブ（遺伝子組
　換え） 427
デパケン 146,462,616
デプリザン 753
デュオアクティブ ET
　 552
デュタステリド 392
デュラグルチド（遺伝
　子組換え） 443
テリパラチド（遺伝子
　組換え） 427
テリパラチド酢酸塩
　 427
テリボン 427
テルネリン 144
テルビナフィン塩酸塩
　 529
天然ケイ酸アルミニウ
　ム 132

と

ドキサゾシンメシル酸
　塩 336
トクレススパンスール
　 117
トビエース 387,392
ドプス 482
トラセミド 361
トラゼンタ 439
トラゾドン塩酸塩 226
トラネキサム酸 598
トラフェルミン
　 552,754
トラベルミン 245
トラマール 611
トラマドール塩酸塩
　 611
トランサミン 598
トリアムシノロンアセ
　トニド 525,592
トリクロルメチアジド
　 336
トリプタノール
　 145,147,238,616
トリベノシド・リドカ
　イン 377

ドルゾラミド塩酸塩
　 558
ドルミカム 628
トルリシティ 443
トレシーバ 444
トレドミン 462,501
ドロキシドパ 482
ドンペリドン 129

な

ナイキサン 518
ナウゼリン 129
ナフトピジル 386,389
ナプロキセン 518
ナルデメジントシル酸
　塩 614
ナルフラフィン塩酸塩
　 363

に

ニトログリセリン 344
ニトロペン 344
乳酸菌製剤 130,132
乳酸リンゲル液
　 129,138
尿素 749

ね

ネオキシ 387,392
ネオビタカイン 161
ネキシウム 353
ネスプ 400,407
ネリプロクト 375

の

ノバミン 615
ノベルジン 363
ノルバスク 334

は

ハーフジゴキシン 349
バイアスピリン

　 344,454
パキシル 616
バクシクロビル塩酸塩
　 538
白色ワセリン 748
バクタ 373
バクロフェン 462,484
バセトシン
　 377,510,536
バラクルード 360
バラシクロビル塩酸塩
　 539,557
バルトレックス
　 538,539,557
ハルナール 386,389
バルプロ酸ナトリウム
　 146,462,471,616
パロキセチン塩酸塩
　 616
ハロペリドール
　 217,218,615,619
バンコマイシン塩酸塩
　 132,288

ひ

ピオグリタゾン塩酸塩
　 437
ビオフェルミン
　 130,132
ビオフェルミンR 362
ビクトーザ 443
ピコスルファートナト
　リウム 614
ビ・シフロール 227
ヒスロンH 624
ビソプロロールフマル
　酸塩 336,349
ビタラビン 539
ヒドロキシジン塩酸塩
　 245
ビベグロン 388,392
ヒューマログ 444
ピラジナミド 312
ピラマイド 312
ピルシカイニド塩酸塩
　 341

薬剤索引

ヒルドイド　748
ピレチア　226
ピレノキシン　557

ふ

フィブラスト　552,754
フェキソフェナジン塩
酸塩　232
フェソテロジンフマル
酸塩　387,392
フェニトイン　493
フェモチジン　156
フェロミア　406
フェンタニルクエン酸
塩　612
フェントス　612
フォサマック　425
フォルテオ　427
ブクラデシンナトリウ
ム　754
ブシラミン　523
ブスコパン　156
ブチルスコポラミン臭
化物　156
フラジール
　131,257,373
フラセチン　753
プラバスタチンナトリ
ウム　345
プラビックス　454
プラリア　427
フリバス　386,389
ブリペラン　591,625
プリンペラン　129,243
フルイトラン　336
ブルゼニド　614
フルタイド　301
フルチカゾンプロピオ
ン酸エステル　301
プレガバリン
　462,593,616
プレタール　270,291
プレドニゾロン　327,
　414,461,492,518,
　524
プレドニン

327,414,524
プログラフ　524
プロクロルペラジン
　615
プロスタンディン
　552,754
フロセミド
　348,399,599
プロピルチオウラシル
　412
プロプラノロール塩酸
塩　147
プロブレス　335,349
プロペト　748
プロメタジン塩酸塩
　226
ブロメライン　753,753

へ

ベオーバ　388,393
ベサコリン　387
ベシケア　387,392
ベタニス　388,393
ベタネコール塩化物
　387
ベタヒスチンメシル酸
塩　245
ベタメタゾン
　111,327,598
ヘパリン類似物質　748
ベラパミル塩酸塩　341
ベラミベキソール塩酸
塩　227
ヘルベッサー　345
ベロスピロン塩酸塩
　619
ベンズブロマロン　519
ベンダザック　538
ベントキシベリンクエ
ン酸塩　117

ほ

ホウ酸・無機塩類配合
薬　557
ホーリンV　260

ボノプラザンフマル酸
塩　354,356
ポビドンヨード配合
　754
ボラザG　377
ポララミン　232
ポリスチレンスルホン
酸カルシウム　400
ボンビバ　425

ま

マイスリー　226
マイティア　557
マクサルト　146
マリゼブ　441
マンニットール　597

み

ミアンセリン塩酸塩
　217
ミグシス　146
ミグリトール　441
ミダゾラム　628
ミドドリン塩酸塩
　209,482
ミヤBM　130,132
ミラペグロン　388,393
ミルセラ　400,407
ミルナシプラン塩酸塩
　462,501

む

ムコソルバン　302
ムコダイン　302

め

メインテート　336,349
メキシチール　617
メキシレチン塩酸塩
　617
メコバラミン　407,593
メジコン　117
メチコバール　407,593

783

メトグルコ 437
メトクロプラミド 129,243,591,625
メトトレキサート 523
メトホルミン塩酸塩 437
メトリジン 209,482
メドロキシプロゲステロン酢酸エステル 624
メトロニダゾール 131,257,373
メナテトレノン 425
メネシット 227,478
メバロチン 345
メマンチン 471
メリスロン 245
メルカゾール 412

も

モキシフロキサシン 283,288
モサプリドクエン酸塩 270,353
モルヒネ塩酸塩 110,112,612,625
モルヒネ硫酸塩水和物徐放薬 111,611

ゆ

ユーパスタ 754
ユナシン 283
ユリーフ 386,391
ユリノーム 519

よ

ヨウ素 753
ヨクイニン 544
ヨクイニンエキス 544
抑肝散 217,471

ら

ラキソベロン 614

酪酸菌 132
酪酸菌製剤 130
ラクツロース 362
ラクテック 129,138
ラシックス 348,399,599
ラタノプロスト 558
ラミシール 529
ラメルテオン 472
ラロキシフェン塩酸塩 426
ランソプラゾール 138,353

り

リーゼ 341
リーバクト 361
リウマトレックス 523
リザトリプタン安息香酸塩 146
リスパダール 216,218,615,619
リスペリドン 216,218,471,615,619
リセドロン酸ナトリウム 425
リドカイン 525
リナグリプチン 439
リファキシミン 362
リファジン 312,315,317,319
リファンピシン 312,315,317,319
リフキシマ 362
リボトリール 227
リマチル 523
硫酸カナマイシン 318
硫酸ストレプトマイシン 312,318
硫酸フラジオマイシン 753
リラグルチド 443
リリカ 462,593,616
リルゾール 487
リルテック 487
リンデロン

111,327,598

る

ルーラン 619
ルプラック 361

れ

レクサプロ 501
レニベース 291,336
レパグリニド 438
レボチロキシンナトリウム 410
レボドパ・カルビドパ 227,478
レボフロキサシン 284,382,556,591
レミッチ 363

ろ

ロキソニン 461,524
ロキソプロフェンナトリウム 461,524
ロセフィン 285,287,288,382,536
ロペミン 591
ロペラミド塩酸塩 591
ロメリジン塩酸塩 146
ロラゼパム 110,113,626

わ

ワイパックス 110,113,626
ワコビタール 628
ワソラン 341
ワンアルファ 401

数字

2%キシロカイン 592
4%キシロカイン 592
7%メイロン 243
10%ブドウ糖 446

薬剤索引

20%ブドウ糖　446

D

D-ソルビトール　400
D-マンニトール　597

L

L-アスパラギン酸カ
　ルシウム　423

M

MS コンチン　111,611

S

SNRI　471
SSRI　471

在宅医マニュアル（第2版）
ISBN978-4-263-73190-1

2013年 5月20日	第1版第1刷発行		
2019年 5月20日	第2版第1刷発行		

編者 　井 　上 　賀 　元
　　　　奥 　永 　　 　綾
　　　　加 　藤 　な つ 江
　　　　髙 　木 　　 　暢
　　　　玉 　木 　千 　里
　　　　中 　村 　琢 　弥

発行者 　白 　石 　泰 　夫

発行所 　医歯薬出版株式会社

〒113-8612 東京都文京区本駒込1—7—10
TEL 　（03）5395-7640（編集）・7616（販売）
FAX 　（03）5395-7624（編集）・8563（販売）
URL 　https://www.ishiyaku.co.jp
郵便振替番号 00190-5-13816

印刷・三報社印刷／製本・榎本製本

乱丁，落丁の際はお取り替えいたします

© Ishiyaku Publishers, Inc., 2013, 2019.

Printed in Japan

本書の複製権・翻訳権・翻案権・上映権・譲渡権・貸与権・公衆送信権（送信可能化権を含む）・口述権は，医歯薬出版（株）が保有します。
本書を無断で複製する行為（コピー，スキャン，デジタルデータ化など）は，「私的使用のための複製」などの著作権法上の限られた例外を除き禁じられています。また私的使用に該当する場合であっても，請負業者等の第三者に依頼し上記の行為を行うことは違法となります。

JCOPY ＜出版者著作権管理機構 委託出版物＞
本書をコピーやスキャン等により複製される場合は，そのつど事前に出版者著作権管理機構（電話 03-5244-5088，FAX 03-5244-5089，e-mail：info@jcopy.or.jp）の許諾を得てください。

memo

memo

memo

memo

memo

memo

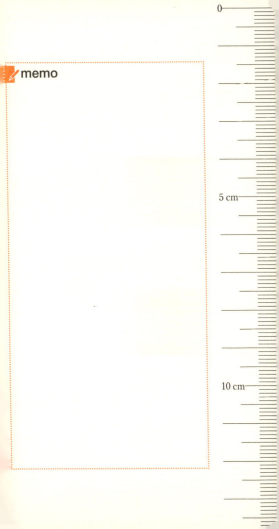

総論	002	≪総 論≫
症候	101	≪症 候≫
疾患	280	≪疾 患≫
在宅	560	≪在宅イベント≫
緩和	586	≪緩和ケア≫
看取	638	≪看取り≫
処置	659	≪処置・器具≫
資料	741	≪資 料≫